LINCHUANG YIXUE JIANYAN
JISHU YU SHIJIAN CAOZUO

临床医学检验技术与实践操作

主编 蒋小丽 方晓琳 张卫军 等

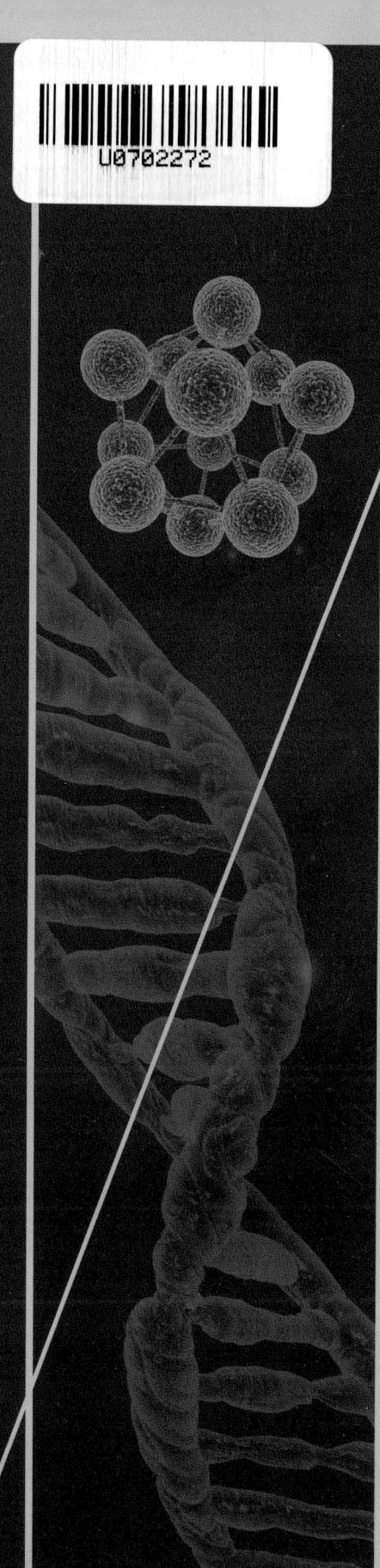

河南大学出版社
HENAN UNIVERSITY PRESS
·郑州·

图书在版编目（CIP）数据

临床医学检验技术与实践操作 / 蒋小丽等主编 . -- 郑州：河南大学出版社，2020.1
ISBN 978-7-5649-4129-1

Ⅰ.①临… Ⅱ.①蒋… Ⅲ.①临床医学–医学检验 Ⅳ.① R446.1

中国版本图书馆 CIP 数据核字（2020）第 023630 号

特约编辑：乔 慧
责任编辑：阮林要 李亚涛
责任校对：郑 鑫
封面设计：卓弘文化

出版发行：	河南大学出版社
	地址：郑州市郑东新区商务外环中华大厦 2401 号
	邮编：450046
	电话：0371-86059750（高等教育与职业教育出版分社）
	0371-86059701（营销部）
	网址：hupress.henu.edu.cn
印　刷：	北京虎彩文化传播有限公司
版　次：	2020 年 3 月第 1 版
印　次：	2020 年 3 月第 1 次印刷
开　本：	880 mm × 1230 mm　1/16
印　张：	16.25
字　数：	527 千字
定　价：	98.00 元

（本书如有质量问题，请与河南大学出版社营销部联系调换）

编 委 会

主　编　蒋小丽　方晓琳　张卫军　王爱国　章国平

副主编　郭李娜　张怡宇　徐　瑶　荆鹏伟　刘永恒

编　委（按姓氏笔画排序）

王爱国	黄山首康医院
方晓琳	广东省第二人民医院
刘永恒	新疆医科大学附属哈密市中心医院
张卫军	兰州大学第二医院
张怡宇	深圳市龙华区中心医院
荆鹏伟	河南中医药大学第一附属医院
徐　瑶	江汉大学附属湖北省第三人民医院
郭李娜	长治医学院附属和济医院
章国平	甘肃省妇幼保健院
蒋小丽	简阳市人民医院

前言

随着医疗技术的日益发展，现代医学检验技术理论与操作技术对于研究疾病的发生发展、临床诊断、治疗监测及医学研究等方面的重要性日益凸显。当前我国医学检验技术已从手工操作发展到高度自化分析，从化学的定性实验发展到高精密度的定量实验，从应用常量标本一次检测一个项目发展到应用微量或超微量标本一次检测多个项目等。高难、高新、高尖实验项目的研究和推广，使检验内容更加完善，诊断水平不断提高，使临床医学检验成为应用高新精尖技术最为集中的学科之一。鉴此，我们广泛参阅了同类文献资料并结合实验室的工作实践经验，组织编写了此书。

本书充分考虑范围广泛性及实用性，涵盖了临床血液学检验、临床体液检验、临床生物化学检验、临床免疫学检验、分子生物学检验及微生物学检验等常用的医学检验理论知识和实践操作。内容新颖丰富、实用性强，检验医学工作者可参考此书中的实验操作及理论知识，临床医生可从书中找到有价值的检验指标和结果分析。

本书在编写过程中，参考和引用了近年同类文献，由于内容广泛，书中错漏之处在所难免，衷心希望各位读者不吝赐教，提出宝贵意见，以提高本书质量。

编　者

2020 年 1 月

目录

第一章 血液一般检查 ... 1
- 第一节 血液标本的采集与处理 ... 1
- 第二节 血红蛋白测定 ... 5
- 第三节 红细胞检验 ... 7
- 第四节 白细胞计数 ... 9
- 第五节 血小板计数 ... 12
- 第六节 红细胞沉降率测定 ... 13

第二章 血栓与止血的一般检查 ... 15
- 第一节 止血与凝血机制 ... 15
- 第二节 血栓与止血的常用筛选试验 ... 17

第三章 红细胞血型检测 ... 24
- 第一节 红细胞ABO血型 ... 24
- 第二节 红细胞Rh血型 ... 28
- 第三节 不规则抗体筛选及鉴定 ... 32
- 第四节 新生儿溶血病 ... 34

第四章 尿液一般检验 ... 41
- 第一节 尿液标本采集与处理 ... 41
- 第二节 尿液理学检查 ... 45
- 第三节 尿液常用化学检查 ... 51
- 第四节 尿液其他化学检查 ... 65

第五章 粪便检验 ... 78
- 第一节 一般性状检查 ... 78
- 第二节 粪便显微镜检查 ... 78
- 第三节 粪便隐血试验 ... 85

第六章 体液检验 ... 87
- 第一节 阴道分泌物检查 ... 87
- 第二节 精液检查 ... 91
- 第三节 前列腺液检查 ... 102
- 第四节 脑脊液检查 ... 104
- 第五节 浆膜腔积液检查 ... 115
- 第六节 痰液检查 ... 123
- 第七节 关节腔积液检查 ... 127
- 第八节 羊水检查 ... 132

第七章 糖代谢紊乱检验 ... 138
第一节 糖代谢紊乱与糖尿病 ... 138
第二节 糖代谢紊乱指标的测定与评价 ... 143
第三节 糖代谢紊乱指标测定的临床应用 ... 147

第八章 血脂和脂蛋白的测定 ... 152
第一节 血脂和脂蛋白的测定与评价 ... 152
第二节 血脂和脂蛋白测定的临床应用 ... 157

第九章 蛋白质与核酸代谢相关检验 ... 162
第一节 血浆蛋白质及其代谢 ... 162
第二节 体液蛋白质的检测 ... 168
第三节 氨基酸代谢及其紊乱 ... 170
第四节 核酸代谢及其紊乱 ... 174

第十章 常用抗原抗体检测技术 ... 178
第一节 抗原抗体反应 ... 178
第二节 免疫原与免疫血清的制备 ... 181
第三节 凝集技术 ... 187
第四节 沉淀技术 ... 191
第五节 酶免疫技术 ... 195
第六节 荧光免疫技术 ... 200
第七节 其他标记免疫技术 ... 203

第十一章 免疫学检验与免疫缺陷疾病 ... 208
第一节 免疫缺陷病的分类及特点 ... 208
第二节 免疫缺陷病的免疫学检验 ... 209
第三节 原发性免疫缺陷病 ... 212
第四节 继发性免疫缺陷病 ... 217

第十二章 分子生物学检验 ... 221
第一节 核酸的分离与纯化 ... 221
第二节 重组DNA技术 ... 233

第十三章 真菌检验 ... 247
第一节 真菌的基本特性 ... 247
第二节 真菌的基本微生物检验方法 ... 249
第三节 病原性真菌 ... 250

参考文献 ... 254

第一章

血液一般检查

第一节 血液标本的采集与处理

一、静脉采血法

（一）普通采血法

1. 试剂与器材 如下所述。

（1）30 g/L 碘酊。

（2）75% 乙醇。

（3）其他：一次性注射器、压脉带、垫枕、试管、消毒棉签。

2. 操作 如下所述。

（1）取试管 1 支（需抗凝者应加相应抗凝剂）。

（2）打开一次性注射器包装，取下针头无菌帽，将针头与针筒连接，针头斜面对准针筒刻度，抽拉针栓检查有无阻塞和漏气，排尽注射器内的空气，套上针头无菌帽，备用。

（3）受检者取坐位，前臂水平伸直置于桌面枕垫上，选择容易固定、明显可见的肘前静脉或手背静脉采血，幼儿可用颈外静脉采血。

（4）用 30 g/L 碘酊自所选静脉穿刺处从内向外、顺时针方向消毒皮肤，待碘酊挥发后，再用 75% 乙醇以同样方式脱碘，待干。

（5）在穿刺点上方约 6 cm 处系紧压脉带，嘱受检者紧握拳头，使静脉充盈显露。

（6）取下针头无菌帽，以左手拇指固定静脉穿刺部位下端，右手拇指和中指持注射器针筒，示指固定针头下座，针头斜面和针筒刻度向上，沿静脉走向使针头与皮肤成 30° 角，快速刺入皮肤，然后成 5° 角向前刺破静脉壁进入静脉腔。见回血后，将针头顺势深入少许。穿刺成功后右手固定注射器，左手松压脉带后，再缓缓抽动注射器针栓至所需血量。受检者松拳，消毒干棉球压住穿刺孔，拔出针头。嘱受检者继续按压针孔数分钟。

（7）取下注射器针头，将血液沿试管壁缓缓注入试管中。抗凝血需立即轻轻混匀，盖紧试管塞，及时送检。

3. 附注 如下所述。

（1）采血部位通常选择肘前静脉，如此处静脉不明显，可采用手背、手腕、腘窝和外踝部静脉。幼儿可采用颈外静脉。

（2）采血一般取坐位或卧位：体位影响水分在血管内外的分布，从而影响被测血液成分浓度。

（3）压脉带捆扎时间不应超过 1 min，否则会使血液成分浓度发生改变。

（4）血液注入试管前应先取下注射器针头，然后将血液沿试管壁缓缓注入试管中，防止溶血和泡沫产生。需要抗凝时应与抗凝剂轻轻颠倒混匀，切忌用力振荡试管。

（5）如遇受检者发生晕针，应立即拔出针头，让其平卧。必要时可用拇指压掐或针刺人中、合谷等穴位，或嗅吸芳香酊等药物。

（二）真空采血管采血法

1. 原理　将有头盖胶塞的采血试管预先抽成不同的真空度，利用其负压自动定量采集静脉血样。

2. 试剂与器材　目前真空采血器有软接式双向采血针系统（头皮静脉双向采血式）和硬接式双向采血针系统（套筒双向采血式）两种，都是一端为穿刺针，另一端为刺塞针。另附不同用途的一次性真空采血管，有的加有不同抗凝剂，或其他添加剂，均用不同颜色头盖标记便于识别。真空采血法符合生物安全措施。

3. 操作　如下所述。

（1）消毒：为受检者选静脉与消毒。

（2）采血：①软接式双向采血针系统采血：拔除采血穿刺针的护套，以左手固定受检者前臂，右手拇指和食指持穿刺针，沿静脉走向使针头与皮肤成30°角，快速刺入皮肤，然后成5°角向前刺破静脉壁进入静脉腔，见回血后将刺塞针端（用橡胶管套上的）直接刺穿真空采血管盖中央的胶塞中，血液自动流入试管内，如需多管血样，将刺塞端拔出，刺入另一真空采血管即可。达到采血量后，松压脉带，嘱受检者松拳，拔下刺塞端的采血试管。将消毒干棉球压住穿刺孔，立即拔除穿刺针，嘱受检者继续按压针孔数分钟。②硬连接式双向采血针系统采血：静脉穿刺如上，采血时将真空采血试管拧入硬连接式双向采血针的刺塞针端中，静脉血就会自动流入采血试管中，拔下采血试管后，再拔出穿刺针头。

（3）抗凝血：需立即轻轻颠倒混匀。

4. 附注　如下所述。

（1）使用真空采血器前应仔细阅读厂家说明书，严格按说明书要求操作。

（2）尽量选粗大的静脉进行穿刺。

（3）刺塞针端的乳胶套能防止拔除采血试管后继续流血污染周围，达到封闭采血防止污染环境的作用，因此不可取下乳胶套。

（4）带乳胶套的刺塞端须从真空采血试管的胶塞中心垂直穿刺。

（5）采血完毕后，先拔下刺塞端的采血试管，后拔穿刺针端。

（6）使用前勿松动一次性真空采血试管盖塞，以防采血量不准。

（7）如果一次采血要求采取几个标本时，应按以下顺序采血：血培养管，无抗凝剂及添加剂管，凝血象管，有抗凝剂（添加剂）管。

二、毛细血管采血法

1. 试剂与器材　如下所述。

（1）一次性采血针。

（2）消毒干棉球。

（3）75%乙醇棉球。

（4）经过校正的20μL吸管。

2. 操作　如下所述。

（1）采血部位：成人以左手无名指为宜，1岁以下婴幼儿通常用大拇指或足跟部两侧采血。

（2）轻轻按摩采血部位，使其自然充血，用75%乙醇棉球消毒局部皮肤，待干。

（3）操作者用左手拇指和食指紧捏刺血部位两侧，右手持无菌采血针，自指尖内侧迅速穿刺。

（4）用消毒干棉球擦去第一滴血，按需要依次采血。

（5）采血完毕，用消毒干棉球压住伤口，止血。

3. 附注　如下所述。

（1）除特殊情况外，不要在耳垂采血。应避免在冻疮、炎症、水肿等部位采血。

（2）皮肤消毒后一定要待乙醇挥发，干燥后采血，否则血液会四处扩散而不成滴。

（3）穿刺深度一般以 2.0 ~ 2.5 mm 为宜，稍加挤压血液能流出。

（4）进行多项检验时，采集标本次序为：血小板计数、红细胞计数、血红蛋白测定、白细胞计数及涂血片等。

三、抗凝剂的选用

临床血液学检验中常用的抗凝剂有以下 3 种。

1. 枸橼酸钠（柠檬酸钠） 枸橼酸能与血液中的钙离子结合形成螯合物，从而阻止血液凝固。市售枸橼酸钠多含 2 分子结晶水，相对分子质量为 294.12，常用浓度为 109 mmol/L（32 g/L）。枸橼酸钠与血液的比例多采用 1：9（V：V），常用于凝血象和红细胞沉降率测定（魏氏法血沉测定时抗凝剂为 1：4，即抗凝剂 0.4 mL 加血 1.6 mL）。

2. 乙二胺四乙酸二钾（EDTA·K_2·2H_2O，MW404.47） 抗凝机制与枸橼酸钠相同。全血细胞分析用 EDTA·K_2 1.5 ~ 2.2 mg 可阻止 1 mL 血液凝固。适用于全血细胞分析，尤其适用于血小板计数。但由于其影响血小板聚集及凝血因子检测，故不适合做凝血象和血小板功能检查。

3. 肝素 是一种含有硫酸基团的黏多糖，相对分子质量为 15 000，与抗凝血酶Ⅲ（AT-Ⅲ）结合，促进其对凝血因子Ⅻ、Ⅺ、Ⅸ、Ⅹ和凝血酶活性的抑制，抑制血小板聚集从而达到抗凝。通常用肝素钠盐或锂盐粉剂（125U = 1 mg）配成 1g/L 肝素水溶液，即每毫升含肝素 1 mg。取 0.5 mL 置小瓶中，37 ~ 50℃烘干后，能抗凝 5 mL 血液。适用于红细胞比容测定，不适合凝血象和血液学一般检查，因其可使白细胞聚集，并使血涂片染色后产生蓝色背景。

四、血涂片制备

1. 器材 清洁、干燥、无尘、无油脂的载玻片（25 mm × 75 mm，厚度为 0.8 ~ 12 mm）。

2. 操作 血涂片制备方法很多，目前临床实验室普遍采用的是手工推片法，在玻片近一端 1/3 处，加一滴（约 0.05 mL）充分混匀的血液，握住另一张边缘光滑的推片，以 30° ~ 45° 角使血滴沿推片迅速散开，快速、平稳地推动推片至载玻片的另一端。

3. 附注 如下所述。

（1）血涂片通常呈舌状或楔形，分头、体、尾三部分。

（2）推好的血涂片应在空气中晃动，使其尽快干燥。天气寒冷或潮湿时，应于 37℃ 恒温箱中保温促干，以免细胞变形缩小。

（3）涂片的厚薄、长度与血滴的大小、推片与载玻片之间的角度、推片时的速度及红细胞比容有关。一般认为血滴大、角度大、速度快则血膜厚；反之则血膜薄。红细胞比容高于正常时，血液黏度较高，保持较小的角度，可得满意结果；相反，红细胞比容低于正常时，血液较稀，则应用较大角度、推片速度应较快。

（4）血涂片应在 1 h 内染色或在 1 h 内用无水甲醇（含水量 <3%）固定后染色。

（5）新购置的载玻片常带有游离碱质，必须用浓度约 1 mol/L HCl 浸泡 24 h 后，再用清水彻底冲洗，擦干后备用。用过的载玻片可放入含适量肥皂或其他洗涤剂的清水中煮沸 20 min，洗净，再用清水反复冲洗，蒸馏水最后浸洗，擦干备用。使用时，切勿用手触及玻片表面。

（6）血液涂片既可直接用非抗凝的静脉血或毛细血管血，也可用 EDTA 抗凝血制备。由于 EDTA 能阻止血小板聚集，故在显微镜下观察血小板形态时非常合适。

（7）使用 EDTA·K_2 抗凝血液样本时，应充分混匀后再涂片。抗凝血样本应在采集后 4 h 内制备血涂片，时间过长可引起中性粒细胞和单核细胞的形态改变。注意制片前，样本不宜冷藏。

五、血涂片染色

（一）瑞氏（Wright）染色法

1. 原理 瑞氏染色法使细胞着色既有化学亲和反应，又有物理吸附作用。各种细胞由于其所含化学成分不同，对染料的亲和力也不一样，因此，染色后各种细胞呈现出各自的染色特点。

2. 试剂　如下所述。

（1）瑞氏染液

瑞氏染料　0.1 g

甲醇（AR）　60.0 mL

瑞氏染料由酸性染料伊红和碱性染料亚甲蓝的氧化物（天青）组成。将瑞氏染料放入清洁干燥研钵里，先加少量甲醇，充分研磨使染料溶解，将已溶解的染料倒入棕色试剂瓶中，未溶解的再加少量甲醇研磨，直至染料完全溶解，甲醇全部用完为止。配好后放于室温下，一周后即可使用。新配染液效果较差，放置时间越长，染色效果越好。久置应密封，以免甲醇挥发或氧化成甲酸。染液中也可加中性甘油 2~3 mL，除可防止甲醇过早挥发外，也可使细胞着色清晰。

（2）pH6.8 磷酸盐缓冲液

磷酸二氢钾（KH_2PO_4）　0.3 g

磷酸氢二钠（Na_2HPO_4）　0.2 g

加少量蒸馏水溶解，再加至 1 000 mL。

3. 操作　如下所述。

（1）采血后推制厚薄适宜的血涂片（见"血涂片制备"）。

（2）用蜡笔在血膜两头画线，然后将血涂片平放在染色架上。

（3）加瑞氏染液数滴，以覆盖整个血膜为宜，固定血膜约 1 min。

（4）滴加约等量的缓冲液与染液混合，室温下染色 5~10 min。

（5）用流水冲去染液，待干燥后镜检。

4. 附注　如下所述。

（1）pH 对细胞染色有影响：由于细胞中各种蛋白质均为两性电解质，所带电荷随溶液 pH 而定。对某一蛋白质而言，如环境 pH< pI（蛋白质的等电点），则该蛋白质带正电荷，即在酸性环境中正电荷增多，易与酸性伊红结合，染色偏红；相反，则易与美蓝天青结合，染色偏蓝。为此，应使用清洁中性的载玻片，稀释染液必须用 pH6.8 缓冲液。冲洗玻片必须用流水。

（2）未干透的血膜不能染色，否则染色时血膜易脱落。

（3）染色时间与染液浓度、染色时温度成反比，而与细胞数量成正比。

（4）冲洗时不能先倒掉染液，应用流水冲去，以防染料沉淀在血膜上。

（5）如血膜上有染料颗粒沉积，可加少许甲醇溶解，但需立即用水冲掉甲醇，以免脱色。

（6）染色过淡，可以复染。复染时应先加缓冲液，创造良好的染色环境，而后加染液，或加染液与缓冲液的混合液，不可先加染液。

（7）染色过深可用水冲洗或浸泡水中一定时间，也可用甲醇脱色。

（8）染色偏酸或偏碱时，均应更换缓冲液再重染。

（9）瑞氏染液的质量好坏除用血涂片实际染色效果评价外，还可采用吸光度比值（ratio of absorption，RA）评价。瑞氏染液的成熟指数以 RA（A650 nm/A525 nm）= 1.3±0.1 为宜。

（10）目前已有商品化瑞氏染液及缓冲液供应。

（二）瑞氏-吉姆萨（Wright-Giemsa）复合染色法

吉姆萨染色原理与瑞氏染色相同，但提高了噻嗪染料的质量，加强了天青的作用，对细胞核着色效果较好，但对中性颗粒着色较瑞氏染色差。因此，瑞氏-吉姆萨复合染色法可取长补短，使血细胞的颗粒及胞核均能获得满意的染色效果。

1. 试剂　瑞氏-吉姆萨复合染色液。

Ⅰ液：取瑞氏染料 1 g、吉姆萨染料 0.3 g，置洁净研钵中，加少量甲醇（分析纯），研磨片刻，吸出上层染液。再加少量甲醇继续研磨，再吸出上层染液。如此连续几次，共用甲醇 500 mL。收集于棕色玻璃瓶中，每天早、晚各振摇 3 min，共 5 d，以后存放一周即能使用。

Ⅱ液：pH6.4～6.8磷酸盐缓冲液

磷酸二氢钾（无水）　6.64 g

磷酸氢二钠（无水）　2.56 g

加少量蒸馏水溶解，用磷酸盐调整pH，加水至1 000 mL。

2. 操作　瑞氏-吉姆萨染色法与瑞氏染色法相同。

第二节　血红蛋白测定

一、氰化高铁血红蛋白（HiCN）测定法

（一）原理

血红蛋白（除硫化血红蛋白外）中的亚铁离子（Fe^{2+}）被高铁氰化钾氧化成高铁离子（Fe^{3+}），血红蛋白转化成高铁血红蛋白。高铁血红蛋白与氰离子（CN^-）结合，生成稳定的氰化高铁血红蛋白（hemoglobin cyanide，HiCN）。氰化高铁血红蛋白在波长540 nm处有一个较宽的吸收峰，它在540 nm处的吸光度同它在溶液中的浓度成正比。常规测定可从HiCN参考液制作的标准曲线上读取结果。

（二）试剂

HiCN试剂：

氰化钾（KCN）　0.050 g

高铁氰化钾[$K_3Fe(CN)_6$]　0.200 g

无水磷酸二氢钾（KH_2PO_4）　0.140 g

非离子表面活性剂[Triton X-100，Saponic218等]　0.5～1.0 mL

上述成分分别溶于蒸馏水中，混合，再加蒸馏水至1 000 mL，混匀。试剂为淡黄色透明溶液，pH值在7.0～7.4。血红蛋白应在5 min内完全转化为高铁血红蛋白。

（三）操作

1. 标准曲线制备　将市售氰化高铁血红蛋白（HiCN）参考液稀释为四种浓度（200 g/L，100 g/L，50 g/L，25 g/L），然后以HiCN试剂调零，分别测定各自在540 nm处的吸光度。以血红蛋白浓度（g/L）为横坐标，其对应的吸光度为纵坐标，在坐标纸上描点，绘制标准曲线。

2. 常规检测血红蛋白　先将20 μL血用5.0 mL HiCN试剂稀释，混匀，静置5 min后，测定待检标本在540 nm下的吸光度，查标准曲线求得血红蛋白含量。

（四）附注

（1）血红蛋白测定方法很多，但无论采用何种方法，都必须溯源至HiCN的结果。

（2）试剂应贮存在棕色硼硅有塞玻璃瓶中，不能贮存于塑料瓶中，否则会使CN^-丢失，造成测定结果偏低。

（3）试剂应置于4～10℃保存，不能在0℃以下保存，因为结冰可引起试剂失效。

（4）试剂应保持新鲜，至少一个月配制一次。

（5）氰化钾是剧毒品，配试剂时要严格按剧毒品管理程序操作。

（6）脂血症或标本中存在大量脂质可产生混浊，可引起血红蛋白假性升高。白细胞数>20×10^9/L、血小板计数>700×10^9/L及异常球蛋白增高也可出现混浊，均可使血红蛋白假性升高。煤气中毒或大量吸烟引起血液内碳氧血红蛋白增多，也可使测定值增高。若因白细胞数过多引起的混浊，可离心后取上清液比色；若因球蛋白异常增高（如肝硬化患者）引起的混浊，可向比色液中加入少许固体氯化钠（约0.25 g）或碳酸钾（约0.1 g），混匀后可使溶液澄清。

（7）测定后的HiCN比色液不能与酸性溶液混合（目前大都用流动比色，共用1个废液瓶，尤须注意），因为氰化钾遇酸可产生剧毒的氢氰酸气体。

（8）为防止氰化钾污染环境，比色测定后的废液集中于广口瓶中处理：①首先以水稀释废液

（1∶1），再按每升上述稀释废液加次氯酸钠（安替福民）35 mL，充分混匀后敞开容器口放置15 h以上，使CN^-氧化成CO_2和N_2挥发，或水解成CO_3^{2-}和NH_4^+，再排入下水道。②如果没有安替福民，可用"84"消毒液40 mL代替，除毒效果基本相同。③碱性硫酸亚铁除毒：硫酸亚铁和KCN在碱性溶液中反应，生成无毒的亚铁氰化钾，取硫酸亚铁（$FeSO_4 \cdot 7H_2O$）50 g，氢氧化钠50 g、加水至1 000 mL，搅匀制成悬液。每升HiCN废液，加上述碱性硫酸亚铁悬液40 mL，不时搅匀，置3 h后排入下水道。但除毒效果不如前两种方法好。

（9）HiCN参考液的纯度检查：①波长450～750 nm的吸收光谱曲线形态应符合文献所述，即峰值在540 nm，谷值在504 nm。② A540 nm/A504 nm的吸光度比值应为1.59～1.63。③用HiCN试剂作空白，波长710～800 nm处，比色杯光径1.000 cm时，吸光度应小于0.002。

二、十二烷基硫酸钠血红蛋白（SLS-Hb）测定法

由于HiCN试剂含剧毒的氰化钾会污染环境，对环境保护不利。为此，各国均相继研发不含KCN的测定血红蛋白方法，如SLS-Hb现已应用于血细胞分析仪上，但其标准应溯源到HiCN量值。

（一）原理

除SHb外，血液中各种血红蛋白均可与十二烷基硫酸钠（sodium lauryl sulfate，SLS）作用，生成SLS-Hb棕色化合物，SLS-Hb波峰在538 nm，波谷在500 nm。本法可用HiCN法标定的新鲜血，再制备本法的标准曲线。

（二）试剂

1. 60 g/L十二烷基硫酸钠的磷酸盐缓冲液　称取60g十二烷基硫酸钠溶解于33.3 mmol/L磷酸盐缓冲液（pH7.2）中，加TritonX-100 70 mL于溶液中混匀，再加磷酸盐缓冲液至1 000 mL，混匀。

2. SLS应用液　将上述60g/L SLS原液用蒸馏水稀释100倍，SLS最终浓度为2.08 mmol/L。

（三）操作

1. 准确吸取SLS应用液　5.0 mL置于试管中，加入待测血20 μL，充分混匀。5 min后置540 nm下以蒸馏水调零，读取待测管吸光度，查标准曲线即得SLS-Hb结果。

2. 标准曲线绘制　取不同浓度血红蛋白的全血标本，分别用HiCN法定值，再以这批已定值的全血标本，用SLS-Hb测定，获得相应的吸光度，绘制出标准曲线。

（四）参考区间

男　131～172 g/L
女　113～151 g/L
新生儿　180～190 g/L
婴儿　110～120 g/L
儿童　120～140 g/L

（五）附注

（1）注意选用CP级以上的优质十二烷基硫酸钠[$CH_3(CH_2)_9SO_4Na$，MW288.38]。本法配方溶血力很强，因此不能用同一管测定液同时测定血红蛋白和白细胞计数。

（2）如无TritonX-100可用国产乳化剂OP或其他非离子表面活性剂替代。

（3）其他环保的血红蛋白测定方法还很多，如羟高铁血红蛋白等。

（六）临床意义

生理性增加：新生儿、高原地区居住者。

减少：主要见于婴幼儿、老年人及妊娠中晚期等。

病理性增加：真性红细胞增多症、代偿性红细胞增多症，如先天性青紫性心脏病、慢性肺部疾病、脱水。

减少：各种贫血、白血病、产后、手术后、大量失血。

在各种贫血时，由于红细胞内血红蛋白含量不同，红细胞和血红蛋白减少程度可不一致。血红蛋白

测定可以用于了解贫血的程度。如需要了解贫血的类型，还需做红细胞计数和红细胞形态学检查及红细胞其他相关的指标测定。

第三节　红细胞检验

一、红细胞计数

（一）原理

用等渗稀释液将血液按一定倍数稀释，充入计数池后显微镜下计数一定体积内红细胞数，换算求出每升血液中红细胞的数量。

（二）试剂与器材

1. 红细胞稀释液　如下所述。

枸橼酸钠　1.0 g

36% 甲醛液　1.0 mL

氯化钠　0.6 g

加蒸馏水至 100 mL，混匀、过滤两次后备用。

2. 其他　显微镜、改良 Neubauer 血细胞计数板等。

（三）操作

（1）取中号试管 1 支，加红细胞稀释液 2.0 mL。

（2）用清洁干燥微量吸管取末梢血或抗凝血 10 μL，擦去管外余血后加至红细胞稀释液底部，再轻吸上层清液清洗吸管 2～3 次，立即混匀。

（3）混匀后，用干净微量吸管将红细胞悬液充入计数池，不得有空泡或外溢，充池后静置 2～3 min 后计数。

（4）高倍镜下依次计数中央大方格内四角和正中共 5 个中方格内的红细胞。对压线细胞按"数上不数下、数左不数右"的原则进行计数。

（四）计算

$$\begin{aligned}红细胞数/L &= 5\text{个中方格内红细胞数} \times 5 \times 10 \times 200 \times 10^6/L \\ &= 5\text{个中方格内红细胞数} \times 10^{10}/L \\ &= 5\text{个中方格内的红细胞数} \times 10^{12}/100/L\end{aligned}$$

式中：

×5　5 个中方格换算成 1 个大方格。

×10　1 个大方格容积为 0.1 μL，换算成 1.0 μL。

×200　血液的实际稀释倍数应为 201 倍，按 200 是便于计算。

×10^6　由 1 μL 换算成 1 L。

（五）参考区间

男　（4.09～5.74）×10^{12}/L

女　（3.68～5.13）×10^{12}/L

新生儿　（5.2～6.4）×10^{12}/L

婴儿　（4.0～4.3）×10^{12}/L

儿童　（4.0～4.5）×10^{12}/L

（六）附注

（1）采血时不能挤压过甚，因此针刺深度必须适当。

（2）稀释液要过滤，试管、计数板均须清洁，以免杂质、微粒等被误认为红细胞。

（3）参考范围数值内，两次红细胞计数相差不得超过 5%。

（4）不允许以血红蛋白浓度来折算红细胞数。

（七）临床意义

红细胞增加或减少的临床意义与血红蛋白测定相似。一般情况下，红细胞数与血红蛋白浓度之间有一定的比例关系，但在病理情况下，此比例关系会打破，因此，同时测定二者，对贫血诊断和鉴别诊断有帮助。

二、红细胞形态学检查

各种贫血患者红细胞形态和着色有不同程度的改变，观察外周血红细胞形态有助于贫血的诊断和鉴别诊断。外周血红细胞变化有以下几种类型。

（一）大小异常

正常红细胞大小较为一致，直径为6~9μm。在各种贫血时，红细胞可出现大小不一。凡直径>10μm者称大红细胞，>15μm者称巨红细胞，常见于巨幼细胞性贫血、肝脏疾病等；直径<6μm者称为小红细胞，多见于缺铁性贫血等疾病。

（二）形态异常

1. 球形红细胞（spherocyte） 红细胞直径通常<6μm，厚度增加通常>2.6μm，因而红细胞呈小圆球形，细胞中心区血红蛋白含量较正常红细胞多，常见于下列疾病。

（1）遗传性球形细胞增多症。

（2）自身免疫性溶血性贫血。

（3）异常血红蛋白病（HbS及HbC病等）。

2. 椭圆形红细胞（elliptocyte） 红细胞呈椭圆形，横径缩短，长径增大，有时可呈畸形。正常人血液中也可见到，但最多不超过15%。这种红细胞增多见于以下疾病。

（1）遗传性椭圆形细胞增多症，一般要高于25%~50%才有诊断价值。

（2）其他各类贫血都可有不同程度的增多。

3. 靶形红细胞（target cell） 比正常红细胞扁薄，中心有少许血红蛋白，部分可与周围的血红蛋白连接，边缘部染色较中央深，故呈靶状。主要见于以下疾病。

（1）珠蛋白生成障碍性贫血。

（2）严重缺铁性贫血。

（3）一些血红蛋白病（血红蛋白C、D、E、S病）。

（4）肝病、脾切除后及阻塞性黄疸等。

4. 镰形红细胞（sickle cell） 细胞狭长似镰刀，也可呈麦粒状或冬青叶样，主要见于遗传性镰形红细胞增多症。

5. 口形红细胞（stomatocyte） 红细胞淡染区呈裂口状狭孔，正常<4%。增高见于以下疾病。

（1）口形细胞增多症。

（2）急性乙醇中毒。

6. 棘形红细胞（acanthocyte） 棘形红细胞是一种带刺状的红细胞，刺呈针刺状或尖刺状，见于以下疾病。

（1）棘细胞增多症（遗传性血浆β脂蛋白缺乏症）时，棘形红细胞可高达70%~80%。

（2）严重肝病或制片不当。

7. 锯齿细胞（crenated cell） 锯齿细胞也称短棘形细胞（echinocyte），细胞突起较棘细胞短，但分布较均匀。主要见于尿毒症、微血管病性溶血性贫血、丙酮酸激酶缺乏症、阵发性睡眠性血红蛋白尿症等。

8. 裂红细胞（schistocyte） 裂红细胞指红细胞碎片，包括盔形红细胞等，多见于DIC和心源性溶血性贫血等。其他也见于化学中毒、肾功能不全、血栓性血小板减少性紫癜等。

（三）染色异常

1. **着色过浅**　红细胞中心淡染区扩大，多见于缺铁性贫血、地中海贫血及其他血红蛋白病。
2. **着色过深**　中心淡染区不见，着色较深，多见于溶血性贫血及大细胞性贫血。
3. **嗜多色性红细胞**　红细胞经瑞氏染色染成灰蓝色、灰红色、淡灰色，胞体较正常红细胞稍大，这是一种尚未完全成熟的网织红细胞，多染性物质是核糖体，随着细胞的成熟而逐渐消失，主要见于各种增生性贫血。

（四）结构异常

1. **嗜碱性点彩红细胞**　用亚甲基蓝染色（或瑞氏染色），成熟红细胞内有散在的深蓝色嗜碱性颗粒，外周血中点彩红细胞增多，表示贫血时骨髓再生旺盛或有紊乱现象，某些重金属中毒时可大量出现。
2. **卡波环（Cabot ring）**　成熟红细胞内有染成紫红色的细线状环，呈圆形或8字形，可能是残留核膜所致，见于恶性贫血、溶血性贫血、铅中毒等。
3. **染色质小体（Howell-Jolly body）**　成熟红细胞中含有紫红色圆形小体，大小不等，数量不一，可能是残留的核染色质微粒。见于增生性贫血、脾切除后、巨幼细胞性贫血、恶性贫血等。
4. **有核红细胞**　正常成人血片中不会出现，新生儿出生一周内可能有少量有核红细胞出现。溶血性贫血、急、慢性白血病、红白血病、髓外造血及严重缺氧等在外周血片中常见到有核红细胞。

第四节　白细胞计数

一、白细胞计数

（一）原理

血液经白细胞稀释液稀释，成熟红细胞全部被溶解，充入计数池后，在显微镜下计数一定体积内白细胞数，换算出每升血液中白细胞数量。

（二）试剂

白细胞稀释液：

冰乙酸　2 mL

蒸馏水　98 mL

10 g/L 亚甲蓝溶液 3 滴

混匀过滤后备用。

（三）操作

（1）取小试管1支，加白细胞稀释液0.38 mL。

（2）用微量吸管准确吸取末梢血20 μL，擦去管外余血，将吸管插入小试管中稀释液的底部，轻轻将血放出，并吸取上清液清洗吸管2次，混匀。

（3）待红细胞完全破坏，液体变为棕褐色后，再次混匀后充池，静置2～3 min，待白细胞下沉。

（4）用低倍镜计数四角4个大方格内的白细胞数，对压线细胞按"数上不数下、数左不数右"的原则进行计数。

（四）计算

白细胞数/L = $N/4 \times 10 \times 20 \times 10^6$ = $N/20 \times 10^9$/L

式中：

N　4个大方格内白细胞总数。

÷4　为每个大方格（即0.1 μL）内白细胞平均数。

×10　1个大方格容积为0.1 μL，换算成1.0 μL。

×20　血液稀释倍数。

$\times 10^6$ 由 $1\mu L$ 换算成 $1L$。

（五）参考区间

成人　男（3.97～9.15）$\times 10^9$/L
　　　女（3.69～9.16）$\times 10^9$/L
儿童　（8～10）$\times 10^9$/L
婴儿　（11～12）$\times 10^9$/L
新生儿　20×10^9/L

（六）附注

（1）采血时不能挤压过甚，因此针刺深度必须适当。

（2）小试管、计数板均须清洁，以免杂质、微粒等被误认为细胞。

（3）白细胞总数在参考范围内，大方格间的细胞数不得相差8个以上，两次重复计数误差不得超过10%。

（4）白细胞数量过高时，可加大稀释倍数；白细胞数量过低时，可计数8个大方格的白细胞数或加大取血量。

（5）一些贫血患者血液中有核红细胞增多，会当作白细胞计数，应予校正除去。

校正公式：

白细胞校正数/L=X×100/（100+Y）

式中：

X：未校正前白细胞数。

Y：在白细胞分类计数时，计数100个白细胞的同时计数到的有核红细胞数。

（七）临床意义

1. 增加　如下所述。

（1）生理性增加：新生儿、妊娠晚期、分娩期、月经期、饭后、剧烈运动后、冷水浴后及极度恐惧与疼痛等。

（2）病理性增加：大部分化脓性细菌所引起的炎症、尿毒症、严重烧伤、传染性单核细胞增多症、急性出血、组织损伤、手术创伤后、白血病等。

2. 病理性减少　病毒感染、伤寒、副伤寒、黑热病、疟疾、再生障碍性贫血、极度严重感染、X线照射、肿瘤化疗后和非白血性白血病等。

二、白细胞分类计数

（一）原理

把血液制成细胞分布均匀的薄膜涂片，用瑞氏或瑞氏-吉姆萨复合染料染色，根据各类白细胞形态特征予以分类计数，得出各类白细胞相对比值（百分数），同时应观察白细胞的形态变化。

（二）试剂

见本章第一节血涂片染色。

（三）操作

（1）见本章第一节血涂片染色，操作步骤（1）～（5）。

（2）先在低倍镜下浏览全片，了解染色好坏和细胞分布情况，观察有无异常细胞。

（3）选择涂片体尾交界处染色良好的区域，在油镜下计数100个白细胞，按其形态特征进行分类计数，求出各类细胞所占百分数和绝对值。

（四）参考区间

见表1-1及表1-2。

表 1-1　成人白细胞分类计数参考范围

细胞类别	百分数（%）	绝对数（×10⁹/L）
中性粒细胞		
杆状核	1~36	0.04~0.6
分叶核	50~70	2~7
嗜酸性粒细胞	0.5~5	0.02~0.5
嗜碱性粒细胞	0~1	0~1
淋巴细胞	20~40	0.8~4
单核细胞	3~10	0.12~1

表 1-2　儿童白细胞分类计数参考范围

细胞类别	百分数（%）
中性粒细胞	50~70（新生儿至婴儿31~40）
嗜酸性粒细胞	5~50
嗜碱性粒细胞	0~7
淋巴细胞	20~40（新生儿至婴儿40~60）
大单核细胞	1~8（出生后2~7d，12）
未成熟细胞	0~8（出生后2~7d，12）

（五）附注

（1）分类时应从血膜体尾交界处边缘向中央依次上下呈城垛状迂回移动，计数时不能重复和遗漏。

（2）白细胞数明显减少的血片，应检查多张血片。

（3）分类见有核红细胞，不计入100个白细胞内，以分类100个白细胞过程中见到多少有核红细胞报告，并注明所属阶段。

（4）除某些病理情况（如慢性淋巴细胞白血病）外，破碎细胞或不能识别细胞的数量不超过白细胞总数的2%。若破碎细胞仍能明确鉴别，如破碎的嗜酸性粒细胞，应包括在分类计数中。在结果报告中应对破碎细胞或不能识别细胞作适当描述。

（5）分类中应注意观察成熟红细胞、血小板的形态、染色及分布情况，注意有无寄生虫和其他异常所见。

（6）白细胞形态变化较大，遇有疑问应请示上级主管或主任进行核实，以减少错误。

（六）临床意义

1. **病理性增多**　如下所述。

（1）中性粒细胞：急性化脓感染、粒细胞白血病、急性出血、溶血、尿毒症、急性汞中毒、急性铅中毒等。

（2）嗜酸性粒细胞：过敏性疾病如支气管哮喘、寄生虫病，某些传染病如猩红热，某些皮肤病如湿疹，某些血液病如嗜酸性粒细胞性白血病及慢性粒细胞白血病等。

（3）嗜碱性粒细胞：慢性粒细胞白血病、转移癌及骨髓纤维化等。

（4）淋巴细胞：百日咳、传染性单核细胞增多症、慢性淋巴细胞白血病、麻疹、腮腺炎、结核、传染性肝炎等。

（5）单核细胞：结核、伤寒、亚急性感染性心内膜炎、疟疾、黑热病、单核细胞白血病、急性传染病的恢复期等。

2. 病理性减少 如下所述。

（1）中性粒细胞：伤寒、副伤寒、疟疾、流感、化学药物中毒、X线和镭照射、抗癌药物化疗、极度严重感染、再生障碍性贫血、粒细胞缺乏等。

（2）嗜酸性粒细胞：伤寒、副伤寒以及应用肾上腺皮质激素后。

（3）淋巴细胞：多见于传染病急性期、放射病、细胞免疫缺陷等。

第五节 血小板计数

一、原理

将血液用适当的稀释液作一定量稀释，混匀后充入计数池内，在显微镜下计数一定体积内的血小板数量，经过换算出每升血液中血小板数。

二、试剂

1%草酸铵稀释液，分别用少量蒸馏水溶解草酸铵1.0 g及EDTA·Na_2 0.012 g，合并后加蒸馏水至100 mL，混匀，过滤后备用。

三、操作

（1）取清洁小试管1支加入血小板稀释液0.38 mL。

（2）准确吸取毛细血管血20 μL，擦去管外余血，置于血小板稀释液内，吸取上清液洗三次，立即充分混匀。待完全溶血后再次混匀1 min。

（3）取上述均匀的血小板悬液1滴，充入计数池内，静置10～15 min，使血小板下沉。

（4）用高倍镜计数中央大方格内四角和中央共五个中方格内血小板数。

四、计算

血小板数/L = 5个中方格内血小板数 × 10^9/L。

五、参考区间

成人　男（85～303）× 10^9/L
　　　女（101～320）× 10^9/L
新生儿　（100～300）× 10^9/L
儿童　　（100～300）× 10^9/L

六、附注

（1）血小板稀释液应防止微粒和细菌污染，配成后应过滤。试管及吸管也应清洁、干净。

（2）针刺应稍深，使血流通畅。拭去第一滴血后，首先采血作血小板计数。操作应迅速，防止血小板聚集。采取标本后应在1 h内计数完毕，以免影响结果。

（3）血液加入稀释液内要充分混匀，充入计数池后一定要静置10～15 min。室温高时注意保持计数池周围的湿度，以免水分蒸发而影响计数结果。

（4）计数时光线要适中，不可太强，应注意有折光性的血小板和杂质、灰尘相区别。附在血细胞旁边的血小板也要注意，不要漏数。

（5）用位相显微镜计数，效果更佳，计数更准确。

七、临床意义

1. 血小板减少（小于100 × 10^9/L）　见于：①血小板生成障碍：再生障碍性贫血、急性白血病、急性放射病等。②血小板破坏增多：原发性血小板减少性紫癜（ITP）、脾功能亢进。③血小板消耗过多：如 DIC 等。

2. 血小板增多（大于 400×10^9/L） 见于：①骨髓增生综合征、慢性粒细胞性白血病、真性红细胞增多症等。②急性感染、急性失血、急性溶血等。③其他：脾切除术后。

第六节 红细胞沉降率测定

一、魏氏（Westergren）测定法

(一) 原理

将枸橼酸钠抗凝血液置于特制刻度血沉管内，垂直立于室温 1 h 后，读取上层血浆高度的毫米数值，即为红细胞沉降率（erythrocyte sedimentation rate，ESR）。

(二) 试剂与器材

1. 109 mmol/L 枸橼酸钠溶液 枸橼酸钠（$Na_3C_6H_5O_7 \cdot 2H_2O$，MW294.12）3.2 g；用蒸馏水溶解后，再用蒸馏水稀释至 100 mL，混匀。此液在室温保存不得超过 2 周。

2. 血沉管 ICSH 规定，血沉管为全长（300 ± 1.5）mm，两端相通，一端有规范的 200 mm 刻度魏氏管（玻璃或塑料制品），管内径 2.55 mm，管内均匀误差小于 5%，横轴与竖轴差 <0.1 mm，外径（5.5 ± 0.5）mm，管壁刻度 200 mm，误差 ± 0.35 mm，最小分度值 1 mm，误差小于 0.2 mm。

3. 血沉架 应放置平稳，不摇动，不振动，避免直射阳光，血沉管直立（90° ± 1°），不漏血。

(三) 操作

（1）取静脉血 1.6 mL，加入含 109 mmol/L 枸橼酸钠溶液 0.4 mL 试管中，混匀。

（2）用血沉管吸取混匀抗凝血液至"0"刻度处，拭去管外附着的血液，将血沉管直立在血沉架上。

（3）室温静置 1 h 后，观察红细胞下沉后血浆高度，读取结果。

(四) 参考区间

成人：男性 <15 mm/h，女性 <20 mm/h。

(五) 附注

（1）目前全血细胞分析均采用 EDTA·K_2 抗凝血。Gambino 提出用 EDTA 抗凝血也可做 ESR，只要检测 ESR 前，用生理盐水或 109 mmol/L 枸橼酸钠溶液将 EDTA 抗凝血作 1：4 稀释，立即混匀，置于 Westergren 血沉管内，垂直立于室温 1 h 后，读取上层血浆高度的毫米数值。它与魏氏法有良好的相关性。

（2）红细胞在单位时间内下沉速度与血浆蛋白的量和质、血浆中脂类的量和质、红细胞大小与数量，是否成串钱状聚集以及血沉管的内径、清洁度、放置是否垂直、室温高低等因素有关。

（3）抗凝剂与血液比例要准确。抗凝剂与血液之比为 1：4。

（4）血沉标本应在采血后 3 h 内测定。测定前要充分混匀。

（5）血沉管要干燥、洁净，符合 ICSH 规定，血沉架必须稳固，放置要垂直。血沉管直立后不允许漏血，污染周围。

（6）室温过低、过高和贫血时，对结果都有影响。为此，血沉测定室温要求为 18 ~ 25℃，在测定期内温度不可上下波动，稳定在 ±1℃之内。室温过高时血沉加快，可以按温度系数校正。室温过低时血沉减慢，无法校正。

二、自动血沉仪测定法

(一) 原理

血沉过程可分为三期，第一期为形成串钱期，沉降较慢，一般约为 5 ~ 20 min，快者 5 ~ 10 min；第二期为快速期，沉降较快；第三期为堆积期，红细胞堆积管底。全自动血沉仪采用红外线定时扫描检测，可记录血沉全过程，并显示和打印出报告，以便作动态分析。仪器还能对多个标本同时扫描检测。

（二）试剂与器材

1. 自动血沉仪　均用红外线扫描检测，根据型号不同，可有 5~100 管同时检测的，有的还有恒温装置。

2. 试管　应使用与仪器匹配的试管或一次性专用管。

3. 抗凝剂　109 mmol/L 枸橼酸钠溶液。

（三）操作

详细阅读说明书，严格按照厂家操作规程进行。有的观察 20 min，或 30 min，或更短时间，其结果相当于魏氏法（mm/h）。

（四）附注

（1）与魏氏法的要求一致。

（2）检测标本全过程应封闭，避免操作者及实验室污染。

（五）临床意义

1. 生理性增快　见于月经期、妊娠 3 个月至产后 1 个月的妇女以及 60 岁以上的老年人。

2. 病理性增快　见于急性炎症、结缔组织病、风湿热活动期、组织严重破坏、贫血、恶性肿瘤、高球蛋白和异常球蛋白血症等。

第二章

血栓与止血的一般检查

在生理条件下，人体内的止血和凝血系统与抗凝血和纤维蛋白溶解（纤溶）系统，相互制约，但处于动态平衡状态，以维持血管内的血液不断循环流动，因此即使血管局部有轻微损伤，既不会出血不止，也不会因局部止血而发生广泛血栓或栓塞，在病理情况下无论哪一系统的作用发生异常，都可导致出血或血栓形成。

第一节 止血与凝血机制

一、正常止血机制

机体的正常止血，主要依赖于完整的血管壁结构和功能，有效的积压小板质量和数量，正常的血浆凝血因子活性。其中，血小板和凝血因子的作用是主要的。

（一）血管壁的作用

在正常情况下，血管壁内膜光滑。血管内皮细胞，既不与血浆成分反应发生凝血，也不与血小板等细胞反应，从而防止细胞（尤其是血小板）黏附凝集；内皮细胞之间的黏合质紧密相连，与内皮细胞一起发挥着阻止血液化气成分渗出血管外的屏障作用；内皮细胞下层的结缔组织（如胶原、弹力纤维等）结构完整，能维持血管壁一定的张力。以上各个因素保证血液在血管内既畅通无阻又不致渗出于血管外。当血管内皮受损后，那些具有平滑肌的血管，特别是小动脉和前毛细血管括约肌，立即发生交感神经轴突反射性收缩，这一反应仅持续 15～30 s，但因血管收缩，明显地减慢或阻断血流。在小血管就可单独止血；而在大血管，其断端则可收缩伸入深层组织阻抑血流。血管收缩血流减慢使血小板易于在局部黏附、聚集、有利于初步止血，也能稳定随后形成的血栓。接着，是在局部体液特质介导下的较持久性（可达 30 s）血管收缩。内皮细胞合成和释放 VW 因子、VWF 可介导血小板暴露和血管内皮细胞下胶原黏附；血小板释放血栓烷 A2（TXA2）、5-羟色胺（5-HT）、去甲肾上腺素等，使血管发生强烈收缩。此外，纤维蛋白原等凝血因子与损伤的内皮细胞结合，并与内皮细胞分泌的组织因子（TF）一起构成原位凝血，从而加强止血作用。

（二）血小板的作用

在正常的血液循环中，血小板并不与内皮细胞表面或其他细胞发生作用，而是沿着毛细血管内壁排列，维持其完整性，血管局部受损伤时，血小板的止血兼有机械性的堵塞伤口和生物化学性黏附聚集作用。首先，血小板迅速黏附于暴露的胶原纤维（血小板板膜上的糖蛋白求恩 b，由 VWF 介导与胶原结合），此时血小板被激活，血小板形态发生改变，由正常的圆盘状态变为圆球形，伪足突起，血小板发生聚集（血小板膜是糖蛋白 2b/3a 由纤维蛋白原介导发生互相黏附、聚集），此为血小板第一相聚集，可促使血小板聚集的主要物质是胶原纤维，来自损伤内皮细胞的二磷酸腺苷（ADP）和已形成的微量凝血酶，激活的血小板便发生释放反应，其中许多物质，如血小板的 ADP 等，可加速血小板的聚集、变性成为不可逆的"第二相聚集"，形成白色血栓，构成了初期止血的屏障。与此同时，由血小板释放和激活许多促凝物质参与血液凝固反应。血小板膜磷脂表面提供了凝血反应的场所，血小板第 3 因子在凝血过程多个

— 15 —

环节中以发挥重要作用：血小板合成释放的 TXA2 和 5-HT 进一步收缩，血小板收缩蛋白则最终可使纤维蛋白收缩（血块收缩），使血栓更为坚固，止血更加彻底。

（三）血液凝固的作用

血管壁损伤时，除了血管收缩和血小板形成白色血栓达到初期止血的目的外，还需要靠血液凝固才能彻底止血，由于血收缩、血流减慢。凝血因子在伤口附近激活；受损的内皮细胞及释放出的组织因子（TF）和暴露的胶原纤维等，分别启动内源性凝血；最后形成牢固的纤维蛋白凝块，将血细胞的网罗其中成为红色血栓，从而起到持续止血作用。正常止血是：①血管收缩。②血小板等有形成分的黏附和聚集。③血液凝固。这三方面的有效结合。同时机体通过各种调控机制将这些止血过程限制在局部范围。一旦止血屏障建立，血管壁的抗凝作用和凝血过程所激活的纤溶系统以及其他抗凝物质则发挥主导作用。一方面，在未受损的血管部分，血流维持正常；另一方面，当受损血管修复后，该处的血凝块渐渐地溶解，局部血管再通。总之正常止血的动态平衡，就是保证与生命活动相容的止血过程。

二、正常凝血机制

血液凝固是指血液由流动状态变为凝胶状态，它是十分复杂的理化反应。肉眼可见的血块形成既是纤维蛋白形成的物理现象，也是一系列酶促生化反应的终点，整个过程涉及许多凝血因子。

（一）凝血因子

迄今为止，参与凝血的因子共有14个。其中用罗马数字编号的有12个（从Ⅰ~Ⅷ，其中Ⅵ并不存在）。习惯上，前4个凝血因子常分别称为纤维蛋白原（因子Ⅰ）、凝血酶（因子Ⅱ）、组织因子Ⅲ和钙离子（因子Ⅳ）。

（二）凝血机制

在生理条件下，凝血因子一般处于无活性的状态，当这些凝血因子被激活后，就产生了至今仍公认为的"瀑布学说"的一系列酶促反应。凝血过程通常分为：①内源性凝血途径。②外源性凝血途径。③共同凝血途径。现已日益清楚，所谓内源性或外源性凝血并非绝对独立的，而是互有联系，这就进一步说明凝血机制的复杂性。

1. 内源性凝血途径

内源性凝血途径是指从因子Ⅶ激活，到Ⅳa-PF3Ca^{2+}复合物形成后激活因子Ⅹ的过程。

当血管壁发生损伤，内皮下组织暴露，因子与带负电荷的内皮下胶原纤维接触就被激活为Ⅻa，少量Ⅻa与HMWK可使PK转变为激肽释放酶，后者又可与HMWK一起迅速激活大量Ⅻa，Ⅻa又同时激活因子Ⅵ，此阶段无须钙离子参与。继之，Ⅵ与Ca^{2+}、因子Ⅷ和PF3共同形成复合物，从而激活因子Ⅹ为Ⅹa，内源凝血时间延长，当病人体内缺乏这些因子时并不发生出血症状。而当因子Ⅷ、Ⅸ、Ⅺ缺乏时则可见于各种血友病并有凝血时间延长。由于内源性凝血维持的时间长，因此在止血中更显重要。但最新的研究表明，可能并不存在内源性凝血途径中因子Ⅶ的接触激活这一过程，内源凝血途径是由外源凝血启动后形成的少量凝血酶直接激活因子Ⅶ开始的。

2. 外源性凝血途径是

指从因子Ⅶ被激活形成Ⅹ或Ⅶa-Ca^{2+}-TF激活因子Ⅹ过程。当组织损伤后，释放因子，它与钙离子和因子Ⅹ或激活的Ⅶ一起形成复合物，使因子Ⅹ激活为Ⅹa。TF与因子Ⅶ结合后可加快激活Ⅶ；Ⅶ和Ⅶa与TF的结合有相同和亲和力；TF可与Ⅹa形成复合物，后者比Ⅶa单独激活因子Ⅹ增强16 000倍。外源性凝血所需的时间短，反应迅速。一般认为，血液凝固后，首先启动外源凝血。尽管维持时间短，但由于TF广泛存在于各种组织（以脑、肺、胎盘中含量最多）所以一旦进入血液，因其含有大量磷脂而极大地促进了凝血反应。研究表明，内源凝血和外源性凝血途径可以相互活化。内源凝血中的Ⅶa、Ⅵa、Ⅸa、外源凝血因子Ⅶ的主要激活物；外源凝血中的因子Ⅸa则可激活Ⅻ，从而部分代替Ⅺa、Ⅹa的功能。内外凝血源途径的互相交叉启动，显示出机体灵活的凝血机制。

3. 凝血共同途径

从因子Ⅹ被激活至纤维蛋白形成，是内源、外源凝血的共同凝血途径。①凝血活酶形成：即Ⅹa、因子Ⅴ、

PF3 与钙离子组成复合物，即凝血活酶，也称凝血酶原酶。②凝血酶形成：在凝血酶原酶的作用下，凝血酶原转变为凝血酶。③纤维蛋白形成：纤维蛋白含有三对多肽链，其中 A 和 B 中含很多酸性氨基酸，故带较多负电荷，凝血酶将带负电荷多的纤维蛋白肽 A 和肽 B 中水解后除去，转变成纤维蛋白单体，能溶于尿素或溴化钠中，是可溶性纤维蛋白；同时，凝血酶又激活因子，后者使溶性纤维蛋白发生交联而形成不溶的稳定的纤维蛋白，从而形成血凝块。至此凝血过程才全部完成。

在凝血共同途径中有两步重要的正反馈反应，有效地放大了内外源凝血途径的作用。一是 Xa 形成后，可反馈激活因子 V、VII、VIII、IX；二是凝血酶形成后，可反馈激活因子 V、VII、VIII、X、XI 以及凝血酶原。凝血酶还可促使血小板发生聚集和释放反应，刺激血小板收缩蛋白引起血块收缩。但大量凝血的产生却反过来破坏因子 VIII 和因子 V，这是正常凝血的负电荷反馈调节，以防止不适当的过度凝血。此外 VII a 和 VII a 也可分别自我激活 VII 和 XII，加速内外凝血反应。在整个凝血过程中，中心环节是凝血酶的形成，一旦产生凝血酶，即可极大加速凝血过程。但受损部位纤维蛋白凝块的形成又必须受到制约而不能无限制扩大和长期存在。这一作用由凝血系统和纤溶系统调节控制。在凝血的过程中，除了正反馈作用外，同时也存在负反馈作用调节，其中之一是被称为组织因子途径抑制物的负调节作用。TFPI 可与 VII a 和 Xa 形成无活性的复合物，从而隔断外源凝血，可能这就是外源凝血首先启动但维持时间较短的一个原因。

第二节　血栓与止血的常用筛选试验

血栓与止血常用筛选试验包括毛细血管脆性试验、出血时间测定、血小板计数、血块收缩试验、凝血时间测定、血浆凝血酶原时间测定和活化部分凝血活酶时间测定。这些试验中，前四项试验主要反映了血管壁和血小板在血栓与止血中的作用。其中，出血时间和血小板计数两项最常用。

一、毛细血管脆性试验

（一）原理

毛细血管壁的完整性有赖于毛细血管的结构、功能和血小板质和量的正常，也与某些体液因素有关。当这些因素有缺陷时，毛细血管的完整性就受到破坏。毛细血管脆性试验或称束臂试验是在上臂给静脉及毛细血管外加"标准压力"、增加血管负荷，观察前臂一定范围皮肤出血点当选量的方法。本试验主要反映毛细血管结构和功能，也与血小板质和量有关。

（二）方法学评价

本试验对检查毛细血管壁的缺陷比检查血小板的缺陷稍敏感，但总体而言，也仅是一个粗略的指标。许多有血管或血小板异常并有出血症状的病人，本试验可呈假阴性；而许多无症状的人可呈阳性，主要应用于新生儿，因为检查新生儿毛细管及血小板的功能无法使用与成人一样的方法。

（三）参考值

阳性：男性 < 5 个出血点；女性 < 10 个出血点。

（四）临床意义

1. 病理性 CFT 阳性见于：①毛细血管有缺陷的疾病：如遗传性出血性毛细血管扩张症，本试验较有价值，还有坏血病、过敏性紫癜、老年性紫癜等。②血小板有缺陷的疾病：原发性血小板减少性紫癜（ITP）、血小板无力症、血管性血友病（von willebrand disease，VWD）、血小板病。③其他：偶见于严重的凝血异常；毛细血管造成损伤的疾病，如败血症、尿毒症、肝脏疾病、慢性肝炎、血栓性血小板减少性紫癜。

2. 少数正常人 CFT 可呈阳性，尤其是妇女，因此 CFT 临床价值不大。

二、出血时间测定

（一）原理

在一定条件下，人为刺破皮肤毛细血管后，从血液自然注出到自然停止所需的时间称为出血时间测定（bleeding time，BT）。BT测定受血小板的数量和质量、毛细血管结构和功能以及血小板与毛细血管之间相互作用的影响，而受血液因子含量及活性作用影响较小。

（二）方法学评价

BT测定是筛选试验中唯一的体内的试验。传统方法有Duke法和IVY法，目前推荐使用标准化出血时间测定器法（template bleeding time，TBT）。

BT测定的影响因素有：皮肤切口深度、长度、位置、方向，毛细血管所受压力，皮肤温度等。其中，最重要的因素是切口的深度。对儿童、老年、有瘢痕形成史的患者，可用瘀点计替代TBT做出血时间测定。

Duke法是在耳垂采血，虽然操作简便，但整个操作难以标准化，且很不敏感，特别是对血管性血友病的检测，故已渐被淘汰。

IVY法采血部位在前臂掌侧。在上臂用压脉带施加固定压力，然后在前臂规定的范围内作切口。敏感性较好，但因切口深度、长度仍未能标准化，故重复性不如在其基础上改进后的TBT法。TBT法是较理想的方法。

TBT是在IVY出血时间测定方法上经改进后目前最有效的标准测定法，由于使用标准的测定器，因此能使皮肤切口的长度和深度恒定，使试验重复性比传统方法明显提高，有利于检出血管壁及血小板质和量的缺陷。而且根据需要不同型号的测定器，可作为不同长度和深度的标准切口，适用于不同年龄的患者。

测定器法对前臂的切口有两种：刀刃长轴与前臂垂直的为水平切口，与前臂平行的为垂直切口；水平切口敏感性高，为首要方法，但对4个月以下的婴儿宜作垂直切口，以免形成疤痕。

（三）参考值

TBT法（Simplate II型）：2.3～9.5 min

IVY法：2～7 min

Duke法：1～3 min（不超过4 min）

（四）临床意义

由于临床上由药物治疗引起的BT延长常见，故测定前应仔细询问病人用药情况，如是否服用阿司匹林、抗炎药、口服抗凝药及某些抗生素等。

1. BT延长

（1）血小板数量异常：①原发性血小板减少紫癜、血栓性血小板减少紫癜（可因药物、中毒、感染、免疫等原因引起）。②血小板增多症，如原发性血小板增多症。

（2）血小板功能缺陷：①先天性血小板病，如血小板无力症。②获得性血小板病，如药物引起的血小板病、骨髓增生异常综合征等。

（3）血管性血友病（VWD）。

（4）血管壁及结构异常（少见）遗传性出血性毛细血管扩张症等。

（5）偶见于严重的凝血因子缺乏：如凝血因子II、V、VIII、IX或纤维蛋白缺乏，弥漫性血管内凝血（DIC），也见于接受大量输血后患者。

2. BT缩短

主要见于某些严重的血栓前状态和血栓形成时，如妊娠高血压综合征、心肌梗死、脑血管病变、DIC高凝期等，均可因血管壁损害，血小板或凝血因子活性过度增强所致。

三、血小板计数

（一）原理

血小板计数（blood platelet count，BPC）的基本原理，同血液的白细胞或红细胞计数法一样。

（二）方法学评价

血小板由于体积小，特别容易发生黏附、聚集和变性破坏，故常难以准确计数。目前血小板计数方法主要有两大类：血细胞分析仪法和目视显微镜计数法。目视显微镜计数法有普通光学显微镜计数法和相差显微镜法。

1. 普通光镜直接计数法

因稀释液多，有多种计数方法。可分为两类：①破坏红细胞的溶血法：如草酸铵稀释液法对红细胞破坏力强，血小板计数发生困难，也有用赤血盐血小板稀释者，此剂稳定，可在室温下长期保存而不变质，但如稀释20倍或40倍，则红细胞破坏不完全。②不破坏红细胞方法：有复方碘稀释液法。因红细胞未破坏，可能掩盖血小板，且易生长微生物而干扰计数，已被淘汰。

2. 相差显微镜直接计数法

用草酸铵作稀释液，在明显的显微镜下进行计数，并可于照相后核对计数。此法准确性高，血小板易于识别。

3. 血细胞分析仪法

此法由于重复性好，适于临床应用，目前血液细胞分析仪逐步普及，一般均发全血作为标本，比用富含血小板测定简便。但由于血细胞分析仪计数法不能完全将血小板与其他类似大小的物质（如红细胞或白细胞碎片、灰法等杂物）区别开来，因此计数结果有时仍需目视显微镜计数作校正，因而国内外仍将目视显微镜计数（特别是相差异显微镜计数法）作为参考方法。

在各种稀释液中，无论自动血细胞分析仪法或显微镜计数法，多以草酸铵溶血法作为参考（国内亦将此稀释液定为首选方法）。现代的多参数血液细胞分析仪还可利用测量细胞的原理计算出平均血小板体积。

（三）参考值

普通显微镜计数法：$(100 \sim 300) \times 10^9/L$

（四）临床意义

1. 生理性

正常人血小板计数一天内可有6%～10%变化，表现为早晨较低，午后略高；春季较低，冬季略高；平原居民较低，高原较高；静脉血比毛细血管血高10%；月经前降低，月经后升高；妊娠中晚期升高，分娩后即降低；运动后升高，休息后恢复。

2. 病理性

（1）在临床上，除创伤之外，血小板减少引起出血常见原因。血小板数大于$100 \times 10^9/L$，无异常出血；当小于$50 \times 10^9/L$时，可有出血症状。常见的疾病有：①血小板生成障碍，如急性白血病、再生障碍性贫血。②血小板破坏过多，如ITP、脾功能亢进，系统性红斑狼疮。③血小板消耗增多，如DIC、血栓性血小板减少紫癜。

（2）血小板增多（血小板数大于$400 \times 10^9/L$）。①骨髓增生性疾病：慢性粒细胞白血病，真性红细胞增多症。②原发性血小板增多症。③急性大出血，急性溶血，急性化脓性感染。④脾切手术后。

四、血块收缩试验

（一）原理

完全凝固的新鲜血块，在血小板收缩蛋白的作用下，使纤维蛋白网收缩，血块缩小，血清析出，使血块的止血作用更加牢固，在一定的条件下，按规定的时间观察血块收缩情况或计算血块收缩率，即为血块收缩试验。CRT与血小板数量与质量、凝血酶原、纤维蛋白原和因子Ⅻ浓度以及血小板数量有关，但主要反映了血小板的质量。

（二）方法学评价

1. 定性法：静脉血（可利用度管法凝血时间测定后血标本）静置于37℃水浴箱中，在不同时间内分别观察血块收缩情况。本法为简单的定性方法，可作为临床上粗略判断血小板的功能之用，有条件的单位，最好采用血块收缩定量法试验，结果较准确。

2. 定量法：①全血定量法（Macfarlane法）：将静脉血注入有刻度的离心管，待血凝固后清除血块，再将离心管血清离心后,读取血清量,计算血块收缩率。此法需同时作用红细胞比积测定。②血浆定量法:先制备富血小板血浆,然后加入氯化钙或凝血酶,使血浆凝固,去除血浆凝块,读取血清体积,再计算血块收缩率。由于有更准确的血小板功能实验,CRT现已少用。

(三)参考值

定性法:30～60 min开始收缩,24 h完全收缩

定量法:Macfarlane法 48～60%

血浆法:大于40%

(四)临床意义

1. 血块收缩不良或血块不收缩见于:①血小板功能异常:如血小板无力症。②血小板数减少:当血小板数小于 $50\times10^9/L$ 时,血块收缩显著减退,如ITP。③纤维蛋白原、凝血酶原的严重减少。④原发性或继发性红细胞增多症(由于血块内红细胞多,体积大,血块收缩受到限制)。⑤异常蛋白血症:如多发性骨髓。

2. 血块过度收缩见于:①先天性或获得性因子Ⅷ缺乏症。②严重贫血(红细胞少血块收缩程度增加)。

五、凝血时间测定

(一)原理

新鲜血液离体后,因子被异物表面(玻璃)激活,启动了内源性凝血。由于血液中含有内源性凝血所需的全部凝血因子、血小板及钙离子,血液则发生凝固。血液凝固所需时间即为凝血时间(clotting time,CT)。

(二)方法学评价

凝血时间测定,根据标本来源有以下两种。

毛细血管采血法:可用玻片法或毛细血管法测定。由于采血过程易混入较多组织液,因而即使有内源性凝血因子缺乏,也仍发生外源性凝血,使本该异常的结果变为正常。本法极不敏感,仅能检测出Ⅷ:C水平<2%的血友病患者,漏检率达95%故属于淘汰的方法。

静脉采血法:由于血液中较少的混入组织液,因此对内源凝血因子缺乏的敏感性比毛细血管采血法要高。目前有3种检测法:

(1)普通试管法(Lee-White法):仅能Ⅷ:C水平<2%的患者,本法不敏感目前也趋于淘汰。

(2)硅管法(SCT):本法与普通试管法的测定方法基本相同,唯一的区别是采用涂有硅油的试管。由于硅管内壁不易使内壁凝血因子接触活化,故凝血时间比普通试管法长,也较敏感可检出因子Ⅷ:C水平<45%患者。

(3)活化凝血时间(activated clotting rime,ACT)法:本法是在待检全血中加入白陶土部分凝血活酶悬液,先充分激活接触活化系统的凝血因子Ⅶ、Ⅺ等,并为凝血反应提供丰富的催化表面,从而提高了试验的敏感性,是内源性系统敏感的筛选试验之一,能检出Ⅷ:C水平<45%亚临床血友病。ACT法也是监护体外循环肝素用量的较好的指标之一。

以上测定凝血时间的各种方法,在检测内源性凝血因子缺乏方面,无论敏感性或准确性均不如活化部分凝血活酶时间测定(APPT)。

(三)参考值

普通试管法:5～10 min

硅管法:15～32 min

活化凝血时间法:1.1～2.1 min

(四)临床意义

1. CT延长:①较显著的因子Ⅷ、Ⅸ减少的血友病甲、乙凝血因子缺乏症。②血管性血友病。③严重的因子Ⅴ、Ⅹ、纤维蛋白抗凝剂、应用肝素以及低纤维蛋白原血症。④继发性或原发性纤溶活力增强。⑤循环血液中的抗涨物,如抗因子Ⅷ抗体因子搞体、SLE等。

2. CT缩短：①血栓前状态：DIC高凝期等。②血栓性疾病如心肌梗死，不稳定心绞痛、脑血管病变、糖尿病行之有效管病变、肺梗死、深静脉血栓形成、妊高征、肾病综合征及高血糖、高血脂等。

六、复钙时间测定

（一）原理

在去钙离子的抗凝血浆中，重新加入适量的钙后，血浆就发生凝固，这一过程所经历的时间即为复钙时间（recalcification time，RT）。

（二）方法学评价

通常有两种方法：①表面玻璃皿法：本法比试管法敏感，但不如试管法简便。②试管法：仅用试管替代玻璃皿做试验。

RT测定方法也有改良，如以高速离心贫血小板血浆（platelet poor plasma，PPP）因子血浆血小板减少测定结果时间较长；也有在血浆中加激活剂的方法，称活化复钙时间。RT试管法虽较凝血时间普通试管方法敏感，但也只能检出Ⅷ：C＜4%的血友病患者，目前应用较少。

（三）参考值

玻璃皿法：97～160 s

试管法（PRP法）：90～160 s

（PPP法）：90～200 s

（ART法）：＜50 s

（四）临床意义

同凝血时间测定，但较为敏感，某些轻型血友病患者本试验可延长。

七、血浆凝血酶原时间测定

（一）原理

在抗凝血浆中，加入足够量的组织凝血活酶（组织因子，TF）和适量的钙离子，即可满足外源凝血的全部条件。从加入钙离子到血浆凝固所需要的时间即称为血浆凝血酶原时间。PT的长短反映了血浆中凝血酶原、纤维蛋白原和因子Ⅴ、Ⅶ、Ⅹ的水平。

（二）方法学评价

一步法凝血酶原时间测定，由Quick在1935年创建。该法是在抗凝血浆中直接加入试剂一次完成测定，因此称一步法。当时认为该试验只反映了凝血酶原的活性（因子未发现凝血因子Ⅴ、Ⅶ、Ⅹ），原使用草酸钠液作为抗凝剂，后来发现此液不利于凝血因子和保存，故已改用枸橼酸钠作抗凝剂。一步法PT常用静脉抗凝血普通试管法手工测定；也有用毛细血管微量抗血测定，虽采血量少，但操作较烦琐，故少用；也可用表面玻璃皿法测定，准确性较并管法高，而操作不如后者简便。近年来，多采用半自动或全自动血液凝固仪测定，也以出现纤维蛋白丝作为终点。

手工法虽重复性差、耗时，但仍有相当程度的准确性，故仍广泛应用，其中以手工倾斜试管法为参考方法。半自动仪法，提高了确度和速度，但存在标本交叉污染的缺点。全自动仪法克服了半自动仪法的不足之处，使检测更加精确、快速、敏感与方便。

组织凝血活酶试剂质量是影响PT测定准确性最重要的因素之一。组织凝血活酶的不同来源，不同制备方法，使实验室之间及每批试剂之间PT测定的结果差异大，可比性差，特别影响对口服抗凝血剂患者治疗效果的判断，因此早在1967年，WHO就将功赎罪67/40批号人脑凝血活酶标准品，作为以后制备不同来源的血活酶的参考物，并要求计算和提供每批组织凝血活酶的国际敏感指数。ISI表示标准品组织凝血活酶与每批组织凝血活酶PT校正曲线的斜率，即在双对数的坐标纸上，纵坐标为用标准品测定的PT对数值，横坐标为用待校正的组织凝血活酶测定的相同标本PT的对数值。60/40的ISI为1.0。ISI值越低，表示试剂愈敏感。目前各国大体是用国际标准品标化自己制备的本国国家标准品。新的组织凝血活酶标准品来自兔或牛的制备。其他各种组织凝血活酶剂的ISI必须按照新的标准品ISI进行校正。

其次，WHO 等国际的权威机构还要求，PT 正常对照值至少来自 20 名以上男女各半的混合血浆所测定的结果，并且还规定口服抗凝剂的患者必须使用国际 PT 结果报告形成，并用以为抗凝治疗监护的指标，INR =（病人凝血酶原时间 / 正常人平均凝血酶原时间）ISI。作 PT 测定时，首先应了解所用的组织凝血积压活酶试剂的 ISI，ISI 值通常由产生试剂的厂商提供，测定 PT 后，即可计算出 INR。为使用方便，INR 也可从制造商提供的图表中查提，最初规定 INR 必须使用手工法测得，在引入自动化凝血仪后，为了不影响 INR 的可靠性，制造商还应提供仪器相应的 ISI 值。使用 ISI 和 INR 可减少或去除各实验室 PT 测定在技术和试剂上的差异，使抗凝疗法监测过程中，各种 PT 结果有可比性。

近年，国外用重组组织因子作为 PT 测定。γ-TF 比其他动物性来源的凝血活酶对凝血因子Ⅱ、Ⅶ、Ⅹ 敏感性高，但目前未被推广使用。一步法 PT 结果报告方法：一般情况下，可同时报告被检标本 PT 和正常对照 PT 以及 PT 比率。凝血酶原比率 = 被检血浆 PT 时间 / 正常血浆 PT 时间。过去曾用凝血酶原活动度报告，现已少用；当 PT 用于监测口服抗凝剂时，则必须同时报告 INR 值。

二步法凝血酶原时间测定：首先由 Warner 等创建，后由 Ware/See-gers 等改良，此法第一步生成凝血酶，第二步是测定生成的凝血酶，从而间接测得凝血酶原时间。二步法虽然比较合理，但操作烦琐，未被广泛应用。

（三）参考值

一步法凝血酶原时间：11～13 s

凝血酶原比值：0.82～1.15

（四）临床意义

1. PT 延长　PT 超过正常对照 3 s 以上或凝血酶原比值超过正常范围即为延长，主要见于：①先天性因子Ⅱ、Ⅴ、Ⅶ、Ⅹ 减少及纤维蛋白原的缺乏（低或无纤维蛋白血症）。②获得性凝血因子缺乏，如 DIC、原发性纤溶亢进症、肝病的阻塞性黄疸和维生素 K 缺乏、血循环中抗凝物质增多等。

2. PT 缩短　①先天性因子Ⅴ增多。②DIC 早期（高凝状态）。③口服避孕药、其他血栓前状态及血栓性疾病（凝血因子和血小板活性增高，血管损伤等无法为血栓形成的基础）。

3. 口服抗凝药的监护　临床上当 INR 为 2～4 时为抗凝治疗的合适范围，当 INR > 4.5 时，如纤维蛋白水平和血小板数仍正常，则提示抗凝过度，应减少或停止用药。INR > 4.5 时，同时伴有纤维蛋白原和血小板减低，则可能是 DIC 或肝病等所致也应减少或停止口服抗凝剂。

八、活化部分凝血活酶时间测定

（一）原理

在抗凝血浆中，加入足量的活化接触因子激活剂和部分凝血活酶（代替血小板的磷脂），再加入适量的钙离子即可满足内源抗凝血的全部条件。从加入钙离子到血浆凝固所需的时间即为活化部分凝血活酶时间（activated partialthromboplastin time，APTT）。APTT 的长短反映了血浆中内源凝血系统凝血因子共同途径中凝血酶原、纤维蛋白原和因子Ⅴ、Ⅹ 的水平。本试验是目前最常用的敏感的检查内源凝血系统是否正常的筛选试验。

（二）方法学评价

APTT 测量所用的激活剂不同以及部分凝血活酶来类推制备的不同，均影响测定的结果。因此本试验的准确性首先取决于部分凝血活酶试剂的质量，常用的激活剂有白陶土，此时 APTT 又称为 KPTT 不觉可用硅藻土等。即使是同一种激活剂，其质量也可有很大不同。APTT 最初是用玻璃试管激活接触因子，后来又加同质理的激活剂，使激活作用更迅速更标准化，从而消除了接触激活的差异，部分涨血活酶主要来源于兔脑组织，不同制剂质量不同，一般选用对因子Ⅷ：C、Ⅸ、Ⅺ在血浆浓度为 200～250U/L 时敏感的试剂。APTT 是一个较为敏感且简便的试验，可替代普通试管法凝血时间测定或血浆复钙时间测定。用自动血浆凝固仪测定 APTT，虽可提高检测速度和结果精确性，但仪器本身也会产生一定误差，这一点也是不能忽视的。1995 年国际血栓与止血委员会和国际血液学标准委员会已开始合作研究应用 APTT 监测肝素治疗时的标准化问题。

（三）参考值

33.68 ~ 40.32 s

（四）临床意义

基本与凝血时间意义相同，但敏感性高。目前所用的大多数 APTT 测定方法，凡当血浆凝血因子低于正常水平的 15 ~ 30% 即可异常。

1. APTT 延长　APTT 结果超过正常对照 10 s 以上即为正常延长。APTT 是内源凝血因子缺乏最可靠的筛选试验，主要用于发现轻型的血友病。虽可检出因子Ⅷ：C 水平低于 25% 甲型血友病，但对于亚临床型血友病（因子Ⅷ大于 25%）和血友病携带者敏感性欠佳。结果延长也见于因子Ⅺ（血友病乙）、Ⅻ和Ⅶ缺乏症；血中抗凝血物如凝血因子抑制物或肝素水平增高时，当凝血酶原、纤维蛋白原及因子Ⅴ、Ⅹ缺乏时也可延长，但敏感性略差；其他尚有肝病、DIC、大量输入库存血等。

2. APTT 缩短　见于 DIC，血栓前状态及血栓性疾病。

3. 肝素治疗监护　APTT 对血浆肝素的浓度很敏感，故是目前广泛应用的实验室监护指标。此时要注意 APTT 测定结果必须与肝素治疗范围的血浆浓度呈线性关系，否则不宜使用。一般在肝素治疗期间，APTT 维持在正常对照的 1.5 ~ 3.0 倍为宜。

第三章

红细胞血型检测

第一节 红细胞ABO血型

一、ABO血型的血清学检测

常规使用盐水法进行ABO定型，必须包括用已知血型特异性的抗体试剂检查红细胞的抗原（正向定型），以及用已知血型的试剂红细胞检查血清中的抗体（反向定型）。我国标准抗-A和抗-B血清试剂，效价均不低于128。O型血清中的抗-AB，在测定A或B亚型中十分有用。当区分A_1和A_2亚型时，可用抗-A_1血清。在反向定型中，一般需用A_1、B和O型细胞。O型红细胞用于检查不规则抗体，当怀疑有抗-A_1时，需用A_2细胞。ABO血型常规鉴定见表3-1。

表3-1 红细胞ABO血型常规鉴定

正向定型		反向定型			结果	判读频率（%）
抗A	抗B	A细胞	B细胞	O细胞		
0	0	+	+	0	O	40
+	0	0	+	0	A	28
0	+	+	0	0	B	27
+	+	0	0	0	AB	5

二、ABO血型正反定型不合的原因及分析

（一）ABO血型正反定型不合的原因

1. 技术错误

（1）假阴性结果：试管中没有加入抗体试剂或血清，没能认识溶血也是阳性反应，血清或试剂与红细胞比例不当，离心速度、时间不够，使用了失效的或错误的抗体或红细胞试剂，没能正确地记录和解释试验结果等。

（2）假阳性结果：离心速度过大和离心时间太长，使用了受到细菌污染的抗体试剂、红细胞和盐水，不清洁的玻璃器皿可以产生假阳性反应，弄错样本或试剂、错误的记录结果或解释等。

2. 被检者自身血型的问题

（1）血液嵌合体原因导致混合外观凝集：试验前曾输入过其他ABO型别的血液，使血液标本成为不同型别的红细胞混合物，定型时显示"混合外观凝集"现象，这为获得性血型嵌合体。还有一类是先天性嵌合体，它又分为Twin Chimeras和Tetragmetic Chimeras，前者是由于双生子之间的血管存在交叉吻合，造血细胞通过吻合的血管交换而产生的，后者为全身性的嵌合体，是由于多个受精体减数分裂可能产生多种不同来源的细胞系，同一个体的不同组织中存在着不同来源的细胞的现象，通常是在一些性别异常的个体（如雌雄同体）中被发现的。这两种先天性嵌合体现象可以单独或同时存在。

（2）红细胞致敏：被免疫球蛋白致敏的红细胞，在含高蛋白介质的试剂中，可发生凝集。

（3）红细胞多凝集现象：红细胞由遗传产生 Cad 抗原活性，或被细菌酶激活的 T 或 Tk 受体，使之易发生多凝集。

（4）异常基因型：ABO 亚型的检查中，A、B 抗原可能为弱抗原，难以检出。

（5）获得性"类 B"：通常由革兰阴性菌引起，红细胞可获得"类 B"的活性。获得性"类 B"抗原是由于某种微生物派生的酶进入循环中，把 A 抗原的末端 N-乙酰半乳糖胺的乙酰基切下，变成了半乳糖，形成了类似于 B 的结构，能与抗 B 血清反应。

（6）疾病因素导致抗原减弱：某些白血病、恶性肿瘤、难治性贫血患者，ABO 血型系统的抗原可受到抑制，检出困难。

（7）患者血清中高活性、高浓度令自身凝集素严重致敏自身红细胞，以至自发地发生凝集，而不是与抗体试剂发生特异性作用。

3. 试验及血清出现的问题

（1）纤维蛋白：很小的纤维蛋白凝块，可被误认为是凝集团块，在使用血浆或未完全去除纤维蛋白的血清时易出现这种情况。

（2）异常的血清蛋白：受检者血浆中，纤维蛋白原升高、异常蛋白、新生儿华通胶及其他大分子物质存在比例失调都可以产生缗钱状假凝集。

（3）血型特异性物质过高：一些卵巢囊肿病例，血型物质的浓度很高，如使用患者自身的血清来悬浮红细胞，抗-A 和抗-B 定型试剂会被患者血清中的 ABO 血型物质中和，使其不能再与红细胞膜上的抗原发生反应，要得到正确的正定型结果，必须洗涤红细胞多次。

（4）药物等因素：药物、高分子血浆代用品或静脉注射造影剂，可以引起类似的细胞聚集。

（5）不规则抗体的存在：受检者血浆中含有 ABO 血型抗体以外的不规则抗体，与试剂 A、B 细胞上其他抗原起反应。

（6）抗体水平下降或异常：预期出现的抗体缺失或减弱，可能是由于尚未产生自己的抗体或从母亲被动获得抗体的婴儿、双胞胎血型嵌合体、抗体水平下降的老人，或存在低免疫球蛋白血症。

（7）罕见的天然 ABO 抗体缺失：目前，ABO 天然性抗体的生理学作用和产生机制还不清楚，但被广泛接受认可的是：ABO 天然抗体是一些类似 A 或 B 抗原的非特异抗细菌物质和免疫系统自我调节的产物。当健康个体与广泛存在于自然界的肠道类细菌 ABO 三聚糖接触时，刺激体内产生一类对自身 ABH 抗原无反应的同种 ABH 抗体，这一免疫过程不为人们察觉。

（8）引起 ABO 抗体活性凝集反应变弱或阴性：ABO 等位基因编码的一定量的 A 抗原可能抑制抗-A 抗体产生或特殊的 ABO 基因可能引起血型鉴定困难。例如，没有核苷酸缺失位点的 O 等位基因可能就是 O 表型的反定型中弱抗-A 凝集产生，因为没有核苷酸 261 位 G 缺失的 O 等位基因已被证实能够表达弱 A 抗原。还有一些个体通过吸收放散试验都未在其红细胞表面检测到 A 抗原，其血清中抗-A 抗体水平减弱，这些个体含有例如 $A_1$10 或 $R_1$02 的重组基因。

（9）低丙种球蛋白血症：低丙种球蛋白血症患者，可能会因免疫球蛋白水平全面下降而使血清定型时不见凝集或见弱凝集反应。

（10）患者接受了 ABO 血型不同的骨髓移植：其血清中 ABO 抗体与红细胞抗原不一致。例如，A 型人接受了 O 型人的骨髓后，血液循环中有 O 型红细胞，但血清中只有抗 B。

（11）输注异型血浆：近期输用了大量非同型血浆，患者血清中可能出现所输供者提供的抗-A 或抗-B 抗体。

（12）防腐剂因素：患者可能有针对红细胞保存剂的抗体或对抗悬浮介质的抗体，处理方法是新鲜生理盐水洗涤后重新悬浮红细胞。

（二）ABO 正反定型不合的解决办法

（1）在做 ABO 血型鉴定之前，应先了解被检者的一些基本情况，包括年龄、诊断病症、输血史、用药史、免疫球蛋白水平以及妊娠史等。

（2）首先重复试验，如果先前试验中红细胞悬浮在血清或血浆中，则改为洗涤后的红细胞悬浮在盐水中，进行重复试验后仍是正反定型不符，则继续下列试验。

（3）重新取一份新鲜的血样，这样可以纠正因污染或弄错样本造成的不一致。

（4）把受检者红细胞洗涤几次，用2%～5%盐水细胞悬液重复试验，用抗-A、B抗-A1或抗-H做试验可提供其他有用的信息，H抗原强度依次为 $O > A_2 > B > A_2B > A_1 > A_1B$。

（5）对受检者的红细胞做直接抗球蛋白试验（DAT），如果DAT为阳性，则将受检者红细胞放散至DAT为阴性后，再做定型。

（6）用 A_1、A_2、B、O 细胞及自身细胞检查血清，如果怀疑是抗-I，用O型（或ABO相合的）脐血细胞检查。

（7）在断定阴性结果之前，将细胞及血清在室温至少放置 30 min，离心观察凝集结果，能检测出弱的抗原抗体反应，但要用O型和自身红细胞做对照，以排除抗-I或抗-H等抗体对正反定型结果的干扰。抗-I和抗-H是对所有成人红细胞都反应的凝集素。

（8）吸收放散试验鉴定血型。

①吸收放散试验是检测红细胞表面血型抗原最为敏感的方法之一。

②可测定分泌型人的唾液中A、B和H物质。

③要确定某种遗传性状可能是新的血型变异体，必须对该个体即先证者进行家系调查，观察该血型基因在亲子间的遗传。

三、ABO 血型亚型

（一）ABO 亚型的检测

ABO亚型是以抗原性弱为主要特征，一般是运用血型血清学试验检测。根据以下原则区分ABO亚型：红细胞与抗-A、抗-A_1、抗-B及抗-AB的凝集程度，红细胞上H物质活性的强弱，血清中是否存在抗-A_1抗体，分泌型人唾液中的A、B和H物质。

（二）ABO 亚型的类型

（1）ABO血型中亚型很多，A抗原主要有两种亚型，A_1 与 A_2，这两种A亚型占A型的99.99%左右。A_1 和 A_2（A_1B 和 A_2B）红细胞都与抗-A反应，A_1 细胞比 A_2 细胞反应更强烈，但是，胞与抗-A_1 反应，A_2 细胞不与抗-A_1 反应，抗-A_1 存在于 A_2 和 A_2B 个体中。因此，A抗原上的 A_1 和 A_2 数量上和质量上都不一样。A_2 转移酶同为 N-乙酰半乳糖胺转移酶，事实上比 A_1 转移酶效率低，有不同最适 pH 值。

表 3-2　红细胞 ABO 亚型的血型血清学特性

红细胞表现型	红细胞与已知抗血清反应					血清与试剂红细胞反应				唾液
	抗A	抗B	抗AB	抗H	抗A_1	A_1	A_2	B	O	分泌型
A_1	4+	0	4+	+	4+	0	0	4+	0	A 或 H
Aint	4+	0	4+	3+	++	0	0	4+	0	A 或 H
A2	4+	0	4+	2+	0	+	0	4+	0	A 或 H
A3	2+mf	0	2+mf	3+	0	+	0	4+	0	A 或 H
Am	0/w+	0	0/w+	4+	0	0	0	4+	0	A 或 H
Ax	0/w+	0	+/2+	4+	0	2+	0/+	4+	0	H
Ael	0	0	0	4+	0	2+	0	4+	0	H
B	0	4+	4+	+		4+	4+	0	0	B 或 H
B3	0	+mf	++mf	4+		4+	4+	0	0	B 或 H
Bm	0	0	0/w+	4+		4+	4+	0	0	B 或 H
Bx	0	0/w+	0/2+	4+		4+	4+	0	0	H
O	0	0	0	4+		4+	4+	4+	0	H
Oh	0	0	0	0		4+	4+	4+	4+	0

注：+至4+表示凝集强度顺增；w+表示弱凝集；mf表示混合外观凝集；0表示无凝集。

（2）中国汉族人群中B亚型明显多于A亚型，最常见的亚型为A_2和A_2B，分别占人群总数的0.16%和0.42%，其他ABO亚型占人群总数的1.5～2.0万。当A_1以外的A亚型者产生抗-A_1抗体，特别是37℃能够与A_1红细胞发生凝集反应的抗-A_1才具有临床意义。A、B亚型中分别检出不规则抗-A、抗-B（同时存在A抗原和抗-A或B抗原和抗-B），分别占A亚型和B亚型总数的90%和50%，A亚型产生抗-A的比例明显多于B亚型产生抗-B的比例。

（3）ABO亚型的血清学分类规律 ABO亚型采用血清学方法进行区分，在A类表现型亚型可有A_1、A_2、A_3、Ax、Am、Aend、Ael和Ay等，而B亚型的分型一般参照A亚型的试验特点。经正反定型、吸收放散试验确定受检者的A、B抗原，并对唾液血型物质进行检测，可最终确认为相应的亚型。各种ABO亚型的血型血清学特性见表3-2。

（三）孟买型

孟买型是一种罕见的血型，首先在印度发现。它的血清学特点是红细胞与抗-A、抗-B血清均不反应，血清与标准A、B、O细胞反应，能够引起体内溶血反应。孟买型的遗传机理是与基因相独立的H-h系统，红细胞上H物质的合成受控于FUT1遗传座位上的H基因，其产物是a-1，2-岩藻糖转移酶，存在于19号染色体的长臂上（19q13.3）。孟买型的基因型是hh纯合子，不能合成表达A或B抗原的前身物质-H物质。因此，即使携带有正常的A和或B基因的个体，也不能产生A和或B抗原。

四、ABO血型基因检测技术

国际上陆续发现并公布了30余种方法揭示出ABO血型物质的其他等位基因的DNA序列，已陆续发现了以50个多态性位点为基础的200余种ABO等位基因。

1. PCR限制性酶切结合Southern Blot技术 早期使用这项技术来检测O型特异性的G261缺失。

2. PCR限制性片段长度多态性（PCR-RFLP）技术 PCR-RFLP是目前使用的最简便ABO分型方法，例如，使用限制酶Kpn I/Bst II分辨O1的G261缺失，使用Hpa II/Alu I酶分辨B基因的G703A替代。

3. PCR单链构象多态性（PCR-SSCP）技术 PCR-SSCP最大优点在于能够检测出意外的ABO基因突变点，但是由于需要复杂的DNA对照，临床上使用不便。

4. PCR序列特异性寡核苷酸探针（PCR-SSO）技术 最初PCR-SSO是用来检测O等位基因及核苷酸646、771、829位的突变。

5. PCR序列特异性引物（PCR-SSP）技术 PCR-SSP是一项针对ABO基因突变位点的不同核苷酸分别设计一系列特异性引物，扩增ABO等位基因片段的检测技术，这种方法简捷、易操作、结果直观，但不能检测出新的突变。

6. 反转录酶—聚合酶链式反应（RT-PCR） RT-PCR可检测ABO基因位点的转录结构，可发现新基因突变或直接克隆测序技术等。

五、ABO血型的临床意义

（一）ABO血型与临床输血

ABO血型的发现使安全输血成为可能。输血时若ABO血型不合会使输入的红细胞发生凝集，引起血管阻塞和血管内溶血，造成严重的输血反应。在常规输血中，A_2或A_2B型人的血清可含有抗-A_1抗体，因此，供血者应该是A_2或A_2B型，或者选择与受血者相配合的供血者血液。若一位弱亚型个体错误地定型为O型，作为受血者，输注O型血，预期无严重后果，但作为O型供血者，输给O型患者，则会引发严重的输血反应。所以在输血前必须作ABO血型鉴定，输血原则是供受者的ABO血型必须相同。

（二）ABO血型与新生儿溶血病

母子血型不合时可能引起同种免疫性溶血及新生儿溶血病（HDN）。以ABO血型不合最常见，其中最多见的是母亲为O型，胎儿或新生儿为A型或B型。由于免疫性抗-A、抗-B也可由注射疫苗、细菌感染等其他原因刺激产生，所以第一胎胎儿就可以因免疫性抗体发生HDN，也可造成不孕或习惯性流产。在HDN当中ABO-HDN占85.3%，Rh-HDN占14.6%，MN-HDN占0.1%。ABO血型不合者约 1/5 发病，RhD 血型不合者约 1/20 发病。

（三）ABO 血型与造血干细胞移植

ABO 血型在器官移植中处于主要免疫屏障的位置。虽然对于单采技术下的异基因造血干细胞移植存活、粒系和血小板的恢复、移植物抗宿主病（GVHD）及长期无病生存率均无统计学意义上的显著影响，但是，研究显示，进行 ABO 血型基因不合的造血干细胞移植术后，部分患者红系造血功能重建时间明显延长。

（四）ABO 血型与实体器官移植

A_2 亚型是 ABO 血型中常见的变异型，随着临床医学的发展，人们对它的重要性认识越来越深刻。譬如近十年来，发现 A_2 亚型的器官（心、肝、肾脏等）供者捐给非 A 型（包括 B 型、O 型）的受者显著延长存活率，加大了供体库的数量。在器官移植中，ABO 基因分型技术可以用于造血干细胞移植存活的植入证明，在接受不同 ABO 血型的造血干细胞移植的患者体内出现供者 ABO 基因的时间大大短于出现供者 ABO 血型的时间。

（五）ABO 血型与肿瘤

近年来研究发现 ABO 血型与许多疾病的发生发展相关。有报道 A 和 B 抗原表达变化与肿瘤形成的关系，在各类癌症中常常发现 A 和 B 抗原缺失表达或 ABH 血型物质减少，而且研究还进一步证实了 ABO 抗原的缺失先于肿瘤的转移，与肿瘤的分级、患者的存活概率有关联。ABO 抗原形成是由一系列复杂的细胞事件构成：翻译、翻译后修饰影响被转录的 A 或 B 信使 RNA 最终在细胞膜上表达成 A 和 B 抗原结构、A 和 B 抗原结构通过不同的 A 和 B 糖基转移酶促进反应合成等。某些肿瘤导致 ABH 血型物质减少的现象已引起关注，多种恶性肿瘤中血型抗原的异常表达状态与其恶性程度、转移和预后等生物学行为有关。探索血型抗原作为肿瘤标志物并应用于肿瘤的临床诊断及免疫治疗中意义重大。

第二节　红细胞 Rh 血型

一、Rh 血型的血清学检测

Rh 血型系统有 50 个抗原，在临床输血实践中，常见的具有显著临床意义的抗原有 5 个，即 C、c、D、E、e 抗原，可分别使用抗 –D、抗 –C、抗 –c、抗 –E、抗 –e 定型试剂，通过血凝试验来检查红细胞膜上是否存在相应的抗原，在临床输血中，D 抗原最为重要。凡被检红细胞和抗 –D 试剂凝集者为 RhD 阳性，不凝集者为 RhD 阴性，C、c、E、e 抗原鉴定和 D 抗原一样，与相应的定型试剂凝集者为阳性，不凝集者为阴性，下面以 D 抗原为例介绍几种常见的检测方法。

（一）玻片法

1. 检测原理　使用抗 –D 分型试剂检测红细胞是否有 RhD 抗原，通过凝集反应判断被检红细胞 RhD 血型。

2. 技术特点与适用范围　操作简便、快速，适用于 RhD 血型的快速筛查。

（二）试管法

1. 检测原理　与玻片法相同。

2. 技术特点与适用范围　操作简便，适用于 RhD 血型的筛查。

（三）微量板法

1. 检测原理　与玻片法相同。

2. 技术特点与适用范围　适合大样本检测。

（四）微柱凝胶法

1. 检测原理　微柱凝胶检测法是凝胶分子筛技术和免疫学抗原抗体反应的结合，通过调节凝胶（葡聚糖）的浓度，控制凝胶间隙大小，只允许游离红细胞通过，从而达到分离游离红细胞和凝集红细胞的目的。如果红细胞沉积在凝胶管底部，表明红细胞未发生凝集，即凝集试验阴性；如果红细胞聚集在凝胶上部或中部，表明红细胞发生凝集，即凝集试验阳性。

2. 技术特点与适用范围　操作简便，结果观察直观易读，可快速确定RhD血型。该法还可用于不规则抗体检测、交叉配血等。

二、Rh血型表型分型

C、c、D、E和e五种抗血清的检查结果可有18种表型：CcDEe、CCDee、CcDee、CCDEE、ccDEE、ccDEe、ccDEe、CCDEe、CcDEE、CCdee、ccdEE、CcdEe、Ccdee、ccdEe、CCdEE、CCdEe、CcdEE、ccDee。

（一）直接抗球蛋白试验

1. 检测原理　直接抗球蛋白试验（direct antiglobulin test，DAT）是直接检测红细胞表面有无不完全抗体，即有无致敏红细胞。应用抗球蛋白试剂（抗-IgG和或抗-C3d）与红细胞表面的IgG分子结合，如红细胞表面存在抗体，则出现凝集反应。

2. 技术特点与适用范围　检测方法较为敏感，适用于致敏红细胞的检测。

3. 结果判断　阳性对照试验结果为凝集且阴性对照试验结果为不凝集时，试验结果有效。被检测样本为凝集则DAT阳性，不凝集为DAT阴性。

4. 注意事项　若DAT阳性，则需选择不破坏红细胞膜结构的方法对红细胞进行放散处理。对放散后的红细胞进行DAT，检测IgG抗体是否被完全放散。呈阴性结果时，收集放散液进行IAT。若DAT阴性，则可直接进行IAT。

（二）间接抗球蛋白试验

1. 检测原理　间接抗球蛋白试验（indirect antiglobulin test，IAT）是应用试剂红细胞与受检血清混合孵育，如血清中存在不完全抗体，则红细胞被致敏，再应用抗球蛋白试剂检测红细胞，可出现凝集反应。

2. 技术特点与适用范围　检测方法较为敏感，适用于RhD弱抗原及血清中游离抗体的检测。

3. 结果判断　各阳性对照管均凝集且阴性对照管无凝集，试验结果有效；只要任一抗-D管呈凝集反应，即可判为RhD阳性；3个抗-D管均呈无凝集，则可判为RhD阴性。

4. 注意事项　抗-D分型试剂应是来源于不同细胞株的单克隆抗体，或是来源于不同个体的多克隆人源抗-D；抗-D管均凝集时，也可能是由于红细胞洗涤不完全，残余抗-D中和了抗球蛋白试剂所致。可通过加入IgG致敏红细胞的方法来加以验证，若出现凝集，则说明无抗-D残存，否则需重新检测。

三、Rh血型检测中应注意的问题

Rh血型检测应按相关试剂的使用说明进行，并注意设立对照。若使用IgM型抗-D，则用盐水法检测；若使用IgG型抗-D，则用抗球蛋白试验或酶法等进行检测。

若IgM型抗体与被检红细胞呈阳性反应，则可判为RhD阳性；若呈阴性反应，不能立即断定其为RhD阴性，应改用IgG抗体与被检红细胞反应，运用抗球蛋白试验或酶法等进行检测，若为阴性结果，则可暂时判为阴性；若为阳性结果，则需检测该受检红细胞的DAT，若为阴性，则前述的阳性结果可靠，受检者应判为RhD变异型；若DAT结果为阳性，则应进一步做放散试验，重新定型该受检红细胞。

（一）导致RhD定型假阳性结果的原因

（1）受检红细胞已被免疫球蛋白致敏，或标本血清中含有引起红细胞凝集的因子。

（2）受检红细胞与抗体孵育时间过长，含高蛋白的定型试剂会引起缗钱状凝集。

（3）标本抗凝不当，受检过程中出现凝血或小的纤维蛋白凝块，误判为阳性。

（4）定型血清中含有事先未被检测出来的其他特异性抗体，造成假阳性定型结果。

（5）多凝集细胞造成的假阳性。

（6）检测用器材或抗体被污染，造成假阳性。

（二）导致RhD定型假阴性结果的原因

（1）受检红细胞悬液浓度太高，与抗体比例失调。

（2）漏加或错加定型血清。
（3）定型血清的使用方法错误，没有按说明书进行。
（4）离心后重悬细胞时，振摇力度过大，摇散了微弱的凝集。
（5）定型血清保存不当，已经失效。

四、RhD抗原及弱D抗原检测原则

Rh血型系统不同于ABO血型系统，血清中并不存在针对性的抗体，因此Rh血型血清学鉴定只采用已知特异性的抗体检测红细胞上的未知抗原，由于RhD抗原存在强、弱和表位缺失等性质，使检测具有一定的复杂性。C、c、E、e抗原检测分别使用特异性的单克隆抗-C、抗-c、抗-E和抗-e试剂，这些试剂多含高效价的IgM类抗体，或为IgM+IgG混合抗体，被检红细胞洗涤后直接与相应特异性的抗体反应，肉眼观察凝集，判断结果，较少存在抗原表位缺失现象。RhD抗原的定型原则是，先采用初筛盐水法检测，多使用IgM+IgG混合抗-D单克隆抗体试剂，与C、c、E、e抗原检测一样，肉眼观察凝集反应，有凝集反应者判断为RhD阳性，无凝集者判断为初筛阴性。对于初筛D抗原阴性样本需采用IAT进一步确认，IAT的检测结果须经显微镜判读，IAT确认试验为阴性者判断为RhD阴性，当IAT确认试验阳性时，则为D抗原弱阳性表型，主要有弱D型和部分D型。

（一）弱D型和部分D型检测

对于D抗原弱阳性表型的样本，须使用多种抗-D单克隆抗体试剂，通过IAT试验进一步检测，这些抗-D抗体针对不同的D抗原表位，抗体种类越多，结果越可靠。如果一部分抗-D试剂反应为阴性，而另一些抗-D反应为阳性，可判断为部分D型；如果所有反应都为阳性，则多为弱D型。弱D型和部分D型检测的结果判断要注意以下问题：

（1）少数弱D型可能存在D抗原表位缺失，如弱D15型。
（2）要准确鉴别D抗原弱阳性样本中的弱D型和部分D型需使用全部或大部分抗-D抗原不同表位的单克隆抗体。
（3）可采用PCR-SSP技术鉴别弱D型和部分D型。
（4）有些个体或某些型别的部分D型红细胞D抗原密度较高，在盐水法检测可能被直接判断为RhD阳性。

（二）Del型检测

有一种特殊的RhD表型，称为Del型（或D放散型），Del红细胞的D抗原不论在盐水介质中，还是IAT检测均为阴性，须采用吸收放散技术鉴定，吸收放散试验阳性为Del型，阴性则为真实RhD阴性。由于吸收放散试验操作比较复杂，结果稳定性和重复性不好，而且人为因素影响大，因此Del鉴定常采用PCR-SSP技术，特别是中国人Del型的检测，因为中国人Del型基本上均携带RhD1227A等位基因。

五、Rh血型基因分型和基因测序

（一）Rh血型基因分型

Rh血型基因分型一是利用RHD基因缺失原理设计相应的方法检测Rh盒子序列，鉴定RHD基因存在与否；二是采用PCR技术检测RHD基因，预测D抗原表型，这是通常所说的RHD基因分型。

第一个RHD基因分型方法建立于1993年，主要采用PCR技术检测RHD基因3'—非编码区，但随后发现存在较多假阳性现象。为降低假阳性率和假阴性率，人们采用复式PCR技术同时检测多个RHD基因区域。但随着D抗原阴性的特殊机制，以及弱D型、Del型和部分D型分子基础的先后揭示，人们开始根据不同等位基因的频率和序列，检测特定的RHD基因区域，不仅简化了操作，且将假阳性率和假阴性率降到最低。RHD基因分型技术发展较快，近几年临床实际应用迅速增加，但血清学目前依然是主要的血型鉴定技术，基因分型可用于辅助解决血清学不能解决的问题，可用于下列几个方面。

（1）血清学定型结果难以判定。

（2）D抗原弱阳性个体的弱D型或部分D型具体型别的鉴定。

（3）通过羊水预测胎儿的D表型。

（4）慢性多次输血患者、大量输血患者、同种免疫或自身免疫溶血性贫血患者以及红细胞DAT阳性患者的D抗原表型的检测和纠正。

（5）鉴定Del型。

（二）RHD基因分型的其他方法

RHD基因分型还有很多其他的方法，例如，PCR-SSP、PCR-SSO、PCR-RFLP、PCR-SSCP、PCR-LUMINEX等。不同的引物设计，或针对不同的民族，或特定的等位基因检测，都有不同的扩增反应条件。

1. 检测原理

利用RHD的多态性及与RHCE序列上的区别，设计扩增各种RHD等位基因的引物，鉴定RHD基因，根据基因预测D抗原阴性、阳性、弱D型、部分D型和Del型等。

2. 技术特点与适用范围

根据不同的试剂盒或引物设计，能够鉴定出绝大多数中国人的基因型。

表3-3 PCR引物和测序引物

引物	序列5'-3'	特异性
Ds1-s	TCAACTGTGTAACTATGAGGAGTCAG	D
Ds1-a	GCTATTTGCTCCTGTGACCACTT	D
Ds1-seq（re01）	TCCATAGAGAGGCCAGCACAA	D
Ds2-s	TGACGAGTGAAACTCTATCTCGAT	D
Ds2-a	GGCATGTCTATTTCTCTCTGTCTAAT	DC
Ds2-seq	CCTGGATTCCTTGTGATACACG	DC
Ds3-s（rb20d）	GTCGTCCTGGCTCTCCCTCTCT	D
Ds3-a	CTTTTCTCCCAGGTCCCTCCT	D, C, E
Ds3-seq（rb21）	GGTCCCTCCTCCCAGCAC	D, C, E
Ds4-s	GCCGACACTCACTGCTCTTAC	D, C, E
Ds4-a	TGAACCTGCTCTGTGAAGTGC	D
Ds4-seq（rb22）	GGGAGATTTTTTCAGCCAG	D, C, E
Ds5-s（rb11）	TACCTTTGAATTAAGCACTTCACAG	D
Ds5-a（rb15）	TTATTGGCTACTTGGTGCC	D, C, E
Ds5-seq（rb24）	AGACCTTTGGAGCAGGAGTG	D, C, E
Ds6-s	CAGGGTTGCCTTGTTCCCA	D, C, E
Ds6-a	CTTCAGCCAAAGCAGAGGAGG	D
Ds6-seq	CTTCAGCCAAAGCAGAGGAGG	D
Ds7-s（re621）	CATCCCCTTTGGTGGCC	D
Ds7-a（re75）	AAGGTAGGGGCTGGACAG	D
Ds7-seq	GTCTCACCTGCCAATCTGCT	D, C, E
Ds8-s	GGTCAGGAGTTCGAGATCAC	D
Ds8-a	TGGCAATGGTGGAAGAAAGG	D, C, E
Ds8-seq（re73）	AGTCCTTTTGTCCCTGATGACC	D, C, E
Ds9-s	TGCAGTGAGCCGAGGTCAC	D
Ds9-a（re93）	CACCCGCATGTCAGACTATTTGGC	D, C, E
Ds9-seq（re82）	GAGATTAAAAATCCTGTGCTCCAAAC	D
Ds10-s（re91）	eAAGAGATCAAGCCAAAATCAGT	D, C, E
Ds10-a（rr4）	AGCTTACTGGATGACCACCA	D
Ds10-seq（rr3）	CAGTCTGTTGTTTACCAGATGTTGTTAT	D

(三)基因测序

在过去20多年的时间里,人们共发现了数百个RHD等位基因,可以预料RHD依然还有许多变异未知,这些突变均有可能导致不正确的基因分型结果,从而导致不合适的临床指导。为了检测所有的等位基因,进行RHD基因编码区序列分析要比很多基因分型更加可靠。1999年,Wagner等建立了第一个采用DNA进行RHD基因编码区序列分析的方法,但是较为烦琐,之后几年人们在RHD/RHCE基因之间又发现了一些新的差异,因此可以利用这些差异设计一套新的序列分析方案,可使用更短的扩增产物进行测序。以下简要介绍德国哥廷根大学输血医学系T.J.Legler博士建立的RHD基因序列分析技术。该方法分别采用10对内含子引物(见表3-3),PCR分别扩增RHD基因全部10个外显子(Ds1-Ds10),产物经纯化后,分别以各外显子的特异性测序引物(Ds1-seq ~ Ds10-seq)直接用BigDye^{TM} Ter/minator Cycle标准方法在ABI Prism^{TM}测序仪上进行序列测定,结果用仪器相应软件进行分析和比较。PCR反应总体积50μL,反应条件同PCR-SSP方法,扩增条件为95℃预变性10 min,接92℃ 20 s、64℃ 30 s(扩增第5、7外显子时退火温度改为60℃)、68℃ 90 s共40个循环,最后延伸5 min。

第三节 不规则抗体筛选及鉴定

不规则抗体筛选和鉴定主要是指在输血前检测患者血液中是否存在不规则抗体,以便发现有临床意义的抗体,从而选择合适的血液制剂给患者输注,避免输血不良反应的发生,提高输血安全性。

一、不规则抗体的定义

ABO血型抗体是人体最为主要的"天然"产生的抗体。红细胞上缺乏A或B抗原者,血清中规律地存在相应的抗-A或抗-B,即A型的人具有抗-B,B型的人具有抗-A,AB型的人两种抗体皆无,而O型的人同时存在两种抗体。

随着更多的血型系统被发现,人们了解到除抗-A、抗-B规则抗体外,其他红细胞血型抗体的存在与否是没有规律的,例如,Rh血型系统中的抗-D、抗-E抗体,因此,称这类抗体为不规则抗体。

ABO血型系统中的亚型,如A_1、A_2亚型,有时A_2和A_2B型人血清中会出现抗-A_1抗体,也称为不规则抗体。不规则抗体多为IgG抗体,主要经输血、妊娠或人体计划免疫等免疫刺激产生。

二、不规则抗体的临床意义

不规则抗体的主要临床意义是溶血性输血反应。

(一)不规则抗体对临床输血安全和效果的影响

血液中含有不规则抗体的患者一旦输入具有相应抗原的红细胞,抗原抗体发生免疫性结合,在补体的参与下,输入的红细胞溶解,发生溶血性输血反应。不规则抗体在正常群体检出频率为0.3% ~ 2.0%,而在特殊群体中(贫血患者、孕妇、新生儿溶血病等)检出频率高达11.32%。一旦不相合血液输注,患者会出现发热、贫血、黄疸和血红蛋白尿等症状,严重时甚至危及生命。因此对于临床有意义的血型抗体的筛选和鉴定技术,已广泛应用于交叉配血、输血反应的诊断等方面,这是确保输血安全有效的一项重要检查。

(二)常见的不规则抗体

常见的不规则抗体主要指Rh血型系统。Rh血型是最为复杂和多态性的血型系统,其临床意义仅次于ABO血型。在已知该系统50多个抗原中,5种主要抗原D、C、c、E、e具有很强的免疫原性(见表3-4),不规则抗体产生多为Rh血型系统。根据我国汉族人群Rh抗原分布特点,D阴性率为0.3%,E阳性率为43.53%,临床上RhE血型不配合的概率是RhD的3倍,在检出的Rh不规则抗体中抗-E所占的比例最高,因此,D抗原阳性而E抗原阴性者输血前抗-E抗体检测值得重视。缺少该血型抗原的患者,对单次含有该抗原的红细胞输血,有可能产生相应的抗体。

表 3-4 不同血型抗原相对的免疫原性

血型系统	血型抗原	免疫原性（%）	血型系统	血型抗原	免疫原性（%）
Rh	D	50.00	Kell	K	5.00
Rh	c	2.05	Kell	k	1.50
Rh	E	1.69	Kidd	Jk^a	0.07
Rh	e	0.56	Kidd	Jk^b	0.03
Rh	C	0.11	MNSs	S	0.04
Duffy	Fy^a	0.23	MNSs	s	0.03

（三）ABO 血型系统中的不规则抗体

ABO 亚型中抗 $-A_1$ 抗体也属于不规则抗体，也是引起溶血性输血反应的一个重要因素。A、B 亚型中分别检出不规则抗 $-A$、抗 $-B$（同时存在 A 抗原和抗 $-A$ 或 B 抗原和抗 $-B$）占 A 亚型和 B 亚型总数的 90% 和 50%。在临床配血中，A_2 和 A_2B 型患者血清内含有抗 $-A_1$ 抗体，可能造成含有 A_1 抗原的细胞凝集易被误判为 B 型或 O 型，故配血时需警惕。

三、不规则抗体筛选

不规则抗体筛选是输血相容性试验之一，是避免 ABO 血型相同血液输注后溶血性输血反应的一项重要和不可替代的试验。

（一）不规则抗体的种类

引起各类免疫性输血反应、新生儿溶血病或使输入红细胞存活时间缩短的特异性抗体，被认为是有临床意义的抗体。不规则抗体中绝大多数被认为是有意义的同种抗体，而某些无特异性冷抗体干扰试验检测，但没有临床意义。

（二）不规则抗体筛选的原理

用已知抗原表型的试剂谱红细胞，通过直接凝集等试验手段，筛选血液制剂中可能存在的血型不规则抗体，避免含有临床意义的血型同种抗体随血液制剂一同输入。受血者的血清（血浆）必须用单一供体的 O 型筛选剂红细胞进行检测，排除 ABO 规则抗体的干扰，以查明是否存在不规则抗体。除要求在室温中做检测外，还应在 37℃ 中孵育后作抗球蛋白试验。若能有相似的灵敏度和特异性证明，也可采用其他方法代替抗球蛋白试验做检测，识别和鉴定不规则抗体。

（三）筛选细胞的组成

不规则抗体筛选试剂红细胞通常由 3 个单人份的 O 型红细胞组成，通常要包括以下抗原：D、C、E、c、e、M、N、S、s、P、Le^a、Le^b、K、k、Fy^a、Fy^b、Jk^a、Jk^b、Di^a、Di^b 等。筛选细胞的组成原则：一是筛选细胞之间的抗原尽量互补；二是针对不同群体抗体出现的频率高低的不同，进行筛选细胞对应抗原的定型。

（四）不规则抗体筛选的结果分析

一般而言，筛选细胞与被检者血清反应出现阳性结果时，表明存在不规则抗体。但具体情况要具体分析，体现在：是否为单一同种抗体？是否为自身抗体？是否为自身抗体合并同种抗体？是否有临床意义？等等。此外，还要注意，阴性结果并不一定就说明受检者血清没有不规则抗体，因为一些抗低频抗原的抗体或有剂量效应的抗体可能被漏检。

四、不规则抗体鉴定

一旦不规则抗体被检出，应作抗体鉴定试验，以确定其特异性，根据其抗体特异性选择相合的血液。如果患者血清中确实有抗体，必须输给缺乏相应抗原的血液。

(一)不规则抗体鉴定的原理

待检血清与一组含数十个已知抗原表型的试剂红细胞进行反应,这组红细胞上的血型抗原经过了详细的检测和鉴定,通常称为谱红细胞(Panel red cell),根据谱红细胞反应格局表(见表3-5)判定不规则抗体的特性。由于Mur(MNS7)抗原在中国人阳性率为7%,我国香港和台湾曾报道,抗-Mur是除了抗-A、抗-B之外,最常见的血型抗体,可引起较为严重的溶血性输血反应和新生儿溶血病,因此针对这类人群的抗体筛查谱红细胞应包括Mur抗原。

(二)谱红细胞的组成

谱红细胞的选择非常严格,不仅涵盖常见的具有临床意义的抗体,还包含某些稀有抗体,且要保证抗原在这组细胞上的分布具备特异性,以便在相应抗体检测时出现其特异格局以判别。选择不同的谱红细胞,可以鉴定不同特异性的抗体。此外,为了保证每一种抗体鉴定的正确性,每一种血型抗原最好在谱红细胞上具有一定的阴性和阳性比例,从而使血清学试验的结果表现客观而非偶然。单价抗体需要保证含有相应抗原的红细胞为一个以上才能予以确认。

(三)不规则抗体鉴定的结果分析

分析抗体鉴定试验结果时,对照谱红细胞抗原格局表(见表3-5),使用排除原则判定特异性抗体。单价特异性抗体最容易判别,多价特异性抗体和自身抗体鉴别较困难,需借助有相应特殊抗原的细胞或者是分子生物学手段进行辅助检测,才能明确抗体的特异性。两种或两种以上抗体,采用其中一个抗原阳性一个抗原阴性的谱红细胞来鉴定,如有难度找不到这样的细胞,可采用血型物质抑制试验、吸收放散试验来证实两种抗体同时存在。此外还可变换试验条件如添加增强剂、采用不同温度、pH值等。

总之,可综合下列资料:受检血清与每个谱红细胞的反应结果,包括不同温度、悬浮介质的情况;受检血清与其自身细胞的反应结果;受检血清与酶处理细胞的反应结果;在阳性反应的细胞中,反应强度是否有差异,是否出现剂量效应;是否有溶血现象;对自身红细胞抗原的检测,可从其缺乏的抗原情况,提示是否存在相应抗体,进行综合分析,正确解释谱红细胞的反应结果,确定抗体特异性。

表3-5 不规则抗体鉴定谱红细胞反应格局表

序号	Rh-hr					MNSs				Kidd		Duffy		Lewis		Diego		Lutheran		Kell				P	Xg	
	D	C	E	c	e	M	N	S	s	Jk^a	Jk^b	Fy^a	Fy^b	Le^a	Le^b	Di^a	Di^b	Lu^a	Lu^b	K	k	Kp^a	Kp^b	P_1	Xg^a	
1	+	+	−	−	+	+	+	+	+	−	−	+	+	−	−	+	+	−	+	+	−	−	+	+	−	
2	+	−	−	+	+	−	+	−	+	+	+	−	+	−	+	−	+	−	+	−	+	−	+	−	+	
3	−	−	+	+	+	+	−	+	+	−	+	+	−	+	−	−	+	−	+	+	+	−	+	+	−	
4	+	+	−	+	+	+	+	+	−	+	−	+	+	+	−	−	+	+	−	−	+	−	+	−	+	
5	+	+	+	+	+	+	−	+	+	+	+	−	+	−	+	−	+	−	+	+	−	+	−	+	−	
6	−	−	−	+	+	−	+	+	+	+	−	+	−	−	+	−	+	−	+	−	+	−	+	+	−	
7	+	+	−	+	+	+	+	−	+	−	+	−	+	+	−	−	+	−	+	+	+	−	+	−	+	
8	−	−	−	+	+	−	+	+	−	+	+	+	−	−	+	−	+	−	+	−	+	−	+	+	+	
9	+	−	+	+	−	+	+	+	+	+	−	+	+	−	+	−	+	−	+	+	−	−	+	+	−	
10	+	+	+	−	+	+	−	+	+	−	+	−	+	+	−	−	+	+	−	+	+	−	+	−	+	
11	+	+	−	+	+	+	+	−	+	+	+	+	−	−	+	−	+	−	+	−	+	−	+	+	−	
12	+	+	+	+	+	−	+	−	+	+	+	−	+	−	+	+	+	−	+	+	−	−	+	+	+	Mur

第四节 新生儿溶血病

一、新生儿溶血病的定义

新生儿溶血病(hemolytic disease of the newborn,HDN),是指母婴血型不合引起的胎儿或新生儿免疫性溶血性疾病。该病往往始于胎儿时期，胎儿和新生儿的红细胞被来自母亲的IgG血型抗体所致敏，并在单核巨噬细胞系统内受到免疫性破坏，出现一系列溶血性征象。每个病例的严重程度不同，从宫内死亡到临床上不易看出的仅凭血清学试验才能检出的健康婴儿，因此准确地应该称该病为胎儿和新生儿溶血病（hemolytic disease of the fetus and new-born，HDFN）。常见的HDN的种类有ABO-HDN、Rh-HDN及其他血型系统（MN、Kell等）的HDN。

二、新生儿溶血病的病因

胎儿自身只能合成很少量的免疫球蛋白，母亲通过胎盘转移到胎儿体内的抗体大多对新生儿有保护作用，直到他（她）自己的免疫系统成熟，但并非所有类型的免疫球蛋白都能够输送入胎儿体内，只有IgG类型的抗体能够穿过胎盘，在妊娠后期，抗体转移将加速进行，脐带血的IgG水平甚至可以比母亲高20%~30%，尽管大部分来自母体的抗体对新生儿有益，但IgG血型抗体却是对胎儿和新生儿有害的。

HDN就是因胎儿或新生儿遗传了父亲血型抗原的红细胞被来自母亲的IgG血型同种抗体破坏所致，母亲体内同种抗体除ABO血型系统抗体天然存在外，大多数特异性血型抗体的产生是由于以前输血、曾经及目前的妊娠等同种免疫引起的，尽管大多数妊娠和输血不会产生抗体。母亲的IgG血型同种抗体通过胎盘进入胎儿体内与红细胞结合，形成抗体致敏红细胞，被脾脏中的巨噬细胞清除，出现胎儿或新生儿贫血、黄疸、水肿、肝脾肿大，甚至造成死胎、新生儿核黄疸及死亡。

（一）ABO新生儿溶血病

母婴ABO血型不合是引起HDN最常见的原因，ABO血型区别于其他血型系统的特点在于血浆中天然存在IgG的ABO血型抗体，不需要经免疫刺激产生，ABO-HDN可发生在任何一次妊娠中，包括第一次妊娠。ABO-HDN经常发生在O型母亲孕育的A型或B型婴儿身上，因为O型妇女比A型或B型妇女更易产生高效价的ABO血型IgG抗体，而且O型人血浆中除了抗-A和抗-B外还有抗-AB抗体。

ABO-HDN虽常见，但大多数患儿并没有在临床上表现出严重的溶血和贫血，原因之一是胎儿的ABO抗原并未发育成熟，新生儿的ABO抗原发育仍不完全，无论在数量上还是在质量上都与成人红细胞抗原有较大区别，红细胞上能结合IgG抗体的数量也会存在差异，而红细胞上结合IgG抗体数量的差异决定了溶血的程度。另一方面ABO血型有其特殊性，分泌型个体中存在与抗原表型相同的血型物质，进入胎儿体内的抗A-和抗-B抗体会被来自组织和分泌物中的可溶性的A或B血型物质中和，从而保护胎儿红细胞不被ABO抗体致敏，起到减轻或缓解ABO血型溶血病的症状。所以ABO-HDN的DAT常常是弱阳性甚至是阴性，出生后高胆红素将容易被光照治愈，光照疗法通常是适合的，极少数需要换血治疗，不必提前分娩。

孕妇体内IgG抗-A、抗-B以及抗AB-抗体的浓度，可以评估新生儿罹患ABO-HDN的可能性，一般认为只有当该抗体效价达到或高于64时才有可能造成HDN，但母体内的IgG抗体的效价高低与ABO-HDN的严重程度并不一定密切相关。溶血的发生率和引起疾病的严重程度还由IgG抗体的亚类决定，IgG1和IgG3比IgG2和IgG4更容易引起细胞溶血，其中IgG1比IgG3通过胎盘更早更多，所以IgG1性质的抗体更易引起较严重的HDN。

（二）Rh和其他血型系统新生儿溶血病

Rh和其他血型系统所致的HDN与ABO-HDN不同，Rh和其他血型抗体一定是经过同种免疫产生的，如果没有输血史，首次妊娠很少会受母婴血型不合引起的同种抗体的影响。当女性因妊娠而免疫时，抗原性刺激是胎儿的红细胞，这种红细胞的抗原对于母亲为外来抗原，这些红细胞可以因创伤、羊水、胎盘出血、流产和其他途径在妊娠期进入母亲的循环中，免疫产生同种抗体，这种情况常发生在妊娠后期和分娩时。

在妊娠后半期，少量的红细胞进入母体循环中，但一般不足以导致免疫。大多数免疫发生在分娩时，由于胎盘分离产生了较大量的胎盘出血所致，所以大多数Rh阴性的母亲在分娩后72h内注射Rh免疫球蛋白（高效价的人源IgG抗-D抗体），可以有效地防止D抗原的同种免疫；在分娩后期大约有一半妇女在循环中有胎儿细胞，在极少数情况下，免疫可以在第一次分娩时就发生，因此有些医生建议在孕中后期就注射 Rh 免疫球蛋白。

免疫产生血型抗体的关键因素取决于血型抗原对个体的免疫能力，其中 RhD 抗原是最强的免疫抗原，200 mL 血液输入体内，约有 85% 的 RhD 阴性个体内会产生抗-D 抗体，另外 15% 的 RhD 阴性个体有近一半即使反复输血也不会产生抗体。有时 0.1~1.0 mL RhD 阳性的红细胞就可以刺激机体产生抗-D，如果没有采取保护措施，大约 16% 的怀有 RhD 阳性胎儿的孕妇可能产生抗-D 抗体，其中 1.5%~2.0% 的孕妇将在首次分娩中被检出抗体，六个月之内大约有 7% 的孕妇被检出抗体，另外 7% 的孕妇可能在第二次怀孕后产生抗体。

母体内的 IgG 类 Rh 抗体的浓度与 Rh-HDN 的严重程度密切相关，这是不同于 ABO-HDN 的地方，因为新生儿的 Rh 抗原已经发育成熟，抗原的数量多，结合能力很强。根据经验，在妊娠后期，孕妇体内的 IgG 类 Rh 抗体效价小于 64 时，新生儿预后较好，当抗体效价大于 256 时，胎儿可能严重受害。如果母亲与胎儿的 ABO 不相容，可以使 RhD 免疫的发生率要低得多，因此，母亲和胎儿之间的 ABO 不相容对于 RhD 免疫有着重要的保护作用。

三、新生儿溶血病的临床症状

母婴血型不合引起的 HDN 主要临床症状有贫血、黄疸、水肿和肝脾肿大，严重患者还可以出现心力衰竭、核黄疸甚至死亡。胎儿或新生儿受损程度与来自母亲血型抗体的种类、抗体效价、与红细胞结合强度、胎儿的代偿造血能力以及免疫能力等多种因素密切相关。

胎儿的红细胞被母亲的血型抗体致敏后，将在单核巨噬细胞系统中被清除，胎儿造血组织通过加速制造红细胞来应答红细胞的破坏，因此很多未成熟的网织红细胞和有核红细胞进入循环。肝和脾肿大，这些器官含有单核巨噬细胞组织，是红细胞破坏的场所，肝脏制造白蛋白减少，引起血浆渗透压降低，如果免疫破坏是严重的，增加红细胞生产并不能完全补偿红细胞的损失，胎儿的贫血就会日益加重，严重的贫血可以导致胎儿水肿、心力衰竭，甚至会导致胎儿宫内死亡或新生儿死亡。影响严重的最早时期可以发生在孕期 18 到 20 周，通常再次怀孕时危险性会加重。

由于红细胞破坏产生的胆红素可穿过胎盘进入到母亲体循环，胎儿的未结合胆红素能够通过母亲的肝脏排泄出去，但一旦出生，母亲的排除胆红素功能已不再起作用，新生儿的肝脏白蛋白生成不足，不能有效地结合和排除胆红素，因为在未成熟的肝脏内形成结合胆红素所必需的葡糖醛酸转移酶很少。如果血清中未结合胆红素的水平超过了血浆白蛋白结合的能力，则未结合胆红素未能离开血循环。黄疸严重的时候，过多的未结合胆红素进入和留存于脑细胞中，引起核黄疸（kernicterus），形成永久性的脑损伤甚至死亡。在初生的几小时，对新生儿的主要危险是心力衰竭；在婴儿期，主要威胁是高胆红素血症导致的核黄疸。

ABO-HDN 比 Rh-HDN 的症状一般要轻得多，很少出现胎儿水肿及肝脾肿大，黄疸出现得较晚，在出生的第 2 至第 5 天，易被判断为生理性黄疸，无明显贫血，但出生后红细胞可能会迅速减少，一般极少会引起核黄疸或死亡；Rh-HDN 症状较重，胎儿水肿及肝脾肿大可以很明显，新生儿出生数小时后即可出现黄疸，且迅速加深，贫血较严重，常表现为嗜睡、少吃、少哭，甚至可以发生心力衰竭，相对于 ABO-HDN，病情发展迅速，更易导致核黄疸及死亡。

四、新生儿溶血病检测与诊断

HDN 检测与诊断主要分产前免疫血型血清学检测与新生儿试验室检测两部分。产前研究是为了预测那些其胎儿有患新生儿溶血病危险的妇女，在妊娠期固定期检测，以便估计疾病累及的程度，引起医生的关注，以确定最佳分娩日期。如有需要，还需通知血库准备相容的血液。而新生儿试验室检测部分是为了确认出生的婴儿是否患病，鉴定血型抗体的特异性，为临床诊断治疗提供依据。

（一）新生儿溶血病的产前血型血清学检测

产前血型血清学检测主要是通过对父母双方的血型鉴定，预测母婴血型存在不合的可能性，并对母亲的血浆进行抗体筛检，检测是否存在 IgG 血型同种抗体，一旦发现并鉴定出可能导致胎儿溶血的血型抗体，在怀孕期间必须定期检测抗体效价的变化，预测胎儿可能受到的影响。妊娠初期，对于胎儿父母的产前检测主要项目见表3-6。

表3-6 HDN产前血型血清学检测主要项目

父母亲	项目
母亲	ABO正反定向
	RhD血型鉴定
	抗体筛选与鉴定
	血型抗体效价
父亲	ABO正定型
	RhD血型鉴定

1. ABO-HDN检测　对于ABO-HDN的产前预防，一般只对非O型血型的父亲和O型母亲，定期做产前IgG抗-A和（或）抗-B抗体效价检测，抗体的滴度应在头三个月内检测一个基础值，以便与往后的检测值做比对。各个试验室应设定最低抗体效价水平，当抗体效价达到或高于64时应引起临床重视，但未必引起ABO-HDN。

2. Rh-HDN检测　孕妇为RhD阴性，父亲为RhD阳性，则应该高度关注孕妇的抗体筛检结果，一旦在孕妇血浆中检出了IgG类的抗D抗体，必须确定抗体效价，还要定期检测，如果效价持续升高，则表明胎儿受害可能性增大。通常抗球蛋白方法抗-D效价设在16～32，可视为安全，一旦抗体效价达到临床界抗体效价64，就需要做宫内监测，估计疾病危害程度。RhD阴性抗体筛选阴性的孕妇，应做好注射抗-D免疫球蛋白（Rh immune globulin，RhIG）的准备。

3. 其他血型HDN检测　在中国，胎儿父母其他血型的不配合引起的HDN发病率低，在产前检测中，父、母亲除ABO和RhD血型外不做其他血型是否配合的鉴定，但如果在孕妇的抗体筛检与鉴定中发现特异性的有临床意义的IgG血型抗体，则应检测胎儿父亲相应的血型抗原，如为阳性，随即检测孕妇的抗体效价，并定期检测抗体效价的变化；也可以使用分子生物学的方法，检测父亲红细胞上表达该抗原的基因型是否为纯合子，如为纯合子则可以确认胎儿会受损；如果为杂合子，可以从羊水、绒毛膜等取样提取DNA，通过PCR，检测胎儿针对该抗原的基因型，以预测胎儿受损的可能性。对于胎儿DNA的检测，应该在妊娠三个月以后进行。

4. 检测方法　抗体筛选的技术应该使用能检出IgG抗体的检测方法，一般使用单特异性抗IgG的抗球蛋白方法。因为IgM抗体不能通过胎盘，立即离心法、室温孵育及补体抗球蛋白试验方法检测结果可以不用考虑，可以用二巯基乙醇（2-ME）或二硫苏糖醇（DTT）来处理母亲血浆，以破坏IgM抗体的干扰，区分IgM及IgG抗体。抗体特异性如抗-I、抗-P_1、抗-Le_a和抗-Le_b，无论是否为IgM或IgG性质的抗体均可以忽略，因为新生儿期红细胞上的此类抗原并未发育成熟，常见的有临床意义的抗体是抗-D、抗-K、抗-C、抗-c和抗-Fy_a。

表3-7 HDN产后血型血清学检测主要项目

受检者	项目
母亲	ABO正反定型
	RhD血型鉴定
	抗体筛选与鉴定
新生儿	ABO正定型
	RhD血型鉴定
	直接抗球蛋白试验
	游离试验
	放散试验
	抗体筛选与鉴定

（二）新生儿溶血病产后血型血清学检测

1. 检测项目　HDN 产后血型血清学检测主要项目除了做母亲与新生儿 ABO 和 RhD 血型外，主要依据"三项试验"：直接抗球蛋白试验（DAT）、游离试验和放散试验（见表 3-7）。DAT 是用抗球蛋白方法检测新生儿红细胞是否被 IgG 抗体致敏；游离试验是检测新生儿血清中是否存在针对自身红细胞抗原的血型抗体；放散试验是将致敏在新生儿红细胞上的血型抗体放散下来，并鉴定放散液中抗体的特异性。

2. 结果分析　在三项试验中，DAT 和放散试验都是检测患者红细胞是否被血型抗体致敏，直接抗球蛋白试验的强弱常可预示病情的严重程度，放散试验的特点是敏感性高，因为放散试验一般使用大量的红细胞放散抗体，浓缩了抗体的滴度，有较高的检出率。

HDN 试验检测需要结合母婴血型的不配合性，以及三项试验的鉴定结果综合判定，其主要依据是患儿红细胞是否被来自母亲的抗体致敏，DAT 和抗体放散试验二项试验阳性即可确认；游离抗体试验有时可表现为阴性，三项试验均为阴性则可否定母婴血型不合引起的新生儿溶血病。

ABO-HDN 的检测中，DAT 常呈弱阳性甚至阴性，这是 ABO-HDN 和 Rh-HDN 的不同之处。ABO-HDN 的游离试验和放散试验是用 ABO 试剂红细胞作为鉴定细胞，以 IAT 检测新生儿体内是否有针对自身 ABO 血型的 IgG 抗体。Rh-HDN 的 DAT 常为强阳性，凝集程度通常会超过 2+，母亲的 Rh 血型抗体的筛选与鉴定非常重要，新生儿的血清及放散液是以试剂谱红细胞作为鉴定细胞，进行抗体筛选与鉴定，抗体检出后应鉴定新生儿红细胞 Rh 血型，如果存在相应的 Rh 抗原，可确认 Rh 新生儿溶血病。

当出现母婴 Rh 血型不合，同时 ABO 血型也不合时，必须排除合并 ABO-HDN，应该对新生儿的血清及放散液，加做 IgG 抗-A 和（或）IgG 抗-B 抗体检测试验，此时检测使用的 ABO 试剂细胞，必须缺乏与母亲血清中 Rh 抗体反应的血型抗原。

五、新生儿溶血病的预防与治疗

HDN 的预防与治疗需要胎儿父母、妇产科医师、实验室相关检测人员的配合协作，监测产前及产后两个阶段，为避免重症胎儿产生严重的贫血、水肿及胎内死亡，减少新生儿严重并发症、核黄疸及死亡。

（一）产前预防与治疗

通常在孕期的头三个月，建立孕妇档案，包括输血史与妊娠史，以及试验室初次产前检测记录，对于一般的 ABO 血型不配合的夫妇，即使是 O 型孕妇也没有必要采取特殊的预防措施，但对既往发生过死胎或重症 HDN 史的孕妇，例如，IgG 抗-A 或抗-B 效价超过 64，要进行预防性治疗。对于 RhD 阴性的孕妇，首次抗体筛检为阴性，应考虑预防性注射 RhIG；如已产生抗体，则需密切关注抗体效价的上升趋势。

在妊娠 22~33 周，例如，出现胎儿严重贫血的情况，应考虑采取宫内定期输血，使胎儿在母体内成熟后，可以行剖宫术产出，通常输血导管是在 B 超仪的定向监控下，穿过母亲的腹壁和子宫壁进入胎儿的腹腔内进行，输入的红细胞可通过腹膜吸收入胎儿循环。宫内输血有一定的风险，需要有经验的医师结合临床数据、试验室检测结果多方评估后方能使用，输血的最低警戒线应根据胎儿的临床来调整，病情严重的情况下，需要反复输血，使胎儿血细胞比积维持在 30%，宫内输血使得胎儿的肺及肝脏能够得以发育成熟，减少出生后换血的概率。据统计宫内输血可以拯救 74% 的水肿胎儿和 94% 的无水肿胎儿。少数严重病例，也有行宫内换血术，置换出被抗体致敏的胎儿红细胞及母体抗体。

输入血液的选择要注意如下事项。

（1）必须是辐照后的血液或者是滤除白细胞后的红细胞，防止移植物抗宿主病。

（2）去除巨细胞病毒的风险（去除白细胞或巨细胞病毒检测阴性）。

（3）缺乏血红蛋白 S，防止在低氧环境下红细胞镰形化形成。

（4）最好选择 5~7d 内的血液，且输入浓缩红细胞的比积大约为 80%。

（5）献血员选 O 型红细胞，如果母体有其他抗体，选择的红细胞还必须缺乏相应抗原，且该献血者还需与母亲血浆交叉配血相容。

（6）极少数情况下，母亲体内存在针对高频抗原的抗体，难以找到适合的血液。母亲的红细胞是可选择的资源，也可以冻存少量母亲红细胞，在输血前去甘油化。母亲的同胞兄妹和稀有血型库也是相容血液的来源。

也有报道用母亲的血浆置换和使用宫内免疫球蛋白替代宫内输血，血浆置换术可以暂时性去除孕妇体内约75%抗体，阻止妊娠期间血型抗体的效价持续上升，一般使用血液成分分离机行血浆置换术，每次采血浆量为1L左右，同时用新鲜冰冻血浆或白蛋白做置换液，但它的有效性和安全性未经证实。使用静脉注射免疫球蛋白（intravenous immune globulin，IVIg）可以有效控制抗体滴度，抑制体内抗体产生，减少胎儿红细胞的破坏，IVIg最好在孕28周以前，且胎儿未出现水肿时开始使用最有效。

（二）新生儿溶血病的治疗

1. ABO-HDN治疗　ABO-HDN虽然常见，但新生儿症状不会很严重，只需要光照疗法配合药物治疗即可，一般不需要换血，仅有1/500的新生儿需要换血治疗；ABO-HDN预后良好。光照疗法主要是一种降低血清中未结合胆红素的治疗方法，在光和氧的作用下，脂溶性的胆红素氧化成为一种水溶性的产物，随胆汁或尿液排出体外，从而降低血清非结合胆红素的浓度。胆红素的吸收光带是400～500 nm，尤其是在420～440 nm波长时光分解作用最强，蓝色荧光波长主峰在425～475 nm之间，故多采用蓝色荧光灯进行治疗，光照疗法简单易行，效果显著。

2. ABO以外-HDN治疗　Rh和其他血型系统引起的HDN多数为重症HDN。如果血型抗体效价高，胎儿在妊娠期已有贫血现象，在出生后的第一天，必须密切观察胆红素水平，防止核黄疸的威胁，特别是未成熟婴儿，可以用紫外光照射。为避免高胆红素血症引发核黄疸，除了光照疗法、药物治疗外，病情严重的婴儿需用换血治疗。换血疗法是防止严重缺氧以及心力衰竭，治疗高胆红素血症，防止核黄疸发生的最迅速有效的方法。

（1）新生儿换血疗法的目的：①为了预防核黄疸而降低血清胆红素的浓度。②用携氧能力适当的配合的红细胞代替处于加速破坏的已致敏的红细胞。③移出婴儿已致敏的红细胞，因为当这些红细胞被破坏时会增加胆红素的量。④减少婴儿体内不相容抗体的量。

（2）新生儿换血疗法的换血指证：新生儿有明显的贫血、高胆红素血症、水肿、心力衰竭现象，脐血血红蛋白和胆红素含量是换血的重要决定因素，出生时脐血血红蛋白在120～140 g/L和胆红素>40 g/L，或胆红素增加率>5 g（L·min），24 h后血清胆红素值>200 g/L时，以及出现早期核黄疸症状，都可以作为换血的指征。

（3）新生儿换血疗法的血液选择：输入血液与宫内输血要求相同。对于新生儿常用2倍血容量换血，可置换出约90%的胎儿红细胞和50%的胆红素。

如果是ABO-HDN，一般选用O型洗涤红细胞换血；在Rh-HDN中，如果单纯是母婴Rh血型不合，可采用ABO血型与婴儿同型或O型红细胞换血；如果存在Rh和ABO混合性HDN，则仅采用Rh与母亲相同的O型红细胞换血。对于其他血型系统抗体引起的溶血，选择的红细胞必须缺乏相应抗原，且该献血者还需与母亲血浆交叉配血相容，即同时应选择与婴儿的ABO血型相同又与母亲血清配合的血液，或直接选择缺乏相应抗原的O型红细胞换血。换血用的红细胞输入时，一般同时加入AB型新鲜冰冻血浆或5%白蛋白。

如预料到婴儿的情况十分危急，最好在分娩前就准备好血液，在极少数情况下，新生儿体内存在针对高频抗原的抗体，难以找到适合的血液，也可在换血时选择O型红细胞，可以有效挽救患儿生命，无严重不良后果。

（4）新生儿换血前输血相容性试验：新生儿换血前的配血试验只需做主侧交叉配血。使用能检测IgM、IgG抗体的技术交叉配血，一般建议用盐水法和抗球蛋白方法操作。当母婴血型相容时，可使用母亲的血清代替婴儿血清配血，因为母亲血清中血型抗体效价高于婴儿，避免不配合血液的漏检；当母婴ABO血型不相容时，可以用婴儿红细胞放散液代替血清配血。

3. HDN的预防

（1）人源性IgG抗-D能有效防止D抗原的同种免疫，避免胎儿或新生儿的RhD阳性红细胞对孕产妇造成免疫刺激。RhIG 的免疫机制尚未完全阐明，目前已证实 D 抗原阳性的红细胞被 RhIG 致敏后，被巨噬细胞去除，并且大量的 IgG 分子遮蔽了红细胞上的 D 抗原位点，阻止了对孕产妇的免疫刺激。据观察 92% 的孕妇在孕 28 周以后免疫产生抗 -D，因此常在孕 28 周时进行第一次预防注射，常用的抗 -D 免疫球蛋白剂量是 300μg/ 支，一支能够抑制 30 mL 全血的免疫刺激，正确使用 RhIG 可以使 RhD 阴性的孕产妇被 RhD 阳性胎儿免疫的概率从 16% 降低至 0.1%。注射 RhIG 后的孕妇在检测抗体时，可检出抗 -D 抗体，抗体效价一般不超过 4，偶尔可造成新生儿 DAT 阳性，且 IgG 抗体的半衰期为 25d。

（2）抗 -D 免疫球蛋白主要适应对象：① RhD 阴性的孕产妇，且血清中尚未检测出抗 -D 抗体，常在孕 28 周和或分娩 RhD 阳性新生儿后 72 h 内注射一支，在抑制免疫方面，产前和产后联合治疗可能比单一的在产后治疗更有效。②羊膜穿刺术可以引起胎盘损伤和出血的危险，对无论什么原因做羊水穿刺的 RhD 阴性孕妇都应该注射 RhIG。③自然流产或人工流产时，少量的胎儿血可能进入母亲的循环，从而引起 RhD 抗原的免疫，因此所有的流产 Rh 阴性妇女都要注射 RhIG。④宫外孕破裂，妊娠末三个月的阴道出血，妊娠期间的胎盘出血，出现这种情况的 Rh 阴性孕妇，建议接受 RhIG 注射。⑤ RhIG 不适用于所有 RhD 阳性的妇女，以及虽为 RhD 阴性妇女但已知胎儿或新生儿为 RhD 阴性的孕产妇。

第四章

尿液一般检验

第一节 尿液标本采集与处理

尿液标本是尿液检验的物质基础,其采集和处理是否正确直接影响检验结果的准确性。根据尿液检查的目的,确定尿标本的种类、采集时间和方法,进行必要的处理并及时送检或保存,是确保尿液检查结果准确性的主要分析前因素。

一、标本采集

(一)尿液标本采集一般要求

1. 患者准备 临床医师、护士和检验技师应该向患者介绍留取尿液的时间、方法,并提供收集样品的容器。对不能自主留取样品的患者,需要通过技术手段协助其留取尿液标本,例如,婴幼儿、失去意识的患者和需要导尿的患者。有条件的医院可以给患者提供《临床标本留取指南》等文字性指导资料。尿液标本采集的一般要求见表4-1。

表4-1 尿液标本采集的一般要求

项目	一般要求
患者要求	患者处于安静状态,按常规生活、饮食。注意运动、性生活、月经、过度空腹或饮食、饮酒、吸烟及姿势和体位等都对检查结果有影响
避免污染	①患者先洗手并清洁外生殖器、尿道口及周围皮肤 ②女性患者特别要避免阴道分泌物或月经血污染尿液,男性患者要避免精液混入 ③要避免化学物质(如表面活性剂、消毒剂)、粪便等其他污染物混入
采集时机	用于细菌培养的尿液标本,必须在使用抗生素治疗前使用无菌容器采集,以利于细菌生长
特殊要求	①采集导尿标本或耻骨上穿刺尿标本时,医护人员应先告知患者及家属有关注意事项。然后由医护人员进行采集 ②采集婴幼儿尿标本时,由儿科医护人员指导,并使用小儿专用尿袋采集标本

2. 明确标记 在尿液采集容器和检验申请单上,准确标记患者姓名、门诊号或病历号、性别、年龄、检验项目、采集尿液标本的日期和时间、标本量和类型等信息,或以条形码作为唯一标识。

(二)尿液标本采集容器及器材

1. 尿液标本采集容器准备(见表4-2)。

表4-2 尿液标本采集容器的准备

指标	要求
材料	①透明、不渗漏、不与尿液发生反应的玻璃或塑料容器 ②儿科患者使用专用的洁净柔软的聚乙烯塑料袋

续 表

指标	要求
规格	①容积 50～100mL，圆形开口且直径至少 4～5cm ②底座宽而能直立、安全且易于启闭的密闭装置 ③采集计时尿（如24小时尿）容器的容积应至少达 2～3L，且能避光
清洁度	容器洁净、干燥、无污染（菌落计数＜10^4CFU/L）
标识	容器要标有患者姓名、性别、ID号和标注留尿时间，并留有粘贴条形码位置
其他	①用于细菌培养的尿液标本容器采用特制的无菌容器 ②对于必须保存2h以上的尿液标本，建议使用无菌容器

2. 信息标记 应用于尿液检查的容器、离心管（试管）、载玻片必须便于标记和识别，且保持洁净。信息标记应粘贴牢固、防潮，贴于容器外壁上，不允许贴在容器盖上。

（三）检测样本的类型

根据临床尿液检查的目的（通常包括化学检查、尿液有形成分显微镜检查和细菌学检查等）、患者状况和检验要求。常用的尿液标本分为晨尿、计时尿、随机尿和特殊尿标本。

1. 晨尿标本

（1）晨尿是指清晨起床后、未进早餐和做运动之前第一次排出的尿液。晨尿一般在膀胱中的存留时间达6～8h，标本浓缩、偏酸，有形成分保持比较完整，尿液中的细胞、管型、细菌、结晶及肿瘤细胞等有形成分检出率会较高。还用于肾脏浓缩功能的评价、人绒毛膜促性腺激素（HCG）的测定。应该告知患者清晨起床后将中段尿排在干净清洁的玻璃或塑料容器内，加盖，在1.5h内送到医院实验室。

（2）二次晨尿是指采集晨尿后2～4h内的尿液。由于清晨第一次尿液在膀胱内潴留时间过长，并从留取到送检到检验的过程偏长，容易使部分有形成分发生形态改变和数量的减少，有学者推荐使用二次晨尿用于尿沉渣检查或尿常规检查。

2. 随机尿标本

随机尿（random urine）是指在任何需要的情况下，随时留取的尿液标本。适用于门诊或急诊患者。随机尿易受饮食、运动、药物的影响，可能导致低浓度或病理性临界值浓度的物质和有形成分的漏检。因而，随机尿不能准确反映患者的状况，但随机尿比较新鲜，对尿液中有形成分的形态干扰最少，特别适用于对尿液中红细胞形态的观察。

3. 计时尿标本

（1）餐后尿标本：通常收集午餐后2h（14：00～16：00）的尿液。餐后尿有利于病理性尿胆原（为最大分泌时间）、尿糖和尿蛋白的检出。有助于对肝胆疾病、肾疾病、糖尿病、溶血性疾病等的诊断。

（2）3h尿标本：收集上午6～9时的尿液称为3h尿。适用于定时定量进行尿液中的有形成分分析。

（3）12h尿标本：即收集从晚上8时开始到次晨8时终止的12h内全部尿液。12h尿标本过去曾用于尿液有形成分计数（如Addis计数），现认为这种标本中的有形成分易于破坏，结果变化较大，已趋于淘汰，但近来有学者提出该标本可用于微量白蛋白和球蛋白排泄率测定。

（4）24h尿标本：患者于上午8时排空膀胱，并弃去排出的尿液，此后收集每次排出的尿液，直至次日上午8时最后一次排出的尿液，全部收集于容器内并记录尿量。常用于肌酐、儿茶酚胺、17-羟皮质类固醇（17-羟）、17-酮类固醇（17-酮）、总蛋白质、尿素、电解质等化学物质定量的检查。还用于肾功能检查、尿结核分枝杆菌检查等。

4. 特殊尿标本

（1）中段尿标本：采集标本前先清洗外阴，再用0.1%清洁液（如新洁尔灭等）消毒尿道口。在不间断排尿过程中，弃去前、后时段排出的尿液，以无菌容器采集中间时段的尿液。一般用于细菌培养。

（2）三杯尿标本：患者一次连续排尿，分别采集前段、中段、末段的尿液，分装于3个尿杯中，及时送检。多用于泌尿系统出血部位的定位和尿道炎的诊断。

（3）导管尿和耻骨上穿刺尿：①导尿标本：用于已经实施导尿术的患者。严格消毒导尿管口，放出中段尿送检；②穿刺尿标本：用于患者不能自主排尿，如尿潴留或排尿困难患者。一般采取耻骨上穿刺技术采集尿样；③导尿和穿刺尿标本：主要用于尿潴留或排尿困难，临床确有需求，并由临床医生征得患者或家属同意后采取。2岁以下小儿慎用，采取过程应该严格消毒、严格按照无菌技术采集标本。

（四）尿液标本留取方法

1. 晨尿和随机尿标本收集　嘱咐患者清洗外阴部，留取中段尿，将前段尿自然排出，收集中间段约15～50 mL的尿液于容器中，最后段的尿液同样弃去不要。

2. 二次晨尿标本的收集　一般患者在早晨6～7时起床后，可随机尿出夜间存储于膀胱内的尿液，然后正常饮水，饮水量约1杯（200～300 mL）。在上午8～9时留取二次晨尿标本，留取中段尿标本，尽快送医院实验室检查，并告知实验室此标本为二次晨尿标本。

3. 婴幼儿标本的收集　是一种特殊的尿液收集程序，应该用儿科和新生儿专用的尿标本收集袋，此袋上有低过敏源的保护性黏膜，可保护儿童皮肤，并不会将尿标本渗漏到新生儿身体上。正确收集儿童随机尿标本，临床医生或者护士需按如下要求操作：

（1）分开儿童的腿。

（2）保证耻骨会阴部清洁、干燥、无黏液。

（3）移去防护纸，暴露出粘连于袋上的低过敏黏膜。对于女孩，拉紧会阴除去皮肤皱褶，将黏膜紧压于阴道四周，从皮肤连接处开始，黏膜在直肠与阴道之间一直向前；对于男孩，将袋连于阴茎，将片状物压紧于会阴。确保整个黏膜牢固地黏于皮肤，黏膜无皱褶。

（4）定时察看容器（如每隔15 min）。

（5）从患者处收回收集标本，并标明记号。

（6）如无进一步污染，将标本倒入收集杯，杯子贴上标签，送去检查。

4. 导尿和穿刺尿标本的收集　此类标本必须在医生或护士严格无菌操作程序下采集，属于非实验室人员和患者可以自行留取和操作所能采集的标本，应该尽快送检。此类标本采集有一定难度，因此无论标本量的多与少，都应该尽量满足临床对该标本的检验需求，并在化验结果处注明标本类型、收到时间和标本量。

二、标本运送与贮存

（一）尿液标本运送

尿液标本的运送，应保证标本在不影响检验结果质量的时间和环境条件下送至检测地点（实验室）。运送的过程包括送检签收、运送和实验室接收3个环节，3个环节的时间都应体现在检验报告中，以便进行质量监控。

1. 标本送检签收

（1）一般患者的尿液标本，运送人员定时到临床科室收取，并与临床人员共同核对标本的数量、患者姓名、检测项目、收取时间等信息，在登记本上记录，双方当事人签名确认，然后送往实验室。

（2）急症患者的标本必须有明显标识，在签收时应单独交给运送人员，运送人员在标本运送至实验室时也应单独呈给检验人员加以说明，以防止延误检测。

（3）门诊患者的尿液由患者采集标本后，可由患者或其家属直接送至实验室，由检验人员登记送检的时间、患者姓名、年龄、性别、检测项目等信息后，由送检者签名确认。

2. 尿液标本的运送

（1）及时送检：尿液标本应在收集后2 h内送至检验科并检测完毕，如不能立即送检或检测，应放置于2～8℃冷藏保存。2～8℃冷藏标本保存仅适合部分项目，不适合于胆红素和尿胆原，而且冷藏保存可令无定形尿酸盐和无定形磷酸盐沉淀，影响显微镜检查。如果尿液还要用于做细菌培养，运送过程也应冷藏，冷藏过程应保持到标本接种为止。

（2）避光保存：由于有些分析物（如胆红素）对光敏感，进行此类项目的检测标本应避光保存和运送。

（3）运送容器：盛放标本的容器要有盖，防止尿液漏出。在运送过程中，最好放置在第2个容器内以防止溅出液体。

3. 出现以下情况应拒收标本

（1）唯一性标志错误或不清楚的、脱落的、丢失的。

（2）容器破损的。

（3）标本量不足的。

（4）被污染的微生物培养标本。

（5）收集标本离送检间隔过长，对检测结果有明显影响的。

以上是标本拒收的常用标准，对特殊情况或具体标本各实验室还可自行规定。标本验收情况应有记录，标本不合格的情况应及时反馈给申请科室或临床医生。对某些特殊情况，拒收或退回标本可能有困难，应与申请医生直接联系，提出处理意见，如申请医生仍要求做检验，实验室应在检验报告单上对验收不合格的情况进行描述，说明对检验结果可能产生的影响。

标本验收工作实际上是临床实验室对送检标本外在质量的把关，对于很多大型医院这一工作量非常庞大，如用手工操作可能难以完成，这时候应利用信息系统和条形码技术，以提高效率和减少错误。

（二）尿液标本贮存

尿液检查一般需要新鲜尿标本，并且在采集后2 h内检查完毕，最好在30 min内完成检验。尿液标本放置时间过久会使尿液中有形成分溶解、破坏、变形，影响检查的准确性，因此对不能及时检查的尿液标本，必须进行适当处理或保存，以降低因标本送检延时而引起的理化性状改变，进行多项分析时的尿液应分装，并根据不同的分析目的选择不同的保存方法。

1. 冷藏或冷冻 冷藏是保存尿液标本最简便的方法，一般可保存6 h，但要避光加盖。低温能防止一般细菌生长，保持尿液的弱酸性及某些成分的生物活性，但有些标本冷藏后，由于磷酸盐与尿酸盐的析出与沉淀，可妨碍有形成分的观察，因此，不推荐在2 h内可完成检测的尿液标本进行冷藏保存。冷藏保存主要用于电解质、肌酐、葡萄糖、总蛋白、白蛋白、重金属、药物、促卵泡激素、雌三醇等检查。冷冻可较好保存尿液中的酶类、激素等，但需先将标本离心弃去细胞成分后密封，保存上清液。

2. 防腐 尿液有形成分检查应该在接收到标本后尽快进行，因此一般不需要添加防腐剂（preservative），然而对计时尿标本和在标本采集后2 h内无法进行尿液检查，或被检查的成分不稳定时，可加入特定的化学防腐剂，常见的化学防腐剂的种类、作用及意义见表4-3。

表4-3 常见的化学防腐剂的种类、作用及意义

防腐剂	用量	作用	意义	备注
甲醛	（5~10）mL/L	对细胞、管型有固定作用	有形成分检验	过量可干扰镜检、使尿糖测定呈假阳性
甲苯	（5~20）mL/L	组织标本与空气接触，保护化学成分	化学成分检验	
麝香草酚	<1g/L	抑制细菌、保存有形成分	有形成分及结核分枝杆菌检验	过量可干扰加热醋酸法尿蛋白定性实验及尿胆素检测
浓盐酸	10 mL/L	保护激素成分	17-羟或17-酮类固醇、儿茶酚胺	不能用于常规筛查
硼酸	10g/L	抑制细菌、保护蛋白质和有形成分	蛋白质、尿酸测定	干扰常规筛选的pH
冰乙酸	25 mL/24 h	保护5-HT，VMA	5-HT，VMA	
碳酸钠	10 mL/24 h	碱化尿液	卟啉类测定	不用于常规筛查

三、尿液标本采集生物安全和检测后处理

（一）尿液标本采集生物安全

尿液标本的采集应在临床护士或主管医生指导下完成。每一份尿液标本采集完后置于符合规定的密封容器里。运送过程中同时要注意生物安全，应该意识到尿液是有潜在生物危害的标本，并应采取全面的预防措施，如防止标本漏出或侧翻，污染环境、器材和衣物等。

（二）尿液标本检测后的处理

实验室检查后的尿液标本不能随意处理，因其中可能含有细菌、病毒等传染性物质。应按照《临床实验室废物处理原则》（WS/T/249-2005）的方法处理实验后的残余标本和所用器械，以免污染环境，传染他人。

1. 检测后尿液 检测后尿液标本一律视为感染性生物污染源，必须经过 10 g/L 过氧乙酸或漂白粉消毒处理后，通过专门的管道排进医院污水池中统一处理。

2. 标本容器 如果所用的容器及试管不是一次性的，需经 70% 乙醇液浸泡，或经 30 ~ 50 g/L 漂白粉液浸泡处理，也可用 10 g/L 次氯酸钠浸泡 2 h，或 5 g/L 过氧乙酸浸泡 30 ~ 60 min，再用清水冲洗干净，干燥后备用。所用的容器及试管若是一次性试管、玻片、一次性定量计数板等应该统一存放在标有污染物的容器中，经高压灭菌处理后弃去或使用高温焚化处理。

第二节 尿液理学检查

尿液理学检查主要包括尿量、颜色、透明度、比重、尿渗量及气味等。

一、尿量

尿量（urine volume）是指 24 h 内排出体外的尿液总量。尿量主要取决于肾脏生成尿液的能力和肾脏的浓缩与稀释功能。一般情况下，尿量与饮水量呈正相关，此外尿量还受到体内外多种因素的影响，如食物、气候、年龄、精神因素、活动量等，即使是健康人，24 h 尿量的变化也较大。

（一）检测原理

使用量筒等刻度容器直接测定尿量。

1. 直接法 将每次排出的全部尿液收集于一个容器内，然后测定尿液总量。
2. 累计法 分别测定每次排出的尿液量，最后累计尿液总量。
3. 计时法 测定每小时排出的尿量或特定时间段内排出的尿量，换算成每小时尿量。

（二）方法学评价

直接法准确性较高，但需加防腐剂。累计法需要多次测定，易漏测，误差较大，可影响结果准确性。计时法常用于观察危重患者某一时间段的排尿量。

（三）质量保证

量具上应有清晰的容积刻度（精确到 mL），必须采集全部尿液，24 h 尿量读数误差不能超过 20 mL。

（四）参考区间

成年人：1 000 ~ 2 000 mL/24 h，正常人昼夜尿量之比为（2 ~ 4）：1；儿童按每公斤体重计算尿量，大约为成年人的 3 ~ 4 倍。

（五）临床意义

1. 多尿（polyuria）是指成人 24 h 尿量超过 2 500 mL，儿童 24 h 尿量超过 3 000 mL。

（1）生理性多尿：肾脏功能正常，由于外源性或生理性因素所致的多尿，可见于饮水过多、静脉输液、精神紧张等，也可见于服用咖啡因、脱水剂、利尿剂等药物。

（2）病理性多尿：常因肾小管重吸收功能和浓缩功能减退所致，病理性多尿的原因与发生机制见

表 4-4。

表 4-4　病理性多尿的原因与发生机制

分类	原因	机制
代谢性疾病	糖尿病	溶质性利尿，尿量多，尿比重高
肾脏疾病	慢性肾炎、慢性肾盂肾炎、肾小管性酸中毒、高血压肾病、失钾性肾病、急性肾衰竭多尿期、慢性肾衰竭早期等	肾小管受损致肾浓缩功能减退。肾性多尿患者夜尿增多，昼夜尿量之比 < 2∶1
内分泌疾病	尿崩症、原发性醛固酮增多症、甲状腺功能亢进等	ADH 分泌绝对或相对不足，肾小管及集合管重吸收水分的能力下降，尿量多，尿比重低

2. 少尿（oliguria）是指 24 h 尿量 < 400 mL 或每小时尿量持续 < 17 mL（儿童 < 0.8 mL/kg）；12 h 无尿或 24 h 尿量 < 100 mL 为无尿（anuria）。无尿发展至排不出尿液称为尿闭。生理性少尿见于机体缺水或出汗过多。病理性少尿常见的原因与发生机制见表 4-5。

表 4-5　少尿常见的原因与发生机制

分类	原因	机制
肾前性	休克、过敏、失血过多、心力衰竭、肾动脉栓塞、肿瘤压迫、重症肝病、全身性水肿、严重腹泻、呕吐、大面积烧伤、高热、严重创伤、感染（如败血症）等	肾缺血、血容量减低、血液浓缩、肾脏血流量减少、ADH 分泌增多
肾性	急性肾小球肾炎、急性肾盂肾炎、急性间质性肾炎、慢性肾炎急性发作、慢性疾病，如高血压性和糖尿病性肾血管硬化、慢性肾小球肾炎、多囊肾等导致的肾衰竭，肌肉损伤（肌红蛋白尿）、溶血（血红蛋白尿）和肾移植（急性排斥反应）等	肾实质病变 GFR 减低
肾后性	输尿管结石、损伤、肿瘤、药物结晶（如磺胺类药物）、尿路先天性畸形、单侧性或双侧性上尿路梗阻；前列腺肥大症、膀胱功能障碍、前列腺癌等疾病	尿路梗阻

二、颜色和透明度

尿液外观包括颜色及透明度。正常的尿液颜色由淡黄色到深黄色，随尿量的多少、饮食、药物及病变而变化。颜色的深浅一般与尿比重平行，与单位时间的尿量呈反比，尿量少，颜色深，比重高。在正常情况下，尿液颜色主要来源于尿色素及尿胆原。

透明度一般以混浊度（turbidity）表示，可分清晰透明、轻微混浊（雾状）、混浊（云雾状）、明显混浊 4 个等级。正常尿液混浊的原因主要为结晶所致。病理性混浊尿的原因为尿液中含有白细胞、红细胞及细菌。尿液中如有黏蛋白、核蛋白也可因尿液 pH 变化而析出产生混浊。

（一）检测原理

通过肉眼观察或尿液分析仪判断尿液颜色和透明度。

（二）方法学评价

尿液颜色和透明度受检验人员主观因素或尿液分析仪检测标准影响，所以判断标准很难统一，临床应用中仅作参考。

（三）质量保证

1. **标本新鲜**　新鲜尿液标本有助于准确判断尿液颜色和透明度。尿液放置时间过长，盐类结晶析出、尿素分解产氨、细菌繁殖、尿胆原和尿胆红素的转化等多种因素，均可影响检验结果的准确判断。

2. **防止污染**　采用无色、洁净且无化学物质污染的容器采集尿液标本，最好使用一次性尿杯，采集标本前三天需禁服溴化物、碘化物等影响尿液颜色的药物，以防出现假阳性。

3. **标准统一**　统一尿液分析仪、干化学试带或检验人员判断尿液颜色和透明度的标准。

（四）参考值

新鲜尿液淡黄色、清晰透明。

（五）临床意义

1. 生理变化　尿液颜色受食物、药物及尿色素等影响，一般呈淡黄色至深黄色，不同药物对尿液颜色的影响见表4-6。

表4-6　不同药物对尿液颜色的影响

药物	尿液颜色
乙醇	苍白色
大黄蒽醌	暗红色（碱性）、黄褐色（酸性）
苯酚红	粉红（碱性）
氯唑沙宗、去铁胺、酚酞	红色、紫色
核黄素、呋喃唑酮、痢特灵、黄连素、牛黄、阿的平、吖啶黄	黄色、深黄色
靛青红、亚甲蓝	蓝色
山梨醇铁、苯、酚、利福平	棕色
左旋多巴、激肽、灭滴灵、氯喹等	暗褐色、黑色
番泻叶、山道年、苯茚二酮等	橙色、橙黄色
酚磺酞、番泻叶、芦荟、氨基匹林、磺胺药等	红色、红褐色
氨基甲酸酯	绿棕色

2. 病理变化　尿液常见的颜色变化有红色、深黄色、白色等。

（1）红色：最常见的尿液颜色变化，不同原因所致尿液红色的鉴别见表4-7。

表4-7　尿液红色的鉴别

项目	血尿	血红蛋白尿	肌红蛋白尿	假性血尿
原因	泌尿生殖系统出血	血管内溶血	肌肉组织受损	卟啉、药物、食物
颜色	淡红色云雾状、洗肉水样或混有血凝块	暗红色、棕红色甚至酱油色	粉红色或暗红色	红葡萄酒色、红色
离心尿沉渣显微镜检查	大量红细胞	无红细胞	无红细胞	无红细胞
离心上清液颜色	清或微红色	红色	红色	红色
上清液隐血试验	弱阳性或阴性	阳性	阳性	阴性
尿蛋白定性试验	弱阳性或阴性	阳性	阳性	阴性

①血尿：尿液内含有一定量的红细胞称为血尿（hematuria）。1L尿液内含有血液达到或者超过1 mL，且尿液外观呈红色，称为肉眼血尿（macroscopic hematuria）。由于含血量不同，尿液可呈淡红色云雾状、洗肉水样或混有血凝块。在排除女性月经血的污染之外，常见于：a. 泌尿生殖系统疾病，如炎症、损伤、结石、出血或肿瘤等。b. 出血性疾病，如血小板减少性紫癜、血友病等。c. 其他，如感染性疾病、结缔组织疾病、心血管疾病、内分泌代谢疾病、某些健康人剧烈运动后的一过性血尿等。

②血红蛋白尿：正常血浆中的血红蛋白低于50 mg/L，而且与结合珠蛋白结合形成复合物，因后者相对分子质量较大，不能从肾脏排出，被肝细胞摄取后，经转化变成结合胆红素从胆管或肾脏排出体外。当发生血管内溶血时，血红蛋白超过结合珠蛋白结合能力并超过肾阈值（约为1.3 g/L）时，这种游离的血红蛋白因分子量较小，可通过肾小球滤出形成血红蛋白尿（hemoglobinuria）。在酸性尿液中血红蛋白可氧化成为正铁血红蛋白而呈棕色，如含量较多则呈棕黑色酱油样外观。血红蛋白尿主要见于蚕豆病、阵发性睡眠性血红蛋白尿（paroxysmal nocturnal hemoglobinuria，PNH）及血型不合的输血反应、阵发性寒冷性血红蛋白尿（paroxysmal cold hemoglobinuria，PCH）、行军性血红蛋白尿、免疫性溶血性贫血等，尿液隐血试验呈阳性。

③肌红蛋白尿（myoglobinuria）：尿液呈粉红色或暗红色，常见于肌肉组织广泛损伤、变性，如挤压综合征、急性心肌梗死、大面积烧伤、创伤等。

④卟啉尿（porphyrinuria）：尿液呈红葡萄酒色，常见于先天性卟啉代谢异常等。

（2）深黄色：最常见于胆红素尿（bilirubinuria），尿液中含有大量的结合胆红素所致。外观呈深黄色，振荡后泡沫亦呈黄色，见于阻塞性黄疸和肝细胞性黄疸。若在空气中久置，胆红素可被氧化为胆绿素而使尿液外观呈棕绿色。服用一些药物如呋喃唑酮、核黄素等尿液可呈黄色或棕黄色外观，但胆红素定性试验为阴性。

（3）白色。

①乳糜尿（chyluria）：经肠道吸收的乳糜液不能经正常的淋巴循环引流入血，而逆流至泌尿系统的淋巴管中，引起该淋巴管内压力增高，淋巴管曲张、破裂，淋巴液进入尿液所致，乳糜尿可呈不同程度的乳白色。乳糜尿液中有时可含有多少不等的血液，称血性乳糜尿或乳糜血尿（hematochyluria）。乳糜尿主要见于丝虫病、肿瘤、腹部创伤或由手术等引起。妊娠或分娩可诱发间歇性乳糜尿。糖尿病脂血症、类脂性肾病综合征、长骨骨折骨髓脂肪栓塞也可引起乳糜尿。

②脓尿（pyuria）：尿液中含有大量的脓细胞，外观可呈不同程度的黄白色混浊或含脓丝状悬浮物，放置后可有白色云絮状沉淀。见于泌尿系统感染及前列腺炎、精囊炎等。显微镜检查可见大量的脓细胞，蛋白定性常为阳性。

③盐类结晶尿（crystalluria）：尿液中含有的盐类浓度较高，尿液刚排出体外时透明，当外界温度下降后，盐类溶解度降低，盐类结晶很快析出使尿液混浊。可通过加热、加乙酸来判断是否为结晶尿。若为尿酸盐结晶，加热后混浊消失；若为磷酸盐和碳酸盐结晶，加热后混浊增加，加乙酸后均变清，有气泡者为碳酸盐结晶，无气泡者为磷酸盐结晶。盐类结晶尿的蛋白与隐血定性试验通常为阴性。

（4）黑褐色：见于重症血尿、变性血红蛋白尿，也可见于酪氨酸病、酚中毒、黑尿酸症或黑色素瘤等。

（5）蓝色：主要见于尿布蓝染综合征（blue-diaper syndrome），尿液内含有过多的尿蓝母（indican）衍生物靛蓝（indigotin），也可见于尿蓝母、靛青生成过多的某些胃肠疾病。

（6）淡绿色：见于铜绿假单胞菌感染。新鲜尿液发生混浊可由盐类结晶、红细胞、白细胞（脓细胞）、细菌、乳糜等引起。混浊尿产生的原因及特点见表4-8。

表4-8 混浊尿产生的原因及特点

混浊	原因	特点
灰白色云雾状	盐类结晶（磷酸盐、尿酸盐、碳酸盐结晶）	加热或加酸、加碱，混浊消失
红色云雾状	红细胞	加乙酸溶解
黄色云雾状	白细胞、脓细胞、细菌、黏液、前列腺液	加乙酸不溶解
膜状	蛋白质、红细胞、上皮细胞	有膜状物出现
白色絮状	脓液、坏死组织、黏液丝等	放置后有沉淀物
乳白色混浊或凝块	乳糜	外观具有光泽感，乳糜试验阳性

三、比重

尿比重（specific gravity，SG）是指在4℃条件下尿液与同体积纯水的重量之比。在生理条件下，尿比重与排出的水分、盐类、有机物含量和尿量有关；在病理情况下还受尿蛋白、尿糖及细胞成分等影响。测定尿比重可粗略反映肾小管的浓缩稀释功能。

尿比重测定方法很多，如干化学试带法、折射计法、尿比重计法、超声波法、称量法等。

（一）检测原理

1. 干化学试带法　干化学试带法（reagent strip method）又称干化学法，试带模块中含有多聚电解质、酸碱指示剂（溴麝香草酚蓝）及缓冲物。尿液离子浓度与经过处理的多聚电解质的电离常数（pKa）改变相关，根据颜色变化换算成尿液电解质浓度，将电解质浓度再换算成比重。

2. 折射计法　折射计（refractometer）法利用溶液中总固体量与光线折射率的相关性进行测定。

3. 尿比重计法　采用特制的尿比重计（urinometer）测定4℃时尿液与同体积纯水的重量之比。

4. 超声波法　利用声波在不同特性物质中传播速度与密度相关的特点，通过测定声波的偏移来计算比重。

5. 称量法　在相同温度条件下，分别称取同体积尿液和纯水的重量，计算比值得出尿比重。

（二）方法学评价

1. 干化学试带法

（1）操作简单、快速。

（2）不受高浓度的葡萄糖、尿素或放射造影剂的影响，但受强酸、强碱及尿液蛋白质的影响较大。

（3）灵敏度低、精密度差，检测范围窄。

（4）只能作为尿液比重的筛检试验，不能作为评价肾脏浓缩稀释功能的指标。

2. 折射计法

（1）美国临床实验室标准化协会（Clinical and Laboratory Standards Institute，CLSI）和中国临床实验室标准化委员会（China Committee of Clinical Laboratory Standards，CCCLS）推荐的参考方法。

（2）易于标准化、标本用量少（1滴尿液），可重复测定，尤其适合少尿患者和儿科患者。

（3）测定结果通常比尿比重计法低0.002。

3. 尿比重计法　操作简单，标本用量大，易受温度及尿糖、尿蛋白、尿素或放射造影剂影响，准确性低。CLSI建议不使用比重计法，现已少用。

4. 超声波法　易于自动化、标准化，但需特殊仪器。适用于浑浊的尿液标本，且与折射计法有良好的相关性。

5. 称量法　准确性高，曾作为参考方法，但操作烦琐，易受温度变化的影响，不适用于日常检验。

（三）质量保证

1. 干化学试带法

（1）检测前：①使用与仪器匹配、合格、有效期内的试带；②每天用标准色带进行校准。

（2）检测中：①试带法对过高或过低的尿比重不灵敏，应以折射计法为参考；②如尿液pH > 7.0，测定值应增高0.005作为补偿。

2. 折射计法　检测前要根据室温进行温度补偿。可用10 g/L、40 g/L和100 g/L蔗糖溶液校正折射计，其折射率分别为1.3344，1.3388和1.3479。

3. 尿比重计法

（1）检测前：新购比重计应用纯水在规定的温度下观察其准确性。在15.5℃时，蒸馏水的比重为1.000，8.5 g/L NaCl为1.006，50 g/L NaCl为1.035。

（2）检测中：①尿量要充足，以保证比重计悬浮于液面中央而不贴壁；②检测时液面无泡沫；③读数应准确；④校正测定温度以及蛋白尿、糖尿。

（四）参考区间

成人：随机尿 1.003 ~ 1.030；晨尿 > 1.020；新生儿：1.002 ~ 1.004。

（五）临床意义

尿比重可粗略反映肾脏的浓缩与稀释功能。由于影响尿比重的因素较多，因此，用于评估肾功能时，24 h连续多次测定尿比重较一次测定更有价值。

1. 高比重尿

（1）尿量少比重高：见于休克、高热，脱水或大量排汗、急性肾炎、心力衰竭等。

（2）尿量多比重高：见于糖尿病、使用放射造影剂等。

2. 低比重尿　慢性肾小球肾炎、肾盂肾炎等由于肾小管浓缩功能减退而比重降低。尿液比重 < 1.015时，称为低渗尿（hyposthenuria）或低比重尿。因肾实质破坏而丧失浓缩功能时，尿液比重常固定在1.010 ± 0.003（与肾小球滤过液比重接近），称为等渗尿（isosthenuria），可见于急性肾衰竭多尿期、慢性肾衰竭、肾小管间质疾病、急性肾小管坏死等。尿崩症患者因下丘脑-垂体受损，抗利尿激素分

泌减少，或由于肾小管的上皮细胞对抗利尿激素的灵敏度降低，大量水分从体内排出而使比重减低，常出现严重的低比重尿（＜1.003，可低至1.001）。

3. 药物影响　右旋糖酐、造影剂、蔗糖等可引起尿比重增高；氨基糖苷类、锂、甲氧氟烷可使尿比重减低。

四、尿渗量

尿渗量（Urine osmolality，Uosm）是指尿液中具有渗透活性的全部溶质微粒（包括分子和离子）的总数量，与颗粒种类及大小无关，反映了溶质和水的相对排出速度，蛋白质和葡萄糖等不能离子化的大分子物质对其影响较小，但溶质的离子数量对尿渗量影响较大，故测定尿渗量能真正反映肾脏浓缩和稀释功能，是评价肾脏浓缩功能较好的指标。尿渗量以质量毫摩尔浓度[mmol/kg H_2O（mOsm/kg H_2O）]表示，目前检验尿液及血浆渗量一般采用冰点渗透压计（freezing point osmometer）的方法进行。

（一）检测原理

任何物质溶于溶剂后与原来的纯溶剂相比，均有冰点下降、沸点上升、蒸汽压减低以及渗透压增高等改变，其改变的大小取决于溶质微粒的数量。由于冰点下降法具有操作简便、样本用量少、测量精度高等特点，因此，目前测定溶液中溶质颗粒浓度的仪器大多采用冰点下降原理而设计。根据拉乌尔冰点下降原理，任何溶液，如果其单位体积中所溶解的颗粒（分子和离子）的总数目相同，引起溶液冰点下降的数值也相同。1渗量的溶质可使1 kg水的冰点下降1.858℃，冰点下降的程度与溶质渗量成比例。

$$渗量（Osm/kg\ H_2O）= \frac{测得溶液冰点下降度（℃）}{1.858}$$

（二）方法学评价

冰点渗透压计测定的准确性高，样本用量少，不受温度的影响，主要与溶质的微粒数量有关，但尿渗量检测步骤烦琐，不如尿比重简单、快速和经济，目前临床应用不如尿比重广泛。

（三）质量保证

包括仪器的校准、分析前标本的正确处理、分析中的质量控制。标本的正确处理包括①标本采集：标本应采集于洁净、干燥的有盖容器内，立即送检；②标本离心：去除标本中的不溶性颗粒，但不能丢失盐类结晶；③标本保存：若不能立即送检，应将标本保存于冰箱内，测定前置于温水浴中，使盐类结晶溶解。

（四）参考区间

禁饮后：

1. 血浆渗量　275～305 mOsm/kg H_2O，平均为300 mOsm/kg H_2O。
2. 尿渗量　600～1 000 mOsm/kg H_2O（相当于SG 1.015～1.025），平均800 mOsm/kg H_2O。
3. 尿渗量/血浆渗量比值为（3～4.5）:1。

（五）临床意义

尿渗量主要与溶质颗粒数量有关，在评价肾脏浓缩和稀释功能方面，较尿比重更理想，更能反映真实的情况。

1. 评价肾脏浓缩稀释功能　健康人禁饮12 h后，尿渗量与血浆渗量之比大于3，尿渗量大于800 mOsm/kg H_2O则为正常。若低于此值，说明肾脏浓缩功能不全。等渗尿或低渗尿可见于慢性肾小球肾炎、慢性肾盂肾炎、多囊肾、阻塞性肾病等慢性间质性病变等。
2. 鉴别肾性和肾前性少尿　肾小管坏死导致肾性少尿时，尿渗量降低（常小于350 mOsm/kg H_2O）。肾前性少尿肾小管浓缩功能无明显降低，故尿渗量较高（常大于450 mOsm/kg H_2O）。

五、气味

健康人新鲜尿液有来自尿液中酯类及挥发性酸的气味。

（一）参考区间

微弱芳香气味。

（二）临床意义

如果尿液标本久置，因尿素分解可出现氨臭味。尿液气味也可受到食物和某些药物的影响，如过多饮酒、进食葱、蒜、服用某些药物等，可使尿液中出现相应的特殊气味。新鲜尿液出现异常气味的原因见表4-9。

表4-9 新鲜尿液出现异常气味的原因

气味	原因
氨臭味	慢性膀胱炎和慢性尿潴留
腐臭味	泌尿系统感染或晚期膀胱癌
烂苹果气味	糖尿病酮症酸中毒
大蒜臭味	有机磷中毒
鼠尿味	苯丙酮尿症

第三节 尿液常用化学检查

一、酸碱度

正常新鲜尿液常为弱酸性。尿液酸碱度主要受肾小管泌 H^+、泌 NH_3 和碳酸氢根离子的重吸收等因素影响。正常人在普通膳食的条件下尿液 pH 为 4.5~8.0，它受饮食、运动、饥饿、服用药物及疾病的影响。

（一）检测原理

1. 干化学试带法　采用酸碱指示剂法，模块中含溴麝香草酚蓝（pH6.0~7.6）和甲基红（pH4.6~6.2），变色范围为橙红（pH4.5）- 黄绿色（pH7.0）- 蓝色（pH9.0），检测结果多由仪器判读，也可肉眼目测与标准色板比较来判读。

2. pH 试纸法　pH 广泛试纸是浸渍有多种指示剂混合液的试纸条，色泽范围为棕红至深黑色，与标准色板比较，肉眼判读尿液 pH 近似值。

3. 指示剂法　采用酸碱指示剂（indicator）原理。常用 0.4g/L 溴麝香草酚蓝（bromothymol blue，BTB）溶液，当指示剂滴于尿液后，显示黄色为酸性尿，绿色为中性尿，蓝色为碱性尿。

4. 滴定法　滴定法（titration）利用酸碱中和反应原理。采用 0.1 mol/L NaOH 溶液将定量尿液滴定至 pH7.4 时，由 NaOH 消耗量求得尿液可滴定酸度。

5. pH 计法　又称电极法，银 - 氯化银指示电极通过盐桥与对 pH 灵敏的玻璃膜和参比电极（甘汞电极，$Hg-Hg_2Cl_2$）相连。当指示电极浸入尿液后，H^+ 通过玻璃膜时，指示电极与参比电极之间产生电位差，经电压计测得后转化为 pH 读数。

（二）方法学评价

尿液酸碱度测定的方法学评价见表4-10。

表4-10 尿液酸碱度测定的方法学评价

方法	评价
试带法	配套应用于尿液分析仪，使应用最广泛的筛检方法，能满足临床对尿液 pH 检查的需要
pH 试纸法	操作简单，采用 pH 精密试纸可提高检测的灵敏度，但试纸易吸潮而失效
指示剂法	BTB 变色范围为 pH6.0~7.6，当尿液 pH 偏离此范围时，检测结果不准确；黄疸尿、血尿可直接影响结果判读
滴定法	可测定尿液酸度总量。临床上用于尿液酸度动态监测，但操作复杂

续 表

方法	评价
pH 计	结果准确可靠，需特殊仪器，操作烦琐。可用于肾小管性酸中毒定位诊断、鉴别诊断、分型

（三）质量保证

1. 检测前　确保标本新鲜、容器未被污染。陈旧标本可因尿液 CO_2 挥发或细菌生长使 pH 增高；细菌可使尿液葡萄糖降解为酸和乙醇，使 pH 减低。

2. 检测中

（1）试带法或试纸法：要充分考虑试带能否满足临床对病理性尿液 pH 测定的需要，定期用弱酸和弱碱检查试带的灵敏度，确保试纸或试带未被酸碱污染、未吸潮变质，并在有效期内使用。

（2）指示剂法：因一般指示剂不易溶于水，指示剂解离质点状态与未解离质点状态呈现的颜色不尽相同，故在配制指示剂溶液时，应先用少许碱溶液（如 NaOH 溶液）助溶，再加蒸馏水稀释到适当浓度，以满足指示剂颜色变化范围。

（3）pH 计法：经常校准 pH 计，确保其处于正常状态。本法对测定温度有严格要求，当温度升高时 pH 值下降。因此，在使用时首先调整测定时所需的标本温度。某些新型 pH 计可自动对温度进行补偿。

3. 检测后　生理情况下，尿液 pH < 4.5 或 > 8.0 较少见。尿液 pH < 4.5 可见于：①尿液中含有高浓度葡萄糖，并被细菌污染。②患者服用大量酸性制剂。尿液 pH > 8.0 可见于：①标本防腐或保存不当，细菌大量繁殖分解尿素产生氨。②患者服用大量碱性制剂。另外，建立完善的尿液检验报告审核制度，通过申请单或医院信息系统（hospital information system，HIS）获取临床信息，通过电话、实验室信息系统（laboratory information system，LIS）、走访病房等形式与临床沟通，探讨异常结果可能的影响因素。

（四）参考区间

正常饮食条件下：

（1）晨尿 pH5.5～6.5，平均 pH6.0。

（2）随机尿 pH4.5～8.0。

尿液可滴定酸度：20～40 mmol/24 h 尿。

（五）临床意义

尿液酸碱度是诊断呼吸性或代谢性酸中毒或碱中毒的重要指标，另外，可通过尿液 pH 的变化来调节结石病患者的饮食状态，或帮助机体解毒、促进药物排泄。

1. 生理性变化　尿液 pH 值受食物、生理活动和药物影响。进餐后，因胃酸分泌增多，通过神经体液调节，使肾小管的泌 H^+ 作用减低和重吸收 Cl^- 作用增强，尿液 pH 值呈一过性增高，即为碱潮（alkaline tide）。

2. 病理性变化　常见影响尿液 pH 的因素见表 4-11。

表 4-11　常见影响尿液 pH 的因素

因素	酸性	碱性
食物	肉类、高蛋白及混合食物（含硫、磷）	蔬菜、水果（含钾、钠）
生理活动	剧烈运动、应激、饥饿、出汗	用餐后碱潮
药物	氯化铵、氯化钾、氯化钙、稀盐酸等	碳酸氢钠、碳酸钾、碳酸镁、枸橼酸钠、酵母、利尿剂
肾功能	肾小球滤过增加而肾小管保碱能力正常	肾小球滤过功能正常而肾小管保碱能力丧失

续 表

因素	酸性	碱性
疾病	①酸中毒、发热、慢性肾小球肾炎 ②代谢性疾病：如糖尿病、痛风、低血钾性碱中毒（肾小管分泌 H^+ 增强，尿液酸度增高） ③其他：尿酸盐或胱氨酸尿结石、白血病、呼吸性酸中毒（因 CO_2 潴留）	①碱中毒：如呼吸性碱中毒，丢失 CO_2 过多 ②肾小管性酸中毒：远曲小管形成氨和 H^+ 的交换功能受损，肾小管泌 H^+、排 H^+ 及 H^+-Na^+ 交换能力减低，机体明显酸中毒，尿液 pH 呈相对偏碱性 ③尿路感染：如膀胱炎、肾盂肾炎、变形杆菌性尿路感染（细菌分解尿素产生氨） ④其他：草酸盐、磷酸盐或碳酸盐尿结石、严重呕吐（胃酸丢失过多）
其他	尿液含酸性磷酸盐	尿液内混入脓液、血液、细菌

3. 药物影响

（1）用氯化铵酸化尿液，可促进碱性药物从尿液排泄，对使用四环素类、呋喃妥因治疗泌尿系统感染非常有利。

（2）用碳酸氢钠碱化尿液，可促进酸性药物从尿液排泄，常用于氨基糖苷类、头孢菌素类、大环内酯类、氯霉素等抗生素治疗泌尿系统感染时。

（3）发生溶血反应时，口服碳酸氢钠碱化尿液，可促进血红蛋白溶解及排泄。

二、蛋白质

蛋白质是尿液化学检查中最重要的项目之一。正常情况下，由于肾小球滤过膜的屏障作用，血浆中的高和中相对分子质量的蛋白质如清蛋白、球蛋白不能通过滤过膜；小相对分子量的蛋白质，如微球蛋白（β_2-microglobulin，β_2-M）、α_2 微球蛋白（α_2-microglobulin，α_2-M）、溶菌酶等，可以自由通过滤过膜，但其滤过量低，95% 又在近曲小管被重吸收。终尿液中的蛋白质含量极低，仅 30～130 mg/24 h 尿。随机尿液中蛋白质为 0～80 mg/L，尿蛋白定性试验阴性。当尿液蛋白质含量增多，超过 100 mg/L，定性试验阳性，或定量试验超过 150 mg/24 h 尿时，称为蛋白尿（proteinuria）。

尿蛋白主要来源于两条途径，一是来自血浆蛋白，主要是清蛋白，约占尿蛋白总量的 60%；另一个来自泌尿系统所产生的组织蛋白，如糖蛋白、黏蛋白、分泌型免疫球蛋白 A 和溶菌酶等，约占尿蛋白总量的 40%。

（一）检测原理

1. 干化学试带法　试带法采用了 pH 指示剂蛋白质误差原理。在 pH3.2 的条件下，酸碱指示剂（溴酚蓝）产生的阴离子与带阳离子的蛋白质结合形成复合物，引起指示剂进一步电离，当超越缓冲范围时，指示剂发生颜色改变，颜色的深浅与蛋白质含量呈正比。同时，酸碱指示剂也是灵敏的蛋白显色剂，试带法可用于尿蛋白定性或半定量检测。

2. 磺基水杨酸法（sulfosalicylic acid method，SSA）　又称磺柳酸法。在略低于蛋白质等电点的酸性环境下，磺基水杨酸根离子与蛋白质氨基酸阳离子结合，形成不溶性蛋白盐而沉淀，沉淀量或溶液反应后的浑浊程度，可反映蛋白质的含量，为尿蛋白定性或半定量检查方法。

3. 加热乙酸法是尿蛋白定性的经典方法，蛋白质遇热变性凝固，加稀酸使尿液 pH 降低并接近蛋白质等电点（pH4.7），使变性凝固的蛋白质进一步沉淀，同时可以消除某些磷酸盐和碳酸盐析出所造成的浑浊干扰。

（二）方法学评价

1. 干化学试带法　操作简便、快速、易于标准化，适用于健康普查或临床筛检，目前已广泛应用于临床。

(1)灵敏度和特异性：①不同类型试带的灵敏度可有一定差异，一般为 70～100 mg/L，与所用的酸碱指示剂有关；②试带法对清蛋白灵敏，对球蛋白的灵敏度仅为清蛋白 1/100～1/50，容易漏检本周蛋白；③试带法不适用于肾脏疾病的疗效观察及预后判断；④采用单克隆抗体技术的试带检测清蛋白，可排除其他蛋白质的干扰；⑤基于考马斯亮蓝等染料结合蛋白质的原理，国外已研发出一种新型蛋白试带，对清蛋白、球蛋白、本周蛋白具有同样的灵敏度。

(2)干扰因素：试带法检测尿蛋白的干扰因素及评价见表 4-12。

表 4-12　试带法检测尿蛋白的干扰因素及评价

干扰因素	评价
标本因素	尿液 pH > 9，可致假阳性；尿液 pH < 3，可致假阴性。最适宜尿液 pH5～6，故必要时先调节尿液 pH
食物因素	尿液酸碱度与摄入食物有关，检查前 1 天应均衡饮食，避免摄入过多肉类或蔬菜、水果
药物因素	假阳性：奎宁、奎尼丁、嘧啶等或尿液中含有聚乙烯、吡咯酮、洗必泰、磷酸盐、季铵盐消毒剂等，尿液呈强碱性（pH ≥ 9.0）假阴性：滴注大剂量青霉素或应用庆大霉素、磺胺、含碘造影剂
操作过程	假阳性：试带浸渍时间过长，反应颜色变深 假阴性：试带浸渍时间过短、反应不完全，或浸渍时间过长使模块中的试剂流失

2. 磺基水杨酸法　①操作简便、反应灵敏，与清蛋白、球蛋白和本周蛋白均能发生反应。②灵敏度达 50 mg/L，但有一定的假阳性。③CLSI 将其推荐为尿蛋白的确证试验（conclusivetest）。

(1)假阴性：见于尿液偏碱（pH > 9）或偏酸（pH < 3），因此，检测前先调节尿液 pH 至 5～6。

(2)假阳性：①尿液中含高浓度尿酸、尿酸盐、草酸盐；②与碘造影剂、大剂量青霉素钾盐有关；③尿液中混入生殖系统分泌物。

3. 加热乙酸法　①经典方法，但操作复杂；②特异性强、干扰因素少，与清蛋白和球蛋白均能反应，灵敏度为 150 mg/L。

(1)假阴性：①尿液偏碱（pH > 9）或偏酸（pH < 3），因此，检测前先调节尿液 pH 至 5～6；②对于无盐或低盐饮食患者，检测前应在尿液中加入 1～2 滴饱和氯化钠溶液。

(2)假阳性：尿液混有生殖系统分泌物。

(三)质量保证

应根据具体情况选择尿蛋白定性检查方法。初次就诊患者、现场快速检测、健康体检、疾病筛检等，可采用干化学试带法或磺基水杨酸法。当进行疗效观察或预后判断时，不宜仅采用试带法或磺基水杨酸法，而需要配合加热乙酸法，必要时还需进行尿蛋白定量和特定蛋白质的分析。

尿蛋白检测结果的准确性是临床比较关注的问题，应注重检测方法间的比较和比对，必要时阳性结果要用第 2 种方法核实。标本量多的实验室可按比例抽取阳性标本进行核对和定期进行方法比对。

1. 检测前　嘱患者正常饮食，无其他特殊要求。

2. 检测中

(1)坚持室内质量控制，可采用阳性和阴性两种浓度水平。

(2)采用试带法，应严格遵循规范操作程序，保证浸渍时间恰到好处，时间过短或过长均可造成结果偏差。试带应妥善保存于阴凉干燥处，并注意有效期。

(3)加热乙酸法可因盐类析出产生浑浊而引起假阳性。故务必遵守加热-加酸-再加热的操作程序。还应控制乙酸加入量，否则可影响结果。

(4)加热乙酸法和磺基水杨酸法，均需要调节最适宜尿液酸碱度。

3. 检测后　建立完善的检验报告审核制度，检验结果与临床如有不符，应分析检测前、检测中可能存在的因素，以提高尿蛋白定性检验的诊断价值。

（四）参考区间

阴性。

（五）临床意义

1. 生理性蛋白尿　泌尿系统无器质性病变，尿内暂时出现蛋白尿，程度较轻，持续时间短，诱因解除后消失，称为生理性蛋白尿（physiologic proteinuria）。

（1）功能性蛋白尿：泌尿系统无器质性病变，暂时出现的轻度蛋白尿称为功能性蛋白尿（functional proteinuria）。可由剧烈运动、发热、低温刺激、精神紧张等因素所致，其形成机制可能与上述原因造成肾血管痉挛或充血，而使肾小球毛细血管壁的通透性增加所致。当诱因解除后，尿蛋白也迅速消失。生理性蛋白尿定性一般不超过 1+，定量 < 0.5 g/24 h，常为一过性蛋白尿。

（2）体位性蛋白尿（postural proteinuria）：又称直立性蛋白尿（orthostatic proteinuria）。在直立体位时出现尿蛋白而卧位时消失，且无血尿、高血压、水肿等肾病表现。直立体位时，可能由于前突的脊柱压迫肾静脉或因直立过久肾脏下移，使肾静脉扭曲造成肾静脉瘀血，淋巴、血流循环受阻所致。其特点是卧位时尿蛋白阴性，起床活动或久立后，尿蛋白呈阳性；平卧后又为阴性。多见于青少年。

（3）偶然性蛋白尿：尿液中混入血液、脓液、黏液、生殖系统分泌物（如白带、精液、前列腺液）或月经血等，导致尿蛋白定性试验阳性的蛋白尿，称为偶然性蛋白尿（accidental proteinuria）。因肾脏本身无损害，故又称假性蛋白尿。

2. 病理性蛋白尿　病理性蛋白尿是指泌尿系统器质性病变所致的蛋白尿，可分为以下几种：

（1）肾小球性蛋白尿（glomerular proteinuria）：指肾小球受到炎症或毒素等损害时，引起肾小球毛细血管壁通透性增加，滤出较多的血浆蛋白，超过了肾小管重吸收能力所形成的蛋白尿。形成机制除因肾小球滤过膜的"孔径"增大外，还与肾小球滤过膜的各层特别是足突细胞层的静电屏障作用减弱有关。肾小球性蛋白尿液中蛋白含量常 > 2 g/24 h 尿，通常以清蛋白为主，占 70%~80%，另外，$β_2$ 微球蛋白也可轻度增多。根据滤过膜损伤程度及尿蛋白的组分，可将其分为选择性蛋白尿（selective proteinuria）和非选择性蛋白尿（non-selectiveproteinuria），其鉴别见表 4-13。

表 4-13　选择性蛋白尿与非选择性蛋白尿的鉴别

鉴别点	选择性	非选择性
原因	肾小球损伤较轻，如肾病综合征	肾小球毛细血管壁有严重破裂和损伤，如原发性和继发性肾小球疾病
相对分子质量	4 万~9 万	大相对分子质量、中相对分子质量
蛋白质种类	清蛋白，抗凝血酶、转铁蛋白、糖蛋白、Fc 片段等	IgG、IgA、IgM 和补体 C3 等
尿蛋白定性	3+~4+	1+~4+
尿蛋白定量（g/24 h）	> 3.5	0.5~3.0
Ig/Alb 清除率	< 0.1	> 0.5

（2）肾小管性蛋白尿（tubular proteinuria）：指肾小管受到感染、中毒损伤或继发于肾小球疾病时，重吸收能力降低或抑制，而出现的以小相对分子质量蛋白为主的蛋白尿。尿液 M、溶菌酶增高，尿液清蛋白正常或轻度增多；尿蛋白定性 1+~2+，定量 1~2 g/24 h。常见于肾小管损伤性疾病。

（3）混合性蛋白尿：病变同时或相继累及肾小球和肾小管而产生的蛋白尿，称为混合性蛋白尿（mixed proteinuria），具有以上两种蛋白尿的特点，但各组分所占比例因病变损害部位不同而不一致，也可因肾小球或肾小管受损害程度的不同而有所差异。

（4）溢出性蛋白尿：肾小球滤过功能和肾小管重吸收功能均正常，因血浆中相对分子质量较小或阳性电荷蛋白异常增多，经肾小球滤过，超过肾小管重吸收能力所形成的蛋白尿，称为溢出性蛋白尿（overflow proteinuria）。异常增多的蛋白有游离血红蛋白、肌红蛋白、溶菌酶、本周蛋白（Bence Jones protein，BJP）等，溢出性蛋白尿多为 1+~2+，常见于多发性骨髓瘤等。

（5）组织性蛋白尿（histic proteinuria）：指来源于肾小管代谢产生的、组织破坏分解的、炎症或药物刺激泌尿系统分泌的蛋白质，进入尿液而形成的蛋白尿。以T-H糖蛋白为主，生理性约为20 mg/24 h尿，组织性蛋白尿多为 ± ~ +，定量0.5 ~ 1.0 g/24 h尿。

根据发生部位的不同又可将病理性蛋白尿分为肾前性、肾性和肾后性蛋白尿。①肾前性蛋白尿的临床意义及特征见表4-14；②肾性蛋白尿主要是指肾小球性、肾小管性和混合性蛋白尿；③肾后性蛋白尿主要见于膀胱以下尿道的炎症、结石、结核、肿瘤，泌尿系统邻近器官疾病（如急性阑尾炎、慢性盆腔炎、宫颈炎、盆腔肿瘤等），生殖系统炎症等。

表4-14　肾前性蛋白尿的临床意义及特征

类别	临床定义	特征
血管内溶血性疾病	蚕豆病、阵发性睡眠性血红蛋白尿、血型不合的输血反应	尿液出现大量游离血红蛋白
急性肌肉损伤	心肌梗死、挤压综合征、横纹肌溶解综合征等	尿液出现大量肌红蛋白，严重者可致急性肾衰竭
浆细胞病	多发性骨髓瘤、巨球蛋白血症、重链病、单克隆免疫球蛋白血症、浆细胞白血病	血清或尿液出现大量单克隆、多克隆免疫球蛋白或轻链、重链片段
酶类增高性疾病	急性单核细胞白血病、胰腺炎	尿液溶菌酶或淀粉酶活性增高

三、葡萄糖

健康人尿液中可有微量葡萄糖（< 2.8 mmol/24 h），普通方法检测为阴性。当血糖浓度超过8.88 mmol/L（1.6 g/L）时，尿液中开始出现葡萄糖。尿糖定性试验呈阳性的尿液称为糖尿（glucosuria）。尿糖主要指葡萄糖，也有微量乳糖、半乳糖、果糖、核糖、戊糖、蔗糖等。尿液中是否出现葡萄糖取决于血糖浓度、肾血流量和肾糖阈（renal glucose threshold）。

（一）检测原理

1. 干化学试带法　采用葡萄糖氧化酶法（glucose oxidase method），试带模块中含有葡萄糖氧化酶（glucose oxidase，GOD）、过氧化物酶、色素原等。尿液葡萄糖经试带中葡萄糖氧化酶催化，生成葡萄糖酸内酯和H_2O_2，在存在过氧化物酶的情况下，以H_2O_2为电子受体氧化色素原而呈现颜色变化，颜色深浅与葡萄糖含量呈正比。

常用的色素原有邻联甲苯胺、碘化钾、4-氯-1-萘酚、4-氨基安替比林等。不同色素原反应后的呈色不同，有蓝色、红褐色或红色等。

2. 班氏法（Benedict法）　在高热和强碱溶液中，葡萄糖或其他还原性糖，能将溶液中蓝色的硫酸铜还原为黄色的氢氧化亚铜沉淀，进而形成红色的氧化亚铜沉淀，根据沉淀的有无和颜色变化判断尿糖含量。

3. 薄层层析法（thin layer chromatography，TLC）　采用涂布吸附剂作固定相，醇类或其他有机溶剂作流动相，两相间可做相对移动。各组分随流动相通过固定相时，发生反复的吸附、解析或亲和作用，因其不同的展开速度而得以分离。显色后观察斑点移动距离和溶剂移动距离，计算比移值（rate of flow，Rf），据Rf值可定性鉴定尿液成分，据斑点面积或颜色深浅可作定量测定。

（二）方法学评价

1. 干化学试带法

（1）灵敏度和特异性：试带法灵敏度高1.67 ~ 2.78 mmol/L，特异性强，大多不与非葡萄糖还原物质发生反应，简便快速，易于标准化，适用于健康普查或临床筛检，目前已广泛应用于临床。

（2）干扰因素。

①标本因素：假阳性见于尿液标本容器有残留（如漂白粉、次氯酸等强氧化性物质）或尿液比重过低。假阴性见于标本久置后葡萄糖被细菌分解，或尿液酮体浓度过高（> 0.4 g/L）。

②药物因素：a. 当尿液葡萄糖浓度低，维生素C（> 500 mg/L）可与试带中的试剂发生竞争性抑

制反应，产生假阴性。b. 尿液含有左旋多巴、大量水杨酸盐等可导致假阴性，而氟化钠可致假阳性。

2. 班氏法　本法稳定，试验要求和成本较低，为非特异性方法，可测定尿液中所有还原性物质，包括：①还原性糖类，如半乳糖、果糖、乳糖。②非糖还原性药物，如水合氯醛、氨基比林、阿司匹林、青霉素、链霉素、维生素C、异烟肼等。

班氏法的灵敏度低于干化学试带法，当葡萄糖浓度达8.33 mmol/L时才呈现弱阳性。多种抗生素对班氏法也有不同程度的影响，可能与班氏试剂中铜离子发生反应有关。

目前，利用班氏法原理已生产出药片型试剂，广泛应用于检测还原性物质，其检测便捷，有助于筛检遗传性疾病（如半乳糖血症），如对2岁以下婴幼儿作尿糖检验时，应该包括铜还原试验。

3. 薄层层析法　可作为确诊试验，但操作复杂、费时、成本高，多用于研究。薄层层析法是检测和鉴定非葡萄糖的还原性糖的首选方法。

不同化学物质对尿糖检测的影响见表4-15。

表4-15　不同化学物质对尿糖检测的影响

成分	葡萄糖氧化酶试带法	铜还原片剂法（班氏法）
葡萄糖	阳性	阳性
非葡萄糖成分		
果糖	无反应	阳性
半乳糖	无反应	阳性
乳糖	无反应	阳性
麦芽糖	无反应	阳性
戊糖	无反应	阳性
蔗糖	无反应	阳性
酮体（大量）	可抑制颜色反应	无反应
肌酐	无反应	可能导致假阳性
尿酸	无反应	阳性
尿黑酸	无反应	阳性
药物		
维生素C（大量）	可延迟颜色反应	弱阳性
头孢菌素等	无反应	阳性、棕褐色
左旋多巴（大量）	假阴性	无反应
萘啶酮酸	无反应	阳性
葡萄糖苷酸	无反应	阳性
对苯甲酸	无反应	阳性
盐酸苯氮吡啶	橙色影响结果	不确定
水杨酸盐	可减弱显色	无反应
X射线造影剂	无反应	黑色
污染物		
过氧化氢	假阳性	可掩盖阳性结果
次氯酸（漂白剂）	假阳性	不确定
氟化钠	假阳性	无反应

(三)质量保证

1. 检测前　尿液标本新鲜，无污染，标本采集容器最好为一次性尿杯，静脉滴注大剂量维生素C后应慎做尿糖定性检查。
2. 检测中　强调室内质量控制，可采用阳性和阴性两种浓度水平。
（1）试带法：采用酶促反应，其测定的结果与尿液和试剂模块的反应时间、温度有关。试带应妥善保存于阴凉、干燥处，注意有效期；
（2）班氏片剂法：严格遵循标准化操作规程，并在规定的温度下按规定时间进行比色。
3. 检测后　建立完善的检验报告审核制度，如结果与临床不符，应分析检测前、检测中可能存在的因素，并积极与临床联系，以提高尿糖检测的诊断价值。

(四)参考区间
阴性。

(五)临床意义

尿糖检测主要用于内分泌疾病，如糖尿病及其他相关疾病的诊断、治疗监测、疗效观察等，尿糖检测时应同时检测血糖，以提高诊断的准确性。体内许多激素都对血糖有调控作用，胰岛素能使血糖浓度下降，而生长激素、甲状腺素、肾上腺素、皮质醇、胰高血糖素等使血糖浓度升高。

1. 血糖增高性糖尿（hyperglycemic glycosuria）　该病是由于血糖浓度增高所导致的糖尿。
（1）代谢性糖尿：由于内分泌激素分泌失常，糖代谢发生紊乱引起的高血糖所致。典型的代谢性疾病是糖尿病。
（2）内分泌性糖尿：内分泌性糖尿常见的原因及检查结果见表4-16。

表4-16　内分泌性糖尿常见原因及检查结果

疾病	原因	检查结果
甲状腺功能亢进	甲状腺素分泌过多，食欲亢进、肠壁流血加速，葡萄糖吸收率增高	餐后血糖增高，餐后尿糖阳性，空腹血糖、餐后2h血糖正常
垂体前叶功能亢进	生长激素分泌过多	血糖增高，尿糖阳性
嗜铬细胞瘤	肾上腺素、去甲肾上腺素大量分泌，肝糖原降解为葡萄糖加速	血糖增高，尿糖阳性
Cushing综合征	皮质醇增高，抑制葡萄糖的酵解与利用，且加强了糖原异生作用；糖耐量降低	血糖增高，尿糖阳性

2. 血糖正常性糖尿又称肾性糖尿（renal glucosuria），因肾小管重吸收葡萄糖的能力及肾糖阈降低所致。血糖正常性糖尿（normoglycemic glycosuria）常见的原因及检查结果见表4-17。

表4-17　血糖正常性糖尿常见原因及检查结果

疾病	原因	检查结果
家族性尿糖	先天性近曲小管糖重吸收功能缺损	空腹血糖、糖耐量实验正常，空腹尿糖阳性
新生儿糖尿	肾小管对葡萄糖重吸收功能不完善	尿糖阳性
妊娠或哺乳期	细胞外液容量增高，肾小球滤过率增高而近曲小管重吸收能力受抑制，肾糖阈降低	尿糖阳性

3. 暂时性糖尿
（1）进食大量碳水化合物：如进食含糖食品、饮料或静脉注射大量高渗葡萄糖溶液后，血糖可短暂、一过性增高，超过肾糖阈而导致糖尿。
（2）应激性糖尿：情绪激动、脑血管意外、颅脑外伤、脑出血、急性心肌梗死时，延脑血糖中枢受刺激或肾上腺素、胰高血糖素分泌过多，呈暂时性高血糖和一过性糖尿。
4. 其他糖尿　原尿液中乳糖、半乳糖、果糖、戊糖、蔗糖的重吸收率虽低于葡萄糖，但尿液中总含量并不高。当进食过多或受遗传因素影响时，糖代谢紊乱，这些糖的血液浓度增高而出现相应的糖尿。

四、酮体

酮体是脂肪氧化代谢过程中的中间代谢产物，包括乙酰乙酸、β-羟丁酸及丙酮。酮体是肝脏输出能源的一种形式，因酮体相对分子质量小，能溶于水，可通过血脑屏障和毛细血管壁，是肌肉和脑组织的能量来源，尤其是脑组织的重要能量来源。尿液中酮体（以丙酮计）约为 50 mg/24 h，定性试验为阴性。在饥饿、高脂低糖膳食、剧烈运动、应激状态和糖尿病时，脂肪动员加速，酮体生成增多，尤其是未控制饮食的糖尿病患者，因产生酮体速度＞组织利用速度，可出现酮血症，继而产生酮尿（ketonuria）。

（一）检测原理

1. 亚硝基铁氰化钠法　乙酰乙酸或丙酮与亚硝基铁氰化钠反应生成紫色化合物，但亚硝基铁氰化钠不与羟丁酸发生反应。基于亚硝基铁氰化钠法的尿酮体检测方法见表4-18。

表4-18　基于亚硝基铁氰化钠法的尿酮体检测方法

方法	检测过程
试带法	含甘氨酸、碱缓冲剂、亚硝基铁氰化钠，在碱性条件下，后者与乙酰乙酸、丙酮起紫色反应。
Lange法	尿液中先加固体亚硝基铁氰化钠，后加少量冰乙酸，反复震荡使其溶解、混匀，再沿试管壁缓慢加入氢氧化铵溶液，丙酮或乙酰乙酸与亚硝基铁氰化钠反应，在与氨接触面上形成紫色环。
Rothera法	尿液中加50%乙酸溶液，再加200g/L亚硝基铁氰化钠溶液，混匀，沿试管壁缓慢加入浓氢氧化铵溶液，丙酮或乙酰乙酸与亚硝基铁氰化钠反应，尿液表面出现紫色环。
改良Rothera法	又称酮体粉法，将亚硝基铁氰化钠、硫酸铵、无水碳酸钠混合研磨成粉。在碱性条件下，丙酮或乙酰乙酸与亚硝基铁氰化钠和硫酸铵作用，生成紫色化合物。
片剂法	含甘氨酸（与丙酮反应）和其他物质，可检测尿液、血清、血浆或全血酮体。于片剂上加尿液1滴，片剂呈色，在规定时间内与标准色板进行比色。

2. Gerhardt法　高铁离子（$FeCl_3$，Fe^{3+}）与乙酰乙酸的烯醇式基团发生螯合，形成酒红色的乙酰乙酸铁复合物。Gerhardt法只检测乙酰乙酸。

（二）方法学评价

1. 灵敏度　因试剂和操作的差异，不同检测方法的灵敏度和特异性不同，使用的方便性和普及程度也不尽相同。

2. 干扰因素

（1）假阳性：尿液中含大量肌酐、肌酸，高色素尿，尿液中含酞、苯丙酮、左旋多巴代谢物等。

（2）假阴性：最主要是标本采集和保存不当，或亚硝基铁氰化钠对湿度、温度或光线很灵敏，或试带受潮失活。

（三）质量保证

1. 检测前　乙酰乙酸在菌尿液中会被细菌降解，丙酮在室温下可以快速挥发。因此，应使用新鲜尿液标本并尽快检测。如保存尿液时应密闭冷藏或冷冻，检测时先将标本恢复至室温后再检测。

2. 检测中　阴性和阳性对照是获得可靠结果的保证。为了防止过多的肌酐、肌酸引起假阳性，可在标本中加入少许冰乙酸。试带应存放于阴凉、干燥处，并注意有效期。

3. 检测后　酮体成分的多样性、检测方法的灵敏度、不同病程酮体成分的变化性，均要求检验人员仔细审核结果，及时与临床沟通，做出合理正确的解释。

（四）参考区间

1. 定性　阴性。

2. 定量　酮体（以丙酮计）170～420 mg/L，乙酰乙酸≤20 mg/L。

(五)临床意义

在正常情况下,血酮体和尿酮体存在一定的关系。当血酮体(乙酰乙酸+β-羟丁酸)达到80 mg/L时,尿酮体可达1+;当血酮体达到130 mg/L时,尿酮体可达3+;相对于血酮体,检查尿酮体更加简便、快速。因此,尿酮体检查常被用于糖代谢障碍和脂肪不完全氧化性疾病或状态的辅助诊断。强阳性结果具有医学决定价值,只有约10%的患者体内仅有β-羟丁酸而呈阴性反应。

1. **糖尿病酮症酸中毒**

(1)早期诊断:由于糖尿病未控制或治疗不当,血酮体增高而引起酮症,尿酮体检查有助于糖尿病酮症酸中毒早期诊断(尿酮体阳性),并能与低血糖、心脑血管疾病、乳酸中毒或高血糖高渗透性糖尿病昏迷相鉴别。但是,当肾功能严重损伤而肾阈值增高时,尿酮体排出量减少,甚至完全消失。当临床高度怀疑为糖尿病酮症酸中毒时,即使尿酮体阴性也不能排除诊断,应进一步检查血酮体。

(2)治疗监测:糖尿病酮症酸中毒早期的主要酮体成分是β-羟丁酸(一般试带法无法测定),而乙酰乙酸很少或缺失,此时测得结果可导致对总酮体量估计不足。当糖尿病酮症酸中毒症状缓解之后,β-羟丁酸转变为乙酰乙酸,反而使乙酰乙酸含量比急性期的早期高,此时易造成对病情估计过重。

2. **非糖尿病性酮症** 严重呕吐、腹泻、饥饿、长期禁食、感染、发热、全身麻醉后等均可出现酮尿。妊娠妇女因严重的妊娠反应、妊娠剧吐、子痫、不能进食、消化吸收障碍等因素也可出现酮尿。

3. **其他** 中毒时可出现酮尿,如氯仿、乙醚麻醉后,有机磷中毒等。另外,服用双胍类降糖药(如苯乙双胍)时可出现血糖降低、尿酮体阳性的现象。新生儿出现尿酮体强阳性,应高度怀疑遗传性疾病。

五、亚硝酸盐

尿液亚硝酸盐(nitrite,NIT)主要来自病原菌对硝酸盐的还原反应,其次来源于体内的一氧化氮(NO)。体液中内皮细胞、巨噬细胞、粒细胞等使精氨酸在酶的作用下生成NO,而NO极易在体内有氧条件下,氧化成亚硝酸盐和硝酸盐。

(一)检测原理

Griess法。尿液中含有来源于食物或蛋白质代谢产生的硝酸盐,如果感染了大肠埃希菌或其他具有硝酸盐还原酶的细菌时,可将硝酸盐还原为NIT。尿液NIT先与对氨基苯磺胺(或对氨基苯砷酸)形成重氮盐,再与3-羟基-1,2,3,4-四氢苯并喹啉(或N-1-萘基乙二胺)结合形成红色偶氮化合物,其颜色深浅与NIT含量呈正比。

(二)方法学评价

尿液NIT阳性检出率取决于三个条件:

(1)尿液中是否存在适量硝酸盐。

(2)尿液中的致病菌是否存在硝酸盐还原酶。

(3)尿液在膀胱内是否停留足够长的时间(4 h)。Griess法的灵敏度为0.3~0.6 mg/L。亚硝酸盐检测的干扰因素及评价见表4-19。

表4-19 亚硝酸盐检测的干扰因素及评价

因素	评价
食物	尿液中硝酸盐主要来源于正常饮食、体内蛋白质代谢、或由氨内源性合成。不正常饮食的患者,体内缺乏硝酸盐,即使有细菌感染,也可出现阴性。
药物	假阴性:利尿剂、大量维生素C。假阳性:非那吡啶。
标本	高比重尿使其灵敏度降低;假阳性见于陈旧尿、偶氮剂污染的尿液。
致病菌	常见致病菌:大肠埃希菌属(致病率最高)、克雷伯杆菌属、变形杆菌属、葡萄球菌属、假单胞菌属等。阳性诊断与大肠埃希菌感染率约为80%。粪链球菌属感染时则呈阴性。
尿液停留时间	晨尿标本较好,尿液在膀胱内停留时间长,细菌有充分作用时间,否则易呈假阴性。

（三）质量保证

1. 检测前　宜使用晨尿标本，及时送检，尽快检测。
2. 检测中　做好两种水平的室内质控，定期用阳性标本验证试带的质量。试带应干燥、避光贮存，并注意有效期。
3. 检测后　仔细审核检验报告，综合分析 NIT、试带法白细胞酯酶结果，必要时进行显微镜检查，以提高诊断尿路感染的可靠性。

（四）参考区间

阴性。

（五）临床意义

目前，亚硝酸盐作为尿液化学检查组合项目之一，主要用于尿路感染的快速筛检。与大肠埃希菌感染的相关性高，阳性结果常表示有细菌存在，但阳性程度不与细菌数量呈正比。单一检测 NIT 的影响因素较多，阴性结果不能排除菌尿的可能，阳性结果也不能完全肯定为泌尿系统感染。因此，解释结果时可与白细胞酯酶、尿沉渣显微镜检查相结合，综合分析。尿液细菌培养为确证试验。

六、血红蛋白

健康人血浆中大约有 50 mg/L 游离血红蛋白（Hb），但尿液中无游离 Hb。当发生血管内溶血时，大量 Hb 释放入血液形成血红蛋白血症（hemoglobinemia）。若 Hb 量超过结合珠蛋白结合能力时，血浆游离 Hb 可经肾小球滤出，超过 1.00~1.35 g/L 时，Hb 可随尿液排出，即为血红蛋白尿（hemoglobinuria）。因此，溶血时是否出现血红蛋白尿取决于三个因素：血浆内游离 Hb 的含量、结合珠蛋白的含量和肾小管重吸收能力。

（一）检测原理

1. 干化学试带法　过氧化物酶法。血红蛋白含有血红素基团，具有过氧化物酶样活性，能催化 H_2O_2 作为电子受体氧化色素原呈色，借以识别微量血红蛋白的存在，其呈色深浅与血红蛋白含量呈正比。常用的色素原有邻联甲苯胺、氨基比林和四甲基联苯胺（3,3',5,5-tetram-ethylbenzidine，TMB）等。
2. 化学法　与干化学试带法反应原理一致。常用方法有邻联甲苯胺法、氨基比林（匹拉米洞）法等。
3. 免疫法　采用免疫胶体金法测定原理。

（二）方法学评价

1. 干化学试带法　操作简单、快速，可作为尿液 Hb 的筛检试验，目前广泛应用于临床。不同试带检测灵敏度有所差异，一般为 0.15~0.30 mg/L，除与游离 Hb 反应外，也与完整的红细胞反应。但在高蛋白、高比重尿液中，红细胞不溶解，此时结果只反映 Hb 的量。①假阳性：尿液中含有不耐热性触酶、尿液被强氧化剂污染或尿路感染时某些细菌产生过氧化物酶；②假阴性：尿液中含大量维生素 C 或其他还原物质、过量甲醛、大量亚硝酸盐（反应延迟）。
2. 化学法　邻联甲苯胺法灵敏度为 0.3~0.6 mg/L。操作简单，但试剂稳定性差，特异性较低。假阳性：尿液中有铁盐、硝酸、铜、锌、碘化物等，或过氧化物酶、其他不耐热性触酶。
3. 免疫法　操作简便，灵敏度高（Hb 0.2 mg/L），特异性强，不受鸡、牛、猪、羊、兔 Hb（500 mg/L）辣根过氧化物酶（200 mg/L）干扰，可作为确证试验。

（三）质量保证

1. 检测前　尿液标本要新鲜，检测前将尿液煮沸约 2 min，以破坏白细胞过氧化物酶或其他不耐热性触酶。
2. 检测中　做好 2 种水平的室内质控或设置阳性对照，验证 3% 过氧化氢或试带，以确保其有效性和可靠性。
3. 检测后　正确分析审核检测结果，及时与临床沟通，对异常结果或不能做出合理解释的结果，要选用其他方法进行验证。

（四）参考区间

阴性。

（五）临床意义

尿液出现 Hb 是血管内溶血的证据之一。因此，尿液 Hb 测定有助于血管内溶血性疾病的诊断。常见血管内溶血的因素与疾病见表 4-20。

表 4-20　常见血管内溶血的因素与疾病

因素	疾病
免疫因素	阵发性寒冷性血红蛋白尿症、血型不合的输血
红细胞破坏	心脏瓣膜修复术、大面积烧伤、剧烈运动、急行军、严重肌肉外伤和血管组织损伤
生物因素	疟疾、梭状芽孢杆菌中毒
动植物所致溶血	蛇毒、蜂毒、毒蕈
微血管病溶血性贫血	DIC
药物作用	伯氨喹、乙酰水杨酸、磺胺、非那西汀

七、白细胞酯酶

（一）检测原理

中性粒细胞酯酶法：中性粒细胞胞质中含有特异性酯酶，能使试带中吲哚酚酯产生吲哚酚，吲哚酚与重氮盐形成紫红色缩合物，其呈色深浅与中性粒细胞的多少呈正比。

（二）方法学评价

1. 灵敏度与特异性　灵敏度为（5～15）/μL，特异性较强，只对粒细胞灵敏，与淋巴细胞和单核细胞不反应。

2. 干扰因素

（1）假阳性：假阳性率较高，主要是由于尿液标本被阴道分泌物或甲醛污染所致，或受到在酸性尿液中呈红色或深色的药物或食物影响，如高浓度胆红素、非那吡啶等。

（2）假阴性：见于尿液白细胞少于 10～25 个/μL，尿蛋白 ≥ 5 g/L、尿葡萄糖 ≥ 30 g/L、高比重尿液，尿液中含维生素 C、庆大霉素、头孢菌素等。健康人尿液 pH ≥ 4.5，草酸多以草酸盐的形式存在，如尿液标本中加酸化剂使尿液 pH ≤ 4.4，草酸盐被还原为草酸，则白细胞酯酶反应偏低或出现阴性。

（三）质量保证

1. 检测前　尿液标本要新鲜，若标本久置后白细胞被破坏，可导致试带法与显微镜检查结果差异较大。

2. 检测中　规范操作和质控。

3. 检测后　仔细审核检验报告，结合临床综合分析白细胞酯酶、亚硝酸盐结果，必要时进行显微镜检查，以提高尿路感染筛检诊断的可靠性。

（四）参考区间

阴性。

（五）临床意义

用于诊断泌尿系统感染。肾移植后发生排斥反应时，尿液中以淋巴细胞为主，白细胞酯酶呈阴性。此时，应以显微镜检查为准。

八、胆红素

胆红素（bilirubin）包括非结合胆红素（unconjugated bilirubin，UCB）、结合胆红素（conjugated bilirubin，CB）和 δ-胆红素 3 种，血浆中以前两者为主。健康人血液中结合胆红素含量很低（<4 μmol/L），尿液中不能检出。当血液结合胆红素增高，超过肾阈值时，结合胆红素即可从尿液排出。

（一）检测原理

1. 偶氮法　试带法多采用此原理。在强酸性介质中，结合胆红素与重氮盐发生偶联反应呈红色。其颜色深浅与胆红素含量呈正比。

2. 氧化法

（1）Harrison 法：结合胆红素被硫酸钡吸附而浓缩，与 $FeCl_3$ 反应，被氧化为胆青素、胆绿素和胆黄素复合物，呈蓝绿色、绿色或黄绿色。呈色快慢和深浅与胆红素含量呈正比。

（2）Smith 碘环法：胆红素被碘氧化成胆绿素，在尿液与试剂接触面呈现绿色环。

（二）方法学评价

胆红素检测的方法学评价见表 4-21。

表 4-21　胆红素检测的方法学评价

方法	内容	评价
偶氮法	灵敏度	2,4-二氯苯胺试带的灵敏度为 5～10 mg/L；二氯重氮氟化硼酸盐试带的灵敏度为 2～5 mg/L
	干扰因素	尿蓝母产生的橘红色或红色可干扰结果
		假阳性：接受大剂量氯丙嗪治疗或尿液含有盐酸苯偶氮吡啶代谢产物
		假阴性：①尿液维生素 C 浓度达 1.42 mmol/L 和存在亚硝酸盐是，可抑制偶氮反应；②尿液标本保存不当，胆红素遇光氧化
氧化法	灵敏度	Smith 碘环法最简便，但灵敏度低（胆红素 17.1 μmol/L），目前已少用
		Harrison 法灵敏度较高（胆红素 0.9 μmol/L 或 0.5 mg/L）但操作稍烦琐
	干扰因素	假阳性：水杨酸盐、阿司匹林、牛黄等可使尿液呈紫红色，可干扰 Harrison 法
		假阴性：标本未避光保存

（三）质量保证

1. 检测前　胆红素在强光下易氧化为胆绿素，1 h 后下降约 30%，应使用棕色容器和新鲜尿液标本检测尿胆红素。

2. 检测中　应规范化操作，做好两种水平室内质控，并定期用阳性标本检测试带，确保试带质量。试带应放于阴凉、干燥处，密封避光保存，并注意有效期。

Harrison 法检测尿液胆红素，尿液中要有充足的硫酸根离子，故当加入 $FeCl_3$ 后未见足够的 $BaCl_2$ 沉淀时，可再加适量硫酸铵，促使沉淀产生。

3. 检测后　干化学试带法操作简便，目前多作为定性筛检试验，如反应颜色不典型或结果可疑时，可采用氧化法（Harrison 法）验证。

（四）参考区间

阴性。

（五）临床意义

尿液胆红素检查主要用于黄疸的诊断和鉴别诊断。尿液胆红素阳性见于阻塞性黄疸、肝细胞性黄疸，而溶血性黄疸为阴性。

九、尿胆原和尿胆素

结合胆红素随胆汁排泄进入肠道，在肠道细菌的作用下，先脱去葡萄糖醛酸基，再逐步还原为中胆素原（mesobilirubinogen）、尿胆原（urobilinogen，UBG 或 URO）、粪胆素原等，从粪便中排出为粪胆原（stercobilinogen）。从肠道重吸收的尿胆原，大部分经肝脏（肠肝循环）转化为结合胆红素再排入肠腔，小部分尿胆原则从肾小球滤过或肾小管排出为尿胆原。无色尿胆原经空气氧化及光照后成黄色的尿胆素（urobilin）。

（一）检测原理

1. 干化学试带法

（1）醛反应法：基于改良的 Ehrlich 醛反应原理；

（2）偶氮法：在强酸性条件下，尿胆原与对-四氧基苯重氮四氟化硼发生偶联反应，生成胭脂红色化合物，其呈色深浅与尿胆原含量呈正比。

2. 改良 Ehrlich 法　在酸性溶液中，尿胆原与对二甲氨基苯甲醛发生醛化反应，生成樱红色缩合物，其呈色深浅与尿胆原含量呈正比。

3. Schleisinger 法　在无胆红素尿液标本中，加入碘液，氧化尿胆原成尿胆素，后者与试剂中锌离子作用，形成带绿色荧光的尿胆素-锌复合物。

（二）方法学评价

1. 灵敏度和特异性
（1）醛反应法：可用于尿胆原定性和定量检查，但不同试带的灵敏度不同。
（2）偶氮法：灵敏度为 4 mg/L，不受胆红素干扰，对尿胆原较为特异。
（3）Schleisinger 法：灵敏度为 0.05 mg/L，当尿胆原阴性时，测定尿胆素有意义。

2. 干扰因素
（1）醛反应法：醛反应法的干扰因素见表 4-22。

表 4-22　醛反应法的干扰因素

分类	干扰因素
标本因素	标本久置，尿胆原氧化成尿胆素；标本中大量胆红素可引起颜色干扰
药物因素	假阳性：吩噻嗪类、磺胺类、普鲁卡因、氯丙嗪类药物可使尿液颜色变化 假阴性：与尿液中大量维生素 C 或长期服用广谱抗生素抑制肠道菌群等有关
内源性物质	卟胆原、吲哚类化合物等可与 Ehrlich 醛试剂作用显红色，引起假阳性，可用氯仿抽提法鉴别和确证

（2）偶氮法：当尿液标本中甲醛浓度为 2000 mg/L 或亚硝酸盐 50 mg/L 以上时，其灵敏度下降。

（三）质量保证

1. 检测前　采集新鲜尿液标本；为提高尿胆原检测阳性率，检测前嘱患者口服少量 $NaH-CO_3$ 以碱化尿液；采集餐后 2 h 尿标本更有价值。

2. 检测中　服用 $NaHCO_3$ 后采集的尿液标本，检测前要先以乙酸调节尿液 pH 至弱酸性。采用试带法应规范化操作，做好两种水平的室内质控，并定期用阳性标本检测试带，确保试带质量。试带应存放于阴凉、干燥处，密闭、避光保存，并注意有效期。

3. 检测后　结合尿胆红素的变化正确评价尿胆原和尿胆素。当尿胆原阴性且怀疑为标本久置所致时，应做尿胆素定性试验进行验证。

（四）参考区间

1. 尿胆原定性　阴性或弱阳性（1∶20 稀释后阴性）。
2. 尿胆素定性　阴性。

表 4-23　不同类型黄疸的鉴别诊断

标本	指标	健康人	溶血性黄疸	肝细胞性黄疸	阻塞性黄疸
血清	总胆红素	正常	增高	增高	增高
	非结合胆红素	正常	增高	增高	正常/增高
	结合胆红素	正常	增高/正常	增高	增高
尿液	颜色	浅黄	深黄	深黄	深黄
	尿胆原	阴性或弱阳性	强阳性	阳性	阴性
	尿胆素	阴性	阳性	阳性	阴性
	胆红素	阴性	阴性	阳性	阳性
粪便	颜色	黄褐	深色	黄褐或变浅	变浅或白陶土色
	粪胆素	正常	增高	减低/正常	减低/消失

（五）临床意义

尿胆原已成为尿液分析仪试带法组合检验项目之一。血液和尿液胆红素、尿胆原等检查有助于不同类型黄疸的诊断与鉴别诊断见表 4-23。

十、维生素 C

（一）检测原理

还原法：试带模块中含有 2，6-二氯酚靛酚、中性红、亚甲基绿、磷酸二氢钠和磷酸氢二钠。在酸性条件下，维生素 C（具有 1，2-烯二醇还原性基团）能将试带模块中氧化态粉红色的 2，6-二氯酚靛酚还原为无色的 2，6-二氯二对酚胺。呈色反应由绿色或深蓝色至粉红色变化，其呈色深浅与维生素 C 含量呈正比。

（二）方法学评价

1. 灵敏度和特异性　维生素 C 有左旋抗坏血酸（还原型）和左旋脱氢抗坏血酸（氧化型）两种天然形式。试带法只能检测左旋抗坏血酸，灵敏度（一般为 50～100 mg/L）因试带不同而异。
2. 干扰因素　假阳性：龙胆酸、左旋多巴或尿液 PH > 4.0 时的内源性酚及巯基化合物、半胱氨酸和硫代硫酸钠等。假阴性：碱性尿液（因维生素 C 易分解）。

（三）质量保证

1. 检测前　尿液标本必须新鲜、无污染。
2. 检测中　做好试带的质控。
3. 检测后　注意高浓度的维生素 C 是否对隐血、胆红素、葡萄糖、亚硝酸盐检测结果产生干扰。尤其当试带法检测结果与临床不符时，要注意是否为尿液维生素 C 浓度过高所致的负干扰。

（四）参考区间

阴性。

（五）临床意义

22.8% 的常规尿液标本可以检测出维生素 C，浓度为 71～3 395 mg/L（平均 372 mg/L）。维生素 C 水平与机体摄入量有极大相关性。维生素 C 浓度增高可对隐血、胆红素、葡萄糖、亚硝酸盐试带反应产生严重的干扰（见表 4-24）。检测维生素 C 的意义并非用于维生素 C 的定量，而是用于判断试带法其他检测项目是否准确可靠，是否受到维生素 C 的影响，以便对阴性结果给予正确的分析和评价。

表 4-24　维生素 C 对干化学检测项目的干扰

检测项目	干扰检测所需维生素 C 浓度（mg/L）	反应物
隐血/血红蛋白	≥ 90	试剂模块浸渍的 H_2O_2
胆红素	≥ 250	试剂模块浸渍的重氮盐
亚硝酸盐	≥ 250	反应过程中产生的重氮盐
葡萄糖	≥ 500	反应过程中产生的 H_2O_2

第四节　尿液其他化学检查

尿液中蛋白质的成分复杂，简单的化学定性试验起初步过筛的作用，为了明确蛋白质的性质和来源，需要对特定蛋白质组分进行定性或定量分析，用以指导临床进行疾病诊断及病情观察。

一、尿液本周蛋白定性检查

骨髓瘤细胞合成的异常免疫球蛋白，其轻链（light chain, LC）与重链（heavy chain, HC）合成不平衡，因 LC 产生过多，使游离 LC 过剩。LC 能自由通过肾小球滤过膜，当浓度超过近曲小管的重吸收能力时，可自尿液排出，即本周蛋白尿或轻链尿。本周蛋白（Bence Jones pro-tein, BJP），又称凝溶蛋白，有 κ 型和 λ 型两种，是一种免疫球蛋白的轻链或其聚合体。此种蛋白在 pH4.9 ± 0.1 条件下，加热至

40~60℃时可发生凝固,温度升高至90~100℃时,沉淀消失,而温度降至56℃左右时,重新凝固。

(一)检测原理

1. 热沉淀-溶解法　根据BJP在40~60℃凝固,90~100℃溶解的特性而设计。

2. 对甲苯磺酸(TSA)法　基于对甲苯磺酸能沉淀分子量较小的本周蛋白,而与其他大分子蛋白质不反应的原理。

3. 电泳法　基于蛋白电泳分离的原理,尿液蛋白在载体上经电泳,BJP可在β至γ球蛋白区带间出现"M"带。

4. 免疫电泳　基于区带电泳和免疫学特异性抗原抗体反应的原理。

5. 免疫固定电泳　许多生物分子都带有电荷,其电荷的多少取决于分子结构及所在介质的pH值和组成。由于混合物中各种组分所带电荷性质、电荷数量以及相对分子质量的不同,在同一电场的作用下,各组分泳动的方向和速率也各异。因此,在一定时间内各组分移动的距离也不同,从而达到分离鉴定各组分的目的。

6. 免疫速率散射浊度法　尿样本中的蛋白与特异性抗体形成免疫复合物,这些免疫复合物会使穿过样本的光束发生散射,散射的强度与尿样中相关蛋白浓度呈正比,与已知的标准浓度对比就可得出结果。

(二)方法学评价

见表4-25。

表4-25　尿液本周蛋白测定的方法学评价

方法	评价
热沉淀-溶解法	本法特异性较高,无须特殊仪器及试剂,但操作费时,敏感度低,一般需尿液中BJP大于0.3g/L,甚至高达2g/L时才能检出,致使假阴性率高,所需标本量大,目前已不常用
对甲苯磺酸(TSA)法	本法操作简便,灵敏度较热沉淀法高,本周蛋白在3 mg/L以上即可被检出,但特异性差,易受球蛋白干扰,尿球蛋白大于5g/L时出现假阳性,因此仍作为本周蛋白的过筛试验
电泳法	本法灵敏度高,对本周蛋白的检出率可达97%,但肌红蛋白、溶菌酶、转铁蛋白或多量细菌的沉淀物也可与电泳时出现类似于"M"带,仍需进行免疫电泳加以鉴别
免疫电泳	本法简便易行、样本用量少,在抗原体最适比例时,分辨率高、特异性强
免疫固定电泳	自动化尿蛋白电泳能很好地协助临床判断肾脏的主要损害。通过光电扫描定量分析,还能做尿蛋白的选择程度估计。其电泳图谱及扫描图形容易保存,利于分析比较。该技术尚备有完整的定性标准,半定量效果,易于量化
免疫速率散射浊度法	可以定量检测尿液中结合的和游离的κ或λ型免疫球蛋白轻链

(三)参考区间

1. 热沉淀-溶解法和对-甲苯磺酸(TSA)法　阴性。

2. 免疫固定电泳　正常人尿液中无白蛋白或只有微量白蛋白。

3. 免疫速率散射浊度法　采用不同仪器和试剂,参考区间也不同,以下仅供参考:

尿免疫球蛋白κ型轻链1.7~3.7g/L;κ/λ比值0.75~4.5;

尿免疫球蛋白λ型轻链0.9~2.1g/L;κ/λ比值0.75~4.5。

(四)质量保证

1. 标本采集的要求　收集新鲜尿液,否则其他蛋白分解变性导致假阳性,最好晨尿,尿量不少于15 mL,及时送检。热沉淀法要求标本量大。浑浊尿标本不能用于热沉淀法,应离心取上清液。若为蛋白尿,应先用加热醋酸法沉淀普通蛋白质,趁热过滤。过滤要迅速,不要震荡,防止本周蛋白夹杂于其他沉淀的蛋白中被过滤掉造成假阴性。高浓度的本周蛋白在90℃不易完全溶解,需做阴性对照或将标本稀释。

2. 严格控制pH　热沉淀法最适pH为4.5~5.5,低于pH4.0时,分子聚合受到抑制而致假阴性。

3. 对甲苯磺酸沉淀法　如尿液中出现其他球蛋白（大于 5.0 g/L）可出现假阳性，需进行确证试验。

4. 电泳法　如尿液中本周蛋白含量低，则需预先浓缩尿液 10～50 倍，为便于分析常需做患者及正常人血清蛋白电泳及浓缩尿电泳。

5. 免疫电泳法　是电泳技术与双向免疫扩散技术的组合，方法简单易行、样品用量少、分辨率高。但不同的抗原物质在溶液中含量差异较大时，不能全部显现出来，需预测抗原与抗体的最适比。电泳条件可直接影响沉淀线的分辨率，结果判断需积累一定的经验。要注意抗血清的有效期和加入的量。

6. 药物影响　在使用某些药物如利福平类抗结核药时，有的患者可出现本周蛋白尿。

7. 肌红蛋白、溶菌酶、游离重链、运铁蛋白、脂蛋白或多量细菌沉淀物等也可出现类似于 M 的区带。因此，当乙酸纤维素膜上出现波峰或怀疑有相关的疾病时，应进行免疫电泳。

8. 用热沉淀-溶解法检测时，若同时存在其他蛋白质，可使热沉淀-溶解法的敏感性降低或出现假阴性。

9. 免疫速率散射浊度法，标本中有浑浊现象和颗粒可能干扰测定结果。因此，含有颗粒标本必须在检测前离心沉淀。切勿使用通过离心处理不能澄清的脂血样本。

（五）临床意义

（1）当浆细胞恶性增殖时，可能有过多的轻链产生或重链的合成被抑制，致使过多的轻链通过尿液排出。

（2）约 50% 的多发性骨髓瘤患者和 15% 的巨球蛋白血症患者，其尿液中出现 BJP。

（3）原发性肾淀粉样变性、恶性淋巴瘤、慢性淋巴细胞白血病、转移癌、慢性肾炎、肾癌等患者尿液中也偶见 BJP。

二、尿液 Tamm-Horsfall 蛋白

Tamm-Horsfall 蛋白（Tamm-Horsfall protein，THP）为尿液中黏蛋白的一种，是一种肾特异性蛋白质，可作为这一段肾小管的抗体标志。THP 为管型的主要基质成分，当机体炎症、自身免疫性疾病、尿路梗阻性疾病等引起肾脏实质损伤时，THP 可沉着于肾间质并刺激机体产生相应的抗体。目前采用酶联免疫吸附法或放射免疫法测定。

（一）检测原理

1. 酶联免疫吸附法　采用抗原与抗体的特异反应将 T-H 蛋白与酶连接，然后通过酶与底物产生颜色反应，用于定量测定。

2. 放射免疫法　利用放射性核素标记抗体，然后与被测的 T-H 蛋白结合，形成抗原抗体复合物的原理来进行分析。

（二）方法学评价

放射免疫法是一种十分经典的方法，具有较高的灵敏性和特异性，但是存在放射污染等不足。酶联免疫吸附试验是应用较成熟的一种方法，可得到较可靠的结果，但检测较费时。

（三）参考区间

24 h 尿 29.78～43.94 mg/(24 h·mgCr)（ELISA 法）

随机尿 7.42～8.74 mg/mgCr

（四）质量保证

（1）收集 24 h 尿或随机尿标本，随机尿应同时检测尿肌酐，用以部分矫正肾小球滤过率（glomerular filtration rate，GFR）的影响。

（2）如果样本收集后不及时检测，请按一次用量分装，冻存于 -20℃，避免反复冻融，在室温下解冻并确保样品均匀地充分解冻。

（五）临床意义

1. 尿 THP 减少　见于肾实质病变如慢性肾衰竭及急性肾小球肾炎等导致肾单位大量减少，THP 生成显著降低。单纯下尿路炎症时尿 THP 水平无变化。

2. **尿液 THP 含量增加**　见于各种原因如间质性肾炎、尿路长期梗阻、自身免疫性疾病、药物中毒、铜和铬中毒等引起的肾小管损伤，并与病情相一致。尿 THP 一过性增高，可见于重铬酸钾中毒和肾移植后急性排斥反应期。THP 持续维持较高水平提示易形成尿结石。

3. **用于尿道结石患者体外震波碎石治疗效果的判断**　碎石成功则尿 THP 含量逐渐升高，至第二天达高峰值，之后逐渐下降；若失败则尿 THP 含量无变化。

4. **其他**　用于泌尿系统结石形成机制的研究，结石患者尿液中类黏蛋白增多，上尿路结石的 THP 含量高于下尿路结石，而且结石患者的 24 h 的 THP 排出量高于正常人。

三、尿液清蛋白定量测定

清蛋白（albumin，Alb）是血浆蛋白的主要成分，在血浆中清蛋白带负电荷，少量通过肾小球，主要由近曲小管重吸收，尿液中含量极微（为 5～30 mg/24 h）。早期的肾小球病变，清蛋白排泄率即有所增加，但因未达到 100 mg/L 或 150 mg/24 h，常规定性方法尚不能检出，只有通过更敏感的方法才可检测到尿液中清蛋白的含量的变化，因而曾于 1982 年被 Viberti 命名为微量清蛋白（microalbumin，MAlb），以区别于普通的尿蛋白，但实质上它仍是尿蛋白的一部分，只是该指标的早期变化能更加敏感的反映肾小球功能的损害。

（一）检测原理

1. **溴甲酚绿法**　血清清蛋白在 pH4.2 的缓冲液中带正电荷，在有非离子型表面活性剂存在时，可与带负电荷的染料溴甲酚绿结合形成蓝绿色复合物，在波长 630 nm 处有吸收峰，其颜色深浅与清蛋白浓度呈正比例，与同样处理的清蛋白标准比较，可求得血清中清蛋白含量。

2. **放射免疫法（RIA）**　以放射性核素标记的抗原与反应体系中未标记的抗原竞争结合特异性抗体为基本原理来测定待检样品中抗原量的一种分析法。

3. **酶联免疫法（ELISA）**　首先使抗原或抗体结合到某种固相载体表面，并保持其免疫活性，然后使抗原或抗体与某种酶连接成酶标记抗原或抗体。加入酶反应底物后，底物被酶催化变为有色产物，产物的量与标本中受检物质的量呈正比，故可根据颜色反应的深浅进行定性或定量分析。

4. **免疫比浊法**　抗原抗体在特殊缓冲液中快速形成抗原抗体复合物，反应液出现浊度。当保持反应液抗体过量时，形成的复合物随抗原量增高而增高，反应液浊度也随着增高，其结果与一系列标准品对照，即可计算出受检物的含量。

（二）方法学评价

见表 4-26。

表 4-26　尿液清蛋白测定的方法学评价

方法	评价
溴甲酚绿法	该法操作简单，试剂易得，但敏感度及特异性均较差，线性范围窄，不利于检出微量清蛋白，目前已少用。
放射免疫法（RIA）	以放射性核素标记的免疫分析法，是标记抗原与非标记抗原对特异性抗体的竞争结合反应。有成品试剂盒，但受试验室条件限制，且有放射污染。
酶联免疫法（ELISA）	此法灵敏度高、特异性强，无放射污染、标记试剂稳定，几乎可以检测所有可溶性抗原抗体系统。
免疫比浊法	此法操作简便，灵敏度高、精密度高、稳定性好、测定时间快，由商品试剂盒，在紫外分光光度计、特种蛋白仪及普通光度计的紫外光区均可测定。敏感度及特异性较高，可以同放免法相媲美。但受尿液中其他混浊性杂质的干扰，而且当清蛋白浓度超过抗血清中的抗体浓度是不易得到可靠结果。

（三）参考区间

晨尿：5.1～6.5 mg/L；

随机尿：（1.27±0.78）mg/mmolCr 或（11.21±6.93）mg/gCr。

（四）质量保证

1. 检测前

（1）标本留取：由于方法不同可留取晨尿、随机尿或 24 h 尿，留取 24 h 尿时容器加盖，4℃存放，必要时加防腐剂。

（2）注意非特异性浊度的控制：标本需经过离心后测定，以除去尿液中有形成分及不溶性杂质，容器及所用实验器材要清洁干燥，抗血清宜在 4℃保存，防止被其他杂质污染，更不可反复冻融。

（3）剧烈运动后尿液中清蛋白排出量可增高，宜收集清晨或安静状态下的尿液。

（4）嘱患者正常饮食。

2. 检测中

（1）注意抗原抗体的比例：检查前最好先进行蛋白定性或半定量，或利用仪器的自检功能，对蛋白含量较高者给予适当稀释。

（2）严格控制反应时间。

（3）注意试剂在有效期内使用，每次更换试剂后应重新制作标准曲线。

3. 检测后　根据检测方法和所用尿标本类型不同，报告方式也不同。

（1）晨尿法：报告每升尿排出量（mg/L）。

（2）定时留尿法：计算单位时间内的排泄率（mg/24 h），推荐以 24 h 尿清蛋白总量，即尿清蛋白排泄率（urin albumin excretion rate，UAE）表示。

（3）随机尿法：采用随机尿测定 MAlb，同时测定尿肌酐，用肌酐比值报告排除率（mg/mmolCr 或 mg/gCr），基本上反映了患者在生理状态下肾脏排出尿蛋白的情况，剔除了晨尿所致的尿液浓缩因素，并可进行快速测定。

（五）临床意义

肾小球发生病变可使清蛋白滤过增加，肾小管受损影响蛋白质重吸收也会出现清蛋白排泄率升高。

1. 早期肾损害的筛检　糖尿病、高血压、重金属及药物中毒性肾病，清蛋白排泄率的增加可出现于其他指标变化之前，定期监测有助于早期发现肾脏损害。

2. 过敏性紫癜的肾功能监测　过敏性紫癜患者中，有 77% 的患者会并发肾炎或肾病，而最早发生的变化是尿液中清蛋白增加。

3. 肾小球肾炎的病情观察　病变急性期清蛋白排泄率明显升高，在恢复期趋于正常，但疾病稍有活动该指标立即上升。

4. 其他　尿路感染时，尿清蛋白的排泄率轻度升高，某些特发性水肿的患者尿清蛋白排泄率也高于正常人。

四、α_1-微球蛋白

α_1-微球蛋白（α_1-microglobulin，α_1-MG）是由人体的肝脏和淋巴细胞合成，分子量约为 33 000 道尔顿的糖蛋白。血液中游离的 α_1-MG 可自由通过肾小球滤过膜，95%~99% 在肾近曲小管重吸收和代谢，只有微量从终尿排出，而结合型的 α_1-MG 则不能通过肾小球，其在尿液中的浓度为零。故正常情况下尿液中 α_1-MG 含量甚微。

（一）方法学评价

酶免疫分析法或免疫比浊法，以后者较为常见。

（二）质量保证

1. 运动后尿液中排出量可增加，尿液检测时应在安静状态下为宜。

2. 随机尿液标本测定时应同时测定尿肌酐，以尿 α_1-MG 与肌酐浓度的比值报告，避免尿液浓缩与稀释的影响。

（三）参考区间

0~15 mg/L。

（四）临床意义

肾小管重吸收功能障碍时，尿液中 α_1-MG 含量增加，表示可能发生了肾小管损伤，这种损伤在肾炎和早期糖尿病性肾病中可能出现，在与重金属接触或者服用了肾毒性药物之后也会发生，并且肾小管对 α_1-MG 重吸收障碍先于 β_2-MG，因此尿 α_1-MG 比 β_2-MG 更能反映肾小管早期损伤。同时尿 α_1-MG 不受恶性肿瘤等其他疾病影响，亦不受尿 pH 的影响，故更为可靠，有取代 β_2-MG 的趋势。基于 α_1-MG 全部经肾小球滤出，血清 α_1-MG 水平增高可作为肾小球滤过率降低的指标，比 Ccr 灵敏。随年龄增长，尿液中 α_1-MG 有上升趋势。此外，血清 α_1-MG 降低见于严重肝实质性病变，如重症肝炎、肝坏死等。

五、尿液酶的检查

正常人每日排出的蛋白质成分中有少量的酶。由于绝大多数酶的分子较大，很难由肾小球滤过，滤过的某些小分子酶类大部分又被肾小管重吸收，因此尿液中酶的来源主要是肾小管上皮细胞，其次是血浆、尿路及生殖系统。其中，来自肾小管上皮细胞的酶主要有谷氨酰氨基转移酶、丙氨酸氨基转肽酶、N-乙酰-β-D 氨基葡萄糖苷酶等，一旦肾组织损伤，这些酶可分泌到尿液中。另外，血液中的淀粉酶、溶菌酶和胰蛋白酶在大量升高或肾小球通透性增加时也可进入尿液。早在 1959 年 Rosolki 等就观察到肾脏疾病患者尿液酶活性升高，并用于临床诊断。由于尿酶的测定方法简单、敏感，而且大多数项目已有成品试剂盒，使这些检查逐步在临床开展，用于诊断早期的肾损害及疗效观察。

在尿酶测定时，通常是计算单位体积尿（L 或 mL）中的酶活性单位，因受尿量影响，波动过大而无实用价值。收集 24 h 尿标本测定其酶活性再进行换算虽实用价值很大，但需时间长，且需妥善保存标本。Dorfman 提出采用夜间 8 h 尿进行测定，方法标准、结果可靠。Well-wood 等建议同时测定尿肌酐来计算酶活性 / 肌酐，以免酶活性因尿流速率变化而异。本法方便，可以测定随机尿，标本用量少，对肾病诊断价值较大。因此，尿酶活性可以下列三种方法进行计算。

肌酐换算法：

尿酶活性（U/gCr 或 U/mmolCr）= $\dfrac{\text{酶活性单位 /L}}{\text{肌酐浓度（g/L 或 mmol/L）}}$

8 h 尿量计算法：

尿酶活性（U/8 h）= 酶单位 /L × 8 h 尿量（L）

酶清除率法：

酶清除率 = $\dfrac{\text{尿酶活性} \times \text{血清肌酐浓度}}{\text{血清酶活性} \times \text{尿肌酐浓度}} \times 100$

（一）N-乙酰-β-D 氨基葡萄糖苷酶（N-acetyl-D-glucosaminidase，NAG）

测定 N-乙酰-β-D 氨基葡萄糖苷酶是一种位于细胞溶酶体的酸性磷酸酶，存在于所有组织中，以前列腺和肾近曲小管细胞内含量最高，分子量约为 130～140 kD，因分子量较大，正常肾小球不能滤过。尿液中 NAG 主要来源于肾近曲小管上皮细胞，故尿 NAG 可作为肾小管损伤的标志物。肾组织中有多种 NAG 同工酶，以 A 型、B 型、I_1 型、I_2 型为主，肾损伤时 B 型明显升高。NAG 可水解底物对硝基酚-N-乙酰-β-D 氨基葡萄糖苷（PNP-NAG）或 2-氯-4 硝基苯基-N-乙酰-β-D 氨基葡萄糖苷（CNP-NAG），使之生成 NAG 及 PNP 或 CNP。该酶化学性质稳定，不受尿液中细菌及细胞成分的破坏，体外冷冻（或冷藏）数日活性不变。

1. 检测原理

（1）对硝基酚比色法：NAG 催化对硝基酚-N-乙酰-β-D 氨基葡萄糖苷（PNP-NAG）水解，生成对硝基苯酚（PNP），经一定时间后终止反应，并使 PNP 显色，在规定波长下检测 PNP 引起的吸光度升高值，推算样品中 NAG 的活性。在尿 NAG 测定的同时，测尿肌酐浓度，计算 NAG/Cr 可排除由于尿液稀释或浓缩带来的影响。

（2）荧光光度法：NAG可水解荧光底物4-甲基伞形酮N-乙酰-β-D氨基葡萄糖苷，生成游离的4-甲基伞形酮（4-MU），后者在碱性条件下变构，受激发后产生荧光可用于仪器检测。

（3）电泳法：基于蛋白电泳分离的原理，尿液蛋白在载体上经过电泳，可分离出NAG同工酶。

2. 方法学评价　见表4-27。

表4-27　N-乙酰-β-D氨基葡糖苷酶测定的方法学评价

方法	评价
对硝基酚比色法	本法以PNP-NAG为底物与CNP-NAG比较，试剂更加稳定，呈色基团PNP的摩尔吸光度是CNP的三倍，具有较高灵敏度
荧光光度法	本法灵敏度高，不受尿色干扰，除服用产生荧光物质的药物外，无须设置空白反应管。该法要求条件仍较高
电泳法	用于NAG同工酶测定，可计算B型与A型同工酶的比值，提高NAG酶的诊断特异性

3. 参考区间

PNP-NAG法：尿NAG活性 < 18.5 U/L尿；

肌酐校正后：< 1.4 U/mmolCr（< 16.1 U/gCr）；

荧光光度法：3.19 ~ 6.39 U/gCr。

4. 质量保证

（1）标本采集：根据检查目的选择留尿方法，如直接测定并报告酶活性，最好采用晨尿；若计算酶/Cr可用随机尿。但无论哪种标本，在采集前均禁做一切泌尿、生殖系统的有创性检查，并避免生殖道分泌物污染。

（2）标本处理：应及时测定，否则需离心除去有形杂质，取上清液冷冻或冷藏。血尿、脓尿等病理性尿液应离心后取上清液检测。

（3）试剂处理：用对硝基酚比色时，配制底物溶液宜在室温下以少量试剂缓冲液（pH4.6）将底物调成糊状，再逐渐加缓冲液到所需量。也可用磁力搅拌器助溶，切勿污染、加热。

（4）线性范围：如酶活性偏高，吸光度值超出线性范围（721型分光光度计大于0.6；722以上型大于1.0），应将标本以生理盐水稀释后重新测定。

（5）影响因素：尿液肌酐浓度增高可使结果偏低，必要时应稀释尿液。

5. 临床意义

（1）肾脏病变：尿NAG酶活性增高是肾小管损害的敏感指标，各种原因所致肾小管损伤均可出现，肾小球病变时尿NAG酶活性也增高，并与病变程度相关。因此在肾小球肾炎、肾盂肾炎、慢性肾功能不全、肾病综合征以及高血压、糖尿病、过敏性紫癜、多发性骨髓瘤等导致肾损害时，NAG活性都明显升高，以NAG-B最明显。

（2）肾移植排斥反应：肾移植存活者，尿NAG不增加。2/3的肾移植患者在发生排斥反应的前1 ~ 3d，NAG酶活性即可明显升高。该指标有利于早期发现排斥反应。

（3）上、下尿路感染的鉴别：上尿路感染如肾盂肾炎时NAG酶活性升高；下尿路感染如膀胱炎、尿道炎时，酶活性无明显升高。上尿路感染时的测定结果高于下尿路感染，有助于感染的定位检查。

（4）糖尿病肾病、高血压肾病：近年来的研究发现糖尿病、高血压患者出现肾病的早期即可有肾小管损伤，尿NAG、α_1-MG等肾小管损伤标志物的变化甚至早于微量白蛋白尿的出现，三者的联合检查对早期发现糖尿病、原发性高血压、妊娠诱发高血压并发肾病有一定意义。

（二）尿液γ-谷氨酰基转移酶（γ-glutamyl transferase，γ-GT或GGT）

测定肾、肠及胆道等组织均含有此酶，尿液中浓度为血清中浓度的26倍，活性稳定，冷冻或冷藏可保存数日。人体内共有4种同工酶，当肾小管上皮细胞受损时γ-GT释放入尿液中使测定值升高。

1. 检测原理

（1）对硝基苯胺比色法：γ-GT 可将 γ-L-谷氨酰基对硝基苯胺的谷氨酰基转移到受体双甘肽分子上，生成谷氨酰基双甘肽，同时生成有色的对硝基苯胺，在 410 nm 波长比色测定生成的对硝基苯胺量。

（2）速率法：以溶解度较大的 L-γ-谷氨酰-3 羧基-对硝基苯胺（3-carboxy-GGP-NA）做底物，γ-GT 将其谷氨酰基转移给双甘肽，同时生成黄色的 2-硝基-5-氨基苯甲酸，引起 405～410 nm 波长处吸光度的增高。吸光度增高的速率与酶活性呈正比。

（3）重氮反应比色法：以 L-谷氨酰-α-萘胺作底物，γ-GT 将其谷氨酰基转移给双甘肽，同时释放出游离的萘胺，后者与重氮试剂反应，产生红色化合物。

2. 方法学评价　见表 4-28。

表 4-28　尿液 γ-谷氨酰基转移酶测定的方法学评价

方法	评价
对硝基苯胺比色法	本法的缺点是所用底物的溶解度低，配成溶液后在贮存过程中易析出结晶，影响测定结果
速率法	该发所用底物的溶解度大，能配成高浓度的溶液，又没有明显自然水解，较稳定，在临床检验中广泛应用
重氮反应比色法	本法主要用于血清 γ-GT 测定，可以用手工法测定。不受实验室条件影响，但尚未用于尿酶测定

3. 参考区间

对硝基苯胺比色法：37℃ 4～42 U/L 或 6～45 U/gCr；

速率法：< 30 U/L 或 3～3.7 U/mmolCr（或 < 18～37 U/gCr）。

4. 质量保证

（1）标本要求：新鲜晨尿，为避免由于尿流速率带来的结果偏差，对明显浓缩或稀释尿建议测 Cr。尿液与试剂 1∶20 为最适范围。

（2）仪器校准：在波长 405～410 nm 处，底物 γ-L-谷氨酰-3 羧基-对硝基苯胺的吸光度最低，而对硝基苯胺仍保持一定的吸光度，两者差值最大。因此分光光度计的波长应力求准确并固定使用，定期测定校准仪器的吸光系数。

（3）底物与试剂：务必保持底物的纯度，否则 γ-L-谷氨酰基对硝基苯胺可能含有 D-构型，将抑制 γ-GT 的活性。试剂中游离的对硝基苯胺和其他不纯物质对酶活性有抑制作用。如试剂空白过高，表示该试剂已不能使用。双甘肽在高温条件下保存会部分水解产生游离甘氨酸，后者也可抑制酶活性，因此各种试剂均应低温保存。

5. 临床意义

（1）肾脏受损的早期诊断：尿 γ-GT 是肾小管炎症的敏感指标，当肾脏局部的炎症累及近曲小管时，尿 γ-GT 增高，以自身免疫所引起的炎症反应（如 SLE）最为显著，某些重金属所引起的中毒性肾损害，尿 γ-GT 也显著增高。相反，如果肾脏仅有组织结构上的异常或继发性损害，并无炎症反应（如多囊肾、糖尿病肾病等），尿 γ-GT 并不增高。此外，同其他尿酶一样，尿 γ-GT 也可作为氨基糖苷类抗生素肾毒性的监测指标。注射造影剂可使尿 γ-GT 的排出暂时性增高。

（2）肾小管肾炎的疗效观察：大多数肾小管肾炎患者尿 γ-GT 均增高，尿 γ-GT 增高的程度与肾炎的活动度直接相关。当肾炎患者用皮质激素或免疫抑制剂治疗得以缓解时，尿 γ-GT 大多可恢复正常。

（3）肾癌的标志物：肾癌患者肾组织 γ-GT 的含量显著低于正常组织，尿 γ-GT 也低于正常。

（4）肾移植排斥反应观察指标：肾移植后，随着肾功能的恢复，尿 γ-GT 的排出亦明显增高，1 周左右尿 γ-GT 恢复正常水平。如果出现排斥反应，尿 γ-GT 将再一次升高。

（三）尿液丙氨酸氨基肽酶测定

丙氨酸氨基肽酶（alamine aminopeptidase，AAP）依据其组织来源，AAP 同工酶分为血清、肝、肾、尿四种。因分子量大，血中 AAP 不能通过肾小球滤过膜。尿 AAP 主要来源于肾小球小管刷状缘，是肾脏损害较灵敏和特异的指标。

1. 检测原理　尿液中 AAP 测定多用丙氨酸对硝基苯胺基质法（速率法），在 405 nm 波长处测定对硝基苯胺的生成率。

2. 方法学评价　本法试剂已商品化。

3. 参考区间　< 1.8 U/mmolCr（或 < 16 U/gCr）。

4. 临床意义

（1）各种肾脏疾病诊断的辅助指标：肾病综合征、慢性肾小球肾炎及慢性肾功能不全时，尿 AAP 均有明显升高。

（2）肾移植后排斥反应的观察：肾移植后发生排斥反应者，89% 的患者尿 NAG 活性升高，91% 的尿 AAP 活性升高，升高时间早于临床表现。

（3）肾毒性损害的早期指标：在金属如汞所致急性肾中毒，庆大霉素、顺铂、环孢素 A 等所致药源性肾损害中发现，尿 AAP、NAG 升高早于临床表现，尿 AAP 特异性类似于尿 NAG，但敏感性高于 NAG。

（四）尿淀粉酶测定

淀粉酶（amylase，AMS）全称 1，4-α-D-葡萄糖-葡聚糖水解酶，能水解淀粉、糊精和糖原，对食物中多糖类化合物的消化起重要作用。当胰腺有炎症或胰液排出受阻时，胰腺的淀粉酶会从胰管管壁及胰泡逸出，吸收入血而随尿排出。

1. 检测原理

（1）碘-淀粉比色法（Somoggi 法）：用已知浓度的可溶性淀粉为底物，经过标本中淀粉酶水解作用后，剩余的淀粉与碘作用产生蓝色，测定酶作用后剩余的淀粉量来推算出酶活性。

（2）染色法：将某些色素与淀粉结合作为基质，在淀粉酶作用下释放可溶性色素，再根据释放出的色素量来推算尿淀粉酶活性。

（3）对硝基苯酚麦芽七糖法（4 nP-7G 法）：以对硝基苯酚麦芽七糖苷为底物，经 α-淀粉酶催化，生成一系列寡糖，最终生成对硝基苯酚和葡萄糖。

（4）电泳法：基于蛋白电泳分离的原理，尿液蛋白在载体上经电泳分离。

（5）酶法：利用 CNPG3，这种底物直接与 α 淀粉酶发生反应，从底物中释放出 CNP，每分钟吸光度增加与 α 淀粉酶的活性呈正比，吸光度增加在波长处 410 nm 测定。

（6）干片（速率法）：将一滴患者样本滴在干片上，并通过扩散层均匀地分布到试剂层，扩散层含有反应所需的染色淀粉底物，样本中的淀粉酶催化该已染色淀粉的水解反应，生成更小的染色糖类。然后，这些染色糖类分散到试剂下层。分别在 2、3 min 和 5 min 时，通过反射光光度法测定试剂层中已染色糖类的反射强度。两次干片反射强度读数的差与样本中的淀粉酶活性呈正比。

2. 方法学评价　见表 4-29。

表 4-29　尿淀粉酶测定的方法学评价

方法	评价
碘-淀粉比色法	此法线性 < 400U/L。缺点是底物难以标准化，反应不呈零级反应
染色法	该法简单、快速、可测范围较宽
	常用的有 2-氯-4 硝基苯酚-a-麦芽糖三糖法（CNP-G3 法）
对硝基苯酚麦芽七糖法	本法线性（20℃时，2 000U/L）及稳定性均较好，特异性强、灵敏度高。国内已有试剂盒供应，特别适用于自动分析
电泳法	用于同工酶测定
酶法	抗坏血酸、严重黄疸和溶血会干扰底物
干片（速率法）	某些药物和临床状况会改变体内的淀粉酶活性

3. 参考区间

（1）AMS 总活性

①Somoggi 法（100 mL 血清中的 AMS，37℃ 15 min 水解 5 mg 淀粉为 1 U），AMS 为 800～1 800 U/L；尿液 AMS 为 1 000～12 000 U/L。

②2-氯-4硝基苯酚-α-麦芽糖三糖法（CNP-G3 法，37℃），血清 AMS < 60 U/L；尿液 AMS < 300 U/L。

③4 nP-7G 法（37℃和其他规定条件下 1 min 水解 1μmol 对硝基苯酚麦芽七糖苷为 1 U），血清 100～220 U/L；尿液 120～1 200 U/L。

（2）AMS 同工酶：免疫抑制法。

血清 P 型为 30%～55%，S 型为 45%～70%；

尿液 P 型为 50%～80%，S 型为 20%～50%。

（3）酶法 42～321 U/L。

（4）干片（速率法）：32～641 U/L。

4. 质量保证

（1）标本处理：及时检验同时测定尿肌酐，计算其比值能真实反映尿淀粉酶的含量。不能及时检测时，应将尿液 pH 调整在 7.0 左右，防止淀粉酶失活。

（2）碘-淀粉法：尽量使用同一批号的淀粉产品配制底物，以保证日间检查结果的稳定性与可比性。更换淀粉批号时应重新进行评价。本法的线性范围在酶活性 400 U/L 以下，当测定管吸光度值小于空白管吸光度值的一半时，说明底物浓度不够，应将标本加大稀释倍数后测定。

（3）CNP-G3 法：氯化物、草酸盐、柠檬酸盐及 EDTA 盐等抑制淀粉酶活性，因此进行血淀粉酶测定时应避免使用上述物质做抗凝剂，最好采用血清或肝素抗凝血浆。

（4）4 nP-7G 法：△A/min 超过 0.15 时，应用生理盐水将标本稀释 10 倍后重新测定。

（5）酶法：未稀释试剂处理后用水冲洗废液管道，以防止叠氮化合物在管道内的积累。

（6）干片（速率法）：分析前，轻轻颠倒混匀样本，并使其平衡至 18～28℃。

5. 临床意义

（1）急性胰腺炎：发病 3～6 h，血清 AMS 活性开始增高，20～30 h 达峰值，持续 3～5 d 恢复正常；发病 12～24 h，尿 AMS 开始升高，3～10 d 后恢复正常。血清 AMS 同工酶 P 型升高。血和尿液中 AMS 不一定成平行关系，血 AMS 上升为一过性，尿 AMS 出现较早，持续时间较长。AMS 活性增加不能反映疾病的严重程度，胰腺广泛破坏时的 AMS 浓度不一定显著增加。血清 AMS 主要用于急性胰腺炎的早期诊断，尿 AMS 主要用于病情观察。

（2）慢性胰腺炎：稳定期，血清和尿 AMS 一般不增高，急性发作时 AMS 及其 P 型同工酶均升高。连续监测 1 周尿 AMS，有 2 次以上升高者视为异常。

（3）胰腺其他疾病：任何原因导致胰腺管阻塞，如胰腺癌、胰腺囊肿、肠梗阻、胆石症等 AMS 活性均可增高。流行性腮腺炎时 AMS 也升高，但以 S 型为主。

（4）肝脏疾病：正常人血清 AMS 主要由肝脏产生，故血清中和尿液中 AMS 同时减低见于肝病。

（五）溶菌酶的测定

溶菌酶（lysozyme，LZM）因能溶解细菌的胞壁，故又名胞壁酶，是正常机体防御机制的组成部分。溶菌酶因分子量较低，可通过肾小球基底膜滤出，90% 以上在肾小管重吸收。尿液中溶菌酶超过 3 mg/L 时，称为溶菌酶尿。

1. 检测原理

（1）琼脂扩散平皿法：含菌（1 mg/mL）琼脂（2 mm）平板中打孔，加入被测尿标本。经 4℃ 18 h 扩散后，尿标本中溶菌酶溶解孔周围的细菌使琼脂出现溶菌环，溶菌环直径与溶菌酶含量的对数呈直线关系。经与溶菌酶标准液比较，计算被测标本中溶菌酶含量。

（2）光电比浊法：将待测尿标本加入细菌悬液，经过一定时间后比浊，浊度与尿标本中溶菌酶含量呈反比，即尿标本中溶菌酶含量越多，被溶解细菌越多，被测液浊度下降越明显。

（3）ELISA双抗体夹心法：固相结合抗溶菌酶抗体，与被测尿标本中溶菌酶结合，加入酶标记抗溶菌酶，加底物显色，色泽深浅与溶菌酶的含量呈正相关。

2. 方法学评价　见表4-30。

表4-30　尿液溶菌酶测定的方法学评价

方法	评价
琼脂扩散平皿法	此法结果直观，但操作繁琐、费时较长，溶菌酶标准液应在临用时配制，作为常规操作不易质量控制
光电比浊法	此法操作简单、快速，但线性范围较小，细菌悬液制备的标准化与保存有待规范
ELSA双抗体夹心法	此法特异性及灵敏度均较高，操作简单，测定易于自动化、标准化

3. 参考区间　0～2 mg/L。

4. 临床意义

（1）鉴别肾小管病变：炎症、中毒所致的肾小管损害，低分子量蛋白质重吸收减少，导致尿溶菌酶含量升高。

（2）判断肾小管病变预后：急性肾小管坏死时尿液溶菌酶含量及持续时间反映坏死的程度及预后。慢性肾功能不全时，尿液溶菌酶升高则预后差。

（3）判断白血病类型、疗效、预后：急性单核细胞白血病血清溶菌酶含量增高导致尿溶菌酶含量增高，急性淋巴细胞白血病血清溶菌酶及尿液溶菌酶均正常。白血病患者溶菌酶降低、升高与疾病缓解、复发有一定关系。

（4）检测和监控肾移植排斥反应：同种异体肾移植后，尿液中溶菌酶排出量升高是肾移植排斥反应的标志。

（5）其他疾病：如大面积烧伤患者，尿溶菌酶水平与大面积烧伤并发感染的严重程度密切相关，是观察病程发展和判断预后的及时客观可靠的指标。

六、人绒毛膜促性腺激素检查

人绒毛膜促性腺激素（human chorionic gonadotropin，HCG）是由胎盘合体滋养层细胞产生的促进性腺发育的糖蛋白激素，对促性腺激素受体具有高度的亲和性。HCG主要存在于孕妇的血液、尿液、羊水和胎儿体内。在受精后第6天受精卵滋养层形成时，开始分泌微量的HCG；受精卵着床后，采用特异性β-HCG抗血清能在母体血液中检测出HCG。在妊娠早期HCG分泌量增高极快，1.7～2.0 d即可增高1倍，至妊娠8～10周时血清浓度达到高峰，持续1～2周后迅速减低，妊娠晚期血清HCG浓度仅为峰值的10%，持续至分娩。分娩后若无胎盘残留，约于产后2周内消失。HCG是唯一不随胎盘重量增加而分泌增多的胎盘激素，分泌后直接进入母血，几乎不进入胎血循环。HCG可通过孕妇血液循环而排泄到尿液中，血清HCG浓度略高于尿液，且呈平行关系。

（一）检测原理

1. 单克隆抗体胶体金试验　采用双抗体夹心法原理。将羊抗人HCG抗血清（多抗）、羊抗鼠IgG分别固定在特制的纤维素试带上并呈2条线上下排列，羊抗鼠IgG线在试带条上方为阴性对照，羊抗人HCG多抗在下方为测定线。试带条中含均匀分布的胶体金标记的鼠抗人β-HCG单克隆抗体和无关的金标鼠IgG。检测时将试带浸入被检尿液中后迅速取出，尿液沿试带浸润，尿液中的β-HCG与胶体金标记单抗结合，待行到羊抗人HCG抗体线时，形成金标记的β-HCG单抗-尿HCG-羊抗人HCG复合物而在试带上显紫红色区带，为HCG阳性反应，试带上无关的金标记鼠IgG随尿继续上行到羊抗鼠IgG处时与之形成紫红色的金标记抗原抗体复合物为阴性对照。判断结果时，如果试带上有2条紫红色线条，则为阳性，如果仅可见1条线，则为阴性。本法灵敏度好，可达10～25 U/L，操作简便易行。

2. 酶联免疫吸附试验（ELISA）　本试验的原理是利用二点酶免疫法，即将抗β-HCG单克隆抗体包被于固相表面，样品中的 HCG 与支持物表面的抗体相结合，加入酶标记的 HCG 二抗及显色剂后可出现呈色反应。该法可目测，灵敏度为 20～50U/L，特异性高，广泛应用，可作早期筛选检验。

3. 放射免疫试验（RIA） 本法是利用放射标记的 HCG 与被检测尿液中 HCG 竞争性地结合抗-HCG 抗体，当被检测尿液中 HCG 增加时，结合物的放射性减低，与不同含量标准品对比可测出尿液中 HCG 的含量。本法优点是灵敏度好，可达 2 U/L。但设备要求高，并且还有放射性污染的问题。

4. 化学发光免疫法（electro-chemiumLnescencelmmunoassay，ECLIA） 本法采用双抗夹心模式，即标本中的 HCG 抗原与微粒上的单克隆 HCG 抗体结合，再与液相中荧光剂标记的多克隆 HCG 抗体结合，因待测 HCG 抗原问题与仪器测得的发光单位量存在正比关系，由此求得 HCG 的含量。本法是利用微粒子作为载体，使得抗原抗体反应能在均相中进行，因反应表面积增大、捕捉抗原迅速，孵育反应时间大大缩短，所需样本量也极少。化学发光法是近几年发展起来的一种检测技术，具有特异性强、灵敏度高、无污染等优点。

5. 间接免疫凝集抑制试验 有胶乳凝集抑制试验（latex agglutination inhibition test，LAIT）和间接血凝抑制试验（hemoagglutination inhibition test，HAIT）。两者区别在于便于肉眼观察的颗粒采用的是胶乳还是红细胞，LAIT 中 HCG 致敏在胶乳颗粒上，HAIT 中 HCG 致敏在红细胞上。试剂 1 为抗 HCG，试剂 2 为致敏 HCG 的颗粒（胶乳或红细胞），如果将试剂 1 与试剂 2 作用，抗体与颗粒抗原结合发生肉眼可见的抗原抗体反应，即免疫凝聚反应。抑制试验是先将试剂 1（HCG 抗体）与 HCG 作用形成肉眼不可见的抗原抗体复合物，再加入试剂 2，因作为抗体的试剂 1 已消耗完，不再发生凝集反应，即反应被尿液中存在的 HCG 抑制，试剂仍显为均匀状，则为阳性；反之，尿液中不含 HCG，试剂 1 仍与后加入的 HCG 致敏颗粒结合出现凝集为阴性。

6. 检孕卡法 将交联有 HCG 的胶乳和抗 HCG 血清分别冷冻干固在卡片的 2 个试剂圈内，用被检尿液溶解抗血清（检孕卡右侧试剂圈的干点），生理盐水溶解 HCG 胶乳抗原（检孕卡左侧试剂圈的干点）30 s 后，将左右两侧液体混合，进行胶乳凝集抑制试验。2～3 min 内，出现明显的、均匀一致的凝集颗粒者为阴性反应，呈现均匀乳状无凝集现象为阳性。此法操作简便、快速、灵敏度与 LAIT、HAIT 相似。

除以上检测方法外，HCG 检测方法还有斑点免疫层析法、免疫化学发光法。前者简便易行，后者灵敏度高，但尚未普及。另外，生物学试验是早期检查 HCG 的主要方法，如果操作规范，试验的准确率可达 98% 以上，假阳性和假阴性很少，但试验方法烦琐，不适合大批量标本检测，目前已淘汰。尿液 HCG 几种不同检验方法比较见表 4-31。

（二）方法学评价

见表 4-31。

表 4-31 尿液 HCG 测定的方法学评价

方法	评价
单克隆胶体金试验	操作简便，灵敏度高，广泛应用，适用于家庭保健检测
ELISA	操作简便，灵敏度和特异性高，广泛应用，可作早期筛选检查
间接免疫凝集抑制试验	操作简便，可单个或批量操作，但灵敏度低，已少应用
电化学发光免疫法	操作简便快速，灵敏度和自动化程度高，可批量检测
放射免疫法	灵敏度高，可定量，但操作繁琐、有污染，已少应用
检孕卡法	操作简便、快速、灵敏度低，作为一般早孕诊断

（三）质量保证

（1）标本要新鲜，留尿前不要大量饮水以免稀释，晨尿最好。若为蛋白尿、血红蛋白尿，应加热煮沸 3 min 后，离心取上清液检查。不宜使用严重的血尿、菌尿标本检查 HCG。

（2）每批试验均应设定阳性对照和阴性对照。对照试验得到预期结果，才能签发报告。每份尿液均做双份检查，即以原浓度和倍量稀释后的尿液同时检查，一并报告结果。原浓度尿液和 2 倍稀释尿液均为 HCG 阳性反应，则为真正阳性反应；原浓度尿液阳性，而稀释尿液为阴性，可能为弱阳性反应或为 LH 增高等引起的假阳性反应。

（3）单克隆胶体金试带，操作时注意试带浸入尿液时，液面要低于两抗体检测线。每次测定应设置阴、阳性对照，同时做原浓度和2倍稀释浓度尿液，2种浓度尿液均为 HCG 阳性反应，可视其为真正阳性反应。

（4）放射免疫法，工作人员应注意防护，同时尽量避免环境污染。

（5）酶联免疫吸附法，要注意洗净未结合的酶联抗体。

（6）电化学发光法，批号不同的试剂不能混用，每批试剂应分别制作标准曲线。

（7）为避免假阳性可采取以下措施：

①尽量采用单克隆抗体二点酶免疫法，减少交叉反应；

②由于排卵期 LH 增高只有 3d，育龄期妇女应避开排卵期或排卵后 3d 留尿检查；

③对双侧卵巢切除的患者，可每天肌注丙酸睾丸酮 50 mg，连续 3 d，可使 LH 降至 4 ng/L 以下，再留尿检查，可排除 LH 的影响。

（四）参考值

妊娠不同时期以及不同妊娠个体之间血清 HCG 绝对值变化大，一般非孕妇女 HCG < 100 U/L（β-HCG < 20 U/L）。

（五）临床意义

HCG 的检查对早期妊娠诊断有重要意义，对与妊娠相关疾病、滋养细胞肿瘤等疾病的诊断、鉴别和病程观察等有一定价值。

1. 早期妊娠诊断（early pregnant diagnosis） 在受孕1周后血清中的 HCG 大约在 50I U/L 左右，7~14 d 尿液当中可测出，60~70 d 达到高峰。

2. 流产诊断和监察

（1）先兆流产：尿液 HCG 仍维持在高水平一般不会发生流产，如 HCG 在 200 ng/L 以下，并逐渐减低，则有流产或死胎的可能；当 HCG 降至 8 ng/L 以下则难免流产。在保胎治疗过程中，如 HCG 不断增高，说明保胎有效。如果 HCG 持续减低，说明保胎无效，不必再继续保胎治疗，应尽早处理，以免死胎滞留过久而发生宫内感染；

（2）不全流产：不全流产时宫腔内尚有残留的胎盘组织，HCG 检查仍可呈阳性；完全流产或死胎时 HCG 由阳性转为阴性。因此，检查 HCG 可作为保胎治疗和判断流产的参考依据。

3. 异位妊娠的诊断 检查 HCG 是目前诊断异位妊娠的重要方法之一。异位妊娠时，只有 60%~80% 患者 HCG 呈阳性，但 HCG 阴性者仍不能完全排除异位妊娠。

4. 滋养细胞肿瘤诊断与疗效监测

（1）由于葡萄胎、侵袭性葡萄胎、绒毛膜上皮癌等妊娠滋养细胞疾病的患者滋养细胞高度增生，产生大量的 HCG，血清及尿液中 HCG 明显增高，HCG 浓度往往明显大于正常妊娠月份值。利用这种差别，可作为妊娠滋养细胞疾病的辅助诊断。妊娠滋养细胞疾病患者，HCG 浓度是正常妊娠妇女的 100 多倍，当子宫达到或超过 12 周妊娠大小，HCG 值仍然维持在高峰水平而不减低时，提示滋养细胞疾病；

（2）正常妊娠时，HCG 峰值在停经后 60~70 d，可能与葡萄胎发病时间同期，而造成诊断困难。若连续测定 HCG 或与 B 超检查同时进行，即可作出鉴别；

（3）葡萄胎清除后 12~16 周，HCG 转为阴性；若 HCG 减低缓慢或减低后又上升，或 12~16 周后仍未转为阴性者，则提示有妊娠滋养细胞肿瘤的可能，应给予预防性化学疗法；

（4）妊娠滋养细胞肿瘤患者术后 3 周，HCG 应小于 4 ng/L，8~12 周呈阴性；如 HCG 不减低或不转阴性，提示可能有残留病灶，应定期检查，以预防复发。

5. 唐氏综合征产前筛选试验 唐氏综合征孕妇血清 AFP 和非结合型雌三醇（UE3）含量降低，而 HCG 血清含量升高，此为唐氏综合征三联试验的指标之一。

6. 其他 近年发现一些恶性肿瘤，如畸胎瘤、胃癌、肝癌、乳腺癌、肺癌、胰腺癌等，血中 HCG 水平可升高，因此可将 HCG 看作是一种非特异性癌标志物。另外，内分泌疾病如甲状腺功能亢进、脑垂体疾病，妇科疾病如卵巢囊肿、子宫癌等 HCG 也可增高。

第五章

粪便检验

第一节 一般性状检查

一、颜色

可根据观察所见报告，如黄色、褐色、灰白色、绿色、红色、柏油样等。

正常粪便因粪胆素而呈棕黄色，但可因饮食、药物或病理原因影响而改变粪便颜色。灰白色见于钡餐后、服硅酸铝、阻塞性黄疸、胆汁减少或缺乏。绿色见于食用含叶绿素的蔬菜后及含胆绿素时。红色见于下消化道出血、食用西红柿、西瓜等。柏油样便见于上消化道出血等。酱色常见于阿米巴痢疾，食用大量咖啡、巧克力等。米泔水样见于霍乱、副霍乱等。

二、性状

可报告为软、硬、糊状、泡沫样、稀汁样、血水样、血样、黏液血样、黏液脓样、有不消化食物等。正常时为有形软便。

1. 球形硬便　便秘时可见。
2. 黏液稀便　见于肠壁受刺激或发炎时，如肠炎、痢疾和急性血吸虫病等。
3. 黏液脓性血便　多见于细菌性痢疾。
4. 酱色黏液便（可带脓）　多见于阿米巴痢疾。
5. 稀汁样便　可见于急性肠胃炎，大量时见于伪膜性肠炎及隐孢子虫感染等。
6. 米泔样便并有大量肠黏膜脱落　见于霍乱、副霍乱等。
7. 扁平带状便　可能因直肠或肛门狭窄所致。

三、寄生虫虫体

蛔虫、蛲虫、绦虫节片等较大虫体，肉眼即可分辨。钩虫虫体常需将粪便冲洗过筛后方可看到。服驱虫剂后排便时应检查有无虫体。驱绦虫后应仔细寻找有无虫头。

第二节 粪便显微镜检查

一、直接涂片镜检

（1）洁净玻片上加等渗盐水1~2滴，选择粪便的不正常部分，或挑取不同部位的粪便做直接涂片检查。

（2）制成涂片后，应覆以盖片。涂片的厚度以能透过印刷物字迹为准。

（3）在涂片中如发现疑似包囊，则在该涂片上于盖玻片边缘近处加1滴碘液或其他染色液，在高倍下仔细鉴别，如仍不能确定时，可另取粪便做浓缩法检查。

（4）虫卵的报告方式：未找到者注明"未找到虫卵"，找到一种报告一种，找到几种报告几种，并在该虫卵后面注明数量若干，以低倍视野或高倍视野计算，建议逐步实施定量化报告。

（5）应注意将植物纤维及其细胞与寄生虫、人体细胞相鉴别，并应注意有无肌纤维、结缔组织、弹力纤维、淀粉颗粒、脂肪小滴球等。若大量出现，则提示消化不良或胰腺外分泌功能不全。

（6）细胞中应该注意红细胞、白细胞、嗜酸性粒细胞（直接涂片干后用瑞氏染色）、上皮细胞、巨噬细胞等。

（7）脂肪：粪便脂肪由结合脂肪酸、游离脂肪酸和中性脂肪组成。经苏丹Ⅲ染液（将 1～2 g 苏丹Ⅲ 溶于 100 mL 70% 乙醇溶液）直接染色后镜检，脂肪呈较大的橘红色或红色球状颗粒，或呈小的橘红色颗粒。若显微镜下脂肪球个数 > 60/HP 表明为脂肪泻。

（8）夏科-雷登（Charcot-Leyden）结晶：为无色或浅黄色两端尖而透明具有折光性的菱形结晶，大小不一。常见于肠道溃疡，尤以阿米巴感染粪便中最易检出。过敏性腹泻及钩虫病患者粪便亦常可见到。

（9）细菌约占粪便净重的 1/3，正常菌群主要是大肠杆菌、厌氧菌和肠球菌，约占 80%；而过路菌（如产气杆菌、变形杆菌、绿脓杆菌等）不超过 10%；芽孢菌（如梭状菌）和酵母样菌为常住菌，但总量不超过 10%。正常菌群消失或比例失调可因大量应用抗生素所致，除涂片染色找细菌外，应采用不同培养基培养鉴定。

二、直接涂片镜检细胞的临床意义

1. 白细胞　正常粪便中不见或偶见。小肠炎症时，白细胞数量较少（小于 15 个/HP），均匀混合于粪便中，且细胞已被部分消化难以辨认。结肠炎症如细菌性痢疾时，白细胞大量出现，可见白细胞呈灰白色，细胞质中充满细小颗粒，核不清楚，呈分叶状，细胞肿大，边缘已不完整或已破碎，出现成堆的脓细胞。若滴加冰乙酸，细胞质和核清晰可见。过敏性肠炎、肠道寄生虫病（阿米巴痢疾或钩虫病）时还可见较多的嗜酸性粒细胞，同时常伴有夏科-雷登结晶。

2. 红细胞　正常粪便中无红细胞。上消化道出血时，红细胞多因胃液及肠液而破坏，可通过隐血试验予以证实。下消化道炎症（如细菌性痢疾、阿米巴痢疾、溃疡性结肠炎）、外伤、肿瘤及其他出血性疾病时，可见到多少不等的红细胞。在阿米巴痢疾的粪便中以红细胞为主，成堆存在，并有破碎现象。在细菌性痢疾时红细胞少于白细胞，常分散存在，形态多正常。

3. 巨噬细胞　细胞较中性粒细胞大，核形态多不规则，细胞质常有伪足状突起，内常吞噬有颗粒或细胞碎屑等异物。粪便中出现提示为急性细菌性痢疾，也可见于急性出血性肠炎或偶见于溃疡性结肠炎。

4. 肠黏膜上皮细胞　整个小肠和大肠黏膜的上皮细胞均为柱状上皮细胞。在生理情况下，少量脱落的上皮细胞大多被破坏，故正常粪便中不易发现。当肠道发生炎症，如霍乱、副霍乱、坏死性肠炎等时，上皮细胞增多。假膜性肠炎时，粪便的黏膜块中可见到数量较多的肠黏膜柱状上皮细胞，多与白细胞共同存在。

5. 肿瘤细胞　乙状结肠癌、直肠癌患者的血性粪便涂片染色，可见到成堆的癌细胞，但形态多不典型，不足以为证。

三、虫卵及原虫直接检查法

粪便检查是诊断寄生虫病常用的病原学检测方法。要取得准确的结果，粪便必须新鲜，送检时间一般不宜超过 24 h。如检查肠内原虫滋养体，最好立即检查，或暂时保存在 35～37℃条件下待查。盛粪便的容器须洁净、干燥，并防止污染；粪便不可混入尿液及其他体液等，以免影响检查结果。

（一）直接涂片法

适用于检查蠕虫卵、原虫的包囊和滋养体。方法简便，对临床可疑者可连续数天采样检查，提高检出率，但结果阴性并不排除有寄生虫感染。

1. 试剂　如下所述。

（1）生理盐水：称取氯化钠 8.5 g，溶于 1 000 mL 蒸馏水中。

（2）碘液：有多种配方，较实用的介绍下列两种。

① Lugol 碘液：碘化钾 10 g，碘 5 g，蒸馏水 100 mL。先用 25～50 mL 水溶解碘化钾，再加入碘，待溶解后，加水稀释至 100 mL，此时，再加入碘少许即难溶解，有助于溶液长期稳定，棕色瓶贮存，置于暗处可稳定 6 个月以上。工作液为贮存液按 1∶5 水稀释，贮存于棕色滴瓶，供日常应用，每 1～2 周更新 1 次。

② D'Autoni 碘液：碘化钾 1.0 g，碘 1.5 g，蒸馏水 100 mL。配制操作同 Lugol 碘液。

2. 操作　如下所述。

（1）用蜡笔或其他记号笔，在玻片的左缘写下标本号。

（2）置 1 滴等渗盐水于玻片左半侧的中央，置 1 滴碘液于玻片右半侧的中央。

（3）用木棍或火柴挑起粪便约 2 mg，火柴头大小，加入等渗盐水滴中，并加入相似量粪便到碘液滴中，混合粪便与液滴以形成悬液。

（4）用盖玻片盖住液滴：操作时应首先持好盖玻片，使之与玻片成一角度，然后接触液滴边缘，并轻轻放下盖玻片到玻片上，以避免气泡产生。

（5）用低倍镜检查，如需要鉴定，在高倍镜下，以上下或横向移动方式检查，使全部盖玻片范围都能被检查到。当见到生物体或可疑物时，调至高倍镜以观察其更细微的形态。

3. 附注　如下所述。

（1）用 2 mg 粪便制备的理想涂片应是均一的，既不要过厚以致粪渣遮住虫体，也不要过薄而存在空白区域。

（2）涂片的厚度以能透过印刷物字迹为准。

（3）应注意虫卵与粪便中的异物鉴别：虫卵都具有一定形状和大小；卵壳表面光滑整齐，具固定的色泽；卵内含卵细胞或幼虫。对可疑虫卵或罕见虫卵应请上级技师复核，或送参考实验室确认。

（4）气温越接近体温，滋养体的活动越明显。秋冬季检查原虫滋养体，为保持原虫的活力，应先将载玻片及生理盐水略加温，必要时可用保温台保持温度，应尽可能在 15 min 内检查完毕。

（5）近年已有不少资料表明，人芽囊原虫（blastocystis hominis，曾称为人体酵母样菌，人体球囊菌）为人类肠道的致病性或机会致病性寄生原虫，如有查见应予报告，且注明镜下数量，以供临床积累资料，进一步评估其致病性。

（二）厚涂片透明法——加藤法（WHO 推荐法）

适用于各种蠕虫卵的检查。

1. 器材　如下所述。

（1）不锈钢、塑料或纸平板：不同国家生产的平板的规格不同。厚 1 mm，孔径 9 mm 的平板可通过 50 mg 粪便；厚 1.5 mm，孔径 6 mm 的平板可通过 41.7 mg 粪便；厚 0.5 mm，孔径为 6.5 mm 的平板可通过 20 mg 粪便。在实验室内，平板的大小、厚度及孔径大小都应标准化，应坚持使用同一规格的平板以保证操作的可重复性及有关流行与感染强度方面资料的可比性。

（2）亲水性玻璃纸条：厚 40～50 μm，大小 25 mm×30 mm 或 25 mm×35 mm。

2. 试剂　如下所述。

（1）甘油–孔雀绿溶液：3% 孔雀绿水溶液 1 mL，甘油 100 mL 和蒸馏水 100 mL，彻底混匀。

（2）甘油–亚甲蓝溶液：3% 亚甲蓝水溶液 1 mL，甘油 100 L 和蒸馏水 100 mL，彻底混匀。

3. 操作　如下所述。

（1）置少量粪便标本在报纸或小纸片上，用滤网在粪便标本上加压，使部分粪便标本通过滤网积聚于网上。

（2）以刮片横刮滤网以收集筛过的粪便标本。

（3）在载玻片中央部位放置带孔平板，用刮片使孔内填满粪便标本，并用刮片边缘横刮板面以去除孔边过多的粪便（刮片和滤网用后可弃去，如经仔细清洗，也可再使用）。

（4）小心取下平板，使粪便标本成矮小圆柱状留在玻片上。

（5）以在甘油-孔雀绿或甘油-亚甲蓝溶液中浸过的玻璃纸条覆盖粪便。粪便标本较干时，玻璃纸条必须很湿；如为软便，则玻璃纸条水分可略少（如玻璃纸条表面有过多的甘油，可用卫生纸擦去）。在干燥的气候条件下，过多的甘油只能延缓而不能防止粪便标本的干燥。

（6）翻转玻片，在另一张玻片或在表面平滑、坚硬的物体上，朝向玻璃纸条挤压粪便标本，以使标本在玻片与玻璃纸条间均匀散开。澄清后，应能透过涂片读出印刷物上的字迹。

（7）轻轻从侧面滑动并移下上层玻片，避免与玻璃纸条分离或使之掀起。将玻片置于实验台上，玻璃纸条面朝上，此时，甘油使粪便标本清晰，水分随之蒸发。

（8）除检查钩虫卵外，标本玻片应置室温一至数小时，使标本清晰。为加速清晰及检查过程，也可将标本玻片置于40℃温箱或直射阳光下数分钟。

（9）本法制片中的蛔虫及鞭虫卵可在相当长时间内保存，钩虫卵在制片后30～60 min就不能看到，血吸虫卵可保存数月。

（10）应以上下或横向移动方式检查涂片，并报告所发现的每种虫卵的计数，然后乘以适宜的数值得出每克粪便中虫卵的数目。如使用50 mg平板，乘以20；使用41.7 mg平板，乘以24；使用20 mg平板，乘以50。

4. 附注　如下所述。

（1）玻璃纸条准备：将玻璃纸浸于甘油-孔雀绿溶液或甘油-亚甲蓝溶液中至少24 h。

（2）使用此法需掌握粪膜的合适厚度和透明的时间，如粪膜厚透明时间短，虫卵难以发现；如透明时间过长则虫卵变形，也不易辨认。如检查钩虫卵时，透明时间宜在30 min以内。

四、虫卵及包囊浓聚法

（一）沉淀法

原虫包囊和蠕虫卵的比密大，可沉积于水底，有助于提高检出率，但比密小的钩虫卵和某些原虫包囊则效果较差。

1. 重力沉淀法（自然沉淀法）　如下所述。

（1）操作。

①取粪便20～30 g，置小搪瓷杯中，加适量水调成混悬液。

②通过40～60目/英寸铜丝筛或2层纱布滤入500 mL的锥形量杯中，再加清水冲洗筛网上的残渣，尽量使黏附在粪渣上的虫卵能被冲入量杯。

③再加满水，静置25～30 min（如收集原虫包囊则需静置6～8 h）。

④缓慢倾去上清液，重新加满水，以后每隔15～20 min换水1次（查原虫包囊换水间隔为6 h换1次），如此反复数次，至上清液清澈为止。

⑤最后倾去上清液，取沉渣用显微镜检查。

（2）附注。

①本法主要用于蠕虫卵检查，蠕虫卵比密大于水，可沉于水底，使虫卵浓集。加之，经水洗后，视野清晰，易于检查。有些虫卵如钩虫卵，比密较轻，应用此法效果不佳。

②本法缺点为费时，操作烦琐。

2. 离心沉淀法　本法省时，省力，适用于临床检验。

（1）取粪便0.5～1.0 g，放入小杯内加清水调匀。

（2）用双层纱布或铜丝筛滤去粗渣。

（3）将粪液置离心管中，以1 500～2 000 r/min，离心2 min，倾去上液，再加水调匀后离心沉淀，如此反复沉淀2～3次，直至上液澄清为止。

（4）最后倾去上清液，取沉渣用显微镜检查。

3. 甲醛-乙酸乙酯沉淀法（WHO 推荐方法） 如下所述。

（1）试剂。

① 10% 甲醛。

② 生理盐水。

③ Lugol 碘液。

④ 乙酸乙酯试剂。

（2）操作。

① 用小木棍将 1.0～1.5 g 粪便加到含 10 mL 甲醛液的离心管内，并搅动形成悬液。

② 将悬液通过铜丝筛或 2 层湿纱布直接过滤到另一离心管或小烧杯中，然后弃掉纱布。

③ 补足 10% 甲醛到 10 mL。

④ 加入 3.0 mL 乙酸乙酯，塞上橡皮塞，混匀后，剧烈振荡 10 s。

⑤ 除去橡皮塞，将离心管放入离心机，以 1 500 r/min 离心 2～3 min。

⑥ 取出离心管，内容物分为 4 层：最顶层是乙酸乙酯，黏附于管壁的脂性碎片层，甲醛层和沉淀物层。

⑦ 以木棍做螺旋运动，轻轻地搅动脂性碎片层后，将上面 3 层液体 1 次吸出，再将试管倒置至少 5 s 使管内液体流出。

⑧ 用一次性玻璃吸管混匀沉淀物（有时需加 1 滴生理盐水），取 1 滴悬液制片检查，也可作碘液制片。

⑨ 先以低倍镜检查，如需鉴别，用高倍镜做检查，观察整个盖玻片范围。

（3）附注。

① 本法不仅浓集效果好，而且不损伤包囊和虫卵的形态，易于观察和鉴定。

② 对于含脂肪较多的粪便，本法效果优于硫酸锌浮聚法，但对布氏嗜碘阿米巴包囊，蓝氏贾第鞭毛虫包囊及微小膜壳绦虫卵等的检查效果较差。

（二）浮聚法

利用比密较大的液体，使原虫包囊或蠕虫卵上浮，集中于液体表面。

1. 饱和盐水浮聚法 此法用以检查钩虫卵效果最好，也可用于检查其他线虫卵和微小膜壳绦虫卵，但不适于检查吸虫卵和原虫包囊。

（1）试剂。饱和盐水配制：将食盐 400 g 徐徐加入盛有 1 000 mL 沸水的容器内，不断搅动，直至食盐不再溶解为止，冷却后，取上清液使用。

（2）操作。

① 取拇指（蚕豆）大小粪便 1 块，放于大号青霉素瓶或小烧杯内，先加入少量饱和盐水，用玻棒将粪便充分混合。

② 加入饱和盐水至液面略高于瓶口，以不溢出为止。用洁净载玻片覆盖瓶口，静置 15 min 后，平执载玻片向上捉拿，翻转后镜检。

2. 硫酸锌离心浮聚法 此法适用于检查原虫包囊、球虫卵囊、线虫卵和微小膜壳绦虫卵。

（1）试剂。33% 硫酸锌溶液：称硫酸锌 330 g，加水 670 mL，混匀，溶解。

（2）操作。

① 取粪便约 1 g，加 10～15 倍的水，充分搅碎，按离心沉淀法过滤，反复离心 3～4 次（500 g 离心 10 min），至上液澄清为止。

② 最后倒去上清液，在沉渣中加入硫酸锌溶液，调匀后再加硫酸锌溶液至距管口约 1 cm 处，以 1 500 r/min 离心 2 min。

③ 用金属环取表面的粪液置于载玻片上，加碘液 1 滴（查包囊），镜检。取标本时，用金属环轻轻接触液面即可，切勿搅动。离心后应立即取标本镜检，如放置时间超过 1 h 以上，会因包囊或虫卵变形而影响观察效果。常见蠕虫卵和原虫包囊的比密见表 5-1。

表 5-1　蠕虫卵和原虫包囊的比密

名称	比密
未受精蛔虫卵	1.210 ~ 1.230
肝片形吸虫卵	1.200
日本血吸虫卵	1.200
姜片吸虫卵	1.190
迈氏唇鞭毛虫包囊	1.180
华支睾吸虫卵	1.170 ~ 1.190
鞭虫卵	1.150
带绦虫卵	1.140
毛圆线虫卵	1.115 ~ 1.130
受精蛔虫卵	1.110 ~ 1.130
蛲虫卵	1.105 ~ 1.115
结肠内阿米巴包囊	1.070
微小内蜓阿米巴包囊	1.065 ~ 1.070
溶组织内阿米巴包囊	1.060 ~ 1.070
钩虫卵	1.055 ~ 1.080
微小膜壳绦虫卵	1.050
蓝氏贾第鞭毛虫包囊	1.040 ~ 1.060

五、寄生虫幼虫孵育法

本法适用于血吸虫病的病原检查。

（一）常规孵化法

1. 操作　如下所述。

（1）取新鲜标本约 30 g，放入广口容器内，加入少量清水，用长柄搅拌器将粪调匀成糊状。

（2）通过铜丝筛或 2 层纱布滤去粪渣，将滤液放入 500 mL 锥形量杯或三角烧瓶内。

（3）加清水至容器口，静置 20 ~ 30 min，倾去上清液，将沉渣移入三角烧瓶内，加清水至接近瓶口，静置 15 min。

（4）如此操作共 3 次，待上层液体澄清即可，勿超过 2 h。

（5）也可用自动换水装置小心地洗至上液澄清，不冲去沉淀。

（6）放入 25 ~ 30℃ 温箱或温室中，孵化 2 ~ 6 h，观察有无作一定方向运动的毛蚴。

（7）次晨复查，出具报告。

（8）孵化阴性应吸取沉渣涂片，注意有无寄生虫卵。

报告方式："毛蚴沉孵阳性"或"毛蚴沉孵阴性"。

2. 附注　如下所述。

（1）自来水中如含氯或氨浓度较高者应将水预先煮沸，或用大缸预先将水储存以去氯。也可在水中加硫代硫酸钠（120 kg 水中加 50 g/L 硫代硫酸钠 6 mL）以除去水中的氯或氨。

（2）农村如使用河水者，应防止水中杂虫混入，对所换的水应先煮沸，冷却后使用。

（3）如水质混浊，可先用明矾澄清（100 kg 水约用明矾 3 g）。

（4）毛蚴孵出时间与温度有密切关系，大于 30℃ 仅需 1 ~ 3 h，25 ~ 30℃ 需 4 ~ 6 h，而小于 25℃ 应过夜观察。如室温过高，为防止毛蚴逸出过早，可用 10 g/L 盐水换洗，但最后换水孵化时，必须用淡水，不可含盐。

（二）尼龙袋集卵孵化法

1. 操作　如下所述。

（1）先将 120 目/英寸（孔径略大于血吸虫卵）的尼龙袋套于 260 目/英寸（孔径略小于血吸虫卵）的尼龙袋内（两袋的底部均不黏合，分别用金属夹夹住）。

（2）取粪便 30 g，放入搪瓷杯内加水捣碎调匀，经 60 目/英寸铜丝筛滤入内层尼龙袋。

（3）然后将两个尼龙袋一起在清水桶内缓慢上下提动洗滤袋内粪液，或在自来水下缓慢冲洗，至袋内流出清水为止。

（4）将120目/英寸尼龙袋提出，弃去袋内粪渣，取下260目/英寸尼龙袋下端金属夹，将袋内粪渣全部洗入三角量杯内，静置15 min。

（5）倒去上清液，吸沉渣镜检。

（6）将沉渣倒入三角烧瓶内作血吸虫毛蚴孵化。

2. 附注　本法有费时短、虫卵丢失少，并可避免在自然沉淀过程中孵出的毛蚴被倒掉等优点，但需专用尼龙袋。

六、隐孢子虫卵囊染色检查法

目前，隐孢子虫卵囊染色检查最佳的方法为金胺-酚改良抗酸染色法，其次为金胺-酚染色法和改良抗酸染色法。对于新鲜粪便或经10%福尔马林固定保存（4℃ 1个月内）的含卵囊粪便都可用下列方法染色，不经染色难以识别。

（一）金胺-酚染色法

1. 试剂　金胺-酚染色液：①第一液，1 g/L金胺-酚染色液，金胺0.1 g，酚5.0 g，蒸馏水100 mL；②第二液，3%盐酸乙醇，盐酸3 mL，95%乙醇100 mL；③第三液5g/L高锰酸钾溶液，高锰酸钾0.5 g，蒸馏水100 mL。

2. 操作　如下所述。

（1）制备粪便标本薄涂片，空气中干燥后，在甲醇中固定2～3 min。

（2）滴加第一液于晾干的粪膜上，10～15 min后水洗。

（3）滴加第二液，1 min后水洗。

（4）滴加第三液，1 min后水洗，待干。

（5）置荧光显微镜检查。

（6）低倍荧光镜下，可见卵囊为一圆形小亮点，发出乳白色荧光。高倍镜下卵囊呈乳白色或略带绿色，卵囊壁为一薄层，多数卵囊周围深染，中央淡染，呈环状，核深染结构偏位，有些卵囊全部为深染。但有些标本可出现非特异的荧光颗粒，应注意鉴别。

（二）改良抗酸染色法

1. 试剂　改良抗酸染色液：第一液酚复红染色液：碱性复红4 g，95%乙醇20 mL，酚8 mL，蒸馏水100 mL；第二液10%硫酸溶液：纯硫酸10 mL，蒸馏水90 mL（边搅拌边将硫酸徐徐倾入水中）。第二液可用5%硫酸或3%盐酸乙醇；第三液2 g/L孔雀绿溶液：取20 g/L孔雀绿原液1 mL，与蒸馏水9 mL混匀。

2. 操作　如下所述。

（1）制备粪便标本薄涂片，空气中干燥后，在甲醇中固定2～3 min。

（2）滴加第一液于晾干的粪膜上，1.5～10.0 min后水洗。

（3）滴加第二液，1～10 min后水洗。

（4）滴加第三液，1 min后水洗，待干。

（5）置显微镜下观察。

（6）经染色后，卵囊呈玫瑰红色，圆形或椭圆形，背景为绿色。

3. 附注　如下所述。

（1）如染色（1.5 min）和脱色（2 min）时间短，卵囊内子孢子边界不明显；如染色时间长（5～10 min）脱色时间需相应延长，子孢子边界明显。卵囊内子孢子均染为玫瑰红色，子孢子呈月牙形，共4个。其他非特异颗粒则染成蓝黑色，容易与卵囊区分。

（2）不具备荧光镜的实验室，亦可用本方法先染色，然后在光镜低、高倍下过筛检查。如发现小红点再用油镜观察，可提高检出速度和准确性。

第三节 粪便隐血试验

上消化道有少量出血时，红细胞被消化而分解破坏，由于显微镜下不能发现，故称为隐血。

一、免疫学检测法

（一）原理

粪便隐血的免疫检测法是一个高灵敏度的免疫测定法，已有胶乳凝集试验、EIA法、胶体金法、免疫层析法、免疫-化学并用法等，此外还有半自动、全自动的仪器。该法采用抗人血红蛋白的单克隆抗体和多克隆抗体，特异地针对粪便样品中的人血红蛋白，因此，本试验不受动物血红蛋白的干扰，试验前不需禁食肉类。

（二）操作

根据不同试剂盒的说明书操作。

（三）附注

1. 敏感性和特异性　如下所述。

（1）敏感性：样品中血红蛋白浓度超过 0.2μg/mL，就可得到阳性结果。

（2）特异性：粪便隐血免疫一步检验法对人血红蛋白特异性很强，样品中鸡、牛、马、猪、羊等动物血液血红蛋白含量在 500μg/mL 以下时，不出现假阳性结果。

2. 试验局限性　如下所述。

（1）本法可以帮助医生早期发现胃肠道因病变的出血，然而，由于家族性息肉或直肠癌可能不出血，或出血在粪便中分布不均匀，或粪便处理不当（高温、潮湿、放置过久等）都可造成阴性结果。

（2）本法对正常人检验有时也会得到阳性结果，这是由于某种刺激胃肠道的药物造成粪便隐血所致。

（3）本检验法只能作为筛查或辅助诊断用，不能替代胃镜、直肠镜、内镜和X线检查。

（4）上消化道出血者本法阳性率低于化学法。

（四）临床意义

（1）消化道出血时，如溃疡病、恶性肿瘤、肠结核、伤寒、钩虫病等，本试验可为阳性。一般而言，上消化道出血时化学法比免疫法阳性率高，下消化道出血时免疫法比化学法灵敏度高。

（2）消化道恶性肿瘤时，一般粪便隐血可持续阳性，溃疡病时呈间断性阳性。本法对消化道恶性肿瘤的早期检出率30%~40%，进行期约为60%~70%，如果连续检查2d，阳性率可提高10%~15%。

（3）作为大批量肠癌筛查仍以匹拉米洞为主。愈创木脂化学法更符合价廉、方便。

二、试带法

国内外生产以匹拉米洞、四甲基联苯胺为显色基质的隐血试验试带，使用方便，患者也可自留标本检测。

三、邻联甲苯胺法

（一）原理

血红蛋白中的亚铁血红素有类似过氧化物酶的活性，能催化 H_2O_2 作为电子受体使邻联甲苯胺氧化成邻甲偶氮苯而显蓝色。

（二）试剂

（1）10 g/L 邻联甲苯胺（o-tolidine）溶液取邻联甲苯胺 1 g，溶于冰乙酸及无水乙醇各 50 mL 的混合液中，置棕色瓶中，保存于4℃冰箱中，可用8~12周，若变为深褐色，应重新配制。

（2）3%过氧化氢液。

（三）操作

（1）用竹签挑取少量粪便，涂在消毒棉签上或白瓷板上。

（2）滴加 10 g/L 邻联甲苯胺冰乙酸溶液 2～3 滴于粪便上。

（3）滴加 3% 过氧化氢 2～3 滴。

（4）立即观察结果，在 2 min 内显蓝色为阳性。

（四）结果判断

（1）阴性：加入试剂 2 min 后仍不显色。

（2）阳性（＋）：加入试剂 10 s 后，由浅蓝色渐变蓝色。

　　　（2＋）：加入试剂后初显浅蓝褐色，逐渐呈明显蓝褐色。

　　　（3＋）：加入试剂后立即呈现蓝褐色。

　　　（4＋）：加入试剂后立即呈现蓝黑褐色。

（五）附注

（1）o-tolidine[3，3'- Dimethyl-（1，1'-biphenyl）4，4'-Diamine，$C_{14}H_{16}N_2$，MW212.3]，中文名称邻联甲苯胺，亦称邻甲联苯胺。另有，o-toluidine（2-Aminotoluene，C_7h_9n，MW107.2），中文名称邻甲苯胺，可用于血糖测定，两者应予区别。

（2）粪便标本必须及时检查，以免灵敏度降低。

（3）3% 过氧化氢易变质失效，应进行阳性对照试验，将过氧化氢滴在血片上可产生大量泡沫。

（4）强调实验前三天内禁食动物血、肉、肝脏及富含叶绿素食物、铁剂、中药，以免假阳性反应。齿龈出血、鼻出血、月经血等均可导致阳性反应。

（5）用具应加热处理，如试管、玻片、滴管等，以破坏污染的过氧化物酶。

（6）也可选用中等敏感的愈创木脂（gum guaiacum）法，但必须选购质量优良的愈创木脂，配制成 20 g/L 愈创木脂乙醇溶液，或用匹拉米酮溶液代替 10 g/L 邻联甲苯胺乙醇溶液，操作同上。

第六章

体液检验

体液标本检查包括一般检查和其他检查，一般检查即传统的常规检查，主要包括理学检查和显微镜检查，有的标本还包括简单的化学检查。其他检查又包括化学检查、免疫学检查和病原生物学检查等。一般检查是临床上最简单、最常用的检查，以手工检查为主，本章主要对人体常见体液标本一般检查重点阐述。

第一节 阴道分泌物检查

阴道分泌物（vaginal discharge，VS）是女性生殖道分泌的液体，主要由宫颈腺体、前庭大腺、子宫内膜及阴道黏膜的分泌物混合而成，俗称"白带"（leucorrhea）。

阴道分泌物检查包括一般检查和其他检查，其中一般检查主要包括理学检查和显微镜检查，其他检查常见的有微生物学检查、免疫学检查和分子生物学检查等。阴道分泌物检查对女性雌激素水平的判断、生殖系统炎症、肿瘤诊断和性传播疾病的诊断、疗效观察及预后判断等有较重要的临床价值。

一、标本的采集与处理

（一）标本采集与运送

阴道分泌物一般由妇产科医务人员采集，根据不同检查目的可从不同部位取材，一般采用消毒刮板、吸管、消毒棉拭子自阴道深部或阴道穹后部、宫颈管处等部位采集标本，浸入盛有 1～2 mL 生理盐水的试管内，立即送检，也可用生理盐水涂片，以 95% 乙醇固定，经革兰或巴氏染色，进行微生物或肿瘤细胞筛检。

质量保证：

1. **患者准备** 阴道分泌物采集前 24 h 禁止性交、盆浴、阴道灌洗及局部用药，以免影响检验结果；月经期不宜进行阴道分泌物检查。

2. **标本采集**

（1）采集器材：根据不同检验目的及采集部位采用不同的采集器材。采集标本所用的消毒刮板、吸管或棉拭子等必须清洁干燥，不得粘有任何化学药品或润滑剂，阴道窥器插入前可用少许生理盐水湿润，盐水要新鲜。

（2）采集部位：根据不同检验目的自不同部位采集标本，尽量从阴道深部，或阴道穹后部、宫颈管口部等处或多点采集。有肉眼可见的病变及脓性分泌物时，从病变部位采集及直接取脓性分泌物检查；对淋菌性阴道炎，不同部位采集标本的阳性检出率有差异。宫颈管内分泌物涂片阳性检出率为 100%，阴道上 1/3 部分涂片阳性检出率为 84%，阴道口处涂片阳性检出率为 35%；标本采集时需将宫颈表面脓液拭去，用棉拭子插入宫颈管 1 cm 处停留 10～30 s，旋转 1 周取出涂片；如标本用于恶性肿瘤的细胞学筛查，可采用宫颈刮片或宫腔吸片。

3. **标本容器** 清洁干燥，不含任何化学物质或润滑剂。

4. **标本运送** 标本采集后立即送检，否则阴道滴虫会死去，淋病奈瑟菌会自溶，影响结果准确性及阳性检出率；检查阴道毛滴虫时，应注意标本保温（37℃）。

（二）检查后标本处理

检查后标本及使用的器材要浸入消毒液处理，注意生物安全。

二、一般检查

（一）理学检查

1. 颜色与性状　正常阴道分泌物为白色、稀糊状、黏性的液体，无气味，量多少不等，性状随着月经周期略有变化，即与雌激素水平及生殖器充血情况有关，见表6-1。病理情况下，阴道分泌物的颜色与性状改变，见表6-2。

表6-1　阴道分泌物性状与女性生理周期关系

生理周期	性状
临近排卵期	分泌物量多、清澈透明、稀薄似蛋清
排卵2～3d后	分泌物量少，浑浊黏稠
行经前	分泌物量增加
妊娠期间	分泌物量增加

表6-2　阴道分泌物常见颜色与性状改变及临床意义

性状/颜色	临床意义
大量无色透明	应用雌激素药物后及卵巢颗粒细胞瘤
脓性，黄色或黄绿色、味臭	滴虫或化脓性细菌感染，如慢性宫颈炎、老年性阴道炎、子宫内膜炎、宫腔积脓，阴道异物引发的感染
泡沫状脓性	滴虫性阴道炎
豆腐渣样，凝乳状小碎块	念珠菌阴道炎
白带中带血，有特殊臭味	宫颈息肉、子宫黏膜下肌瘤、老年性阴道炎、重度慢性宫颈炎、宫内节育器的副反应等
血性，有特殊臭味	恶性肿瘤（宫颈癌、宫体癌）
黄色水样	子宫黏膜下肌瘤、宫颈癌、宫体癌、输卵管癌等
奶油状，稀薄均匀，有恶臭	阴道加德纳菌感染

2. pH　正常pH为4.0～4.5，pH值升高见于各种阴道炎患者以及绝经后的妇女。

（二）显微镜检查

1. 阴道清洁度检查　阴道清洁度（cleaning degree of vagina）是指阴道清洁的等级程度。正常情况下，阴道内有大量的乳酸杆菌，也可有少量棒状菌、非溶血性链球菌、肠球菌、表皮葡萄球菌、大肠埃希菌和加德纳菌、消化菌、类杆菌、梭杆菌、支原体和假丝酵母菌等，这些需氧菌与厌氧菌形成一种平衡状态，组成正常阴道菌群。当病原生物感染、机体抵抗力低下、内分泌水平变化或其他某种因素破坏这种平衡后，杂菌或某种病原生物增多，阴道杆菌减少，球菌增多，上皮细胞减少，白细胞或脓细胞增多，此时阴道清洁度下降，通过对阴道清洁度检查，可了解阴道有无炎症病变。

（1）检查原理：阴道清洁度是根据阴道分泌物的上皮细胞与白细胞、阴道乳酸杆菌与杂菌（球菌）的数量对比进行分级的，一般分四级，分级标准见表6-3。

表 6-3 阴道清洁度判断标准及临床意义

清洁度	杆菌	球菌	上皮细胞	白(脓)细胞(/HPF)
Ⅰ	++++	-	++++	0~5
Ⅱ	++	-或少许	++	5~15
Ⅲ	-	++	-或少许	15~30
Ⅳ	-	++++	-或少许	>30

（2）方法学评价：检查方法主要有湿片法及涂片染色法。湿片法简便、快速，临床常用，但阳性率较低，重复性较差，易漏检。涂片染色检查，对细胞结构和细菌观察清楚，结果准确客观，推荐使用，但较复杂、费时。

（3）质量保证：

①标本与器材：标本采集、运送要合要求，载玻片清洁干燥。

②涂片：涂片前标本要混匀，采取的标本有代表性；涂片均匀平铺、厚薄适宜，不能聚集成滴状。

③显微镜检查：光线适宜，先用低倍镜观察全片，选择厚薄适宜的区域，再用高倍镜检查，观察标准和报告方式应一致，避免漏检。

④检测后：对可疑或与临床诊断不符合的标本应进行复查。

（4）参考区间：Ⅰ度~Ⅱ度。

（5）临床意义：

①阴道清洁度与女性激素的周期变化有关：排卵前期雌激素水平增高，阴道上皮增生，糖原增多，阴道乳酸杆菌繁殖，pH值下降，杂菌消失，阴道趋于清洁。卵巢功能不足（如经前及绝经后）时，则出现与排卵前期相反的结果，易感染杂菌，导致阴道不清洁。

②非特异性阴道炎：单纯阴道清洁度差而未发现病原体为非特异性阴道炎。

③阴道炎：阴道清洁度为Ⅲ、Ⅳ度时，常同时发现病原体，见于各种病原体所致的阴道炎。

2. 阴道毛滴虫检查　阴道毛滴虫（trichomonas vaginalis，TV）是一种寄生在阴道的致病性厌氧寄生原虫，是引起滴虫性阴道炎的病原体。

（1）检查原理：阴道毛滴虫检查常用湿片法，用生理盐水涂片，置于显微镜下观察。

（2）方法学评价：检查方法有湿片法、涂片染色法、胶乳凝集试验及体外培养法等，其方法学评价见表6-4。

表 6-4 阴道毛滴虫检查的方法学评价

方法	优点	缺点
湿片法	简单易行、快速，临床常用	受检验时间、温度、涂片厚度影响
涂片染色法	可用油镜观察虫体结构，提高检出率	受涂片厚度和染色影响，操作相对复杂，费时
胶乳凝集试验	操作简便、快速，灵敏度和特异性高	可出现非特异性反应
培养法	阳性率高	操作复杂、费时

（3）质量保证：

①标本：标本采集后立即送检，冬天最好保温。

②显微镜检查：送检后立即检查，如冬天不能立即检查，建议将标本放37℃水浴保温，有利于毛滴虫活动情况的观察。

（4）参考区间：阴性。

（5）临床意义：阳性见于滴虫性阴道炎患者的阴道分泌物中。

3. 真菌检查　阴道真菌多为白色念珠菌（Candida albicans），偶见阴道纤毛菌（vaginalleptothrix）、放线菌（actinomyces）等。

（1）检查原理：阴道分泌物真菌检查常用湿片法，用生理盐水涂片，置于显微镜下找真菌的假菌丝和孢子。

（2）方法学评价：检查方法有湿片法、KOH 浓集法、革兰染色法、培养法等，其方法学评价见表 6-5。

表 6-5 阴道真菌检查的方法学评价

方法	优点	缺点
湿片法	简单易行、快速，临床常用	细胞干扰结果观察，易漏检
KOH 浓集法	破坏上皮细胞和白细胞，排除干扰，背景清除，易于观察结果，阳性率高	要配制和加 KOH 试剂，较麻烦
革兰染色法	着色清楚，易于观察真菌孢子和假菌丝结构，结果准确，阳性率高	操作麻烦、费时，结果受涂片厚度和染色影响
培养法	阳性率高	操作复杂、费时

（3）质量保证：

①标本及器材：标本、盐水新鲜，器材干净。

②显微镜检查：湿片检查时涂片厚薄适宜，检查时光线要弱，不停调整微调。先在低倍镜下观察菌丝，然后再转换高倍镜确认和找孢子，以提高菌丝检出率，发现孢子时注意找假菌丝。

（4）参考值：阴性。

（5）临床意义：阴道真菌多为白色念珠菌，当机体抵抗力降低时可引起真菌性阴道炎。菌丝的致病性强于孢子，报告找到菌丝，对临床诊断价值更大。同时，在临床诊断中应注意真菌带菌者与感染者的区分，当阴道分泌物中仅见少量真菌孢子，且清洁度正常，常为带菌者。当发现多量的孢子和菌丝，伴清洁度异常，即可诊断为真菌性阴道炎。

三、其他检查

阴道分泌物其他病原体检查主要还有阴道加德纳菌、淋病奈瑟菌、艾滋病毒、疱疹病毒、人乳头状病毒、解脲支原体、沙眼衣原体、梅毒螺旋体等。检查的方法主要有显微镜检查、病原体培养、临床化学、免疫学及分子生物学检查等方法。下面主要介绍较常见的检查内容和方法。

1. 阴道加德纳菌和线索细胞检查

（1）阴道加德纳菌检查：阴道加德纳菌（gardnerella vaginalis，GV）为革兰染色阴性或染色不定（有时可染成阳性）的小杆菌，正常时，阴道内不见或少见，它和某些厌氧菌共同引起细菌性阴道炎，加德纳菌除引起阴道炎外，还引起早产、产褥热、新生儿败血症、产后败血症和脓毒血症等。

（2）线索细胞：线索细胞（clue cell）为阴道鳞状上皮细胞黏附有大量加德纳菌及其他短小杆菌后形成。生理盐水涂片中可见该细胞边缘呈锯齿状，细胞已部分溶解、核模糊不清，周边大量加德纳菌及厌氧菌使其表面毛糙，有斑点和大量细小颗粒，线索细胞是诊断细菌性阴道炎（bacterial vaginosis，BV）重要指标。

细菌性阴道炎过去称为非特异性阴道炎或加德纳菌阴道炎，主要由加德纳菌、各种厌氧菌及支原体等引起混合感染所致。其临床诊断标准为：①线索细胞。②分泌物 pH > 4.5。③胺试验：阳性。④乳酸杆菌（革兰阳性杆菌）减少，加德纳菌和厌氧菌增加。凡检出线索细胞再加上上述任意 2 条，诊断即可成立。检查乳酸杆菌和阴道加德纳菌数量变化可作为诊断细菌性阴道炎的参考，乳酸杆菌为革兰阳性杆菌，大小约（1~5）$\mu m \times 1\mu m$，常成双或单根，呈链状或栅栏状排列。①正常情况下，乳酸杆菌为 6~30 个 /HPF 或大于 30 个 /HPF。②非细菌性阴道病时，乳酸杆菌 > 5 个 /HPF，仅见少许加德纳菌。③细菌性阴道炎时，乳酸杆菌 < 5 个 /HPF 或无乳酸杆菌，但加德纳菌及其他细小的革兰阳性或阴性细菌大量增多。

2. 淋病奈瑟菌检查　淋病奈瑟菌（Neisseria gonorrheae）俗称淋病奈瑟菌，可引起以泌尿生殖系统黏膜感染为主的化脓性疾病即淋病，淋病是目前世界上发病率最高的性传播性疾病（sexually transmitted

diseases，STD）之一。淋病奈瑟菌检查方法有涂片革兰染色法、培养法、直接协同凝集、直接荧光抗体染色和PCR法等，其方法学评价见表6-6。

表6-6　淋病奈瑟菌检查方法的方法学评价

方法	优点	缺点
革兰染色法	简单易行、快速，临床常用	病情较轻或病程较长者，涂片中淋病奈瑟菌较少，形态不典型，长位于细胞之外，往往难以下结论。女性阴道分泌物较多时，因杂菌多，其特异性、敏感性较差；涂片过厚、脱色不足或过多亦影响结果判断
培养法	结果准确可靠，适于对涂片检查阴性的可疑患者，推荐方法	操作复杂、费时
直接协同凝集法	操作简便，特异性高	需要特殊试剂
直接荧光抗体染色体	操作简便，特异性高	需要特殊试剂，死菌也可阳性
PCR法	阳性率高	操作复杂、费时

第二节　精液检查

精液（seminal fluid）主要由精子（sperm）和精浆（seminal plasma）组成。精子是由睾丸生精小管的生精细胞在垂体前叶促性腺激素的作用下，经精原细胞、初级精母细胞、次级精母细胞及精子细胞几个阶段的分化演变，最后发育为成熟精子，此过程约需70 d，生成的精子进入附睾，在附睾中成熟与获能，并贮存于附睾尾部。成熟的精子在男性生殖道内存活时间一般为28 d，排出体外后，在37℃条件下，精子可存活24～72 h，在女性生殖道内的受精能力大约保持48 h。精子为男性生殖细胞，占精液5%左右。精浆是运送精子的介质，并为精子提供能量和营养物质。精浆由男性附属腺分泌的混合液组成，见表6-7。

表6-7　精浆组成成分及作用

精浆	含量（%）	性状	成分	作用
精囊液	50～80	胶冻样		果糖供给精子能量，蛋白质和凝固酶使精液呈胶冻状
前列腺液	15～30	乳白色	蛋白质、果糖、凝固酶	纤溶酶能使精液液化
尿道球腺液	2～3	清亮	酸性磷酸酶、纤溶酶	润滑和清洁尿道的作用
尿道旁腺液	2～3	清亮		润滑和清洁尿道的作用

精液中水分约占90%，有形成分除精子外，还可有少量的上皮细胞、白细胞和未成熟的生精细胞等。精液中化学成分非常复杂，主要含有①蛋白类：如清蛋白、免疫球蛋白、组蛋白、纤维蛋白原、C_3等。②酶类：如酸性磷酸酶、蛋白酶、乳酸脱氢酶、凝固酶、纤溶酶、柠檬酸酶等。③微量元素：如锌、镁、钙、铜、铁等。④其他：果糖、柠檬酸及多种激素等。

精液检查内容主要包括①一般检查：包括理学检查和显微镜检查。②化学检查：主要有精浆果糖、酶类、微量元素等测定。③免疫学检查：主要有抗精子抗体等检查。④微生物学检查：主要有涂片、染色后显微镜检查和微生物培养等。⑤精子功能检查：主要有精子运动指标测定、精子-宫颈黏液相互作用的检查、精子膜功能测定、精子核功能测定、精子顶体反应和顶体酶活力测定等。

精液检验的主要目的：①评价精子质量和男性生育功能，为男性不育症的诊断和疗效观察提供依据。②为男性生殖系统疾病诊断和疗效观察提供辅助依据。③计划生育，如输精管结扎术后的效果观察，术后6周后精液内应无精子存在。④为精子库或人工授精等提供精子质量报告。⑤婚前检查。⑥法医学鉴定等。

一、标本采集与处理

(一)标本采集与运送

1. 方法学评价　精液标本采集的方法主要有手淫法、电按摩法、性交中断法,其方法学评价见表6-8。

表6-8　精液标本采集方法学评价

方法	评价
手淫法	精液常规分析的标准采集方法,其优点是可采到完整的精液,送检及时,精子功能受到外界温度的影响较少,不足之处是部分患者不能取得精液
电按摩法	通过高频振荡刺激阴茎头部使精液排出,其刺激性较强,在手淫法不能取得精液时采用
性交中断法	可能丢失精子密度最高的初始精液,一般不采用本法。性交时可以使用安全套法,方法易行,但安全套内含有对精子有害物质,可杀灭精子,因此对精子功能的检验不利。且精液可黏附在避孕套上使得精液量损失较多

2. 质量保证

(1) 房间要求:如标本采集在医院进行,为了限制精液暴露于温度波动的环境和控制从采集到检测的时间,应该安排在靠近实验室的私密房间内采集标本。

(2) 医护人员:告知受检者关于精液标本采集的清晰的书面和口头指导,应该强调精液标本采集必须完整,以及受检者要报告精液标本任何部分的丢失情况。

(3) 患者准备:标本采集前应禁欲(包括无遗精和手淫等)2~7d,标本采集前应排尿。如果需要多次采集标本,每次禁欲天数均应尽可能一致。

(4) 标本容器:选用干净、大小适宜对精子无毒性的塑料或玻璃样品杯采集标本,容器加盖,并标明采集日期和时间;容器在采集前和采集后最好保持在20~37℃环境中,精液细菌培养时容器应消毒无菌。

(5) 采集方法:采用手淫法,不提倡性交中断法、电按摩排精法和避孕套法采集精液。第一次射出的全部精液采集于容器内,用于微生物分析的精液要无菌采集,标本采集后应记录禁欲时间、标本采集时间、标本采集是否完整等。如标本不完整,应该记录在检测报告中,且在禁欲2~7d后重新采集标本检测。

(6) 标本送检:标本采集后在1h内送检,冬季需要对标本20~37℃保温。

(二)使用后标本处理

精液内可能含有肝炎、HIV等病毒,故精液需要按潜在生物危害物质进行处理。标本检查完毕后应焚烧或浸入0.1%过氧乙酸12h或5%甲酚皂溶液中24h后再处理。

二、一般检查

(一)理学检查

1. 量　用刻度吸管测定全部液化的精液量;采样容器如果有刻度,待精液完全液化直接测定精液量。

(1) 参考区间:WHO第5版:1.5~6mL/次;全国临床检验操作规程第3版次。

(2) 临床意义:一定量的精液是保证精子活动的介质,并可中和阴道的酸性物质,保护精子的生命力,以利于精子通过子宫颈口。精液过少可造成精子活动空间减小和能量供应不足,精液过多时精子可被稀释而相对减少,均不利于生育。一次排精量与排精间隔时间有关。根据精液量的变化可分为精液减少、无精症和精液增多症,其临床意义见表6-9。

表6-9　精液量变化临床意义

精液量变化	临床意义
精液减少	若5~7d未射精,精液量少于1.5mL,视为精液减少,见于①雄性激素分泌不足,副性腺感染等;②采集时部分精液丢失或禁欲时间过短等

续　表

精液量变化	临床意义
无精液症	精液量减少到数滴甚至排不出，见于生殖系统的特异性感染（如淋病、结核）及非特异性炎症等。逆行射精时有射精动作，但无精液排出（逆行射入膀胱）
精液过多	超过 6 mL，见于附属腺功能亢进，亦可见于禁欲时间过长者。精液增多可致精子浓度减低，不利于生育

2. 颜色和透明度

（1）参考区间：灰白色或乳白色，不透明；精液放置一段时间后可自行液化，呈半透明乳白色；久未射精者可呈现淡黄色。

（2）临床意义：红色或暗红色并伴有红细胞者为血精，见于精囊炎和前列腺炎、结核、结石或肿瘤等；黄色脓性精液见于前列腺炎或精囊炎等。

3. 液化时间　正常人刚排出的精液在精囊腺分泌的凝固酶作用下立即呈现典型的半固体凝胶的团块且呈稠厚的胶胨状，在前列腺分泌的蛋白水解酶（如纤溶酶）的作用下逐渐液化。精液液化时间（semen liquefaction time）是指新排出的精液由胶胨状转变为流动状液体所需要的时间。

（1）检测原理：精液标本采集后立即观察其是否凝固，然后置于37℃水浴中，每 5 min 检查 1 次，直至液化，记录从凝固至完全液化所需要的时间。①肉眼观察法：将精液标本置于37℃水浴箱内，每隔 5～10 min 将盛精液的容器移近光源，然后倾斜，观察精液是否有"扩散、流动"现象，当精液由胶冻状变为均匀流动状液体时，停止计时。②滴管法：将精液标本置于37℃水浴箱内，每隔 5 min 用口径较细的滴管吸取精液，若精液很容易被吸取且未见无精液条索，停止计时。③尼龙网袋法：将 1 mL 的精液倒入孔径为 37 μm 的尼龙网袋中，将袋置于有刻度的37℃保温的小瓶内，每隔 5～10 min 将袋提起，测量瓶中精液的体积，当瓶中精液的体积为 1 mL 时，停止计时。

（2）方法学评价：精液液化时间测定方法主要有肉眼观察法、滴管法和尼龙网袋法，其方法学评价见表 6-10。

表 6-10　精液液化时间测定方法学评价

方法	评价
肉眼观察法	操作简单、实用，临床常用，不足之处是结果判断缺乏客观标准，受检验者经验和主观因素影响，结果准确性和重复性受到限制
滴管法	操作简单、实用，临床常用，结果准确性和重复性好于肉眼观察法
尼龙网袋法	判断客观标准，结果准确可靠，重复性好，但操作较复杂，临床应用较少

（3）质量保证：

①患者：射精后立即准确记录排精时间，尽快送检。

②观察过程中精液放 37℃水浴。

③正常液化的精液标本可能含有少量不液化的胶冻状颗粒（凝胶状团块）。

④如标本采集 60 min 后仍不液化或液化不完全，需要对精液标本进行机械混匀或酶消化后再进行检查，但处理可能会影响到精浆的生化、精子活动力、活动率及形态，必须在检测报告单上标明。

（4）参考区间：射精后精液立即凝固，液化时间小于 60 min。

（5）临床意义：①精液凝固障碍：见于精囊炎或输精管炎等。②精液液化时间延长：见于前列腺炎，前列腺炎时，因其分泌纤溶酶减少，可使精液液化时间延长或不液化。不液化或液化不全可抑制精子的活动，从而影响生育力。

4. 黏稠度　黏稠度是指精液完全液化后的黏度。

（1）检测原理：①滴管法：用广口径（直径约 1.5 mm）一次性的塑料吸液管轻轻吸入精液，而后让精液依靠重力作用滴落，并观察其拉丝长度，如拉丝超过 2 cm，报告为黏稠度异常。②玻棒法：将玻璃棒插入精液标本，提棒时可拉起黏液丝，观察黏丝长度，如拉丝超过 2 cm，报告为黏稠度异常。

（2）方法学评价：玻棒法和滴管法操作简便，临床常用，相对滴管法易于观察结果，结果准确可靠。

（3）质量保证：高黏稠度会干扰精子活动力、活动率、精子浓度、精子表面抗体等的检测，可与液化时间延迟的处理方法相同。

（4）参考区间：黏丝长度不超过2 cm，呈水样，形成不连续小滴。

（5）临床意义：①黏稠度减低：即新排出的精液呈米汤样，见于先天性无精囊腺、精子密度太低或无精子症。②黏稠度增加：多与附属腺功能有关，如附睾炎、前列腺炎、且常伴有精液不液化，可引起精子活动力降低而影响生殖力。

5. 酸碱度

（1）检测原理：待精液液化后，用精密pH试纸测定其酸碱度（pH）。

（2）质量保证：精液pH测定应在完全液化后并在1 h内完成，精液pH会随着时间延长而升高（CO_2逸出），细菌污染可以使精液pH升高。

（3）参考区间：pH为7.2~8.0。

（4）临床意义：精液pH反映了不同附性腺分泌液pH之间的平衡，主要是碱性的精囊腺分泌液和酸性的前列腺分泌液之间的平衡。①pH > 8.0时，见于急性前列腺炎、精囊炎或附睾炎，可能是精囊分泌过多或前列腺分泌过少所致；②pH < 7.0并伴有精液量减少，可能是输精管阻塞、射精管和精囊腺缺无或发育不良所致。

（二）显微镜检查

待精液液化后，混匀标本，取1滴精液于载玻片上，加上标准盖玻片，低倍镜观察有无精子以及精子的活动情况。如果未见到精子，应将标本在大于3 000 g离心15 min后取沉淀物检查，如仍未见精子，则不必继续检查。

1. 精子活动率　精子活动率是指活动精子占精子总数的百分率。

（1）检测原理：一般采用湿片法。即取液化后混匀的精液1滴置载玻片上，加盖玻片后在高倍镜下观察100个精子，计数出活动精子的所占比例，即精子的活动率。

（2）方法学评价：湿片法操作简便、快速，但主观性较大，且影响因素多，结果误差较大，重复性也较差，一般只能作为初筛检查。

（3）质量保证：

①标本：a. 标本采集后立即送检，注意保温；精液一旦液化应该立即检查，最好在30 min内，不能超过1 h，防止脱水或温度变化对精子存活率的有害影响。如1 h标本不液化，可对标本进行处理，加速液化，再检查活动率，但在报告单上应标注；b. 取标本前要充分混匀，混匀后立即取精液样本。

②器材：a. 盖玻片规格合要求，采用22 mm×22 mm盖玻片，制备大约20 μm深的湿片；盖盖玻片时，避免在盖玻片和载玻片之间形成气泡；等待湿片内精液样本停止漂移后才开始计数（60 s）；b. 推荐使用带有网线和网格的目镜，以限制观察区域，这样使2次计数观察的是载玻片上相同的区域。

③操作：a. 应在室温或带有加热37℃载物台的显微镜进行检查，操作程序需标准化，例如在37℃评估精子活动率，标本应在同样温度下孵育，并使用预热的载玻片和盖玻片制备样本；b. 计数时只计数完整精子（有头部和尾部）的活动率，计数速度要快，防止标本干涸；c. 计数区域：首先计数某区域运动的精子，再计数该区域不活动精子，如还未计数完该区域时，精子总数已经到200个精子，则继续计数超过200个精子，直到计数完同区域的不活动的精子。对观察区域作了限制，因此也限制了区域内所检测的精子数目，这样可以保证制片的几个区域内精子活动率得以检测。

④精子活动力计数偏差很常见，可以通过颠倒分析次序（先计数不活动的精子）、使用带有网格的目镜，增加计数精子数量（200个）和重复计数次数、规范操作程序来避免。

⑤对于一般的标本，建议计数2次，2次结果比较接近，取均值报告，如2次结果相差较大，重新制备样本，再检查。如果每个视野中精子数量相差显著，提示标本是不均质的，不均一的标本可能是由于液化异常、黏稠度异常、精子凝集所致，建议取2~3次标本重复检查，取均值。

（4）参考区间：在排精30~60 min内，精子活动率应>60%。

（5）临床意义：精子活动率减低是男性不育的重要因素，当精子活动率低于60%，可使生育力下降。引起精子活动率下降的因素的主要有：①精索静脉曲张；②生殖系统感染，如淋病、梅毒等；③物理因素，如高温环境（热水浴）、放射线因素等；④化学因素，如某些药物（抗代谢药、抗疟药、雌激素）、乙醇等；⑤免疫因素，如存在抗精子抗体等。

2. 精子存活率　精子存活率亦称精子活率，是指活精子占精子总数的百分率。可通过检测精子膜完整性来评价。

（1）检测原理。

①体外染色法：活精子膜完整，染料不能通过精子膜进入精子内，加入染料后活的精子则着色，精子死亡后其细胞膜破损，失去屏障功能，染料进入精子内着色，使精子着色，从而判断精子的存活率。常用的染料主要有伊红Y和伊红-苯胺黑染色法。

②精子低渗肿胀试验（humam sperm hypoosmotic swelling test，HOS）：活精子膜完整，将精子置入低渗溶液中，由于渗透压的改变，水分可通过精子膜进入精子，由于精子尾部的膜更柔软，疏松，所以精子尾部肿胀/弯曲，用相差显微镜观察，计算精子出现肿胀的百分率，也即精子存活率。结果判断：a型：未出现肿胀；b型：尾尖肿胀；c型：尾尖弯曲肿胀；d型：尾尖肿胀伴弯曲肿胀；e型：尾弯曲肿胀；f型：尾粗短肿胀；g型：全尾部肿胀。

（2）方法学评价：染色法操作简便、快速、不需要相差显微镜，结果较准确，重复性较好，其中伊红-苯胺黑染色法使视野形成了黑色，提高背景的对比度，使淡染的精子更易分辨。HOS是传统方法，操作不需要特殊试剂，但需要相差显微镜，时间相对较长，结果受检查者主管因素影响，影响结果准确性和重复性，但该试验结果与精子功能试验有良好的相关性，也是临床上较为理想的精子尾部膜功能试验。

（3）质量保证：

①精液一旦液化应该立即检查，最好在30 min内，不能超过1 h，防止脱水或温度变化对精子存活率的有害影响。

②染色法：精液与染液量比例要适当，制片厚薄应适宜，如果染色仅限于颈部区域，头部的其他区域未染色，可能是颈部膜渗漏，应记为活精子。每个标本计数200个精子。

③HOS：如室温低于10℃，应将标本先放入37℃温育5~10 min后镜检；某些标本试验前就有尾部卷曲的精子，在HOS试验前，计算未处理标本中尾部卷曲精子的百分数，实际的HOS结果等于测定值减去未处理标本中尾部卷曲精子百分数。

（4）参考区间：①染色法、HOS精子存活率>58%（WHO人类精液检查与处理实验室手册第5版）；②染色法精子存活率>70%，HOS精子存活率>60%（全国临床检验操作规程第3版）。

（5）临床意义：精子存活率降低是男性不育的重要因素，当精子存活率低于50%时，即可诊断为死精子症。精子尾部肿胀现象是精子膜功能正常表现，HOS可预测精子膜有无损害，作为体外精子膜功能及完整性指标，可预测精子潜在的受精能力。因此HOS对了解精子受精能力，协助诊断男性不育有一定实用价值。

3. 精子活动力　精子活动力是指精子向前运动的能力，简称活力，是一项直接反映精子质量的指标。WHO第5版将精子活动力分3级，见表6-11。

表6-11　WHO推荐精子活动力分级

等级	运动特征
前向运动	精子运动积极，直线或大圈运动，速度快
非前向运动	精子运动方式缺乏活跃性，表现为小圈的游动，不成直线
无运动	精子不运动

①（1）检测原理

①显微镜检查法：取液化后混匀的精液1滴置载玻片上，盖上盖玻片，在高倍镜下观察5~10个视野，计数200个精子，进行活动分级并用百分率表示。

②连续摄影法:取液化的精液直接充入计数池内,在显微镜200倍视野下,调节精子浓度,使每视野10~15个活精子,然后进行显微摄影。在同一张胶片上对同一视野的精子进行6次曝光摄影,曝光时间一般为1s/次,可以得到活动精子形成的运动轨迹。此方法虽然较复杂,但能客观地计算出精子的活动率和运动速度。

③精子质量分析仪测定:精子质量分析仪(sperm quality analyzer,SQA)利用光束通过少量的精液标本,检测精子运动所引起光密度的变化,通过光电数字转换器转换成精子活动指数(sperm motility index,SMI),光密度变化越大,则SMI越高,说明精液质量越好。

(2)方法学评价:精子活动力测定方法学评价见表6-12。

表6-12 精子活动力测定方法学评价

方法	评价
显微镜法	操作简便,但主观性较强,且受许多因素影响,结果准确性和重复性较差
连续摄影法	需要高精度的试验设备,不便于开展普及
精子质量分析仪法	简单、快捷、易操作、重复性好,是一种较理想的精子质量检验方法

(3)质量保证:

①标本:a. 标本采集后立即送检,注意保温;精液一旦液化应该立即检查,最好在30 min内,不能超过1 h,防止脱水或温度变化对精子存活率的有害影响。如1 h标本不液化,可对标本进行处理,加速液化,再检查活动力,但在报告单上应标注。b. 取标本前要充分混匀,混匀后立即取精液样本,使精子没有从悬液沉降的时间。

②器材:a. 盖玻片规格合要求,采用22 mm×22 mm盖玻片,制备大约20 μm深的湿片;盖盖玻片时,避免在盖玻片和载玻片之间形成气泡;等待湿片内精液样本停止漂移后才开始计数(60 s)。b. 推荐使用带有网线和网格的目镜,以限制观察区域,这样使2次计数观察的是载玻片上相同的区域。

③操作:a. 应在室温或带有加热37℃载物台的显微镜进行检查,操作程序需标准化,如在37℃评估精子活动力,标本应在同样温度下孵育,并使用预热的载玻片和盖玻片制备样本。b. 计数时只计数完整精子(有头部和尾部)的活力,计数速度要快,防止标本干涸。c. 计数区域:首先观察前向运动精子,然后是观察同区域的非前向运动精子和不活动精子,在计数完那个区域所有非前向运动精子和不活动精子之前,已经数到200个精子,则继续计数超过200个精子,直到计数完同区域的精子,以避免先计数的活力级别发生偏差。对观察区域作了限制,因此也限制了区域内所检测的精子数目,这样可以保证制片的几个区域内精子活动力得以检测。

④精子活动力计数偏差很常见,可以通过颠倒分析次序(先计数非前向运动精子和不活动精子)、使用带有网格的目镜,增加计数精子数量(200个)和重复计数次数、规范操作程序来避免。

⑤对于一般的标本,建议计数2次,2次结果比较接近,取均值报告,如2次结果相差较大,重新制备样本,再检查。如果每个视野中精子数量相差显著,提示标本是不均质的,不均一的标本可能是由于液化异常、黏稠度异常、精子凝集所致,建议取2~3次标本重复检查,取均值。

(4)参考区间:①精子前向运动≥32%,前向运动+非前向运动(总活力)≥40%;②前向运动+非前向运动(总活力)>50%。

(5)临床意义:引起精子活动力降低的原因与活动率下降的原因相同。

4. 精子聚集 不活动精子之间,活动精子与黏液丝、非精子细胞或细胞碎片之间黏附在一起,为非特异性聚集,这种情况应如实记录。

5. 精子凝集 精子凝集是指活动的精子相互黏附在一起,如尾对尾,头对头或混合型相互黏附在一起的现象。WHO第5版将精子凝集分4级:①1级:零散的,每个凝集小于10个精子,有很多自由活动精子。②2级:中等的,每个凝集10~15个精子,存在自由活动精子。③3级:大量的,每个凝集大于50个精子,仍有一些自由活动精子。④4级:全部的,所有的精子凝集,数个凝集又黏附在一起。

（1）参考区间：无凝集。
（2）临床意义：精子凝集提示可能有抗精子抗体的存在。

6. 精子计数　精子计数是指单位体积精液中精子数目，也称精子浓度或精子密度（sperm density）。精子总数为一次全部射出精液量的精子总数，即单位容积精子数 × 精液量。

（1）检测原理：精子计数主要血细胞计数板法，Makler精子计数板法和计算机辅助精液分析。血细胞计数板法原理是将液化精液标本稀释、充池、显微镜下计数一定范围内的精子数，换算成每毫升精液中的精子数。

（2）方法学评价：精子计数方法学评价见表6-13。

表6-13　精子计数方法学评价

方法	评价
血细胞计数板法	计数精子的传统方法，不需特殊仪器，成本低；但标本需稀释，存在稀释误差，准确性、重复性受到影响，且不能同时观察精子活动率和活动度、速度和运动轨迹
Makler精子计数板法	操作流程复杂，但1次加样可分析多项参数。也可以拍摄精子的运动轨迹，并可根据精子的运动轨迹分析其运动方式和运动速度
计算机辅助精液分析	本法操作简便，快速，具有客观、自动化、准确和定量分析的特点，不但可以计数，同时可确定和跟踪精子的活动，分析与精子运动相关的多种参数，是发展方向。但分析系统价格较贵，分析易受到精液中细胞成分和非精子颗粒物质的影响

（3）质量保证：

①精液标本必须完全液化，吸取精液前必须彻底混匀标本，吸取精液量必须准确。

②计数时以头部为基准，应计数完整结构的精子（有头和尾），有缺陷的精子（无头或尾）不计数在内，若数量多时应分开计数并记录。

③计数池方格内的压线精子计数原则同白细胞显微镜计数。

④手工法计数有一定误差，最好重复2次稀释、计数。

⑤直接涂片法未发现精子，应离心后取沉淀物检查，如两张重复湿片均无精子，报告"无精子"。

⑥如取标本直接涂片高倍镜视野精子数，精子数目较少（每400视野下精子数目为0~4个），考虑到精子数目少时，取样误差大，对于绝大多数临床检查的目的，报告精子浓度 < 2×10^9/L即可，需同时注明是否观察到前向运动精子。

（4）参考区间：①精子浓度 ≥ 15×10^9/L，精子总数 ≥ 39×10^6/1次射精。②精子浓度多 20×10^9/L。

（5）临床意义：精子浓度减低或无精子症见于：①睾丸疾病：如精索静脉曲张、睾丸炎症、结核、肿瘤、睾丸畸形、隐睾等。②输精管疾病：如输精管阻塞、输精管先天性缺如等。③男性结扎术后：一般结扎术后第6周开始检查，每周1~2次，连续检查3次无精子，则表明手术成功。④其他：应用某些药物，如抗肿瘤药、男性避孕药（如棉酚）等；某些理化因素，如重金属、乙醇中毒、热水浴、放射线损害等；逆行射精；老年人等。

7. 精子形态检查　正常精子外形似蝌蚪状，分头、体、尾三部分。①头部：长4.0~5.0μm，宽2.5~3.0μm正面呈卵圆形，侧面呈扁平梨形。②体部：轮廓直而规则，与头部纵轴成一直线，长5~7μm，宽约1μm，体部由颈部、中段组成。③尾部：细长，外观规则而不卷曲，一般长50~60μm，尾部由主段和末段组成。异常精子形态包括精子头部、颈部、中段和尾部异常，见表6-14。

表6-14　精子形态异常

部位	异常
头部	有大头、小头、圆头、双头、多头、无头、锥形头、无定形头、空泡样头、无顶体头等
颈部和中段	有颈部肿胀、颈部弯曲、中段不规则、中段弯曲、增粗、变细等
尾部	常见有无尾、短尾、断尾、长尾、双尾、卷尾、发卡形尾等

续 表

部位	异常
其他	如胞质小滴异常，通常位于中段的胞质小滴大于正常精子头部的一半，精子头、体、尾均有或其中两者有不同程度的异常

（1）检测原理：

①湿片法：在精子计数结束后，可直接用高倍镜进行精子形态检验。

②染色法：将精液涂成薄片，干燥、固定后进行H-E染色或Wright-Giemsa复合染色，油镜下观察计数200个精子，报告正常精子的百分率。

（2）方法学评价：

①湿片法：在精子计数完后，直接用高倍镜进行形态检查。本法操作简便、快速，但要求检验人员经验丰富，否则会因错误识别而致异常精子百分率降低，故不推荐采用。

②涂片染色法：将精液涂成薄片，干燥、固定后进行H-E或吉姆萨染色，油镜下进行形态检查。本法操作相对复杂、费时，但染色后精子结构清楚，易于辨认，结果准确可靠，重复性好，为WHO推荐方法。

（3）质量保证：

①湿片法：检查时光线不要太强，重点观察精子头部有无异常，为提高检查准确性，可增加计数精子数量。脱落或游离的精子头部作为异常精子形态，游离精子尾部不计数。

②染色法：制片要薄，但推片时不要过度挤压，以免人为损害精子。

（4）参考区间：①正常精子形态 > 4%；②正常形态精子 ≥ 30%。

（5）临床意义：精子形态检查是反映男性生育能力的一项重要指标。如正常形态精子 < 30%，称为畸形精子症（WHO），畸形精子 > 40%，即会影响精液质量，> 50%常可致不育。精子形态异常与睾丸、附睾的功能异常密切相关，增多常见于生殖系统感染，精索静脉曲张，雄性激素水平异常时；某些化学因素、物理因素、药物因素、生物因素及遗传因素也可影响睾丸生精功能，导致畸形精子增多。

8. 非精子细胞检查　非精子细胞包括来源于泌尿道生殖道的上皮细胞，以及WBC和不成熟的生精细胞，后两者统称为圆形细胞。

（1）生精细胞：即未成熟生殖细胞，是指各阶段发育不完全的生精细胞（spermatogenic cell），包括精原细胞、初级精母细胞、次级精母细胞和发育不完全的精子细胞。生精细胞的形态学特点见表6-15。

表6-15　生精细胞的形态学特点

生精细胞	形态学特点
精原细胞	胞体圆形，直径约为12μm；胞核居中，直径约为6~7μm，染色质细颗粒状，核膜处有1~2个核仁
初级精母细胞	精原细胞分裂产生而来，一般胞体较大，胞核直径8~9μm，大多呈球形
次级精母细胞	由初级精母细胞分裂而来，其染色体数量只有初级精母细胞内的一半。胞体较小，圆形，染色质细致网状，染色较浅
精子细胞	细胞形态多样，大小不等，其体积较次级精母细胞小。胞核较小，直径4~5μm，呈球形或精子头的雏形，着色较深。精子细胞经过一系列的形态变化后形成精子

①质量保证：各阶段生精细胞的形态、大小及核的形态、大小不规则，如采用未染色精液检查时，易与中性粒细胞相混淆。WHO推荐采用正甲苯胺蓝过氧化酶染色法，中性粒细胞呈阳性，生精细胞则呈阴性。对不含过氧化物酶的其他白细胞建议采用免疫细胞化学法检测。

②参考区间：< 1%。

③临床意义：当睾丸受损时，精液中可以出现较多的未成熟生精细胞。

（2）其他细胞：正常精液中有少量白细胞（< 5/HP）和上皮细胞，偶见红细胞。精液红细胞、白细胞增多可见于生殖系统炎症、结核、恶性肿瘤等。精液中白细胞 > 1.0×10^9/L的患者称为白细胞精症，表明生殖系统存在感染。精液中发现癌细胞，提示生殖系统恶性肿瘤。

三、计算机辅助精液分析

(一) 计算机辅助精液分析系统

1. 检测原理　计算机辅助精液分析（computer aided of semen analysis，CASA）是将计算机技术和图像处理技术相结合发展起来的一项新的精子分析技术。其原理是采用摄像机或录像机与显微镜连接，跟踪和确定单个精子的活动，根据设定的精子大小和灰度、精子运动的移位及精子运动的有关参数，对采集到的图像进行动态分析处理，并打印结果。CASA系统既可定量分析精子浓度、精子活动力、精子活动率、又可分析精子运动速度和运动轨迹特征。CASA的主要参数及其含义见表6-16。

表6-16　CASA主要参数及其含义

参数	含义
曲线速度（curvilinear velocity，VCL）	也称轨迹速度，指精子头部实际运动轨迹的平均速度
直线速度（straight-line velocity，VSL）	也称前向运动速度。指精子检测时起始位到终点位之间直线距离的平均速度
平均路径速度（average path velocity，VAP）	精子头沿其空间平均轨迹的速度。是根据精子运动的实际轨迹平均后计算出来的，各仪器之间稍有不同
直线性（linearity，LIN）	指曲线轨迹的直线分离度，计算公式为VSL/VCL
前向性（straightness，STR）	指精子运动平均路径的直线分离度，计算公式为VSL/VAP
摆动性（wobble，WoB）	精子头沿其实际运动轨迹的空间平均路径摆动的尺度，计算公式为VAP/VCL
鞭打频率（beat cross frequency，BCF）	也称摆动频率，指精子头部超越过其平均路径的频率
精子头侧摆幅度（amplitude of lateral head displacement，ALH）	精子头实际运动轨迹对平均路径的侧摆幅度，可以是最大值，也可以是平均值，不同仪器间计算方法有所差异
平均移动角度（mean angle of deviation，MAD）	精子头部沿其运动轨迹瞬间转折角度的时间平均值
运动精子密度	每mL精液中VAP>0pm/s的精子数

2. 方法学评价　CASA系统除可以分析精子密度、活率、活动力等指标外，在分析精子的运动能力方面具有独特的优越性，其优缺点见表6-17。

表6-17　CASA的优点和缺点

项目	评价
优点	①精子运动的指标多、客观、准确 ②可以提供精子动力学的量化数据 ③操作简便、快速、可捕捉的信息量大，可以自动化等
缺点	①CASA设备昂贵，CASA系统还缺乏统一的国际标准，不同厂家和型号的CASA分析结果缺乏可比性 ②影响因素：CASA根据人为设定的大小和灰度来识别精子，准确性受精液细胞成分和非细胞颗粒的影响；计算精子活动率时，精子只有发生了一定位移，CASA系统才认为是活动精子，对原地摆动的精子则判定为不活动精子，其结果低于实际结果。另外，CASA系统测定的是单个精子的运动参数，缺乏对精子群体的了解 ③局限性：CASA系统对检测精子浓度有一定局限性，在（20~50）×10^9/L的范围内检测结果较理想。精子浓度过高时，标本应当稀释，精子浓度过低时应多检查几个视野。目前，WHO仍推荐使用显微镜直接测定精子浓度和精子活动率

(二) 精子质量分析仪

20世纪80年代初，精子质量分析仪（sperm quality analyzer，SQA）问世。通过显示精子浓度、精子活力度、精子形态等来反映精子质量。

1. 检测原理　一般通过光电分析来检测，其原理为当光束通过液化的精液时，精液中精子的运动引起光密度的变化。光密度变化包括光密度频率和振幅，频率、振幅变化愈大，则精子质量愈好；反之，则精子质量愈差。

SQA 检测参数有功能性精子浓度（functional sperm concentration，FSC）、活动精子浓度（motile sperm concentration，MSC）、精子活动指数（sperm motility index，SMI）、总功能精子浓度（total functional sperm concentration，TFSC）、总活动精子浓度（total motile sperm concentration，TMSC），其意义见表 6-18。

表 6-18　SQA 检测参数及意义

参数	意义
FSC	具有正常形态及快速前向运动的精子数量
MSC	快速前向运动的精子数量
SMI	在 1 秒内，毛细管载样池中的精子运动所产生的在光源路径上的偏移振幅与数量，以反映浓度的平均前向运动速度相乘的精液参数
TMSC	精子中活动精子的总数，以 MSC 与精液量的乘积来表示
TFSC	精液中功能精子数量，以 FSC 与精液量的乘积来表示

2. 方法学评价　SQA 具有快速、操作简便、测定客观、重复性好、精密度高、参数多等优点，能客观、快速评价精子的质量。但是，SQA 也具有一定的局限性，并不能完全取代显微镜检查。

四、其他检查

（一）化学检查

精浆及精子的某些酶和化学成分检查，可以了解睾丸及附属性腺的分泌功能、代谢状态和病理改变，对男性不育症的诊断、治疗及病因分析等具有重要的临床价值，精液常见化学成分分析指标、分析方法及临床意义见表 6-19。

表 6-19　精液化学成分检查及临床意义

检测指标	测定方法及参考区间	临床意义
乳酸磷酸酶	磷酸苯二钠比色法：48.8~208.6U/mL	降低见于前列腺炎，可使精子活动减弱，受精率下降。增高见于前列腺癌和前列腺肥大
乳酸磷酸酶 -X	聚丙烯酰胺电泳法：相对活性 ≥ 42.6%	减低：见于少精液症或无精液症
中性 α- 葡萄糖苷酶	绝对活性（1 430 ± 940U/L） 比色法：≥ 20 mU/1 次射精	其活性与精子计数、精子顶体完整率呈正相关。有助于鉴别输精管阻塞，睾丸生精障碍所致的无精子症
精子顶体精氨酸酰胺酶	比色法：48.2~217.7 μIU/10^6	其活性与精子计数、精子顶体完整率呈正相关。活性减低可致不育
柠檬酸	紫外比色法：50 μmol/1 次射精 吲哚比色法：≥ 13 μmol/1 次射精	显著减少见于前列腺炎。与睾酮水平有关，可以评价雄激素分泌状态
果糖	间苯二酚比色法：9.11~17.67 mmol/L 吲哚比色法：≥ 13 μmol/1 次射精	减低见于精囊腺炎和雄激素分泌不足；缺如见于先天性精囊腺缺如、逆行射精等
锌	①比色法：（1.259 ± 0.313）mmol/L 或 ≥ 2.4 μmol/1 次射精； ②原子吸收光谱法：（2.12 ± 0.95）mmol/L 或（163.02 ± 45.26）mg/L； ③中子活性法：（2.24 ± 1.45）mmol/L.	严重缺锌可致不育症。青春期缺锌，则影响男性生殖器官和第二性征发育。可作为评价男性生殖功能和诊断不育症的指标之一

（二）免疫学检查

免疫性不育（孕）是不育（孕）症的重要原因之一，占 10%～20%。人类精子抗原非常复杂，由于男性生殖道存在血睾屏障，女性生殖道也存在免疫屏障的保护作用，都不会产生相应抗体。当生殖系统炎症、阻塞、免疫系统遭到破坏等病理改变时，可产生自身或同种抗精子抗体（antispermatozoon antibody，AsAb）。血液或生殖道分泌液中有 AsAb，可引起免疫性不育。

1. **抗精子抗体测定** AsAb 有 IgG、IgA、IgM、IgE 四种类型，其中 IgE-AsAb 只参与变态反应，与免疫不孕、流产无关，IgM-AsAb 是近期感染指标。在血清、精浆和宫颈黏液中，不同类 AsAb 均可检出，血清中以 IgG、IgM 为主，而精浆中以 IgA、IgG 为主。

AsAb 按其对精子作用分为凝集性、制动性和结合性三类。AsAb 的作用机制有：①精子与凝集性抗体结合后，多个精子可凝集在一起，从而影响其运动。②制动性抗体与精子结合后，可直接影响精子的运动，如尾部抗体可对在女性生殖道运行的精子造成干扰，使其难以通过子宫颈管。③结合性抗体与精子结合后，可抑制精子与卵细胞膜的融合，亦可抑制精子顶体酶的活性，使精子不易穿透包绕卵细胞的卵丘、放射冠和透明带。④可导致胚胎死亡和流产。

（1）检测原理：测定体液中的 AsAb 方法较多。目前常用的有酶联免疫吸附试验（ELISA）、精子凝集试验（sperm agglutination test，SAT）、精子制动试验（sperm immobiliza-tion test，SIT）、免疫珠试验（immunobead test，IBT）、混合抗人球蛋白试验（mixed antiglobu-lin reaction，MAR）等。其检测原理见表 6-20。

表 6-20　抗精子抗体的检测原理

方法	检测原理
ELISA	将精子抗原包被到固相载体表面，标本中的 AsAb 可与其结合，AsAb 再与加入的抗人 IgG 酶结合物起反应，形成抗原-抗体-二抗酶结合物免疫复合物，最终在酶底物作用下而显色
SAT	血清、生殖系统分泌物中存在的 AsAb 与精子膜固有抗原结合后，可使精子出现凝集现象。如试管-玻片法是在高倍镜下观察 10 个视野有 6 个以上视野无凝集者为阴性
SIT	依赖抗体的补体介导的细胞毒反应，AsAb 与精子表面抗原相互作用后激活补体，使精子顶体破坏。中段细胞膜通透性及完整性受损，导致精子失去活力
IBT	当精子表面存在 AsAb 时，可吸附于抗人 IgG、IgA 或 IgM 免疫珠上，利用精子与抗人球蛋白免疫珠结合形成可动的混合凝集团而检测精子表面 AsAb
MAR	将新鲜精液标本与包被人 IgG 的胶乳颗粒混合。再向混合液中加入抗人 IgG 血清，如果精子表面附着有 As-Ab，可形成活动的精子与乳胶颗粒的混合凝集物

（2）方法学评价：抗精子抗体检测的方法学评价见表 6-21。

表 6-21　抗精子抗体检测的方法学评价

方法	评价
酶联免疫吸附试验	灵敏度高，特异性强。目前国内使用最多的 AsAb 测定方法
精子凝集试验	仅为是否存在 AsAb 的过筛试验，是检测 AsAb 最经典的方法
精子制动试验	可用于检验 IgG-AsAb 和 IgM-AsAb，结果可靠，特异性强
免疫珠试验	WHO 推荐用于精子抗体检测的方法，但国内应用较少
混合抗人球蛋白试验	WHO 推荐用于精子抗体检测的首选方法，但国内应用较少

（3）参考区间：阴性。

（4）临床意义：血清和生殖道局部的 AsAb 是引起免疫性不育（孕）的主要原因，AsAb 检测对免疫性不育诊断、治疗和预后观察等提供有价值的参考指标。

2. **精浆免疫球蛋白测定** 精浆免疫球蛋白主要是 IgA、IgG，相当于血清中的 1%～2%。精浆中的 IgG 由血清渗透于前列腺而来，精浆中的 IgA 主要来自前列腺。

（1）参考区间：①IgG：（28.6±16.7）mg/L。②IgA：（90.3±57.7）mg/L。③IgM：（2.3±1.9）mg/L。

（2）临床意义：AsAb阳性者，IgG、IgM增高；正常人精浆中分泌性IgA含量很低，生殖道炎症时，分泌性IgA增高；生殖道感染早期IgM增高。

（三）微生物学检查

由生殖道感染所致男性不育症发病率比非感染性高4倍，男性生殖道感染时，可从精液中检出30多种微生物。微生物感染可使精子凝集、制动或受到破坏等导致不育。通过对精液进行涂片或培养，能及时发现致病菌，对男性不育诊断、治疗有重要意义。

第三节 前列腺液检查

前列腺液（prostatic fluid）是由前列腺分泌的不透明的淡乳白色液体，是精液的重要组成部分，约占精液的30%。其主要成分主要有：①电解质：如钾、钠、钙、锌等。②酶：如纤溶酶、酸性磷酸酶、乳酸脱氢酶等。③脂类：如磷脂、胆固醇。④免疫物质：如免疫球蛋白、补体及前列腺特异抗原（prostate specific antigen，PSA）。⑤有形成分：磷脂酰胆碱小体、白细胞及上皮细胞等。⑥其他：精胺、亚精胺、柠檬酸等。前列腺液的功能主要有：①维持精浆适当的pH。②参与精子能量代谢。③抑制细菌生长。④含蛋白水解酶及纤溶酶，使精液液化。

前列腺液检查包括一般检查（传统常规检查）和其他检查，其中一般检查主要包括理学检查和显微镜检查，其他检查常见的有微生物学检查、免疫学检查和分子生物学检查等。前列腺液检查常用于前列腺炎、前列腺脓肿、前列腺肥大、前列腺结石、前列腺结核及前列腺癌等疾病辅助诊断、疗效观察，也可用于STD的检验。

一、标本采集与处理

标本采集与运送前列腺液一般由临床医师行前列腺按摩术后采集，弃去第1滴前列腺液后，根据标本量的多少，可直接涂于载玻片上或收集在洁净的试管内，立即送检。前列腺按摩时，常因有时触及精囊而将精囊液挤出，故正常前列腺液严格来讲应为前列腺精囊液。

质量保证：

（1）怀疑有前列腺结核、脓肿、肿瘤或急性炎症且有明显压痛者，应禁止或慎重采集标本。

（2）检查前要禁欲3周；采集标本前要排空尿液，按摩时心情放松。

（3）按摩力度适宜，一次按摩失败或检验结果阴性，而又确有临床指征者，可于3~5d后重新复查。

（4）如作细菌培养须无菌采集。

（5）采集后立即送检。

二、一般检查

（一）理学检查

1. 量 健康成人经前列腺按摩1次可采集数滴至2 mL前列腺液。

（1）减少：见于前列腺炎，如前列腺液减少至采集不到，提示前列腺分泌功能严重不足，常见于某些性功能低下者和前列腺炎。

（2）增多：见于前列腺慢性充血、过度兴奋时。

2. 颜色和透明度 健康成人前列腺液呈乳白色、稀薄、不透明而有光泽的液体。

（1）黄色浑浊、淡黄色黏稠分泌液：常见于前列腺炎或精囊炎。

（2）红色：提示出血，见于前列腺炎、精囊炎、前列腺结核、肿瘤等；也可因按摩过度引起。

3. pH 健康成人前列腺液pH6.3~6.5，75岁以后可略高；混入精囊液较多时，pH可增高。

（二）显微镜检查

1. 检测原理　一般采用非染色直接涂片进行湿片检查，也可用Wright染色、Papaniculaou染色、H-E染色等进行细胞学形态检查，还可以直接进行革兰染色或抗酸染色，找病原微生物。
2. 方法学评价　前列腺液显微镜检验的方法学评价见表6-22。

表6-22　前列腺液显微镜检查的方法学评价

方法	评价
非染色湿片法	操作简便，快速，临床常用。湿片直接镜检中以细胞和磷脂酰胆碱小体成分的检查截止价值最大
涂片染色检验	可清晰辨认细胞结构，适用于炎症细胞、癌细胞检验。当直接镜检见到畸形、巨大的细胞或疑似肿瘤胞时，应做Papaniculaou染色、H-E染色，有助于前列腺肿瘤和前列腺的鉴别
直接涂片抗酸染色或革兰染色	对前列腺结核及性传播性疾病的诊断有较高的应用价值，但检出率较低，高度怀疑是病原微生物感染，镜检为阴性时建议进行细菌培养

3. 质量保证

（1）检验人员：掌握前列腺液正常和异常有形成分形态特点，显微镜检验识别鉴别能力，提高阳性检出率。

（2）涂片：厚薄适宜，染色检查的涂片要薄。

（3）显微镜检查：先低倍镜观察全片，然后用高倍镜检查，至少观察10个以上高倍镜视野；对标本较少或有形成分较少的标本，应扩大观察视野；湿片下若发现较大、形态异常的细胞应高度重视，进行染色检查。

（4）统一报告方式：磷脂酰胆碱小体数量较多，高倍镜下满视野均匀分布均可报告为（4+）；占视野3/4为（3+）；占视野1/2为（2+）；数量极少，分布不均，占视野1Ⅰ/4为（+）；其他成分按尿沉渣镜检方法报告结果。

4. 参考区间

（1）磷脂酰胆碱小体：多量，均匀分布满视野。

（2）前列腺颗粒细胞：＜1个/HPF。

（3）红细胞：偶见，＜5个/HPF。

（4）白细胞：＜10个/HPF。

5. 临床意义　前列腺液常见的有形成分形态特点及临床意义见表6-23。

表6-23　前列腺液常见的有形成分形态特点及临床意义

有形成分	特点	参考区间	临床意义
磷脂酰胆碱小体	圆形或卵圆形、大小不均，似血小板但略大，折光性强；炎症时可成簇分布，重者可见不明跳跃的微小颗粒浸润，甚至可释放形成空泡	量多，均匀散在分布，满视野	前列腺炎时，分布不均，数量减少甚至消失
淀粉样小体	体积大，约为白细胞10倍，圆形或卵圆形、形似淀粉颗粒，微黄色或褐色同心圆线、级层状结构	-	一般无临床意义
红细胞	圆盘状、草黄色	＜5个/HPF	增多见于前列腺炎，前列腺结核、结石或肿瘤
白细胞	圆球形，可见胞核	＜10个/HPF	增多见于老年人的前列腺液
前列腺炎颗粒细胞	体积大，为白细胞的3~5倍，内含有较多的磷脂酰胆碱颗粒	＜1个/HPF	增多见于老年人的前列腺液和前列腺炎患者
病原生物	特殊染色后的特有特点，如抗酸杆菌、革兰阴性双球菌、支原体等	-	相应病原生物引起的感染

三、特殊检查

(一)化学检查

前列腺液的化学成分,可随腺体的生理活动、代谢活动、代谢状态和病理改变而变化。前列腺液化学成分有蛋白质、酶、胆固醇、卵磷脂、电解质、微量元素等,其中纤溶酶、柠檬酸、酸性磷酸酶、锌等成分对精液液化、精子的活动、代谢等起着非常重要的作用,前列腺特异抗原(prostate specific antigen PSA)为前列腺的肿瘤标志物。前列腺液的生化指标检查可作为则列腺疾病的诊断、疗效观察和预后判断的参考指标。

1. 锌测定 前列腺含锌量比体内其他组织多,锌与前列腺的抗菌能力有关,锌还参与稳定精子细胞膜的作用。测定方法主要有原子吸收光谱法和化学比色法等。正常前列腺液锌的含量为(5.38 ± 0.75)mol/L。前列腺炎和前列腺癌时锌含量降低;前列腺肿大时,锌含量升高,故锌含量的变化可作为前列腺肿大和前列腺癌鉴别的1个参考指标。

2. 其他化学成分测定 临床上探讨较多的前列腺液生化指标主要有ACP、LD_5/LD_1、转铁蛋白(transferrin, Tf)、柠檬酸等。其中前列腺液中ACP可作为前列腺癌的肿瘤标志物,但其敏感性、特异性比PSA差。

(二)微生物学检查

1. 涂片染色检查 前列腺液直接涂片革兰染色或抗酸染色,油镜检查。有炎症时可见到大量的细菌和白细胞。淋病奈瑟菌感染时,可见到革兰阴性双球菌;前列腺结核时,可发现抗酸杆菌。涂片染色检查简便、快速,但阳性率低。

2. 微生物培养 为提高阳性检出率,确定感染的病原菌,或为治疗而做药物敏感试验等目的,需进行微生物培养。前列腺液细菌培养最常见的细菌有葡萄球菌、链球菌、大肠埃希菌及变形杆菌等。

STD检查时,除建议做淋病奈瑟菌和支原体培养外,还可通过酶联免疫试验等方法。

第四节 脑脊液检查

脑脊液(cerebrospinal fluid, CSF)是存在于脑室和蛛网膜下隙(subarachnoid space)内的一种无色透明的液体,70%来自脑室脉络丛主动分泌和超滤所形成的液体,30%由大脑和脊髓细胞间隙所产生。脑脊液经过第3脑室和第4脑室进入小脑延髓池,再分布于蛛网膜下隙。蛛网膜绒毛能吸收脑脊液,并将其返回静脉。生理情况下,人体每天分泌的脑脊液大约为400~500 mL,并能在4~8 h更新1次。正常成人脑脊液总量为120~180 mL,大约为体内液体总量的1.5%。脑脊液是一种细胞外液,由于血脑屏障(blood-brain barrier)的作用,脉络丛上皮细胞具有选择性分泌和超滤血浆中物质的作用,致使其所含细胞极少,蛋白质等许多物质的含量也较血浆为低。

脑脊液具有重要的生理作用:①作为缓冲液保护脑和脊髓,减轻或消除外力对脑组织和脊髓的损伤。②调节颅内压。③供给中枢神经系统营养物质,并运走代谢产物。④调节神经系统碱储量,维持脑脊液pH在7.31~7.34。⑤转运生物胺类物质,参与神经内分泌调节。

一、标本采集与处理

1. 标本采集 脑脊液标本由临床医生进行腰椎穿刺采集,必要时可行小脑延髓池和脑室穿刺采集。由于脑脊液检查有一定的创伤性,因此,必须严格掌握其适应证和禁忌证。

脑脊液检查的适应证有:①有脑膜刺激征者。②可疑颅内出血者。③可疑脑膜白血病者。④原因不明的剧烈头痛、昏迷、抽搐或瘫痪者。⑤可疑肿瘤颅内转移者。⑥脱髓鞘疾病者。⑦中枢神经系统疾病需要椎管内给药治疗、麻醉和椎管造影者。

脑脊液检查的禁忌证有:①颅内高压者。②颅后窝占位性病变者,或伴有脑干症状者。③处于休克、全身衰竭状态者。④穿刺局部有化脓性感染者。脑脊液穿刺成功后首先应进行压力测定。待压力测定后,将脑脊液分别收集于三个无菌容器中，采集量见表6-24。第一管用于细菌学检查，第二管用于化学或免疫学检查，第三管用于常规检查。如疑为恶性肿瘤，再采集一管进行脱落细胞学检查。标本采集后应注明采集日期、时间、患者基本信息等。

表6-24 脑脊液检查标本采集量

检查项目	成人（mL）	儿童（mL）
细菌学及病毒学	2	1
细胞学、化学	2~8	1~1.5

2. 标本转运 脑脊液标本必须由专人或专用的物流系统转运。为保证转运安全及防止标本溢出，转运过程应采用密封的容器。

3. 标本保存和接收

（1）脑脊液标本采集后立即送检，一般不能超过1 h，不能及时检查的标本需要保存于2~4℃环境中，常规检查应在4 h内完成。脑脊液放置时间过久可造成细胞破坏或变形；可产生纤维蛋白凝集导致细胞分布不均，影响细胞计数；可使葡萄糖分解造成含糖量降低；可使细菌溶解，影响细菌检出率。采集的脑脊液标本应尽量避免凝固及混入血液。

（2）合格脑脊液标本基本要求：脑脊液专用收集容器标识清晰、采集量满足检验项目需求。

二、一般检查

（一）理学检查

1. 脑脊液压力 压力测定是脑脊液检查的重要项目之一。压力测定一定要在患者完全放松的情况下进行，否则压力测定值会高。当腰椎或其他部位穿刺成功后，接上压力表或压力管，即可见脑脊液压力逐渐上升。由于不同的穿刺部位和不同的穿刺体位，脑脊液压力可不同；不同年龄患者脑脊液压力也不相同，成人脑脊液压力较儿童高。

（1）参考区间：卧位：①腰椎穿刺：80~180 mmH$_2$O；②小脑延髓池穿刺：80~120 mmH$_2$O；③脑室穿刺：70~120 mmH$_2$O。

（2）临床意义：①颅内压增高：卧位脑脊液压力高于200 mmH$_2$O为颅内压增高，多见于脑组织水肿、脑脊液循环通路梗阻、脑脊液分泌增加或吸收障碍、硬脑膜内容积增加、颅内占位性病变、颅内静脉窦淤血或静脉窦血栓、颅内循环血量增加等；②颅内压减低：卧位脑脊液压力低于80 mmH$_2$O为颅内压减低。多见于持续脑室引流、脑脊液鼻漏、枕骨大孔下或椎管内梗阻、恶病质、脱水以及近期反复多次腰椎穿刺者。

表6-25 脑脊液新鲜出血与陈旧性出血的鉴别

项目	新鲜出血	陈旧性出血
透明度	浑浊	清亮、透明
易凝性	易凝	不易凝
离心后上清液	无色透明	红色、黄褐色或柠檬色
红细胞形态	无变化	有皱缩
上清液隐血试验	多为阴性	阳性
白细胞计算	不增高	继发性或反应性增高

2. 颜色

（1）参考区间：无色或淡黄色。

（2）临床意义：当中枢神经系统有炎症、损伤、肿瘤或梗阻时，破坏了血脑屏障，使脑脊液成分发生改变，而导致其颜色发生变化。

①红色:常见于各种原因的出血,特别是穿刺损伤的出血、蛛网膜下隙或脑室出血。脑脊液新鲜出血与陈旧性出血的鉴别见表6-25。

②黄色:脑脊液呈黄色称为黄变症(xanthochromia),可由出血、黄疸、淤滞、梗阻等引起。黄变症常见类型及临床意义见表6-26。

表6-26 黄变症常见类型及临床意义

类型	临床意义
出血性黄变症	见于陈旧性蛛网膜下隙出血或脑出血
黄疸性黄变症	见于重症黄疸型肝炎、肝硬化、钩端螺旋体病、胆管梗阻、新生儿溶血症等
瘀滞性黄变症	见于颅内静脉、脑脊液循环瘀滞
梗阻性黄变症	见于髓外肿瘤等所致的椎管梗阻
其他	脑脊液中黄色素、胡萝卜素、黑色素、脂色素增高时,也可使脑脊液呈黄色

③白色:多因脑脊液中白细胞增多所致,常见于脑膜炎奈瑟菌、肺炎链球菌、溶血性链球菌引起的化脓性脑膜炎。

④绿色:多见于铜绿假单胞菌性、急性肺炎链球菌性脑膜炎。

⑤褐色:多见于脑膜黑色素肉瘤(melanosarcomatosis)或黑色素瘤(melanoma)等。

⑥无色:除了见于正常脑脊液以外,也可见于病毒性脑炎、轻型结核性脑膜炎、脊髓灰质炎、神经梅毒等。

3. 透明度

(1)参考区间:清晰透明。

(2)临床意义:脑脊液的浑浊度与其所含的细胞和细菌数量有关,当脑脊液中的白细胞超过 $300 \times 10^6/L$ 时,可呈浑浊;脑脊液中蛋白质明显增高或含有大量细菌、真菌时,也可使脑脊液浑浊。结核性脑膜炎的脑脊液可呈毛玻璃样的浑浊,化脓性脑膜炎的脑脊液呈脓性或块样浑浊,穿刺损伤时的脑脊液可呈轻微的红色浑浊。

4. 凝固性

(1)参考区间:无凝块、无沉淀,放置12~24h后不会形成薄膜、凝块或沉淀。

(2)临床意义:脑脊液薄膜形成与其所含的蛋白质,特别是纤维蛋白原的含量有关,当脑脊液中的蛋白质含量超过10 g/L时,可出现薄膜、凝块或沉淀。化脓性脑膜炎脑脊液一般在1~2h内形成薄膜、凝块或沉淀。结核性脑膜炎在12~24h形成膜状物。蛛网膜下腔梗阻的脑脊液可呈黄色胶冻状,脑脊液同时存在胶样凝固、黄变症和蛋白质-细胞分离(蛋白质明显增高,细胞正常或轻度增高)称为Frion-Nonne综合征,这是蛛网膜下腔梗阻的脑脊液特点。

5. 比重

(1)参考区间:①腰椎穿刺:1.006~1.008。②脑室穿刺:1.002~1.004。③小脑延髓池穿刺:1.004~1.008。

(2)临床意义:凡是脑脊液中的细胞数量增加和蛋白质含量增高的疾病,其比重均可增高。常见于中枢神经系统感染、神经系统寄生虫病、脑血管病、脑肿瘤、脑出血、脑退行性变和神经梅毒等。

(二)显微镜检查

1. 检测原理

(1)细胞总数计数。

①仪器计数法:体液细胞分析仪可自动分析计数细胞。

②显微镜计数法:a. 清亮或微混的脑脊液:可以直接计数细胞总数。b. 细胞过多、浑浊或血性脑脊液,用生理盐水或红细胞稀释液稀释标本后,再采用直接计数法计数细胞总数,结果乘以稀释倍数后换算成每升脑脊液中的细胞总数。

(2)白细胞计数。

①仪器计数法：体液细胞分析仪可自动分析计数细胞。

②显微镜计数法：a. 非血性标本：用微量吸管吸取冰乙酸后全部吹出，然后用该吸管定量吸取混匀的脑脊液标本，充入血细胞计数池内计数。b. 血性脑脊液，用白细胞稀释液稀释标本后，再采用直接计数法计数细胞总数，结果乘以稀释倍数后换算成每升脑脊液中的细胞总数。

（3）白细胞分类计数。

①仪器分类法：体液细胞分析仪可用于白细胞分类计数。

②显微镜分类法：a. 白细胞直接计数后，在高倍镜下根据白细胞形态和细胞核的形态特征进行分类计数，计算出单个核细胞和多个核细胞所占的比例。b. 脑脊液标本离心后，取沉淀物制备涂片（均匀薄膜），采用瑞氏染色后，油镜下分类计数。如有异常细胞，需描述并报告。

2. 方法学评价

（1）脑脊液细胞计数：体液细胞分析仪操作简单、精密度高、速度快，但对于异常细胞形态识别不够准确，若仪器出现形态学报警，必须用显微镜计数法复查。显微镜计数法操作烦琐、存在人为误差，但可作为校正仪器的参考方法。

（2）脑脊液白细胞分类计数：脑脊液白细胞分类计数的方法学评价见表6-27。

表6-27 脑脊液白细胞分类计数的方法学评价

方法	优点	缺点
仪器分类法	简单、快速、可自动化	影响因素多，无法识别异常细胞
显微镜分类法	细胞识别率高，结果准确可靠，尤其是染色分类法可以发现异常细胞，为首选方法	操作复杂、费时

3. 质量保证

（1）细胞计数：①应及时检查，在标本采集后1 h内完成检查。②标本必须充分混匀再计数，如有血液混入，白细胞计数应进行校正。校正公式为：$WBC_{(校正)} = WBC_{(未校正)} - (RBC_{(脑脊液)} \times WBC_{(血液)})/RBC_{(血液)}$。③计数时要注重形态，如有红细胞皱缩或肿胀，应予以描述。

（2）染色分类法：离心速度不宜过快，时间不宜过长，以免细胞破坏或变形。

4. 参考区间

（1）无红细胞。

（2）白细胞极少，成人：$(0 \sim 8) \times 10^6/L$，儿童：$(0 \sim 15) \times 10^6/L$，主要为单个核细胞，淋巴细胞与单核细胞之比为7 : 3。

5. 临床意义 脑脊液细胞数增多多见于中枢神经系统病变，其增多程度及细胞种类与病变的性质和转归有关（表6-28）。

表6-28 中枢神经系统病变时脑脊液细胞分类计数的变化

疾病	细胞数量变化	细胞种类
化脓性脑膜炎	↑↑↑	中性粒细胞为主
结核性脑膜炎	↑↑↑	早期以中性粒细胞为主，中期中性粒细胞、淋巴细胞、浆细胞并存，后期以淋巴细胞为主
病毒性脑膜炎	↑	淋巴细胞为主
真菌性脑膜炎	↑	淋巴细胞为主
肿瘤	↑或↑↑	红细胞、肿瘤细胞
寄生虫感染	↑或↑↑	嗜酸性粒细胞
脑室或蛛网膜出血	↑↑或↑↑↑	红细胞

(三) 化学检查

1. **蛋白质** 脑脊液中的蛋白质含量较血浆为低,大约为血浆的1%。脑脊液蛋白质的检查分为定性检查和定量检查。

(1) 检测原理:

①蛋白质定性检查:常用的方法有 Pandy 试验、硫酸铵试验和 Lee-Vinson 试验,其检查原理见表6-29。

表6-29 脑脊液蛋白质定性检查的原理

方法	原理
Pandy 试验	脑脊液中的球蛋白可与苯酚结合,形成不溶性蛋白盐、产生白色浑浊或沉淀
硫酸铵试验	饱和硫酸铵能沉淀球蛋白,出现白色沉淀
Lee-Vinson 试验	磺基水杨酸和氯化高汞均能沉淀脑脊液蛋白质,根据沉淀物比例的不同,可鉴别化脓性脑膜炎和结核性脑膜炎

②蛋白质定量检查:主要有比浊法、染料结合法、双缩脲法和免疫学方法等。临床多采用磺基水杨酸 - 硫酸钠比浊法。

(2) 方法学评价:脑脊液蛋白质定性检查的方法学评价见表6-30。脑脊液蛋白质定量检查的方法学评价见表6-31。

表6-30 脑脊液蛋白质定性检查的方法学评价

方法	优点	缺点
Pandy 试验	标本用量少、灵敏度高、操作简便,结果易于观察	灵敏度过高,假阳性率较高
硫酸铵试验	特异性高	操作复杂,灵敏度低
Lee-Vinson 试验	检测球蛋白和白蛋白	操作复杂,特异性低

表6-31 脑脊液蛋白质定量检查的方法学评价

方法	优点	缺点
比浊法	操作简便	重复性差,影响因素较多、标本用量多
染料结合法	操作较简便、灵敏度高、标本用量少、重复性好	线形范围窄,实验条件要求较高
双缩脲法	操作简便	灵敏度低,特异性差
免疫学方法	标本用量少,特异性高	检测成本高

(3) 质量保证:定性检查时,不要混入血液,否则会出现假阳性;定量检查时,最好采用上清液测定,如检测结果超出检测限,应稀释后再测定。

(4) 参考区间:①定性:阴性或弱阳性。②定量:腰椎穿刺:0.20 ~ 0.40 g/L,小脑延髓池穿刺:0.10 ~ 0.25 g/L,脑室穿刺:0.05 ~ 0.15 g/L。

(5) 临床意义:脑脊液蛋白质含量增高是血脑屏障破坏的标志,可见于多种疾病。

①感染:以化脓性脑膜炎、结核性脑膜炎脑脊液蛋白质增高最明显,病毒性脑膜炎则轻度增高。

②神经根病变:常见于急性感染性多发性神经根神经炎 (Guillain Barre syndrome),其脑脊液中蛋白质明显增高,而细胞数量正常或轻度增高,即形成蛋白质—细胞分离的现象。

③梗阻:脊髓肿瘤、肉芽肿、硬膜外脓肿等可以造成椎管部分或完全梗阻,使脑与脊髓蛛网膜下隙互不相通或相通受阻,血浆蛋白质由脊髓静脉渗出,导致脑脊液中的蛋白质显著增高,有时可出现脑脊液自凝现象。

④出血:脑血管畸形、高血压病、脑动脉硬化症以及全身出血性疾病等均可导致脑出血或蛛网膜下隙出血,血性的脑脊液可使其蛋白质明显增高。

⑤其他：某些疾病出现中枢神经系统症状时，如肺炎、尿毒症，也可使脑脊液蛋白质含量增高。

2. 蛋白商　蛋白商（protein quotient）是脑脊液中球蛋白与白蛋白的比值。

（1）参考区间：0.4～0.8。

（2）临床意义：脑脊液蛋白商反映了球蛋白与白蛋白的比例变化，是诊断神经系统疾病的重要指标之一。①蛋白商增高：提示脑脊液中球蛋白含量增高，见于多发性硬化症、神经梅毒、脑脊髓膜炎、亚急性硬化性全脑炎等。②蛋白商减低：提示脑脊液白蛋白含量增高，见于化脓性脑膜炎急性期、脑肿瘤、脊髓压迫症等。

3. 葡萄糖　脑脊液葡萄糖含量为血糖的50%～80%（平均60%），其含量高低与血糖浓度、血脑屏障的通透性、脑脊液葡萄糖的酵解程度以及血脑屏障对葡萄糖的携带转运作用有关。

（1）检测原理：脑脊液葡萄糖测定多采用葡萄糖氧化酶法和己糖激酶法。

（2）方法学评价：己糖激酶法的特异性和准确性均高于葡萄糖氧化酶法。

（3）质量保证：病理情况下，脑脊液常含有细菌或细胞，故葡萄糖含量测定应在采集标本后及时进行；如不能及时处理，应加防腐剂并低温保存，以抑制细菌和细胞代谢对葡萄糖的消耗，防止假性减低。

（4）参考区间：①腰椎穿刺：2.5～4.4 mmol/L。②小脑延髓池穿刺：2.8～4.2 mmol/L。③脑室穿刺：3.0～4.4 mmol/L。

（5）临床意义：见表6-32。

表6-32　脑脊液葡萄糖检查的临床意义

	临床定义
减低	①细菌性脑膜炎和真菌性脑膜炎，以化脓性脑膜炎早期减低最明显
	②脑猪囊尾蚴病、锥虫病、血吸虫病、肺吸虫病、弓形虫病等
	③脑肿瘤
	④神经梅毒
	⑤低血糖昏迷、胰岛素过量所致的低血糖状态
增高	①新生儿及早产儿：由于血脑屏障通透性较高，可使脑脊液葡萄糖增高
	②糖尿病或静脉注射葡萄糖后
	③脑出血
	④病毒性脑膜炎或脑炎
	⑤急性颅脑外伤、中毒、缺氧、脑出血等所致丘脑下部损伤，由于肾上腺素分泌过多，促进糖原分解使血糖增高，而导致脑脊液葡萄糖增高

表6-33　脑脊液氯化物检查的临床意义

	临床意义
减低	①细菌或真菌感染，特别是化脓性脑膜炎、结核性脑膜炎和隐球菌性脑膜炎的急性期、慢性感染的急性发作期，脑脊液氯化物明显减少，且与葡萄糖的减低同时出现，其中以结核性脑膜炎脑脊液氯化物减低最明显
	②在细菌性脑膜炎的后期，由于脑膜有明显的炎症浸润或粘连，局部有氯化物附着，使脑脊液氯化物减低，并与蛋白质明显增高相伴随
	③呕吐、肾上腺皮质功能减退时，由于血氯减低，使脑脊液氯化物含量亦减低
增高	主要见于尿毒症、肾炎、心力衰竭、病毒性脑膜炎或脑炎

4. 氯化物　脑脊液中氯化物含量与血氯浓度、酸碱度、血-脑屏障通透性和脑脊液蛋白质含量有关。为了维持脑脊液和血浆渗透压的平衡（Donnan平衡），正常脑脊液氯化物含量较血浆高20%。

影响脑脊液氯化物含量的因素有：①血浆氯化物浓度：脑脊液与血浆氯化物的含量有一定的比例关系，大约为1.25∶1，当血浆氯化物含量增高或减低时，脑脊液氯化物含量也相应增高或减低。②脑脊液酸碱度：酸性脑脊液的氯化物含量明显减低，而碱性脑脊液的氯化物则增高。③炎性渗出或粘连：细菌性脑膜炎时炎性渗出或粘连较明显，使部分氯化物黏附于脑膜上，导致脑脊液氯化物含量减低。④垂体-间脑病变：脑脊液氯化物代谢障碍。

(1) 参考区间：①成人：(120~130) mmol/L。②婴儿：(111~123) mmol/L。

(2) 临床意义：见表6-33。

三、其他检查

(一) 化学和免疫学检查

1. 酶　正常脑脊液中含有20多种酶，当有些神经系统疾患时脑脊液酶活性可增高。

(1) 乳酸脱氢酶 (lactate dehydrogenase, LD)：LD是一组含锌的氧化还原酶，在糖酵解过程中起重要作用。脑脊液中LD浓度相当于血清的10%，随着年龄的增长，脑脊液中LD浓度越来越低。当中枢神经系统有病变时，脑脊液中LD浓度明显增高，对诊断或鉴别诊断某些中枢神经系统疾病有重要意义。

①参考区间：8~40U/L。

②临床意义：脑脊液中LD增高主要见于：a. 感染，特别是细菌性脑膜炎，而病毒性脑膜炎脑脊液中LD多正常或轻度增高，因此，LD可作为鉴别细菌性和病毒性脑膜炎的重要指标。细菌性脑膜炎脑脊液中以LD4、LD5增高为主，而病毒性脑膜炎以LD1、LD2、LD3增高为主，这为鉴别细菌性和病毒性脑膜炎提供了更为确切的依据。b. 脑梗死、脑出血、蛛网膜下隙出血的急性期，脑脊液LD均明显增高。c. 脑肿瘤的进展期LD明显增高，缓解期或经过治疗后疗效较好者LD明显减低，或恢复正常。d. 脱髓鞘病，特别是多发性硬化症的急性期或病情加重期，脑脊液中LD明显增高，病情缓解后LD则恢复正常。

(2) 氨基转移酶氨基转移酶：最主要的有天冬氨酸氨基转移酶 (aspartate aminotransferase, AST) 和丙氨酸氨基转移酶 (alanine aminotransferase, ALT)。由于血脑屏障的作用，脑脊液与血清中的氨基转移酶无相关关系。因此，脑脊液氨基转移酶的活性仅反映了中枢神经系统病变，且AST较ALT更具有诊断价值。

①参考区间：AST：5~20U/L；ALT：5~15U/L。

②临床意义：脑脊液中氨基转移酶活性增高主要见于：a. 中枢神经系统器质性病变，尤其是脑出血或蛛网膜下隙出血等，增高的氨基转移酶以AST为主，且AST增高与脑组织损伤坏死的程度有关。b. 中枢神经系统感染，如细菌性脑膜炎、脑炎、脊髓灰质炎等，脑脊液中氨基转移酶增高与血脑屏障通透性增高有关。c. 中枢神经系统转移癌、缺氧性脑病和脑萎缩等。

(3) 肌酸激酶 (creatine kinase, CK)：CK是一种器官特异性酶，主要存在于骨骼肌、心肌和脑组织中。因为肝细胞、红细胞及其他组织器官不含有CK，血清CK浓度极低，所以，脑脊液中CK浓度变化对诊断脑组织损伤程度和范围有一定意义。

①参考区间：0.5~2.0 U/L。

②临床意义：脑脊液中CK增高主要见于：a. 中枢神经系统感染，特别是化脓性脑膜炎，其脑脊液中CPK浓度增高最明显，其次为结核性脑膜炎，病毒性脑膜炎CK正常或轻度增高。因此，CK对鉴别各种脑膜炎具有重要价值。b. 脑出血、蛛网膜下隙出血等，其CK增高程度与脑组织损伤范围有关。c. 进行性脑积水、脱髓鞘病、继发性癫痫等。

(4) 溶菌酶 (lysozyme, LZM)：正常脑脊液中溶菌酶含量甚微。当中枢神经系统有病变时，由于血脑屏障的通透性增高，可使血液中的溶菌酶进入脑脊液，导致脑脊液溶菌酶增高。

①参考区间：< 0.2 mg/L。

②临床意义：细菌性脑膜炎、结核性脑膜炎脑脊液LZM增高，后者增高程度明显高于化脓性脑膜炎，且与病情变化相一致。另外，脑脊液溶菌酶活性增高还可见于脑肿瘤等。

(5) 磷酸己糖异构酶 (phosphohexose isomerase, PHI)：PHI是糖代谢过程的重要酶，正常脑脊液PHI活性较低。当中枢神经系统有病变时，PHI活性可增高，且增高程度较LD更明显。

①参考区间：（0～4.2）U/L。

②临床意义：脑脊液PHI增高主要见于：a. 脑部肿瘤，特别是恶性肿瘤，但良性肿瘤的PHI不增高。b. 中枢神经系统感染时PHI也增高，以结核性脑膜炎PHI增高更明显。c. 急性脑梗死。

（6）胆碱酯酶（Cholinesterase，ChE）：ChE有乙酰胆碱酯酶（AChE）和拟胆碱酯酶（PChE）。脑脊液中主要含有AChE，能专一性水解乙酰胆碱，与神经传导介质代谢有关。检测脑脊液ChE有助于多发性硬化症的诊断以及了解血脑屏障受损程度。

①参考区间：0.5～1.3 U/L。

②临床意义：脑脊液ChE增高主要见于：a. 多发性硬化症。b. 弥漫性硬化症、重症肌无力、脑肿瘤和多发性神经根神经炎等。c. 脑部外伤时，PChE活性增高，而AChE活性减低。d. 脑膜炎、脊髓灰质炎PChE增高，且增高程度与脑脊液蛋白质增高程度相平行。

（7）神经元特异性烯醇化酶（neuron specific enolase，NSE）：NSE是糖酵解过程中的重要酶，NSE位于末梢神经元和神经内分泌细胞上。血清和脑脊液中均含有NSE。当中枢神经系统损伤时，脑脊液NSE活性明显增高。因此，检测脑脊液NSE可作为诊断中枢神经系统损伤的重要依据。NSE活性测定多采用生物发光技术，NSE含量测定多采用免疫技术。

①参考区间：a. NSE活性：（1.14±0.39）U/L。b. NSE含量：（5.29±2.81）μg/L。

②临床意义：脑脊液NSE增高主要见于脑出血、脑梗死、癫痫持续状态等，且疾病的早期即可见NSE增高，病情恶化时NSE增高更明显，有时在病情恶化之前即有NSE活性增高。因此，脑脊液NSE活性变化可作为判断中枢神经系统病变严重程度和预后的有效指标之一。

（8）醛缩酶（aldolase）：醛缩酶是糖代谢过程中的重要酶，脑脊液醛缩酶活性很低。当中枢神经系统疾病和颅脑外伤时，醛缩酶可呈不同程度的增高。

①参考区间：0～1U/L或0～0.3μmol/L。

②临床意义：脑脊液醛缩酶活性增高主要见于：a. 家族性黑蒙性痴呆。b. 颅脑外伤伴有长期昏迷者，醛缩酶活性增高程度与颅脑外伤程度相一致。c. 急性脑膜炎、脑积水、神经梅毒、多发性硬化症。

（9）腺苷脱氨酶（adenosine deaminase，ADA）：ADA是一种核苷酸氨基水解酶，为核酸代谢的重要的酶，脑脊液ADA活性测定对鉴别各种脑膜炎有重要意义。

①参考区间：（0～8）U/Ld。

②临床意义：结核性脑膜炎脑脊液ADA活性明显增高，且与其他脑膜炎比较差异有显著性。因此，临床上检测脑脊液ADA可作为诊断和鉴别诊断结核性脑膜炎的重要指标。

2. 蛋白电泳　脑脊液中蛋白质含量极少，其蛋白质特点为：①有较多的前白蛋白。②β-球蛋白较多，且高于血清，而γ-球蛋白仅为血清的50%。③脑脊液白蛋白主要来自血清。

（1）检测原理：常用乙酸纤维薄膜电泳法、琼脂糖凝胶电泳法。

（2）方法学评价：脑脊液蛋白质电泳常采用乙酸纤维薄膜或琼脂糖凝胶作为载体，电泳条件与血浆蛋白电泳相同。若采用等电聚焦电泳可提高电泳图谱的分辨率。

（3）参考区间：①前白蛋白3%～6%。②白蛋白50%～70%。③α_1球蛋白4%～6%。④α_2球蛋白4%～9%。⑤β球蛋白7%～13%。⑥γ球蛋白7%～18%。

（4）临床意义：脑脊液蛋白质电泳检查的临床意义见表6-34。

表6-34　脑脊液蛋白质电泳检查的临床意义

项目	可能机制	临床意义
前白蛋白↑	脑组织细胞退行性病变	多见于脑萎缩、脑积水、帕金森病、多发性硬化症等
蛋白白↑	脑组织供血不足或脑血管通透性增高	多见于脑血管病变、椎管梗阻等
A_1，α_2球蛋白↑	炎症损伤或占位性病变	多见于脑膜炎、脊髓灰质炎、脑膜肿瘤浸润、转移癌等
β球蛋白↑	脂肪代谢障碍或脑组织萎缩	多见于动脉硬化、脑血栓形成、帕金森病等

续 表

项目	可能机制	临床意义
γ球蛋白↑	免疫、占位性病变或暂时性脑功能失调等	常见于脱髓鞘病，尤其是多发性硬化症、视神经脊髓炎，也可见于中枢神经系统的肿瘤和感染等

3. 免疫球蛋白　正常脑脊液中免疫球蛋白浓度极低，在病理情况下，由于血脑屏障功能的破坏，以及脑脊液中有激活的免疫细胞，产生免疫球蛋白，而使其含量增高。

（1）检测原理：免疫球蛋白的检测方法有免疫扩散法、免疫电泳法、免疫散射比浊法。抗原和抗体在凝胶或特殊缓冲液中特异性结合，形成抗原抗体复合物，再通过测定凝胶中的抗原抗体复合物沉淀环的直径，或特殊缓冲液中抗原抗体复合物的浊度，计算出免疫球蛋白的含量。

（2）方法学评价：①免疫扩散法操作复杂、时间长、精确度较差。②免疫电泳法具有标本用量少、特异性高等优点。③免疫散射比浊具有灵敏度和精确度高、检测简便、快速等优点。

（3）参考区间：①IgG：10～40 mg/L。②IgM：0～0.22 mg/L。③IgA：0～6 mg/L。④IgE：极少量。

（4）临床意义：脑脊液免疫球蛋白检查的临床意义见表6-35。

表6-35　脑脊液免疫球蛋白检查的临床意义

免疫球蛋白	临床意义
IgG↑	见于结核性脑膜炎、细菌性脑膜炎、病毒性脑膜炎、神经系统肿瘤、多发性硬化症、神经梅毒
IgG↓	见于癫痫、放射线损伤和服用类固醇药物等
IgM↑	多见于中枢神经系统感染、多发性硬化症、肿瘤等
IgA↑	多见于化脓性脑膜炎、结核性脑膜炎和病毒性脑膜炎、肿瘤等
IgE↑	多见于脑寄生虫病

4. 其他

（1）乳酸（lactic acid，LA）。

①参考区间：（1.0～2.8）mmol/L。

②临床意义：脑脊液乳酸含量增高见于：a. 细菌性脑膜炎，特别是化脓性脑膜炎和结核性脑膜炎，由于细菌分解葡萄糖为乳酸，导致乳酸含量增高，且乳酸含量与脑脊液葡萄糖含量呈反比，与中性粒细胞数量呈正比；b. 脑血流量减少、低碳酸血症、脑积水、脑脓肿、脑梗死时，脑脊液乳酸也可增高；c. 脑死亡时脑脊液乳酸含量明显增高，常大于6.0 mmol/L。

（2）谷氨酰胺（glutamine，Gln）。

①参考区间：0.41～1.10 mmol/L。

②临床意义：脑脊液谷氨酰胺增高可反映脑组织中游离氨的增多，可用于诊断肝性脑病。晚期肝硬化、肝性脑病患者谷氨酰胺可高达3.4 mmol/L。脑脊液谷氨酰胺增高也可见于出血性脑膜炎、败血症性脑病、呼吸衰竭继发性脑病。

（3）β_2-微球蛋白（β_2-microglobulin，β_2-M）：β_2-M是由正常或恶变的造血细胞、间质细胞或上皮细胞合成与分泌。正常脑脊液β_2-M含量极少，其增高反映了中枢神经系统病理性损伤。

①参考区间：a. 成人：（1.15±3.70）mg/L。b. 儿童：（1.10±0.50）mg/L。

②临床意义：β_2-M增高主要见于：a. 中枢神经系统感染，如细菌性脑膜炎、病毒性脑膜炎或脑炎、多发性神经根神经炎等。b. 急性脑梗死、中枢神经系统肿瘤等。c. 中枢神经系统白血病（CNSL），且β_2-M变化可作为早期诊断CNSL和评价疗效的客观指标之一。

（4）髓鞘碱性蛋白（myelin basic protein，MBP）：MBP是脑组织实质损伤的特异性标记，具有较强的组织和细胞特异性。当外伤或疾病引起神经组织破坏、血脑屏障功能障碍时，MBP可直接进入脑脊液或经血液进入脑脊液，导致脑脊液MBP增高。因此，MBP是反映神经细胞有无实质性损伤的一个灵敏的指标，其含量高低与损伤范围和病情严重程度有关。MBP检测常采用RIA和EUSA法。

①参考区间：< 4μg/L。

②临床意义：MBP增高是髓鞘遭到破坏的近期标志，90%以上的多发性硬化症的急性期表现为MBP明显增高，50%的慢性活动者MBP增高，非活动者MBP不增高。因此，MBP是多发性硬化症病情活动的辅助诊断指标。MBP增高也可见于神经梅毒、脑血管病、颅脑外伤等。

（5）C-反应蛋白（c-reactive protein，CRP）：CRP是能与肺炎链球菌C多糖体发生沉淀反应的异常蛋白质，也是一种炎症或组织损伤的急性时相反应蛋白。脑脊液中CRP增高与血脑屏障的破坏有关。

①参考区间：阴性。

②临床意义：脑脊液CRP阳性主要见于中枢神经系统感染性疾病。急性化脓性脑膜炎或结核性脑膜炎时，脑脊液和血清CRP均明显增高，且急性期明显高于恢复期；浆液性脑膜炎或脑炎时，只有脑脊液CRP呈阳性，血清CRP则为阴性。脑脊液和血清CRP与脑脊液蛋白质同时测定，可显著提高临床诊断价值。

（二）细胞学检查

脑脊液的一般显微镜检查只能提供简单的细胞总数和细胞分类。为了进一步为临床提供诊断依据，有必要进行细胞学检查。近年来，常采用玻片离心法、沉淀室法、微孔薄膜筛滤法、纤维蛋白网细胞捕获法等收集细胞，并进行染色。常用的染色方法有May-Grunwald-Giemsa染色法、PAS染色法、过氧化酶染色法、脂类染色法、硝基四氮唑蓝（NBT）染色法和吖啶橙荧光染色法等，除了血细胞外，重点检查脑脊液腔壁细胞、肿瘤细胞和污染细胞。

1. 腔壁细胞腔壁细胞 该细胞是脑脊液中的脱落细胞。

（1）脉络丛室管膜细胞：细胞容积大，成簇出现，细胞核圆而致密，胞质丰富呈蓝色或粉红色。常见于脑积水、脑室穿刺、气脑、脑室造影或椎管内给药后，多无临床意义。

（2）蛛网膜细胞：细胞成簇出现，细胞核呈卵圆形，可见核仁，胞质丰富呈灰蓝色。常见于气脑、脑室造影或腰椎穿刺后，多为蛛网膜机械性损伤所致。

2. 肿瘤细胞 脑脊液常见的肿瘤细胞有原发性肿瘤细胞、转移性肿瘤细胞、白血病细胞和淋巴瘤细胞。

（1）原发性和转移性肿瘤细胞：此类肿瘤细胞的特征为①细胞核增大，细胞核形态和结构异常。②细胞大小、形态不一。③核质比例增大。④染色质染色加深、颗粒粗糙致密。⑤核膜增厚且不规则。⑥核仁增大，数量增多。⑦有丝分裂活跃。⑧细胞界限不清，常成簇出现。如果脑脊液标本中发现肿瘤细胞，有极大的诊断价值，对脑膜肿瘤的诊断优于其他指标。

（2）白血病细胞：脑脊液中白血病细胞的形态、结构与周围血液和骨髓白血病细胞大致相同。脑脊液中白血病细胞是诊断中枢神经系统白血病的重要依据，对临床上尚未出现中枢神经系统受损症状者更为重要。

（3）淋巴瘤细胞：淋巴瘤分为霍奇金病和非霍奇金病，仅以脑脊液细胞学检查进行区分极为困难，必须结合临床资料和组织学检查结果才能做出准确分类。脑脊液中出现淋巴瘤细胞是诊断中枢神经系统淋巴瘤的可靠依据。

3. 污染细胞

（1）骨髓细胞：骨髓中的各型细胞均可见于脑脊液中，多由于穿刺损伤将其带入脑脊液中所致，无临床意义。

（2）红细胞：红细胞与周围血液红细胞形态相同，多由穿刺损伤脊膜血管所致，但应注意其与中性粒细胞的比值是否与周围血象相同，以确定是否有临床意义；如非污染细胞因素所致应考虑脑出血或蛛网膜下隙出血的可能。

（3）软骨细胞：软骨细胞细胞核呈深蓝色、圆形或卵圆形，胞质丰富呈明显的亮红色，细胞常成串存在，不难与其他细胞鉴别。

(三)病原学检查

1. 细菌学检查

(1)方法学评价:①显微镜检查:脑脊液涂片革兰染色或碱性亚甲蓝染色检查致病菌。革兰染色用于检查肺炎链球菌、流感嗜血杆菌、葡萄球菌、铜绿假单胞菌、链球菌、大肠埃希菌等;碱性亚甲蓝染色用于检查脑膜炎球菌。显微镜检查对化脓性脑膜炎诊断的阳性率为60%~90%。如果怀疑为结核性脑膜炎,可采用抗酸染色,油镜下寻找抗酸杆菌。新生隐球菌检查常采用印度墨汁染色法,若呈假阳性,可采用苯胺墨染色法。②细菌培养:主要适用于脑膜炎奈瑟菌、链球菌、葡萄球菌、大肠埃希菌、流感嗜血杆菌等。同时,也要注意厌氧菌、真菌的培养。③ELISA检测结核分枝杆菌抗体:结核分枝杆菌感染时,可产生特异性的抗结核抗体,可采用最简便、灵敏度高的ELISA检测此抗体。如果脑脊液中抗结核抗体水平高于血清,这对结核性脑膜炎的诊断及鉴别诊断具有特殊价值。

(2)参考区间:阴性。

(3)临床意义:脑脊液为无菌液体,在排除污染的前提下,若检出细菌应视为有病原菌感染。

2. 寄生虫检查

(1)方法学评价:①脑脊液涂片显微镜检查:可发现血吸虫卵、肺吸虫卵、弓形虫、阿米巴等。②脑囊虫检查:脑囊虫补体结合试验诊断脑囊虫的阳性率可达88%;致敏乳胶颗粒玻片凝集试验诊断脑囊虫的符合率为90%;ELISA法检查其抗原、抗体对诊断脑猪囊尾蚴病具有高度的特异性。③梅毒螺旋体:神经梅毒的诊断首选灵敏度、特异性均很高的螺旋体荧光抗体吸收试验(fluoresent treponemal antibody-absorption test,FTA-ABS),其次选用性病研究实验室玻片试验(venereal disease research laboratory test,VDRL),其灵敏度为50%~60%,特异性为90%。

(2)参考区间:阴性。

(3)临床意义:在脑脊液中发现寄生虫或虫卵可诊断为脑寄生虫病。

四、临床应用

目前,由于影像诊断学,特别是CT、磁共振成像技术的发展与应用,对颅内出血、梗阻、占位性病变的检出率越来越高,脑脊液检查在许多情况下并非首选项目。但脑脊液检查对中枢神经系统感染性疾病的诊断则有重要价值,一般常规检查往往不能满足临床需要,必须结合临床表现选择恰当的检查指标,才能对中枢神经系统疾病做出准确诊断。

(一)中枢神经系统感染性疾病的诊断与鉴别诊断

对于拟诊为脑膜炎或脑炎的患者,通过检查脑脊液压力、颜色,并对脑脊液进行化学和免疫学检查、显微镜检查和病原生物学检查,不仅可以确立诊断,而且对鉴别诊断也有极大的帮助。另外,对细菌性和病毒性脑膜炎的鉴别诊断也可选用LD、ADA、溶菌酶等指标。

(二)脑血管疾病的诊断与鉴别诊断

头痛、昏迷或偏瘫的患者,其脑脊液为血性,首先要鉴别是穿刺损伤出血还是脑出血、蛛网膜下隙出血。若脑脊液为均匀一致的红色,则为脑出血、蛛网膜下隙出血;若第1管脑脊液为红色,以后逐渐变清,则多为穿刺损伤出血。若头痛、昏迷或偏瘫患者的脑脊液为无色透明,则多为缺血性脑病。另外,对于诊断或鉴别诊断脑血管病,还可选用LD、AST、CPK等指标。

(三)脑肿瘤的辅助诊断

大约70%恶性肿瘤可转移至中枢神经系统,此时的脑脊液中单核细胞增加、蛋白质增高、葡萄糖减少或正常。因此,脑脊液细胞计数和蛋白质正常,可排除肿瘤的脑膜转移。若白血病患者脑脊液发现白血病细胞,则可诊断为脑膜白血病。脑脊液涂片或免疫学检查发现肿瘤细胞,则有助于肿瘤的诊断。β_2-M、LD、PHI、溶菌酶等指标也有助于肿瘤的诊断。

表 6-36 常见脑或脑膜疾病的脑脊液一般检查结果

疾病	外观	蛋白质	葡萄糖	氯化物	细胞	细菌
化脓性脑膜炎	混浊凝块	↑↑	↓↓	↓	↑↑↑，中性为主	化脓菌
结核性脑膜炎	混浊薄膜	↑	↓	↓↓	↑，早期中性，后期淋巴	抗酸杆菌
病毒性脑膜炎	清晰或微浊	↑	正常	正常	↑，淋巴为主	无
隐球菌脑膜炎	清晰或微浊	↑	正常	正常	↑，淋巴为主	隐球菌
乙型脑炎	清晰或微浊	↑	↓	↓	↑，早期中性，后期淋巴	无
脑出血	红色混浊	↑	↑	正常	↑，红细胞为主	无
脑肿瘤	清晰	↑	正常	正常	↑，淋巴为主	无
神经梅毒	清晰	↑	正常	正常	↑，淋巴为主	无

（四）脱髓鞘病的诊断

脱髓鞘病是一类颅内免疫反应活性增高的疾病，多发性硬化症是其代表性疾病。除了脑脊液常规检查外，MBP、免疫球蛋白、AChE 等检查有重要诊断价值。

常见脑或脑膜疾病的脑脊液一般检查结果见表 6-36。

第五节 浆膜腔积液检查

人体的胸腔、腹腔和心包腔统称为浆膜腔。正常情况下，浆膜腔内仅含有少量的液体起润滑作用，如胸腔液小于 200 mL，腹腔液小于 50 mL，心包腔液 10～30 mL，一般采集不到。病理情况下，浆膜腔内有大量液体潴留而形成浆膜腔积液（seromembranous effusion）。按积液部位不同可分为胸腔积液（胸水）、腹腔积液（腹水）、心包腔积液。根据产生的原因及性质不同，将浆膜腔积液分为漏出液（transudate）和渗出液（exudate）。漏出液和渗出液临床特征和产生机制见表 6-37。

表 6-37 漏出液和渗出液临床特征和产生机制

类型	临床特征	发生机制	常见原因
漏出液	非炎症性积液，多为双侧性	①毛细血管流体静压增高。②血浆胶体渗透压减低。③淋巴回流受阻。④钠、水潴留	静脉回流受阻、充血性心力衰竭、晚期肝硬化、低白蛋白血丝、丝虫病、肿瘤压迫致淋巴回流障碍等
渗出液	长为炎性积液，多呈单侧性	由于微生物的毒素、缺氧以及炎性介质等作用，使血管内皮细胞损伤、血管通透性增高	结核性或细菌性感染、肿瘤、外伤等

一、标本采集与处理

1. 标本采集　浆膜腔积液标本由临床医师行浆膜腔穿刺术采集于无菌试管内，且根据检验目的需要采用适当的抗凝剂予以抗凝（见表 6-38），另外，采集一管不加抗凝剂的标本观察有无凝固现象。

表 6-38 浆膜腔积液检查标本采集要求

检查项目	标本量及抗凝剂	检查项目	标本量及抗凝剂
常规检查及细胞学检查	2 mL，EDTA-K_2 抗凝	厌氧菌培养	1 mL
化学检查	2 mL，肝素抗凝	结核分枝杆菌检查	10 mL

2. 标本转运

（1）及时送检：为防止标本出现凝块、细胞变形、细菌自溶等，标本采集后要及时送检，否则应放置在 4℃保存。浆膜腔积液标本放置时间过长可引起细胞破坏或纤维蛋白凝集成块，导致细胞分布不均，而使细胞计数不准确。另外，葡萄糖酵解可造成葡萄糖含量假性降低。

（2）浆膜腔积液标本必须由专人或专用的物流系统转运。为保证转运安全及防止标本溢出，转运过程应采用密封的容器。

3. 保存和接收　标本收到后应及时检查，浆膜腔积液常规及化学检查必须在采集后 2 h 内完成，否则应将标本冷藏处理。细胞学计数和细胞分类计数可将标本保存 24 h。采集标本容器上的标识要唯一、清晰。

二、一般检查

（一）理学检查

1. 量　正常胸腔、腹腔和心包腔内均有少量的液体，但在病理情况下，液体增多，其增多的程度与病变部位和病情严重程度有关。

2. 颜色

（1）参考区间：淡黄色。

（2）临床意义：病理情况下可出现不同的颜色变化，一般渗出液颜色深，漏出液颜色浅。

①红色：呈淡红色、暗红色或鲜红色，可由穿刺损伤、结核、肿瘤、内脏损伤、出血性疾病等所致。

②乳白色：呈脓性或乳白色，可由化脓性感染时大量白细胞和细菌、胸导管阻塞或破裂时的真性乳糜液（chylous），或含有大量脂肪变性细胞时的假性乳糜液（pseudo chylous）所致，有恶臭气味的脓性积液多为厌氧菌引起的感染所致。

③绿色：由铜绿假单胞菌感染所致。

④咖啡色：多由内脏损伤、恶性肿瘤、出血性疾病及穿刺损伤所致。

⑤黄色或淡黄色：可见于各种原因的黄疸。

⑥黑色：由曲霉菌感染引起。

⑦草黄色：多见于尿毒症引起的心包积液。

3. 透明度

（1）参考区间：清晰透明。

（2）临床意义：积液的透明度常与其所含的细胞、细菌、蛋白质等程度有关。渗出液因含有大量细菌、细胞而呈不同程度的混浊；乳糜液因含有大量脂肪也呈混浊；而漏出液因其所含细胞、蛋白质少，且无细菌而清晰透明。

4. 比重

（1）参考区间：漏出液 < 1.015，渗出液 > 1.018。

（2）临床意义：比重高低与其所含溶质的多少有关。

5. 酸碱度

（1）参考区间：7.40 ~ 7.50。

（2）临床意义：①胸膜腔积液：pH < 7.4 提示炎性积液；如 pH < 7.3 且伴有葡萄糖含量减低，提示类风湿积液、恶性积液或有并发症的积液等；如 pH < 6.0，多因胃液进入胸膜腔使 pH 减低所致见于食管破裂或严重脓胸。②腹膜腔积液：腹膜腔积液并发感染时，细菌代谢产生酸性物质过多，使 pH 减低。pH < 7.3 对自发性细菌性腹膜炎诊断的灵敏度和特异性均为 90%。③心包腔积液：心包腔积液 pH 明显减低可见于风湿性、结核性、化脓性、恶性肿瘤性、尿毒症性心包炎等，其中以恶性肿瘤性、结核性积液 pH 减低程度较明显。

6. 凝固性

（1）参考区间：不易凝固。

（2）临床意义：漏出液一般不易凝固或出现凝块。渗出液由于含有较多的纤维蛋白原和细菌、细胞破坏后释放的凝血活酶，可有凝块形成，但如果渗出液中含有纤溶酶时，可降解纤维蛋白，而不出现凝固。另外，黏稠样积液多见于恶性间皮瘤，含有碎屑样物的积液多见于类风湿性病变。

（二）显微镜检查

1. 细胞计数

（1）检测原理：与脑脊液细胞计数法相同。

（2）质量保证：①标本必须及时送检，防止浆膜腔积液凝固或细胞破坏影响结果准确性；②标本必须混匀，否则影响结果；③因穿刺损伤引起的血性浆膜腔积液，白细胞计数结果须校正。校正公式为：$WBC_{（校正）} = WBC_{（未校正）} - （RBC_{（浆膜腔积液）} \times WBC_{（血液）}）/RBC_{（血液）}$。

（3）临床意义：

①红细胞计数：红细胞计数对鉴别漏出液与渗出液意义不大，但如果积液中红细胞大于 $100\,000 \times 10^6/L$，则见于创伤、恶性肿瘤、肺栓塞、心脏手术后损伤综合征及结核病、穿刺损伤等，其中恶性肿瘤引起的积液中血性积液占 50%~85%。如果能排除外伤因素，积液中红细胞增多最常见的原因是恶性肿瘤。

②有核细胞计数：有核细胞计数对鉴别漏出液与渗出液有一定参考价值。漏出液小于 $100 \times 10^6/L$；渗出液小于 $500 \times 10^6/L$。结核性和肿瘤性积液有核细胞常大于 $200 \times 10^6/L$，而化脓性积液有核细胞常大于 $1\,000 \times 10^6/L$。腹腔积液有核细胞计数有助于区别有无并发症的肝硬化和自发性细菌性腹膜炎，90% 以上的自发性细菌性腹膜炎患者腹腔积液有核细胞计数大于 $500 \times 10^6/L$。心包腔积液有核细胞大于 $10\,000 \times 10^6/L$，常提示细菌性、结核性或肿瘤性心包炎。

2. 有核细胞分类

（1）检测原理：积液有核细胞分类应在穿刺抽取积液后立即离心沉淀，沉淀物涂片行瑞氏染色后进行。

（2）质量保证：必要时可用细胞玻片离心沉淀仪收集细胞，以提高细胞分类准确性。但离心时速度不能过快，否则影响细胞形态。

（3）临床意义：

①中性粒细胞增多：常见于化脓性渗出液、结核性积液早期、肺梗死、膈下脓肿等，以化脓性渗出液中性粒细胞增高最明显，常大于 $1\,000 \times 10^6/L$。约 10% 的漏出液中性粒细胞占主导优势，但无临床意义。

②淋巴细胞增多：淋巴细胞可见拟核仁和核碎裂现象，且多于外周血所见。结核、病毒、肿瘤或结缔组织病等所致的渗出液，风湿性胸膜炎、系统性红斑狼疮和尿毒症等所致浆膜腔积液淋巴细胞也增多。淋巴瘤、慢性淋巴细胞性白血病与良性淋巴细胞增多的积液难以区别时，可借助免疫细胞化学检查和流式细胞术（flow cytometry）加以判断。

③浆细胞增多：充血性心力衰竭、恶性肿瘤等所致的积液中均有少量浆细胞，因此，少量浆细胞无临床意义。浆细胞增多常见于多发性骨髓瘤浸润浆膜引起的积液。

④嗜酸性粒细胞增多：积液中嗜酸性粒细胞超过白细胞总数 10% 以上为增多，提示为良性或自限性疾病，常与空气或血液进入浆膜腔有关。引起胸腔积液嗜酸性粒细胞增多的最常见的原因是血胸和气胸，也可见于肺梗死、寄生虫或真菌感染、过敏综合征、药物反应、风湿病、间皮瘤、系统性红斑狼疮等。引起腹腔积液嗜酸性粒细胞增多最常见的原因有慢性腹膜透析、充血性心力衰竭、血管炎、淋巴瘤及包虫囊肿破裂等。

⑤间皮细胞增多：间皮细胞主要出现于漏出液中，也可出现在渗出液中，间皮细胞增多常提示浆膜受刺激或浆膜损伤。在 Wright 染色后，间皮细胞为 15~30μm 大小，圆形、椭圆形或不规则形，核在细胞中心或偏位，多为 1 个核，也可见 2 个或多个核，胞质呈淡蓝色或淡紫色，有时有空泡。间皮细胞在渗出液中可发生退行性变，出现形态不规则及幼稚型间皮细胞，应注意与肿瘤细胞鉴别。

⑥其他细胞：炎性积液中，在出现大量中性粒细胞的同时，也可见组织细胞。陈旧性血性积液中可见含铁血黄素细胞。另外，积液中偶见狼疮细胞。

3. 结晶　胆固醇结晶是无色透明、缺角四方形结晶，常见于有脂肪变性的陈旧性胸腔积液及胆固醇性胸膜炎所致的胸腔积液中。浆膜腔出血可见含铁血黄素颗粒。积液中嗜酸性粒细胞增多时，常伴有 Charcot-Leyden 结晶。

（三）化学检查

浆膜腔积液的化学检查需将积液离心后取上清液进行，其检查方法与血清化学检查方法相同，且常需要与血清中的某些化学成分同时测定，并对照观察。

1. 蛋白质

（1）检测原理：浆膜腔积液蛋白质检测的方法有黏蛋白定性检查（Rivalta 试验）、蛋白质定量检查和蛋白电泳等。其原理见表 6-39。

表 6-39　浆膜腔积液蛋白质检测的原理

方法	原理
Rivalta 试验	黏蛋白是一种酸性糖蛋白，浆膜间皮细胞受炎症刺激时分泌增加，其等电点为 pI3 ~ 5，在稀乙酸溶液中（pH3 ~ 5）产生白雾状沉淀
蛋白质定量	采用与血清蛋白质相同的双缩脲法
蛋白电泳	可对蛋白组分进行分析

（2）质量保证：①Rivalta 试验：在蒸馏水中加冰乙酸后应充分混匀，加标本后需要在黑色背景下观察结果。肝硬化腹膜腔积液因球蛋白增高且不溶于水可呈云雾状浑浊，Rivalta 试验可出现假阳性。②必要时离心后取上清液进行检查。

（3）参考区间：①Rivalta 试验：非炎性积液为阴性；炎性积液为阳性。②蛋白质定量：漏出液 < 25 g/L；渗出液 > 30 g/L。

（4）临床意义：积液中蛋白质定量是鉴别渗出液和漏出液的最有价值的指标（见表 6-40），蛋白质测定在不同部位积液中也有不同的价值。①胸腔积液蛋白质单独测定对鉴别积液的性质有一定的误诊率（9.6% ~ 13.6%），需结合其他指标综合判断，如胸腔积液蛋白质与血蛋白质之比大于 0.5，则多为渗出液。②积液中蛋白质测定对鉴别心包积液的性质价值不大。③积液中蛋白质测定，特别是血清腹腔积液白蛋白梯度（serum ascites albumin gradient，SAAG）对鉴别肝硬化腹腔积液与其他疾病所致的腹腔积液有一定价值。肝硬化门脉高压性积液 SAAG > 11 g/L，而非肝硬化门脉高压的腹腔积液 SAAG < 11 g/L。

表 6-40　渗出液和漏出液蛋白质的鉴别

方法	漏出液	渗出液
Rivalta 试验	阴性	阳性
蛋白质定量	< 25g/L	> 30g/L
蛋白电泳	α、γ 球蛋白低于血浆，白蛋白相对较高	与血浆相近
积液蛋白 / 血浆蛋白	< 0.5	> 0.5

2. 葡萄糖

（1）检测原理：测定方法为葡萄糖氧化酶法或己糖激酶法。

（2）参考区间：3.6 ~ 5.5 mmol/L。

（3）临床意义：漏出液葡萄糖含量较血糖稍减低，但渗出液葡萄糖较血糖明显减低（小于 3.33 mmol/L）。因此，积液中葡萄糖定量检查对鉴别积液的性质有一定参考价值。感染性渗出液葡萄糖减低最明显，主要见于化脓性积液，其次是结核性积液。胸腔积液葡萄糖含量低于 3.33 mmol/L，或胸腔积液与血清葡萄糖比值小于 0.5，多见于类风湿性积液、恶性积液、非化脓性感染性积液、食管破裂性积液等。恶性积液中葡萄糖含量减低提示肿瘤有广泛转移、浸润和预后不良。

三、其他检查

（一）化学检查

1. 酶学

（1）乳酸脱氢酶（lactate dehydrogenase，LD）

①参考区间：漏出液：LD 小于 200 U/L，积液 LD/ 血清 LD 小于 0.6；渗出液：LD 大于 200 U/L，积液 LD/ 血清 LD 大于 0.6。

②临床意义：浆膜腔积液中 LD 活性测定主要用于鉴别积液的性质。在渗出液中，化脓性积液 LD 活性增高最明显，且 LD 增高程度与感染程度呈正相关；其次为恶性积液，结核性积液 LD 略为增高。如果积液 LD/血清 LD 大于 1.0，则为恶性积液，这是由于恶性肿瘤细胞分泌大量 LD，致使积液 LD 活性增高。

（2）腺苷脱氨酶（adenosine deaminase，ADA）。

①参考区间：0 ~ 45 U/L。

②临床意义：ADA 活性测定对结核性积液诊断和疗效观察有重要价值。结核性、风湿性积液 ADA 活性明显增高，且幅度最大，而恶性积液、狼疮性积液 ADA 活性较低，漏出液 ADA 活性最低。另外，结核性、风湿性积液 ADA 明显高于其他性质的积液。结核性积液 ADA 活性常大于 40U/L，其对结核性积液诊断的阳性率可达 99%，优于结核菌素试验、细菌和活组织检查。当经抗结核药物治疗有效时，其 ADA 活性随之减低。因此，ADA 活性也可作为抗结核治疗时疗效观察的指标。另外，ADA 活性测定可用于鉴别结核性和恶性积液，但不能鉴别结核性与风湿性、狼疮性积液。

（3）淀粉酶（amylase，AMY）。

①参考区间：0 ~ 300 U/L。

②临床意义：AMY 检测主要用于判断胰源性腹腔积液和食管穿孔所致的胸腔积液，以协助诊断胰源性疾病和食管穿孔等。腹腔积液 AMY 增高主要见于胰腺炎、胰腺肿瘤或胰腺损伤，AMY 水平可高出血清数倍至几十倍。AMY 增高也可见于胃穿孔、十二指肠穿孔、急性肠系膜血栓形成和小肠狭窄等。胸腔积液 AMY 增高主要见于食管穿孔及胰腺外伤合并胸腔积液。食管穿孔时唾液经穿孔处流入胸腔而致 AMY 水平增高，一般 AMY 增高多在穿孔 2 h 后。因此，胸腔积液 AMY 检查对食管穿孔的早期诊断有重要价值。

（4）溶菌酶（lysozyme，LZM）。

①参考区间：0 ~ 5 mg/L，积液 LZM 与血清 LZM 比值小于 1.0。

②临床意义：溶菌酶测定对鉴别良性与恶性积液、结核性与其他性质积液有重要价值。94% 结核性积液中溶菌酶含量大于 30 mg/L，且积液与血清溶菌酶比值大于 1.0，明显高于恶性积液、结缔组织病性积液，而恶性积液/血清溶菌酶比值小于 1.0。另外，同时检测胸腔积液中溶菌酶和 LD，对鉴别胸腔积液的性质也有帮助，结核性胸腔积液溶菌酶、LD 均增高，心力衰竭所致积液中溶菌酶和 LD 均减低，而恶性积液中溶菌酶减低而 LD 增高，此种溶菌酶与 LD 的分离现象是恶性胸腔积液的特点。

（5）碱性磷酸酶（alkaline phosphatase，ALP）。

①参考区间：40 ~ 150 U/L。

②临床意义：ALP 为非特异性水解酶，浆膜表面癌细胞可释放大量 ALP，致使积液 ALP 水平明显增高，并且积液 ALP 与血清 ALP 比值大于 1.0，而其他肿瘤性积液、非肿瘤性积液 ALP 与血清 ALP 比值均小于 1.0，因此，ALP 有助于恶性和非恶性积液的鉴别。另外，小肠狭窄或穿孔时，腹腔积液 ALP 也明显增高，可达血清的 2 倍以上，发病 2 ~ 3 h 即增高，并随病情进展而增高，故腹腔积液 ALP 检测对小肠狭窄、穿孔的诊断也有一定参考价值。

（6）血管紧张素转换酶（anginotensin-converting enzyme，ACE）。

临床意义：检测 ACE 主要用于鉴别结核性胸腔积液和恶性胸腔积液。胸腔积液 ACE 大于 30 U/L，胸腔积液 ACE 与血清 ACE 比值大于 1.0，则为结核性积液；若胸腔积液 ACE 小于 25 U/L，积液 ACE 与血清 ACE 比值小于 1.0，则为恶性胸腔积液。另外，积液 ACE 与血清 ACE 同时检测，并配合 ADA、β-葡萄糖苷酸酶等检测，对结核性胸腔积液诊断的价值则更大。

（7）β-葡萄糖苷酸酶（β-glucuronnidase，β-G）。

临床意义：结核性积液 β-G 水平明显高于非结核性积液，且 β-G 水平与积液的陈旧程度和混浊度等相平行。因此，检测 β-G 主要为诊断结核性积液提供依据，如果与 ADA 联合检测，则更有助于结核性积液的鉴别诊断。

（8）透明质酸酶（hyaluronidase，HA）。

临床意义：浆膜腔液中的 HA 主要由浆膜上皮细胞合成，当胸腔积液中 HA 水平增高时，常提示胸膜间皮瘤。因此，临床上将 HA 作为诊断间皮瘤的标志之一。

2. 脂类

（1）检测原理：胆固醇、甘油三酯均采用酶法测定。

（2）临床意义：积液中胆固醇、甘油三酯、脂蛋白电泳对真性乳糜性积液与假性乳糜性积液的鉴别有重要价值。积液中的甘油三酯大于 1.26 mmol/L，提示为乳糜性积液。甘油三酯小于 0.57 mmol/L，且乳糜微粒区带不明显或缺如时，则多为非乳糜性积液。另外，腹腔积液中胆固醇大于 1.6 mmol/L 时多为恶性肿瘤性积液，而胆固醇小于 1.6 mmol/L 多为肝硬化性积液。胆固醇增高的积液中还可见到胆固醇结晶。真性与假性乳糜性积液的鉴别见表 6-41。

表 6-41 真性与假性乳糜性积液的鉴别

项目	真性乳糜性积液	假性乳糜性积液
病因	胸导管阻塞或梗阻	各种原因所致慢性积液
外观	乳糜性	乳糜性
乙醚试验	变清	无变化
脂肪含量（%）	> 4	< 2
脂蛋白电泳	乳糜微粒区带明显	乳糜微粒区带不明显或缺如
胆固醇	低于血清	高于血清
甘油三酯（mmol/L）	> 1.24	< 0.56
蛋白质（g/L）	> 30	< 30
脂肪	大量，苏丹染色阳性	少量，有较多脂肪变性细胞
胆固醇结晶	无	有
细菌	无	有
细胞	淋巴细胞增高	混合细胞反应

3. 肿瘤标志物及其他　浆膜腔积液肿瘤标志物及其他指标临床意义见表 6-42。

表 6-42 浆膜腔积液肿瘤标志物及其他指标临床意义

指标	临床意义
癌胚抗原（CEA）	正常：0~5 μg/L。当积液中 CEA > 20 μg/L，积液 CEA/血清 CEA 比值 > 1.0 时，应高度怀疑为恶性积液，且 CEA 对腺癌所致的积液诊断价值最高
甲胎蛋白（AFP）	正常：（0~8.1）μg/L 血清 AFP 对原发性肝癌和胚胎性肿瘤的诊断价值较大。积液中 AFP 含量与血清浓度呈正相关
糖链抗原 125（CA125）	腹腔积液中 CA125 增高常作为卵巢癌转移的指标，其灵敏为 85%，特异性可达 95%
鳞状细胞癌抗原（SCCA）	SCCA 检测对诊断扁平上皮细胞癌有参考价值，积液中 SCCA 浓度与宫颈癌侵犯或转移程度有关
组织多肽抗原（TPA）	TPA 对恶性积液诊断的特异性较高，且对良性和恶性积液的鉴别也有重要价值。肿瘤患者经过治疗病情好转后，若 TPA 又增高，提示肿瘤有复发的可能
β 干扰素（γ-INF）	结核性胸腔积液 β-INF 含量明显增高，而类风湿病变 r-INF 则减低
肿瘤坏死因子（TNF）	结核性积液中 TNF 水平增高；风湿性积液、子宫内膜异位症引起的腹腔积液 TNF 也增高，但增高的程度远较结核性为低
类风湿因子（RF）	若积液中 RF 效价大于 1：320，且积液 RF 效价高于血清，则可作为诊断类风湿性积液的依据
C- 反应蛋白（CRP）	CRP 对诊断感染性、恶性积液及鉴别渗出液和漏出液有重要价值。漏出液 CRP < 10 mg/L，渗出液 CRP > 10 mg/L

续 表

指标	临床意义
铁蛋白	铁蛋白增高主要见于癌性积液和结核性积液,且癌性积液铁蛋白常大于600μg/L,如果铁蛋白明显增高。积液铁蛋白/血清铁蛋白比值大于1.0,而溶菌酶水平不高,则为癌性积液;铁蛋白增高,而溶菌酶极度增高则为结核性积液
纤维连接蛋白(FN)	可作为鉴别恶性与非恶性腹腔积液的指标之一

(二)细胞学检查

怀疑恶性积液时,应离心沉淀积液中的细胞,行Papanicolaou或HE染色,必要时还可结合组织化学染色检查有无肿瘤细胞,以明确积液的性质和肿瘤细胞的类型,但积液细胞学检查难以确定恶性积液的来源。引起积液的原发性恶性肿瘤很少见,主要是恶性间皮瘤,发病率为1%~4%;转移性恶性肿瘤约为95%,其中腺癌占80%以上,鳞癌占2%~3%,淋巴瘤和白血病占5%~11%,肉瘤占3%~6%。积液细胞学诊断恶性肿瘤的灵敏度为70%~90%,结合活体组织检查可达80%~90%,特异性为100%。

(三)染色体检查

肿瘤细胞染色体改变十分明显,恶性积液中一般都存在肿瘤细胞的分裂象。因此,运用染色体分析技术是诊断恶性肿瘤的有效方法之一。恶性积液细胞染色体变化主要有染色体数量异常、染色体形态异常的标志染色体等。染色体检查诊断恶性肿瘤的阳性率为75%左右。染色体分析多为非整倍体,以超2倍体及多倍体为主,常伴有巨大染色体、微小染色体等特殊形态染色体,有时可出现染色体断裂、移位和镶嵌等现象。

(四)病原学检查

1. 细菌学检查 如果积液标本已肯定为漏出液,一般不需做细菌学检查。如肯定或怀疑是渗出液,则应无菌操作离心沉淀后,行细菌培养及涂片染色检查,感染性积液可同时由多种细菌感染引起,检验时必须注意。引起感染性积液常见的细菌有脆弱类杆菌属、大肠埃希菌、粪肠球菌、铜绿假单胞菌、结核分枝杆菌等。

2. 寄生虫及虫卵 积液离心沉淀后显微镜下观察有无寄生虫及寄生虫虫卵。乳糜样积液中可有微丝蚴,棘球蚴病所致积液中可见棘球蚴的头节和小钩,阿米巴病的积液中可见阿米巴滋养体。

四、临床应用

20世纪70年代年代以来,随着科学的发展及检验内容的增多,相关实验室检验技术也不断提高,加之生物化学、免疫学指标的应用,大大提高了浆膜腔积液诊断的临床符合率,但仍有部分积液难以确定性质和明确病因。由于浆膜腔积液的病因、性质、类型比较复杂,单一或少数几项检查难以明确诊断,因此,有人建议根据检查方法的难易和诊断的需要将积液的检验分为3级(见表6-43)。

表6-43 浆膜腔积液检查项目分级

分级	检查项目
一级检查	一般检查项目,包括外观、比密、pH、总蛋白、细胞计算、细胞分类计算以及细菌检查
二级检查	包括CRP、FDP、LD、ADA、酸溶性蛋白(ASP)、AMY、糖蛋白(GP)等
三级检查	包括CEA、AFP、人绒毛膜促性腺激素(HCG)、肿瘤特异性抗原、细胞免疫功能和蛋白质组分分析等

1. 渗出液与漏出液的鉴别 不明原因的浆膜腔积液,通过穿刺液检验,大致可鉴别是漏出液还是渗出液。凡是积液中LD、积液LD/血清LD比值、积液蛋白/血白蛋白比值中任何一项异常,均可诊断为渗出液。如果积液中蛋白质大于30g/L,则诊断为渗出液的假阳性率或假阴性率只有1%,但渗出液与漏出液的鉴别项目仍有许多交叉,分析时应特别注意。漏出液与渗出液的鉴别见表6-44,但有些鉴

别项目的价值有限，因此，在解释检验结果时必须结合临床综合分析。

表 6-44 漏出液与渗出液的鉴别

项目	漏出液	渗出液
病因	非炎症性	炎症性或肿瘤、化学或物理性刺激
颜色	淡黄色	黄色、红色、乳白色
透明度	清晰透明或微混	混浊
比重	< 1.015	> 1.018
凝固性	不易凝固	易凝固
pH	> 7.3	< 7.3
Rivalta 试验	阴性	阳性
蛋白质定量（g/L）	< 25	> 30
积液蛋白/血清蛋白	< 0.5	> 0.5
葡萄糖（mmol/L）	与血糖相近	< 3.33
LD（U/L）	< 200	> 200
积液 LD/血清 LD	< 0.6	> 0.6
细胞总数（$\times 10^6$/L）	< 100	> 500
有核细胞分类	以淋巴细胞为主，偶见间皮细胞	炎症早期以中性粒细胞为主，慢性期以淋巴细胞为主；恶性积液以淋巴细胞为主
肿瘤细胞	无	有
细菌	无	有

2. 病因诊断　通过病原生物学、细胞学或肿瘤标志物检查，有助于积液的病因诊断。现介绍几种常见渗出液的特点。

（1）脓性渗出液：黄色混浊，含有大量脓细胞和细菌。常见致病菌为葡萄球菌、大肠埃希菌、脆弱类杆菌属、铜绿假单胞菌等，大约 10% 的积液有厌氧菌感染。通过涂片或细菌培养可发现致病菌。放线菌性渗出液黏稠有恶臭，可发现特有的菌块；葡萄球菌性渗出液黏稠而呈黄色；链球菌性渗出液呈淡黄色，量多而稀薄；铜绿假单胞菌性渗出液可呈绿色。

（2）浆液性渗出液：黄色、微混半透明的黏稠液体，细胞数多在（200～500）$\times 10^6$/L，蛋白质为 30～50 g/L，常见于结核性积液及化脓性积液早期和浆膜转移癌。无菌性积液中葡萄糖与血糖相近，结核性积液葡萄糖减低，必要时行结核特异性抗体、LD、ADA、溶菌酶等检查以明确病因。

（3）血性渗出液：积液可呈不同程度的红色、暗褐色或果酱色，常见于创伤、恶性肿瘤和结核性积液及肺梗死等。①肿瘤性血性积液抽取后很快凝固，LD 增高，肿瘤标志物阳性，铁蛋白、FN、FDP 均增高，而 ADA、溶菌酶却不高，涂片可找到肿瘤细胞。②结核性血性积液凝固较慢，ADA、溶菌酶增高明显。③积液为果酱色提示阿米巴感染，涂片中可找到阿米巴滋养体。④积液呈不均匀血性，或混有小凝块，提示为创伤引起。

（4）乳糜性渗出液：积液呈乳白色混浊，以脂肪为主，因胸导管阻塞、破裂或受压引起，常见于丝虫感染、纵隔肿瘤、淋巴结结核所致的胸腔、腹腔积液。涂片检查淋巴细胞增多，积液中甘油三酯大于 1.24 mmol/L。当积液中含有大量脂肪变性细胞时也可呈乳糜样，但以类脂（卵磷脂、胆固醇）为主，称为假性乳糜。

（5）胆固醇性渗出液：积液呈黄褐色混浊，强光下可见许多闪光物，显微镜检查可发现胆固醇结晶，与结核分枝杆菌感染有关，多见于积液长期潴留。

表 6-45 结核性与恶性胸腔积液的鉴别

项目	结核性胸腔积液	恶性胸腔积液
外观	黄色、偶见血性	血性多见
ADA（U/L）	> 40	< 25
积液 ADA/ 血清 ADA	> 1.0	< 1.0
溶菌酶（mg/L）	> 27	< 15
积液溶菌酶 / 血清溶菌酶	> 1.0	< 1.0
CEA（μg/L）	< 5	> 15
积液 CEA/ 血清 CEA	< 1.0	> 1.0
铁蛋白（μg/L）	< 500	> 1000
γ-INF	增高	减低
LD（U/L）	> 200	> 500
细菌	结核分枝杆菌	无
细胞	淋巴细胞为主	可有肿瘤细胞

（6）胆汁性渗出液：积液呈黄绿色，胆红素定性检查阳性，多见于胆汁性腹膜炎引起的腹腔积液。结核性与恶性胸腔积液、良性与恶性腹腔积液的鉴别见表 6-45、表 6-46。

表 6-46 良性与恶性腹腔积液的鉴别

项目	良性腹腔积液	恶性腹腔积液
外观	血性少见	多为血性
总蛋白（g/L）	多大于 40	20 ~ 40
SAAG（g/L）	> 11	< 11
胆固醇	阴性	增高
LD	减低	增高
积液 / 血清 LD 比值	< 0.6	> 0.6
铁蛋白（pg/L）	< 100	> 500
FN（mg/L）	< 30	> 30
溶菌酶	增高	减低
CEA（ug/L）	< 20	> 20
积液 / 血清 CEA 比值	< 1.0	> 1.0
AFP（ug/L）	< 100	> 100
CA125	正常	增高
流式细胞仪检查	良性细胞 DNA 指数 <1.0	恶性细胞 DNA 指数：> 1.0
染色体核型分析	无异常	多异常

第六节 痰液检查

痰（sputum）是气管、支气管和肺泡分泌物的混合物。健康人痰量很少。正常情况下，支气管黏膜的腺体和杯状细胞分泌少量黏液，使呼吸道黏膜保持湿润。病理情况下，当呼吸道黏膜和肺泡受刺激时，黏膜充血、水肿，浆液渗出，黏液分泌增多。各种细胞（红细胞、白细胞、吞噬细胞等）、纤维蛋白等渗出物与黏液、吸入的灰尘和某些组织坏死产物等混合形成痰液。痰液的成分很复杂，由 95% 水分和 5% 灰尘、蛋白质等组成，主要包括：黏液、浆液；细胞成分及细胞产物等，如白细胞、红细胞、上皮细胞、吞噬细胞等；各种蛋白质、酶、免疫球蛋白、补体和电解质；各种病原生物、坏死组织和异物等；非痰液成分，如唾液、鼻咽部分泌物等。痰液检查主要用于呼吸系统炎症、结核、肿瘤、寄生虫病的诊断，对支气管哮喘、支气管扩张、慢性支气管炎等疾病的诊断、疗效观察和预后判断也有一定价值。

一、标本采集

留取痰标本的方法有自然咳痰、支气管镜抽取等。后者操作复杂且有一定的痛苦，故以自然咳痰为主要留取方法。痰液要求新鲜，尤其细胞学检查更为重要。留痰时患者先用清水漱口数次，然后用力咳出气管深处的痰，留于清洁容器中。对于无痰或少痰患者可用经 45℃ 加温的 100g/L 氯化钠水溶液雾化吸入，促使痰液易于咯出；小儿可轻压胸骨柄上方，诱导咳痰。昏迷患者清理口腔后用负压吸引法吸取痰液。痰标本必须立即送检，以免细胞与细菌自溶破坏。如用漂浮法或浓集法查结核菌时需留 12～24 h 痰液；测 24 h 痰量或观察分层情况时应将痰咳于无色广口瓶中，并加石炭酸少许以防腐。应连续送检 3 次，以提高检查的阳性率。

（一）方法学评价

（1）自然咳痰法　该法为常用和主要的方法。采集前嘱患者用清水漱口数次后，用力咳出气管深部或肺部的痰液，采集于干燥洁净容器内，避免混杂唾液或鼻咽分泌物。

（2）雾化蒸气吸入法　该法因操作简单、方便、无痛苦、无毒副作用，患者易于接受，适用于自然咳痰法采集标本不理想时。

（3）一次性吸痰管法　适用于昏迷患者、婴幼儿。

（4）经支气管镜吸取法　该法操作复杂，有一定的痛苦，较少使用。

（二）质量保证

（1）在用药前采集。

（2）采集标本时应尽可能避免口腔、咽喉部等正常菌群的污染。

（3）避免用唾液或口水代替痰液，一定要用力咳出呼吸道深部的痰。

（4）标本应当立即送检，不能及时送检时，可暂时冷藏保存，但不超过 2 h。

（5）采集标本时严防痰液污染容器外壁，用过的标本需灭菌后再行处理。

二、一般检查

1. 痰量　排痰量以 mL/24 h 计。正常人一般无痰或仅有少量泡沫痰。在呼吸系统疾病时，痰量可增多，超过 50～100 mL/24 h。大量增加见于支气管扩张、肺结核、肺内有慢性炎症、肺空洞性病变。肺脓肿或脓胸的支气管溃破时，痰液呈脓性改变。

2. 颜色　正常人偶有少量白色或灰白色黏液痰，病理情况如下。

（1）黄色、黄绿色脓性痰：黄色脓性痰其主要成分为脓细胞，提示呼吸道有化脓性感染，见于化脓性支气管炎、金黄色葡萄球菌肺炎、支气管扩张、肺脓肿等。铜绿假单胞菌感染者可有黄绿色脓痰。

（2）红色或棕红色痰：因呼吸道出血，痰中含血液成分所致，可见于肺癌、肺结核、支气管扩张等疾病。

（3）铁锈色痰：因痰中所含血红蛋白变性所致，可见于大叶肺炎、肺梗死等。

（4）粉红色浆液性泡沫痰：因肺瘀血，局部毛细血管通透性增加所致，见于左心功能不全肺水肿患者。

（5）烂桃样痰：见于肺吸虫病引起肺组织坏死分解时。

（6）棕褐色痰：见于阿米巴性肺脓肿、慢性充血性心脏病肺淤血时。

（7）灰色、黑色痰：因吸入大量尘埃或烟雾所致，见于矿工和长期吸烟者。

3. 性状　不同疾病产生痰液可见不同的性状，甚至出现异物，这种性状改变有助于临床诊断。痰液性状改变及临床意义见表 6-47。

表 6-47　痰液性状改变及临床意义

性状	特点	临床意义
黏液性	黏稠、无色透明或灰色白色，牵拉成丝	急性支气管炎、支气管哮喘、早期肺炎；白假丝酵母菌感染
浆液性	稀薄、泡沫稀薄浆液性痰液内含粉皮样物	肺水肿、肺瘀血、棘球蚴病

续 表

性状	特点	临床意义
脓性	脓性、浑浊、黄绿色或绿色、有臭味	支气管扩张、肺脓肿、脓胸向肺内破溃、活动性肺结核等
黏液脓性	黏液、脓细胞、淡黄白色	慢性气管炎发作期、支气管扩张、肺结核等
浆液脓性	痰液静置后分4层,上层为泡沫和黏液,中层为浆液,下层为脓细胞,底层为坏死组织	肺脓肿、肺组织坏死、支气管扩张
血性	痰液中带鲜红血丝、血性泡沫样痰、黑色血痰	肺结核、支气管扩张、肺水肿、肺癌、肺梗死、出血性疾病等

4. 气味 正常人咳出的少量痰液无气味。血性痰可带血腥气味。肺脓肿、支气管扩张合并感染者痰液常有恶臭。晚期肺癌患者的痰液可有特殊臭味。膈下脓肿与肺贯通时患者的痰液可有粪臭味。

5. 其他

(1) 支气管管型 (bronchial cast):支气管管型是纤维蛋白、黏液和白细胞等在支气管内凝聚而成的树枝状物,呈灰白色或棕红色(含血红蛋白),其直径与形成部位的支气管内径相关,一般较短,亦有长达15 cm的。在刚咳出的痰液中常卷曲成团,放入生理盐水中后即可展开,呈典型的树枝状。见于纤维蛋白性支气管炎、肺炎链球菌性肺炎和累及支气管的白喉患者。

(2) 干酪样小块 (cheesy masses):干酪样小块是肺组织坏死的崩解产物,形似干酪或豆腐渣,见于肺结核患者。取干酪样小块用作涂片检查结核分枝杆菌时阳性率较高。

(3) 硫磺样颗粒 (sulful-like granule):硫磺样颗粒是放线菌的菌丝团,呈淡黄色、黄色或灰白色,形似硫磺颗粒,约粟粒大小。将其压片镜检可见密集的菌丝呈放射状排列,状若菊花。革兰染色阳性,须进一步培养鉴定。

(4) 肺石 (lung calculus):淡黄色或白色的碳酸钙或磷酸钙结石小块。表面不规则,呈丘状突起。可能为肺结核干酪样物质的钙化产物,亦可由侵入肺内的异物钙化而成。

(5) 库施曼螺旋体 (Curschmann spiral):淡黄色或灰白色富有弹性的丝状物,常卷曲成团。展开后呈螺旋状。在低倍显微镜下所见为一扭成绳状的黏液丝,中央贯穿一无色发亮的致密纤维,周围绕以柔软的丝状物。该螺旋状物系小支气管分泌的黏液,因呼吸困难,肺内CO_2张力增高而凝固,受到喘息气流的间歇吹动旋转滚动而成。见于支气管哮喘和某些慢性支气管炎(哮喘型)患者的痰中。

(6) 寄生虫:有时于痰内可检出寄生虫,如卫氏并殖吸虫、蛔蚴和钩蚴等,须用显微镜进一步确认。

三、显微镜检查

(一)直接涂片检查

取可疑部分痰液直接涂片或加少量生理盐水混合后制成涂片,加盖玻片轻压后显微镜检查。病理性痰液可见较多红细胞、白细胞及其他有形成分,临床意义如下。

1. 红细胞 正常人的痰涂片中查不到红细胞,脓性痰中可见少量红细胞,红细胞破坏或不典型时可用隐血试验证实,血性痰中可见大量红细胞。

2. 白细胞 正常人的痰涂片中可查到少量白细胞。呼吸系统细菌感染时痰中白细胞显著增加,常成堆存在,多为脓细胞。支气管哮喘、过敏性支气管炎、肺吸虫病、热带嗜酸性粒细胞增多症患者痰中嗜酸性粒细胞增多。

3. 上皮细胞 痰中常见的上皮细胞有下面几种。

(1) 鳞状上皮细胞:口腔、咽喉部脱落的上皮细胞,咳痰时混入痰中。多为复层鳞状上皮脱落的表层细胞。在急性喉炎和咽炎时可有大量鳞状上皮细胞混入痰液。

(2) 柱状上皮细胞:来自气管和支气管,包括纤毛柱状上皮和黏液柱状上皮。正常人痰中极少见,在气管和支气管黏膜炎症或癌变时上皮细胞脱落,可见明显增多。

(3) 肺泡壁上皮细胞:由单层上皮构成,含Ⅰ型肺泡细胞和Ⅱ型肺泡细胞,前者在光镜下不易与鳞状上皮细胞区别；后者呈圆形或立方形，二者需用染色涂片区别。正常人痰中一般查不到肺泡上皮细胞，当肺组织遭到严重破坏时可出现。

4. 肺泡巨噬细胞（pulmonary alveolar macropHage） 存在于肺泡隔中，又称隔细胞（septal cell），是一种较大的圆形或卵圆形细胞，较红细胞大3~6倍，含1~2个圆形细胞核，可通过肺泡壁进入肺泡腔，吞噬烟尘颗粒和其他异物，形成尘细胞或含碳细胞（charcoal load cell）等，随痰液排出体外。最常见于炭末沉着症患者痰中。若肺泡巨噬细胞吞噬了红细胞，可将其破坏使血红蛋白降解，分解出血红素，再转变为含铁血黄素，则称之为含铁血黄素细胞，又称心衰细胞（heart failure cell），可用普鲁士蓝反应鉴别。含铁血黄素细胞见于肺淤血、肺梗死和肺出血患者的痰中，尤多见于慢性肺出血（如特发性肺含铁血黄素沉着症）患者。

5. 癌细胞 若在非染色痰涂片中见到形态异常，难以识别的细胞，应进行染色鉴别，并注意寻找癌细胞。

6. 弹性纤维（elastic fiber） 为粗细均匀、细长、弯曲、折光性强、轮廓清晰的丝条状物，无色或呈微黄色，由小支气管壁、肺泡壁或血管等坏死组织脱落所形成，见于肺脓肿、肺癌等患者痰中。

7. 夏科-莱登结晶（Charcol-Leyden crystal） 两端锐利的无色菱形结晶，折光性强、大小不一。常与嗜酸性粒细胞及库施曼螺旋体共存，在嗜酸性粒细胞堆中易找见。新咳出的痰中往往查不到，稍放置后可大量出现，可能是由嗜酸性粒细胞崩解而来。见于支气管哮喘和肺吸虫病患者痰中。

8. 脂肪滴和磷脂小体 二者形态相似，呈油滴状，但较大的磷脂小体常含有同心性或不规则的螺旋条纹，见于慢性支气管炎患者痰中，健康人晨痰中偶见。

9. 寄生虫和虫卵

（1）阿米巴：阿米巴性肺脓肿或与肺贯通的阿米巴性肝脓肿患者痰中，可查到溶组织阿米巴滋养体。

（2）卡氏肺孢子虫：见于肺孢子虫病患者痰中，但阳性率不高。

（3）细粒棘球蚴和多房棘球蚴：当肺内寄生的棘球蚴囊壁破裂时，患者痰中可检出原头蚴和囊壁碎片。

（4）卫氏并殖吸虫卵：肺吸虫病患者痰中，尤其是脓血性痰时，多能查到该虫卵。

（二）涂片染色检查

主要用于细胞学和病原生物学检查。常用的染色方法有巴氏（Papanicolaou）染色、H-E染色、革兰染色、抗酸染色、银染色（silver stain）、瑞特（Wright）染色、瑞特-吉姆萨染色等，其临床应用如下：

①瑞特及瑞特-吉姆萨染色：用于痰液中各种细胞的分类与识别。

②巴氏染色（Papanicolaou染色）或H-E染色：用于痰液的细胞病理学检查，对Wright染色检查发现的巨大或成堆的疑似肿瘤细胞进行确认。

③银染色：主要用于艾滋病患者等卡氏肺孢子虫感染的检查。

④铁染色：检查痰液中的含铁血黄素。

⑤革兰染色或抗酸染色：主要用于细菌学检查。

1. 方法学评价

（1）直接涂片法：常规方法，简便、快速，对临床诊断帮助较大。

（2）涂片染色法：可清晰地显示有形成分的结构，有利于细胞的识别和进行细菌鉴定，有较高的临床应用价值。

2. 质量保证 痰液检查应严格遵循检测前（标本采集和处理）、检测中（显微镜检查）等环节的质量要求，以确保检查结果准确可靠。

（1）标本采集和处理注意事项：

①采集方法：采用合适的痰液。采集痰液标本时，先用清水漱口，用力咳出气管深处的痰液，注意勿混入鼻咽部分泌物。咳痰时最好有医护人员在场，以指导患者正确咳痰。

②送检时间：及时送检，若不能及时送检，可暂时冷藏保存，但不能超过2h。

③标本容器：注意采用专用容器收集痰液。

④采集时间：a. 理学检查：痰液理学检查以清晨第一口痰标本最适宜。测定24 h痰量或观察分层情况时，容器可加少量石碳酸防腐。b. 细胞学检查：以上午9～10时留取深咳的痰液最好。c. 病原生物学检查：采集12～24 h的痰液，用于漂浮或浓集抗酸杆菌检查。无菌采集标本（先用无菌水漱口，以避免口腔内正常菌群的污染），用于细菌培养的标本。经支气管镜抽取法采集标本，用于厌氧菌培养。

⑤检测后的处理：已检查过的标本及容器应煮沸消毒30～40 min，若容器为纸盒可烧毁，不能煮沸的容器可用5%苯酚消毒再行处理。

（2）显微镜检查的质量保证。

①检验人员：要强化责任意识，严肃对待每一份标本，熟练掌握痰液中正常和异常有形成分的形态特点，提高阳性检出率。

②标本涂片：选择标本中有脓液、血液等异常部分进行检查，取适量痰液标本进行涂片，涂片要均匀、厚薄适中；用于染色检查的涂片要薄。

③显微镜检查：a. 严格遵守操作规程，控制各种主观因素的影响。b. 观察区域：先用低倍镜观察全片，再用高倍镜观察，至少观察10个以上高倍镜视野，客观记录观察结果。c. 提高阳性率：对标本较少或有形成分较少的标本，应扩大检查视野，不能有遗漏。直接涂片检查发现较大、形态异常的细胞应进行染色检验，或采用液基细胞学技术，以提高阳性率。d. 双人复核：对检查结果有疑问时请上级检验师验证，对检查结果进行双人复核。

④审核报告：发放报告前应仔细核对，确保检验结果可靠性，复核无误后才可审核报告。

第七节　关节腔积液检查

关节腔是由关节面与滑膜围成的裂隙。滑膜（synovium, synovial membrane）内含有丰富的血管和毛细淋巴管，可分泌滑膜液（synovial fluid, SF）。滑膜液的功能有：①营养、润滑关节面。②排出关节腔内废物。③保护关节、增强关节功能。

正常关节腔液的量很少，当关节有炎症、损伤等病变时，关节腔液增多，称为关节腔积液。关节腔积液检查的目的有：①诊断某些关节疾病：如感染性关节炎、类风湿性关节炎、骨关节炎和晶体性关节炎。②鉴别诊断某些疾病：关节腔积液检查对淀粉样变性病、甲状腺功能减退、血色素沉着症及系统性红斑狼疮等引起的关节病变提供鉴别诊断依据。③减轻损伤和治疗疾病：大量关节腔积液伴关节张力增高时，穿刺抽取积液可减轻症状及潜在的关节损伤；通过穿刺注射药物以达到治疗的目的。

一、标本采集与保存

关节腔液由临床医师采用关节腔穿刺术获取。

关节腔积液穿刺标本应分装在3支无菌试管内，第一管做理学和微生物学检查，第二管加用适量肝素抗凝做化学检查和细胞学检查，第三管不加抗凝剂用于观察积液的凝固性。关节腔积液保存应注意：①严格无菌操作。②穿刺后标本应及时送检，否则，应先分离细胞后再保存，以免因细胞内酶释放而改变积液成分。可保存10 d，必要时–20℃冷冻保存。③试验性关节腔穿刺为阳性，可将穿刺针眼内的血液成分或组织做晶体检查和革兰染色及培养等。④怀疑关节感染而穿刺又阴性时，则取少量生理盐水清洗关节腔，清洗液做细菌培养。⑤积液抗凝时不宜选用影响积液结晶检查的抗凝剂，如草酸盐和EDTA粉剂。

二、一般检查

（一）理学检查

1. 量

（1）参考区间：约0.1～0.3 mL。

（2）临床意义：正常关节腔内液体极少，且很难采集。在关节有炎症、创伤和化脓性感染时，关节腔液量增多，且积液的多少可初步反映关节局部刺激、炎症或感染的严重程度。关节腔液增多而采集困难可能与关节腔内有纤维蛋白、米粒样体、积液黏稠度过高，以及穿刺针太细和穿刺部位不当有关。关节外伤或化脓性感染时，积液量增多而易于采集。

2. 颜色

（1）参考区间：黄色、草黄色或无色黏稠液体。

（2）临床意义：病理情况下，可出现不同的颜色变化（见表6-48）。

表6-48 关节腔积液颜色变化及临床意义

颜色	临床意义
淡黄色	关节腔穿刺损伤时红细胞渗出或轻微炎症
红色	各种原因引起的出血，如创伤、全身出血性疾病、恶性肿瘤、关节置换术后、血小板减低
褐色或黄褐色	陈旧性出血
乳白色	结核性、慢性类风湿性关节炎、痛风、系统性红斑狼疮、丝虫病、积液中有大量结晶
脓性黄色	细菌感染性关节炎
绿色	铜绿假单胞菌性关节炎
黑色	褐黄病
金黄色	积液内胆固醇含量增高

3. 透明度

（1）参考区间：清晰透明。

（2）临床意义：正常关节腔液清晰透明。关节腔液混浊主要与细胞成分、细菌、蛋白质增多有关。多见于炎性积液。炎性病变越重，混浊越明显，甚至呈脓性。积液内含有结晶、纤维蛋白、类淀粉样物、软组织碎屑或米粒样体（由胶原、细胞碎片和纤维蛋白等组成）等也可致其混浊，但较少见。

4. 黏稠度

（1）参考区间：高度黏稠。

（2）临床意义：正常关节腔液中，因含有丰富的透明质酸而富有高度的黏稠性，拉丝长度可达2.5~5.0cm，黏稠性的高低与透明质酸的浓度和质量呈正相关。炎性积液时，黏稠度减低。关节炎症越重，积液的黏稠度越低。重度水肿、外伤引起的急性关节腔积液，因透明质酸被稀释，即使无炎症，黏稠度也减低。黏稠度增高，见于甲状腺功能减退、系统性红斑狼疮、腱鞘囊肿及骨关节炎引起的黏液囊肿等。

5. 凝块形成

（1）参考区间：无凝块。

（2）临床意义：正常关节腔液由于不含纤维蛋白原及其他凝血因子，因此不发生凝固现象。当关节有炎症时，血浆中凝血因子渗出增多，可使积液有凝块形成，且凝块形成的速度、大小与炎症的程度呈正比。根据凝块占试管中积液体积的多少，将凝块形成分为3种类型：①轻度凝块形成：凝块占试管中积液体积的1/4，见于骨性关节炎、系统性红斑狼疮、系统性硬化症及骨肿瘤等。②中度凝块形成：凝块占试管内积液的1/2，见于类风湿性关节炎、晶体性关节炎。③重度凝块形成：凝块占试管内积液的2/3，见于结核性、化脓性、类风湿性关节炎。

（二）化学检查

1. 黏蛋白凝块形成试验

（1）参考区间：阳性。

（2）方法学评价：黏蛋白凝块形成试验（mucin clot test）有助于支持关节腔液理学检查的阳性结果。同时，黏蛋白凝块形成试验仍是几种测定关节腔液透明质酸方法中最有效可行的方法。

（3）临床意义：正常关节腔液中含有大量的黏蛋白（mucoprotein, mucin），是透明质酸与蛋白质的复合物，呈黏稠状。在乙酸的作用下，形成坚实的黏蛋白凝块，有助于反映透明质酸的含量和聚合作用。正常关节腔液的黏蛋白凝块形成良好。关节腔液黏蛋白凝块形成不良与透明质酸-蛋白质复合物被稀释或破坏以及蛋白质含量增高有关，多见于化脓性关节炎、结核性关节炎、类风湿性关节炎及痛风。而创伤性关节炎、红斑狼疮的黏蛋白凝块形成良好。

2. 蛋白质定量

（1）参考区间：正常关节腔液总蛋白质为 10～30 g/L（平均 18 g/L），其中，白蛋白与球蛋白之比为 4：1，无纤维蛋白原。

（2）临床意义：感染性关节炎时，由于滑膜渗出增多，使关节腔积液中的总蛋白、白蛋白、球蛋白和纤维蛋白原均增高，且关节腔积液中蛋白质高低可反映关节感染的程度。关节腔积液中蛋白质增高最明显的是化脓性关节炎，其次是类风湿性关节炎和创伤性关节炎。

3. 葡萄糖定量

（1）参考区间：3.3～5.3 mmol/L。

（2）质量保证：关节腔积液葡萄糖测定时，一定要与空腹血糖测定同时进行，特别是禁食或低血糖时，餐后血糖与积液葡萄糖的平衡较慢且不易预测，因此，以空腹时积液葡萄糖浓度为准。应采用含氟化物的试管留取积液标本，并且采集后立即检测，以防白细胞将葡萄糖转化为乳酸，影响其准确性。

（3）临床意义：正常关节腔液的葡萄糖较血糖略低，两者相差小于 0.5 mmol/L。化脓性关节炎时，由于白细胞增多将葡萄糖转化为乳酸，以及细菌对葡萄糖的消耗增多而使葡萄糖减低，使血糖与关节腔积液葡萄糖的差值增大（超过 2.2 mmol/L）。结核性关节炎、类风湿性关节炎的积液葡萄糖也减低，但其减低程度较化脓性关节炎为低。

4. 乳酸测定

（1）参考区间：1.0～1.8 mmol/L。

（2）临床意义：严重化脓性关节炎（包括非淋病奈瑟菌性化脓性关节炎）时，在测定积液葡萄糖含量的同时，也要测定乳酸含量。化脓性关节炎关节腔积液的细胞对葡萄糖的利用和需氧量增加，同时也因局部炎症使血运不足及低氧代谢等导致乳酸含量增高。类风湿性关节炎的积液中乳酸含量可轻度增高，而淋病奈瑟菌感染的关节腔积液中乳酸含量可正常。虽然乳酸测定的特异性较差，但也许可作为一种早期诊断关节感染的指标之一。

5. 类风湿因子　类风湿因子（RF）是一种巨球蛋白的自身抗体，可与变性或凝集 IgG 分子的 Fc 片段抗原决定簇反应。

（1）参考区间：阴性。

（2）临床意义：约有 60% 的类风湿性关节炎患者血清 RF 呈阳性，关节腔积液 RF 阳性率较血清高，但并非特异。许多感染性和非感染性疾病也可出现 RF 阳性，结核性关节炎的关节腔积液 RF 也呈阳性。

6. 抗核抗体　抗核抗体（anti-nuclear antibody，ANA）是一类具有抗各种细胞核成分的自身抗体的总称。

（1）参考区间：阴性。

（2）临床意义：ANA 除了存在于血清中，也可以存在于关节腔液、胸膜腔液和尿液中。70% 的系统性红斑狼疮和 20% 类风湿性关节炎的关节腔积液中可检测出 ANA，因此，系统性红斑狼疮患者如有关节炎，可采集积液标本检查 ANA。

7. 补体　补体蛋白通常以活化蛋白前体存在于体液中，在不同激活物的作用下，补体各成分可依不同的途径被活化，表现出生物活性，最终导致溶细胞效应。以检测 C_3、C_4 为临床常规检测。

（1）参考区间：正常关节腔液中的补体含量约为血清补体的 10%。

（2）临床意义：风湿性关节炎患者血清补体多正常，而关节腔积液补体可减低 30%；活动性系统性红斑狼疮患者血清和关节腔积液补体均减低；感染性关节炎、痛风和 Reiter 综合征患者关节腔积液补体含量可增高，且补体增高程度与关节腔积液蛋白质含量呈正相关。

（三）显微镜检查

显微镜检查是关节腔积液检查的重要内容之一。主要检查内容有血细胞、结晶、特殊细胞等。关节腔积液显微镜检查应注意：①积液要充分混匀。②采用生理盐水或白细胞稀释液合理稀释积液，不用草酸盐或乙酸稀释，以防黏蛋白凝块的形成。③立即检查，以防白细胞自发凝集和产生假性晶体。

1. 细胞计数　正常关节腔积液中无红细胞，白细胞极少，为 $(0.2 \sim 0.7) \times 10^9/L$。虽然白细胞计数对诊断关节病变是非特异的，但可初步区分炎症性和非炎症性积液。关节炎症时白细胞总数增高，化脓性关节炎的细胞总数往往超过 $50 \times 10^9/L$；急性尿酸盐痛风、类风湿性关节炎时细胞数可达 $20 \times 10^9/L$，但淋病奈瑟菌感染的早期，关节腔积液细胞总数一般不增高。

2. 细胞分类计数　正常关节腔液中的细胞，以单核吞噬细胞为主，约为65%，淋巴细胞为10%，中性粒细胞为20%，偶见软骨细胞和组织细胞。炎症性积液的中性粒细胞可超过75%，以75%为诊断临界值。关节腔积液细胞分类临床意义见表6-49。

表6-49　关节腔积液细胞分类临床意义

细胞分类	临床意义
中性粒细胞可达95%	见于化脓性关节炎关节腔积液
中性粒细胞大于50%	见于风湿性关节炎、痛风、类风湿性关节炎等
中性粒细胞小于30%	见于非感染性疾病，如绒毛结节滑膜炎、创伤性关节炎、退变性关节炎、肿瘤等
淋巴细胞增高	见于类风湿关节炎早期、慢性感染、结缔组织疾病等
单核细胞增高	见于病毒性关节炎或血清病、系统性红斑狼疮等
嗜酸性粒细胞增高	见于风湿性关节炎及风湿热、寄生虫感染、关节造影术后等

3. 结晶　结晶检查也是关节腔积液检查的重要内容之一。除一般生物光学显微镜检查外，最好采用偏振光显微镜（polarizing microscope）检查，以进一步鉴别结晶的类型。关节腔积液中，常见的结晶有尿酸盐结晶、焦磷酸钙结晶、磷灰石结晶、草酸钙结晶等，见于各种痛风。外源性结晶，多见于关节手术中手套的滑石粉脱落形成的结晶，以及治疗时注射的皮质类固醇形成的结晶，不同的结晶可同时存在。关节腔积液结晶检查主要用于鉴别痛风和假性痛风。

（1）尿酸盐结晶：呈双折射的针状或杆状，长度为 $5 \sim 20 \mu m$，见于95%急性尿酸盐痛风患者，且75%出现于发作期。细胞内有尿酸盐结晶是急性尿酸盐痛风的特征。另外，关节腔积液有尿酸盐结晶，不能排除细菌感染的可能。

（2）焦磷酸钙结晶：呈双折射的棒状、长方形或菱形，长度约 $1 \sim 20 \mu m$，宽约为 $4 \mu m$，多见于退行性关节炎和软骨钙质沉着症、甲状腺功能低下和甲状旁腺功能亢进的假性痛风。

（3）磷灰石结晶：呈双折射性，仅有 $1 \mu m$ 大小，可被细胞吞噬后成为胞质内的包涵体，偶见于关节钙化的积液中。

（4）脂类结晶：呈平板缺口状，慢性积液中可呈折射的针状或菱形，以胆固醇结晶最常见。见于风湿性关节炎、结核性关节炎、创伤性关节炎、无菌性坏死性关节炎。

表6-50　各种关节腔积液结晶特性

结晶	光强度	形状	大小（μm）	临床意义
尿酸钠	强	细针状或短棒状	5～20	痛风
焦磷酸钙	弱	棒状或菱形	1～20	假性痛风、骨性关节炎
磷灰石	-	六边形、成簇光亮钱币形	1.9～15.6	急性或慢性关节炎、骨性关节炎
胆固醇	弱	盘状，少数棒状	5～40	类风湿性关节炎、骨性关节炎
草酸钙	不定或弱	四方形或棒状	2～10	慢性肾衰竭，草酸盐代谢障碍
滑石粉	强	十字架	5～10	手术残留的滑石粉
类固醇	强	针状、菱形	1～40	注射皮质类固醇

（5）草酸钙结晶：与尿液中草酸钙结晶相似，可见于慢性肾功能衰竭、先天性草酸盐代谢障碍所致的急性或慢性关节炎。

（6）滑石粉结晶：呈十字架状，约 5～10μm 大小，多见于手术后残留的滑石粉所致的慢性关节炎积液中。

（7）皮质类固醇结晶：呈针状、菱形，有时呈短棒状、盘状、碎片或重叠成大块状，主要见于注射皮质类固醇的关节腔积液中。几种关节腔积液结晶特性见表 6-50。

4. **细胞学检查** 关节腔积液显微镜检查除了检查血细胞、结晶外，还需将积液制成涂片，经吉姆萨 Wright 染色寻找肿瘤细胞及其他特殊细胞。关节腔积液的特殊细胞有以下几种。

（1）类风湿细胞（rheumatoid arthritis cell）：类风湿细胞又称包涵体细胞，是中性粒细胞吞噬了聚集的 IgG、IgM、类风湿因子、纤维蛋白、补体、免疫复合物及 DNA 颗粒等形成的。类风湿细胞主要见于类风湿性关节炎，尤其是类风湿因子阳性者，且此种患者预后较差。类风湿细胞也可见于其他类型的炎性关节炎，甚至化脓性关节炎。

（2）赖特细胞（Reiter cell）：赖特细胞是已脱颗粒死亡的中性粒细胞完全分解后被单核细胞或吞噬细胞吞噬后形成的，1个吞噬细胞可吞噬 3～5 个中性粒细胞，而 1 个单核细胞仅吞噬 1 个中性粒细胞。赖特细胞多见于 Reiter 综合征患者的关节腔积液中，但也可见于痛风、幼年类风湿性关节炎的积液中。

（3）狼疮细胞（lupus erythematosus cell，LEC）：白细胞破坏后脱落的细胞核与抗核抗体结合后被中性粒细胞吞噬，在补体的参与下，形成 LE 细胞。系统性红斑狼疮、药物性狼疮关节炎的积液中可出现 LE 细胞，但并非特异。类风湿性关节炎的关节腔积液中有时也可出现 LE 细胞。

（四）微生物学检查

微生物学检查是关节腔积液的常规检查项目之一。大约 75% 链球菌、50% 革兰阴性杆菌及 25% 淋病奈瑟菌感染的关节腔积液中可发现致病菌。如果怀疑结核性感染可行抗酸染色寻找结核分枝杆菌，必要时行结核分枝杆菌培养或 PCR 检查，以提高阳性率。大约 30% 细菌性关节炎的关节腔积液中找不到细菌，因此，需氧菌培养阴性时，不能排除细菌性感染，还应考虑到厌氧菌和真菌的感染。

三、临床应用

常见关节炎关节腔积液检查特征见表 6-51。

表 6-51 常见关节炎关节腔积液检查特征

疾病	外观	黏度	黏蛋白凝块	细胞计数及分类	蛋白质	葡萄糖	结晶	细菌
损伤性关节炎	黄、血色浑浊	高	良好	增高，淋巴系统（L）为主	增高	正常	无	无
骨关节炎	黄、透明	高	良好	增高，淋巴细胞为主	增高	正常	无	无
类风湿关节炎	黄、浅绿色浑浊	低	一般，差	中度增高，中性粒细胞（N）为主	增高	正常	偶见胆固醇结晶	无
风湿热	黄，浑浊	低	良好，一般	中度增高，N 占 50%	增高	正常	无	无
痛风	黄、乳白色稍浑浊	低	一般，差	增高，N 为主	增高	正常	尿酸盐结晶	无
结核性关节炎	黄，浑浊	低	差	增高，早期 N 为主，后期 L 为主	增高	中度减低	无	阳性
化脓性关节炎	浅灰、白色，浑浊，脓样	低	差	明显增高，N 为主	明显增高	中度减低	无	阳性
关节创伤、出血性疾病、过度治疗	红色，浑浊	低	一般	增高，N 为主	增高	正常	无	无

第八节 羊水检查

羊水（amniotic fluid，AF）是母体妊娠期血浆通过胎膜进入羊膜腔的液体。在妊娠的不同时期，羊水的来源及其成分均不同，羊水既来自母体，也来自胎儿。妊娠早期，羊水成分与组织间漏出液相似；妊娠早期的羊水主要是母体血浆经胎膜进入羊膜腔的漏出液，也可通过未角化胎儿皮肤及胎盘表面的羊膜而产生，其成分与母体血浆相似。随着胎儿的发育成长，妊娠 11~14 周胎儿肾脏已有排泄功能，胎尿排入羊水。妊娠中期以后，胎儿尿液则成为羊水的主要来源，特征为代谢产物如尿酸、肌酐和尿素的含量逐渐增高而羊水的渗透压逐渐降低。母体、胎儿和羊水之间通过不断的液体交换，维持着羊水量的动态平衡。羊水中 98%~99% 是水分，1%~2% 是溶质，还有极少量的细胞成分。羊水检查可以了解胎儿生长发育情况，如胎儿成熟度或诊断遗传性疾病等。目前，羊水检查产前诊断正越来越多地受到重视。

一、标本采集

羊水标本多由临床医师穿刺羊膜腔获得。羊膜腔穿刺术的适应证有 2 类：①诊断性：遗传病、高危妊娠、Rh 同种免疫、测定胎儿成熟度、评估胎儿、羊膜腔造影术。②治疗性：羊水过多症、羊膜腔内注射治疗性流产。

根据羊水检查的目的来选择穿刺时间。诊断遗传性疾病可在妊娠 16~20 周时经羊膜穿刺，诊断 Rh 溶血症则在妊娠 26~36 周穿刺，为了判断胎儿成熟度及疑有母婴血型不合则在妊娠晚期（35 周以后）穿刺采集标本。属中期妊娠的羊水细胞用作染色体核型分析或先天性代谢缺陷病检查。属晚期妊娠的沉淀物适合用作脂肪细胞及其他有形成分检查。根据羊水检查的目的采取不同保存方法和羊水组分。①一般采集 20~30 mL 标本，并立即送检，以避免细胞及化学成分受影响。否则，应置 4℃ 保存，但不能超过 24 h。②细胞培养和染色体分析标本应置于 37℃ 保存，离心取沉淀物作染色体核型分析、脂肪细胞及其他有形成分检查。③细胞学检查标本应避免使用玻璃容器，避免细胞黏附于玻璃。④胆红素测定标本，应用棕色容器避光保存。⑤离心羊水标本取上清液做化学分析，且在冷冻下转运。

二、一般检查

（一）理学检查

1. 颜色和透明度　正常妊娠早期羊水为无色、清晰、透明。妊娠晚期，由于上皮细胞、胎脂等混入，羊水可稍混浊。病理情况下，羊水颜色可有以下几种变化（见表 6-52）。

表 6-52　羊水颜色变化与临床意义

颜色	临床意义
黄色、深黄色	提示羊水中胆红素增多，见于胎儿出血症或遗传性红细胞异常、胎儿溶血病、畸形儿，如无脑儿或十二指肠闭锁
绿色	提示羊水被胎粪污染所致，见于胎儿宫内窘迫
红色	提示出血，多见于穿刺损伤、胎儿出血、胎盘早期剥离
棕色或褐色	提示宫内有陈旧性出血，见于宫内死胎
脓性浑浊	见于宫腔内化脓性感染
黏稠黄色	见于过期妊娠或胎盘功能减退

2. 量　正常妊娠时，随着妊娠时间增加，羊水量逐渐增加，以达到保护胎儿的目的。妊娠 34 周时羊水量达高峰，分娩前 2~4 周开始逐渐减少，妊娠足月时羊水量约 800 mL。

（1）方法学评价：羊水量的测量方法有 3 种。①B 型超声诊断法：以测定最大羊水暗区垂直深度

(AFV)表示羊水量，此法简便易行、无创无痛，准确性高；也可用羊水指数法（amnioticfluid index, AFI）检测羊水量，AFI 更优于 AFV，更敏感、更准确。②直接法：产妇破膜后直接收集羊水测定其量，但此法对某些疾病不能做出早期诊断。③间接法：将已知剂量的对氨马尿酸钠等标记物注入羊膜腔内，根据标记物的稀释程度间接求出羊水量。

（2）参考区间：

①B 型超声诊断法：AFV 大于 7 cm 者为羊水过多，小于 2 cm 者为羊水过少；AFI 大于 18 cm 为羊水过多，AFI 小于 8 cm 为羊水过少。

②直接法和间接法：妊娠 16 周约 250 mL。妊娠晚期约 1 000 mL（800～1 200 mL）。足月妊娠约 800 mL。

（3）临床意义：

①羊水过多（polyhydramnios）：妊娠任何时期羊水量大于 2 000 mL 者为羊水过多。见于 a. 胎儿畸形：以神经管缺陷性疾病最常见，约占 50%，以无脑儿、脑膨出与脊柱裂胎儿居多。其次是消化道畸形约占 25%，以食管或小肠闭锁多见。b. 多胎妊娠：多见于单卵双胎妊娠。c. 孕妇和胎儿疾病：如糖尿病、ABO 或 Rh 血型不合、重度胎儿水肿、妊娠高血压综合征、急性肝炎等。d. 胎盘脐带病变：如胎盘绒毛膜血管病、脐带帆状附着等。e. 特发性羊水过多：原因不明，孕妇、胎儿及胎盘均无异常。

②羊水过少（oligohydramnios）：妊娠足月时羊水量小于 300 mL 为羊水过少见于：a. 胎儿畸形：如胎儿先天性肾缺如、肾发育不全、输尿管或尿道狭窄等。另外，肺发育不全、短颈或巨颌畸形也可引起羊水过少；b. 过期妊娠；c. 胎儿宫内发育迟缓（intrauterine growth retardation, IUGR）：羊水过少是胎儿宫内发育迟缓的特征之一；d. 羊膜病变。

（二）化学检查

早期妊娠羊水成分与母体血浆成分相似，只是蛋白质偏低。其中 98%～99% 为水分，1%～2% 为溶质。溶质成分中有 50% 为无机物，少量有机物及胎儿与羊膜的脱落细胞和代谢物。随着妊娠进展，羊水成分不断地改变，在妊娠 16 周后，胎尿成为羊水的主要来源，此时羊水成分也发生相应变化，肌酐、尿素、尿酸、钾离子等含量逐渐增高，渗透压减低，钠离子减低。羊水化学检查项目较多，对预测和了解胎儿的生长发育、某些遗传性疾病的诊断有重要意义。

1. 甲胎蛋白（α-fetal protein, AFP） AFP 是胎儿的一种特异性球蛋白，在胎儿肝脏和卵黄囊内合成，经胎儿尿液排入羊水。少量 AFP 来自胃肠道、羊膜、绒毛膜细胞。AFP 测定方法有火箭免疫电泳法、放射火箭免疫电泳法、放射免疫法及酶联免疫吸附法。

（1）参考区间：①妊娠 16～20 周：400 mg/L。②妊娠 32 周以后：25 mg/L。

（2）临床意义：测定羊水中 AFP 是目前诊断胎儿神经管缺陷的最常用方法。在无脑儿和脊柱裂等开放性神经管缺陷胎儿，羊水中 AFP 含量明显增高。此种缺陷胎儿血中的 AFP 从暴露的神经组织和脉络丛进入羊水。由于胎儿血中 AFP 含量是羊水中 AFP 含量的 150～200 倍，结果使羊水中 AFP 含量高于正常妊娠羊水中 10 倍以上。因此在穿刺抽取羊水标本时，应避免伤及胎儿及胎盘，以免出现 AFP 假性增高。母血筛检 AFP 诊断开放性神经管缺陷的准确率可达 90% 以上。羊水中，AFP 含量增高也可见于胎儿先天性食管闭锁、脑积水、骶尾畸形瘤、染色体异常（45，XO）、先天性肾脏病、糖尿病、先兆子痫等引起的胎盘功能不足、流产、死胎等。

2. 羊水总胆碱酯酶（total cholinesterase, TChE）测定 妊娠早期胎儿机体内即可合成 ChE，妊娠 12 周羊水中 ChE 活性明显增高。在开放性神经管缺陷胎儿，由于 ChE 从胎儿脑脊液和血液直接渗入羊水，使羊水中 ChE 活性明显增高，故测定羊水中 TchE 活性，结合胎儿羊水中 AFP 含量，可早期发现胎儿开放性神经管缺陷。

3. 羊水中乙酰胆碱酯酶（actual cholinesterase, AchE）测定 胆碱酯酶可依其对乙酰胆碱的亲和力不同分为乙酰胆碱酯酶和拟胆碱酯酶（pseudo-cholinesterase, PchE）。采用聚丙烯酰胺凝胶电泳分析检测乙酰胆碱酯酶。

（1）参考区间：AchE < 10.43 U/L。

（2）临床意义：AchE 主要来自胎儿的嗜铬细胞、神经节细胞、中枢神经细胞及肌细胞，其含量反映了神经系统的成熟度。羊水中 AchE 活性增高与胎儿开放性神经管畸形高度相关。应用聚丙烯酰胺凝胶电泳分析 AchE，有助于胎儿开放性神经管畸形的确诊。在其他严重先天畸形、流产及胎儿脐疝时，羊水 AchE 也可呈阳性。

4. 蛋白质 足月妊娠时，羊水中蛋白质含量约为母体血清蛋白质的 1/20，其中 60%～70% 为白蛋白。羊水中的前清蛋白来自胎儿并随胎龄的增长而增高，于妊娠 36～40 周达到最高值，超过预产期时下降，可用作诊断过期妊娠的指标。在重症母婴 Rh 血型不合、死胎及无脑儿时羊水中蛋白质含量增高。

5. 葡萄糖 正常羊水中葡萄糖含量为 2.02～2.76 mmol/L。羊水中的葡萄糖主要通过胎盘来自母体。妊娠 37 周后，由于胎盘透过能力下降，羊水中葡萄糖含量轻度降低。检测羊水中葡萄糖含量可以反映胎儿肾成熟程度。

6. 代谢产物 羊水中的代谢产物如肌酐、尿酸、尿素含量均与肾成熟度有关，是评价胎儿肾成熟度的指标。

7. 酶 羊水中，酶主要来自破坏的羊水细胞。常用于胎儿遗传性代谢缺陷病产前诊断的酶有谷胺酰转移酶、肌酸激酶、碱性磷酸酶、乳酸脱氢酶等。

8. 激素 羊水中的激素来自胎盘及胎儿，主要有蛋白激素、前列腺素、甲状腺激素、留体激素等。

三、胎儿成熟度检查

胎儿成熟度检查，是决定高危妊娠选择有利的分娩时机和确定处理方针以降低新生儿死亡率的重要依据。胎儿成熟度检查的主要方法是通过检测羊水中某种成分来评价相关器官的功能状况。

（一）肺成熟度检查

卵磷脂（lecithin, L）与鞘磷脂（sphingomyelin, S）是肺表面活性物质的主要成分，是观察胎儿肺成熟（fetal lung maturity）的重要指标，通常以羊水泡沫试验、卵磷脂与鞘磷脂（S/L）比值、磷脂酰甘油（phosphatidyl glycerol, PG）作为评估指标。

1. 检测原理

（1）羊水泡沫试验（foam stability test, shake test）：羊水上清液经震荡后，在试管液面上形成稳定的泡沫层。在抗泡剂乙醇的作用下，由蛋白质、胆盐、游离脂肪酸和不饱和磷脂等形成的泡沫被迅速消除，而羊水中的肺泡表面活性物质和磷脂是经振荡后所形成的泡沫在室温下可保持数小时。

（2）卵磷脂（L）与鞘磷脂（S）比值（L/S）测定：肺泡表面活性物质的生理功能是维持肺泡的稳定性、防止在呼气终了时肺泡塌陷。磷脂是肺泡表面活性物质的主要成分，其中卵磷脂与鞘磷脂在妊娠 34 周前含量接近。妊娠 35 周开始，卵磷脂的合成明显加快，至妊娠 37 周达到高峰。采用薄层色谱法（TLC），可区分出两者的位置，将标本与标准品对照，测量标本的 L 和 S 色谱斑面积或用光密度计（densitometer）扫描并求出 L/S 的比值。

（3）磷脂酰甘油测定：磷脂酰甘油（PG）在妊娠 35 周后出现于羊水中，其含量随妊娠时间的延长而增加，可用酶法或用快速胶乳凝集试验测定。

（4）羊水吸光度测定：以羊水中磷脂类物质的含量与其浊度之间呈正比，在波长为 650 nm 时，磷脂类物质越多，则吸光度越大。

2. 方法学评价 胎儿肺成熟度测定的方法学评价见表 6-53。

表 6-53 胎儿肺成熟度测定方法学评价

方法	评价
羊水泡沫试验	最常用的床边试验，操作简单，无须特殊设备，报告迅速，为间接估量羊水磷脂的方法
卵磷脂与鞘磷脂比值测定	临床评估胎儿肺成熟度的准确性高的参考方法；但测定费力、耗时，需特殊试剂、标准品和器材。标本离心过速、时间过长、溶血、胎粪以及博层层析的精密度均影响测定的准确性
磷脂酰甘油测定	直接检测羊水中卵磷脂和磷脂酰甘油，其结果不受血液或胎粪的影响，灵敏度和特异性高

续 表

方法	评价
羊水吸光度测定	间接估量羊水磷脂的方法，易受磷脂类物质以外其他羊水成分浊度的影响

3. 质量保证

（1）卵磷脂与鞘磷脂比值测定，因在34周前两者基本一致不易比较，应在35周后抽取羊水送检进行检查。

（2）卵磷脂易被细菌产生的酶分解，应立即测定，否则应将标本放置于0～4℃内保存。标本离心取上清液做化学分析，且在冷冻下转运。以免磷脂等化学成分在室温下未离心导致磷脂的大量丢失。

（3）应定期校准分光光度计比色的波长。

（4）应设空白、阴性和阳性对照，作质量考核。

4. 参考区间

（1）羊水泡沫试验：试验阳性为两试管液面均有完整泡沫环，表示L/S≥2，胎儿肺已成熟。

（2）L/S测定（薄层层析色谱法）：L/S≥2，提示胎儿肺已成熟；L/S比值在1.5～1.9时为临界值。

（3）磷脂酰甘油测定：妊娠35周后，能检出磷脂酰甘油。

5. 临床意义　新生儿特发性呼吸窘迫综合征（idiopathic respiratory distress syndrome，IRDS）是新生儿严重的疾病之一。主要见于妊娠37周前分娩的早产儿，也可见于剖宫产儿、产妇患有糖尿病或妊娠高血压综合征（pregnancy-induced hypertension syndrome，PIH）的初生儿，病死率为50%～70%。IRDS发病机制，为肺泡表面活性物质卵磷脂缺乏，导致肺泡表面张力增加和稳定性降低，产生进行性肺膨胀不全。胎儿血氧降低，二氧化碳蓄积出现呼吸性酸中毒，肺泡上皮细胞破坏，通透性增加，含纤维蛋白原的液体渗入肺泡壁形成透明膜阻碍换气而死亡。检查胎儿肺成熟度，对诊断IRDS有重要价值。

（二）胎儿肾成熟度

随着妊娠进展胎儿肾逐渐成熟，测定羊水肌酐和葡萄糖的含量可作为评估、观察胎儿肾成熟度（fetal kidney maturity）的指标。

1. 检测原理

（1）羊水肌酐测定：在肌酐酶作用下肌酐生成肌酸，在肌酸酶作用下肌酸生成肌氨酸，在肌氨酸氧化酶作用下肌氨酸生成过氧化氢，后者在过氧化氢酶作用下可氧化N，N-双（4-丁磺酸钠基）-3-甲苯成红色醌色素而得以测定（波长548 nm）。

（2）羊水葡萄糖测定：用葡萄糖氧化酶法。

2. 方法学评价

（1）羊水肌酐：是一项反映胎儿肾成熟度的可靠指标，但其浓度受羊水量和胎儿肌肉发育程度及孕妇血浆肌酐浓度的影响，在解释结果时须加以注意。

（2）羊水葡萄糖：个体间存在较大的差异，评价肾成熟度较羊水肌酐差。

3. 质量保证　本试验的偶联反应受胆红素和维生素C干扰，可加入亚铁氰化钾和抗坏血酸氧化酶消除。羊水中肌酐浓度接近血液，是尿液的2～3倍。在采集标本时应注意鉴别，避免采集到胎儿尿（羊水有蛋白和葡萄糖，尿液无）。

4. 参考区间

（1）羊水肌酐测定≥176.8 μmol/L，提示胎儿肾成熟；132.6～176.7 μmol/L为可疑；≤131.7 μmol/L提示胎儿肾未成熟。

（2）羊水葡萄糖＜0.56 mmol/L，提示胎儿肾发育成熟；＞0.80 mmol/L，提示胎儿肾不成熟。

5. 临床意义　羊水中的肌酐为胎儿代谢产物，自妊娠中期羊水中肌酐含量开始逐渐增高，随胎儿尿排入羊水，其排泄量反映肾小球的成熟度，妊娠37周羊水肌酐含量≥176.8 μmol/L，提示胎儿肾成熟。因此羊水中肌酐含量≥176.8 μmol/L定为胎儿肾成熟值。

羊水葡萄糖主要来源于母体血浆、部分来自胎尿，妊娠23周羊水中葡萄糖逐渐增加，至24周达峰值约为2.29 mmol/L。此后胎儿肾逐渐发育成熟，肾小管对葡萄糖重吸收作用增强，由胎儿尿液排入羊水中葡萄糖减少。随着胎儿的发育，胎盘的通透性降低，由母体血浆进入羊水的葡萄糖也相应减少，羊水葡萄糖逐渐减低。因此测定羊水葡萄糖可反映胎儿肾发育情况。

（三）胎儿肝成熟度

胎儿肝脏成熟后处理间接胆红素能力增强，排入羊水的胆红素逐渐减少，提示羊水中胆红素浓度与胎儿肝脏酶系统发育成熟程度有关。检测羊水中胆红素浓度可以反映胎儿肝成熟程度（fetal liver maturity）。孕晚期羊水中胆红素光密度 $A_{450} < 0.02$ 即提示胎肝脏成熟。胎儿患溶血症时羊水中间接胆红素可明显增高。

1. **检测原理** 在25℃，波长450 nm条件下，以蒸馏水调零，将新鲜过滤羊水标本在波长700 nm与340 nm之间测定求羊水本底吸光值，读取 A_{450} 的吸光值，计算出450 nm与本底吸光值的差（$\triangle A_{450}$），$\triangle A_{450}$ 与胆红素含量呈正比关系。

2. **方法学评价** 红细胞溶解产生的胆红素通过肝脏处理，但胎儿肝脏未成熟时代谢胆红素的能力减低，使羊水中胆红素增高。随着孕龄增加，胎儿肝脏发育逐渐成熟，羊水中胆红素随之下降，故测定羊水中胆红素可反映胎儿肝成熟度。

3. **质量保证** 标本采集后应立即离心取上清液测定或保存，做化学分析。羊水胆红素测定，应防止标本受光氧化，故应使用棕色容器等。因血氧合血红蛋白和胎粪在波长412~540 nm处也有吸收峰值，故应避免混有血液和胎粪的标本。应定期校准分光光度计的波长。

4. **参考区间** $A_{450} < 0.02$，提示胎儿肝成熟；A_{450} 0.02~0.04为胎儿肝成熟可疑；$A_{450} > 0.04$ 为胎儿肝未成熟。

5. **临床意义** 随着胎儿肝脏酶系统发育成熟，羊水中未结合胆红素逐渐减少，结合型胆红素逐渐增多。检测羊水中胆红素浓度可以反映胎儿肝成熟程度。检测羊水 $\triangle A_{450}$ 可以辅助诊断胎儿溶血和评价溶血进展情况。

（四）胎儿皮肤成熟度

羊水脂肪细胞随胎龄增加而增高，计数羊水脂肪细胞的百分率可作为胎儿皮肤成熟度（fetal skin maturity）的指标。

1. **检测原理** 将羊水沉淀物用硫酸尼罗蓝染色，在镜下观察脂肪细胞染成橘黄色，无核，其他细胞呈蓝色。计数200~500个细胞，计算出脂肪细胞百分率。

2. **质量保证** 羊水细胞会黏附于玻璃，应避免用玻璃容器采集标本。羊水标本一般采集20~30 mL，立即离心取沉淀物检查，以保证细胞成分不受影响。

3. **参考区间** 脂肪细胞百分率>20%，提示胎儿皮肤成熟；脂肪细胞百分率10%~20%，为胎儿皮肤成熟可疑；脂肪细胞百分率<10%，为胎儿皮肤未成熟。

4. **临床意义** 羊水中的脂肪细胞，来自胎儿皮脂腺及汗腺的脱落细胞。随着胎龄的增加，胎儿皮脂腺逐渐发育成熟，羊水中脂肪细胞的出现率相应增高。因此计数羊水中脂肪细胞的百分率，可作为评价胎儿皮肤成熟程度的指标。

（五）唾液腺成熟度

羊水唾液腺淀粉酶随妊娠（36周后）的进展而逐渐增强，而血清淀粉酶则无变化，证明羊水淀粉酶来源于胎儿尿（胎儿胰腺P型）和胎儿唾液腺（S型），故测定羊水淀粉酶是评估胎儿唾液腺成熟度（fetal salivary glands maturity）可靠指标之一。

1. **检测原理** Somogyi法。

2. **方法学评价** 羊水淀粉酶测定方法简单、快速，测定结果与L/S比值有良好的相关性，是判断胎儿唾液腺成熟度的良好指标。羊水淀粉酶测定会受到母体羊水量的影响。妊娠期间胰腺淀粉酶同工酶（Ap）与妊娠的进展变化不大，而唾液淀粉酶同工酶（As）则随妊娠的进展而迅速增加。因此，可分别测定Ap和As，计算Ap/As比值，提高判断的可靠性。

3. **质量保证** 羊水淀粉酶来自胎儿胰腺和唾液腺，妊娠28周前两者变化不大，但28～36周后唾液腺同工酶迅速上升，故羊水淀粉酶测定应于36周后取标本较为适宜。测定管吸光值小于空白管吸光度一半时，应加大血清的稀释倍数或减少血清标本，测定结果乘稀释倍数，以防止酶与底物水解不完全引起的误差。

4. **参考区间** 大于120U/L为胎儿唾液腺成熟（Somogyi法）。

5. **临床意义** 测定妊娠36周后的羊水淀粉酶可作为判断胎儿唾液腺成熟度的指标。

四、临床应用

妊娠期羊水检查是一种宫内诊断的方法，进行产前羊水检查对胎儿生长发育情况监测和诊断各种先天性和遗传性疾病有重要的意义。羊水检查主要应用于先天性遗传性疾病的产前诊断。先天性遗传性疾病包括染色体病、单基因遗传病和多基因遗传病。采取生物化学、细胞遗传学和分子生物学技术，分析胎儿染色体核型，检测羊水生化项目和基因，判断胎儿是否有先天性遗传性疾病，但羊水检查时必须考虑的有：①高危妊娠有引产指征，需了解胎儿成熟度及测定胎盘功能，以选择分娩有利时机，减低围产儿死亡率。②既往有多次原因不明的流产、早产或死胎史，疑有胎儿遗传性疾病者。③性连锁遗传病携带者需确定胎儿性别，如X连锁遗传家庭史的孕妇。④疑为母儿血型不合，需检查羊水中血型物质及胆红素，以判断预后，确定治疗措施。⑤曾经生育过开放性神经管异常患儿，无脑儿、脊柱裂患儿的孕妇，其下一胎出生同样患儿的概率可能性增高（概率为5%）。通过羊水检查，来评估胎儿的胎儿的肺、肾、肝、皮肤和唾液腺成熟度。胎儿肺成熟度应用卵磷脂（L）与鞘磷脂（S）比值（L/S）测定，对诊断新生儿特发性呼吸窘迫综合征（IRDS）有重要意义。胎儿肾成熟度检测羊水肌酐和羊水葡萄糖。胎儿肝成熟度检测羊水胆红素浓度。胎儿皮肤成熟度计数羊水脂肪细胞的百分率。评估胎儿唾液腺成熟度测定羊水淀粉酶。

第七章

糖代谢紊乱检验

第一节 糖代谢紊乱与糖尿病

一、血糖浓度的调节机制

正常人空腹血糖浓度在 3.89 ~ 6.11 mmol/L 范围内。血糖浓度变动受多种因素影响，在神经、激素和肝脏等因素的调节下保持在恒定范围内，对维持机体正常的生理功能有重要的意义。血糖的来源与去路见图 7-1。

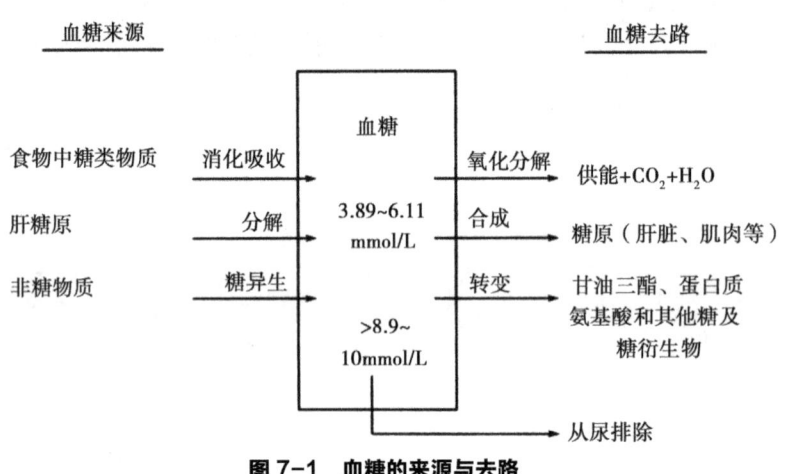

图 7-1 血糖的来源与去路

（一）激素调节

1. 降低血糖的激素

（1）胰岛素：胰岛素（insulin，INS）是由胰岛 β 细胞合成和分泌。首先合成的是 102 个氨基酸残基的前胰岛素原（preproinsulin），在内质网中切去前面 16 个氨基酸的信号肽序列，生成 86 个氨基酸的胰岛素原（proinsulin，PI），输送并贮存在高尔基体的分泌小泡内，PI 是胰岛素的前体和主要的储存形式，生物活性只有胰岛素的 10%，PI 是 21 肽的 A 链和 30 肽的 B 链由两个二硫键相连，A 链的氨基末端和 B 链的羧基末端与 35 个氨基酸组成的多肽相连，胰岛素分泌时，在蛋白水解酶的作用下，将其切下，生成胰岛素和无生物活性的 31 个氨基酸的连接肽（connecting peptide，CP），即 C 肽，CP 与 INS 等摩尔数分泌入血，其结构见图 7-2。

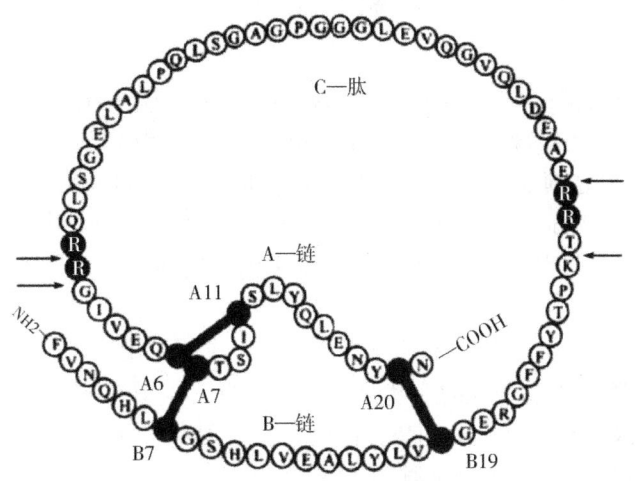

图 7-2 胰岛素结构

胰岛素的生理作用是促进细胞摄取葡萄糖，促进葡萄糖氧化利用、促进糖原合成，抑制糖异生，使血糖降低；促进脂肪和蛋白合成，抑制脂肪和蛋白分解。

（2）胰岛素样生长因子：胰岛素样生长因子（insulin-like growth factors，IGF）与胰岛素结构相似，主要为 IGF Ⅰ 和 IGF Ⅱ，IGF Ⅱ 的生理作用尚不清楚，IGF Ⅰ 主要在生长激素的调控下由肝脏产生，又称为、生长调节素 C，是细胞生长和分化的主要调节因子之一，通过特异的 IGF 受体或胰岛素受体而发挥作用。此外，生长激素释放抑制激素和肠降血糖素（incretin）也有间接降糖作用。

2. 升高血糖的激素　升高血糖的激素中胰高血糖素（glucagon）最为重要，其次是肾上腺素（epinephrine，E），生长激素、生长抑制素、皮质醇、甲状腺激素也具有拮抗胰岛素升高血糖的作用。

（二）神经系统调节

神经系统主要通过下丘脑-垂体-靶腺轴和自主神经系统调控激素分泌。在下丘脑存在食欲中枢（腹内侧核和外侧核），通过自主神经系统（交感神经和副交感神经），控制激素的分泌从而影响糖代谢途径中关键酶活性，达到调控血糖水平的目的，见图 7-3。

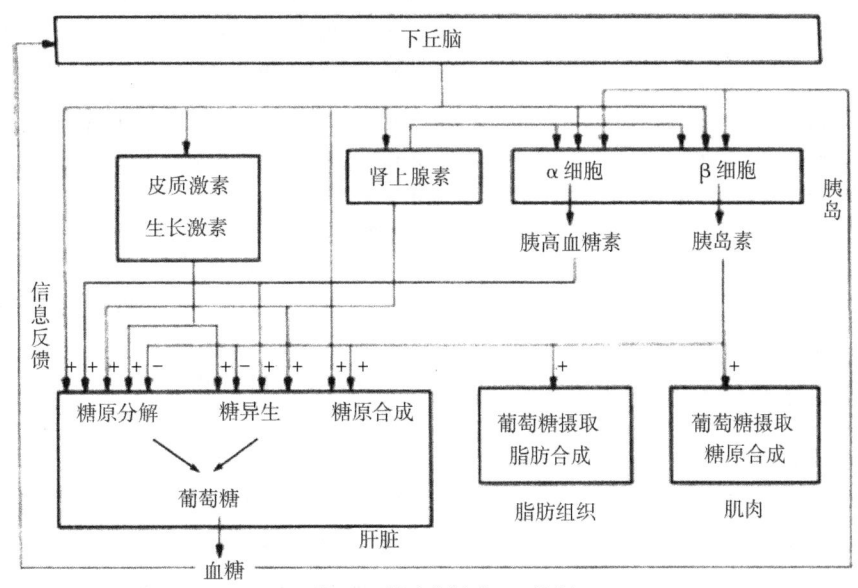

注：+ 激活或促进；- 抑制

图 7-3 血糖调节的主要机制

二、糖尿病与分型

(一) 高血糖症

血糖浓度高于空腹水平上限 6.11 mmol/L 时称为高血糖症 (hyperglycemia),若血糖浓度高于肾糖阈值（大于 8.88 mmol/L),则出现尿糖 (urine glucose)。高血糖分为生理性和病理性两类,临床上常见的病理性高血糖有空腹血糖受损 (impaired fasting glucose, IFG)、糖耐量减低 (impaired glucose tolerance, IGT) 和糖尿病 (diabetes mellitus, DM),IFG 和 IGT 两者均代表了葡萄糖稳态和糖尿病高血糖之间的中间代谢状态。目前认为 IFG、IGT 均有发生糖尿病的倾向,是发生心血管病变的危险因素。

(二) 糖尿病

1. 糖尿病定义　糖尿病是一组由胰岛素分泌不足和（或）作用缺陷所引起的以慢性血糖水平增高为特征的代谢性疾病。典型 DM 常表现的症状是"三多一少",即多尿、多饮、多食和体重减轻。DM 是常见病、多发病,其发病率呈逐年上升趋势,已成为发达国家中继心血管病和肿瘤之后的第三大非传染性疾病。DM 的病因和发病机制尚未完全阐明。

2. 糖尿病分型　目前一直沿用 1999 年 WHO 糖尿病专家委员会提出的病因学分型标准,共分为四大类型即,1 型糖尿病 (type 1 diabetes mellitus, T1DM)、2 型糖尿病 (type 2 diabetes mellitus, T2DM)、其他特殊类型糖尿病 (other specific types of diabetes mellitus) 和妊娠期糖尿病 (gestational diabetes mellitus, GDM),在 DM 患者中,T2DM 占 90%~95%,T1DM 为 5%~10%,其他类型占比例很少。各种类型糖尿病的主要特点见表 7-1。

表 7-1　各型糖尿病的主要特点

类型	特点
1 型糖尿病 (5%~10%)	
免疫介导性 1 型糖尿病 （为自身免疫机制引起的胰岛 β 细胞破坏,导致胰岛素绝对缺乏。具有酮症酸中毒倾向,其主要原因与遗传因素,环境因素和自身免疫机制有关）	①胰岛 β 细胞的自身免疫性损伤是重要的发病机制,大多数患者体内存在自身抗体为特征 ②血清胰岛素或 C 肽水平低 ③胰岛 β 细胞的破坏引起胰岛素绝对不足,且具有酮症酸中毒倾向,治疗依赖胰岛素 ④遗传因素起重要作用,特别与 HLA 某些基因型有很强关联 ⑤任何年龄均可发病,但常见于儿童和青少年,起病较急
特发性 1 型糖尿病 （多见于非洲及亚洲人）	具有很强的遗传性,明显的胰岛素缺乏,容易发生酮症酸中毒,但缺乏自身免疫机制参与以及与 HLA 关联的特点
2 型糖尿病 (90%~95%) （由多个基因及环境因素综合引起的复杂病。有更强的遗传易感性,并有显著的异质性。环境因素主要有人口老龄化、生活方式改变、营养过剩、体力活动过少、应激、化学物质等）	①常见肥胖的中老年成人,偶见于幼儿 ②起病较慢,在疾病早期阶段可无明显症状,常以并发症出现为首诊 ③血清胰岛素水平可正常或稍高,在糖刺激后呈延迟释放 ④自身抗体呈阴性 ⑤早期单用口服降糖药一般可以控制血糖 ⑥自发性酮症酸中毒较少 ⑦有遗传倾向,但与 HLA 基因型无关
其他特殊类型糖尿病（很少）	
胰 β 细胞遗传性缺陷性糖尿病	成年发病性糖尿病、线粒体基因突变糖尿病
胰岛素作用遗传性缺陷性糖尿病	A 型胰岛素抵抗、脂肪萎缩型糖尿病等
胰腺外分泌性疾病所致糖尿病	胰腺炎、创伤或胰岛切除、肿瘤、纤维钙化性胰腺病等
内分泌疾病所致糖尿病	肢端肥大症、库欣综合征、嗜铬细胞瘤等
药物或化学品诱导所致糖尿病	吡甲硝苯脲、糖皮质激素、苯妥英钠、烟酸等

续 表

类型	特点
感染所致糖尿病	风疹、巨细胞病毒等
不常见的免疫介导性糖尿病	胰岛素自身免疫综合征、抗胰岛素受体抗体
其他遗传综合征伴糖尿病	等 Dowm 综合征、Wolfram 综合征、强直性肌营养不良症等
妊娠期糖尿病（很少） （妊娠前已确诊为 DM 者不属 GDM，后者称为"糖尿病合并妊娠"）	妊娠期首次发生或发现的糖尿病，大部分 GDM 妇女在分娩后血糖将回复到正常水平，但在若干年后有发生 2 型 DM 的高度危险性

三、糖尿病的主要代谢异常

DM 患者由于胰岛素的绝对和相对不足，导致机体出现糖、脂肪、蛋白质、水及电解质等多种物质的代谢紊乱。高血糖引起高渗性利尿是多尿的根本原因，而多尿所致的脱水又导致多饮，糖利用障碍所致饥饿感使患者多食，同时大量蛋白质和脂肪分解使患者体重下降。长期高血糖又可引起一系列微血管、神经病变和一些急性并发症，进一步加重体内代谢紊乱。

（一）糖代谢异常

葡萄糖在肝、肌肉和脂肪组织的利用减少，肝糖原分解和糖异生加速，糖原合成减少，引起血糖增高。血糖过高如超过肾糖阈可产生渗透性利尿，严重高血糖可使细胞外液的渗透压急剧升高，引起脑细胞脱水，出现高渗性高血糖昏迷。

（二）脂类代谢异常

由于胰岛素不足，脂肪合成减少，脂肪分解增加，血中游离脂肪酸和三酰甘油浓度增加。在胰岛素严重不足时，因为脂肪大量分解，生成酮体过多，当超过机体对酮体的利用能力时，造成酮血症，严重时引起酮症酸中毒。

（三）蛋白质代谢异常

由于胰岛素不足，蛋白质合成减少，分解加速，导致机体出现负氮平衡、体重减轻、生长发育迟缓等现象。

（四）糖化蛋白异常

葡萄糖可以和体内多种蛋白质中的氨基以共价键的形式不可逆结合，形成糖化蛋白，此过程不需酶的参与，反应速度主要是取决于葡萄糖的浓度。糖基化过程进行缓慢，所以糖化蛋白主要是用于评估血糖的控制效果，并且对血糖和尿糖波动较大的患者来说，采用糖化蛋白来诊断或追踪病情的发展有其独特的临床意义，临床上测定的糖化蛋白主要是糖化血红蛋白（glycosylated hemoglobin，GHb）和糖化血清蛋白（glycated serum protein，GSP），见图 7-4。

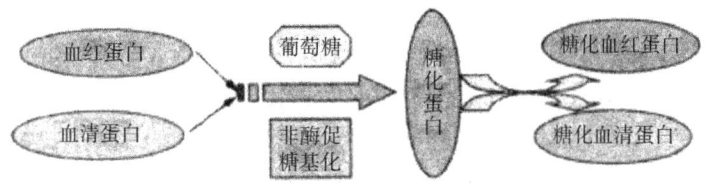

图 7-4 血液糖化蛋白生成的示意图

1. 糖化血红蛋白　血液 GHb 是葡萄糖或其他糖与血红蛋白的氨基发生非酶催化反应的产物，见图 7-5。

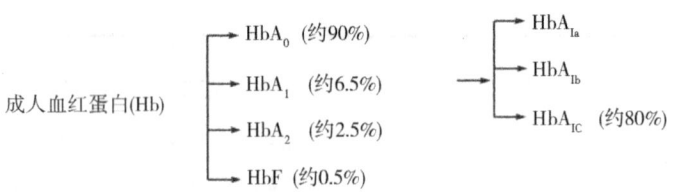

注：HbA_1 称为糖化血红蛋白，约占总 Hb 的 4.5%。

图 7-5　Hb 的组成

HbA_1c 血浓度与红细胞寿命和该时期内血糖的平均浓度有关，红细胞平均寿命约为 90～120 天，因此 GHb 的浓度反映测定目前 2～3 个月内受试者血糖的平均水平，不受每天葡萄糖波动的影响，也不受运动或食物的影响。因此，GHb 在监控糖尿病治疗效果上较为可靠，临床已作为糖尿病患者近 8～10 周内平均血糖水平的定量指标。

2. 糖化血清蛋白　GSP 的生成量也与血糖的平均浓度有关，由于清蛋白是血清蛋白最主要的成分，半寿期约为 19 d，所以 GSP 能反映近 2～3 周的平均血糖水平，在反映血糖控制效果上比 GHb 敏感，对 GDM 或治疗方法改变者更为适用，被认为是糖尿病短期监测的最有用方法。

四、糖尿病常见并发症的生物化学变化

（一）糖尿病急性并发症

1. 糖尿病酮症酸中毒昏迷　是 DM 最为常见的急性并发症，T1DM 有自然发生糖尿病酮症酸中毒（diabetic ketoacidosis，DKA）的倾向，T2DM 在一定诱因下也可发生 DKA。DM 患者机体不能很好地利用血糖，各组织细胞处于血糖饥饿状态，于是脂肪分解加速，游离脂肪酸增加，导致酮体生成增加超过利用，血浆中酮体超过 20 mmol/L 时称为酮血症，此时血酮从尿中排除，成为酮尿症。酮体进一步积聚，消耗体内的储备碱，血 pH < 7.35。此时机体可发生一系列代谢紊乱，表现为严重失水、代谢性酸中毒、电解质紊乱等，血糖多数为 16.7～33.3 mmol/L，有时更高。病情进一步发展，出现昏迷，称为糖尿病酮症酸中毒昏迷，严重可导致死亡。

2. 糖尿病高渗性非酮症昏迷　糖尿病高渗性非酮症昏迷（hyperosmolar nonketotic diabetic coma），简称高渗性昏迷，本病的特征是血糖常高达 33.3 mmol/L 以上，一般为 33.3～66.6 mmol/L，高血浆渗透压、脱水，无明显酮症酸中毒，患者常常出现不同程度的意识障碍或昏迷。

3. 糖尿病乳酸酸中毒昏迷　糖尿病乳酸酸中毒昏迷（lactic acidosis diabetic coma）患者由于乳酸生成过多或利用减少，使乳酸在血中的浓度明显升高所导致的酸中毒称为乳酸酸中毒。正常血乳酸为 0.56～1.67 mmol/L，当乳酸浓度大于 2 mmol/L 时，肝脏对其清除就会达到饱和而发生乳酸血症。乳酸酸中毒没有可接受的浓度标准，但一般认为乳酸超过 5 mmol/L 以及 pH < 7.25 时提示有明显的乳酸酸中毒。

（二）糖尿病慢性并发症

可遍及全身各重要器官，目前认为与遗传易感性、高血糖、氧化应激、炎症因子、非酶糖基化等因素有关。各种病症可单独出现或以不同组合同时或先后出现，有时并发症在 DM 诊断之前已经存在，有的患者常常是以一些并发症为线索而发现 DM，由于大血管、微血管和神经损害，患者常常出现眼、肾、神经、心脏和血管病变，患者可死于心、脑血管动脉粥样硬化或糖尿病肾病。

五、其他糖代谢异常

（一）代谢综合征

代谢综合征（metabolic syndrome，MS）是与代谢异常相关的心血管病及多种危险因素在个体内聚集的状态。MS 的基础是 IR，其主要组成成分是肥胖症尤其是中心性肥胖、T2DM 或糖调节受损、血脂异常和高血压。

（二）低血糖症

低血糖症（hypoglycemia）是指血糖浓度低于参考区间下限，临床出现以交感神经兴奋和脑细胞缺糖为主要特点的综合征，一般以血浆葡萄糖浓度低于 2.8 mmol/L 时作为低血糖症的标准。低血糖时临床表现的严重程度与低血糖的程度、血糖下降的速度和持续时间、机体对低血糖的反应和年龄等因素有关。低血糖症分为：空腹低血糖症、刺激性低血糖症和药源性低血糖。

（三）先天性糖代谢异常

糖代谢的先天性异常是因为糖代谢途径中的某些酶发生先天性异常或缺陷，导致某些单糖不能转为葡萄糖而在体内贮积，并从尿中排出。多为常染色体隐性遗传，患者症状轻重不等，可伴有血浆葡萄糖降低，常见类型见表 7-2。

表 7-2　先天性糖代谢异常类型

类型	特征
半乳糖代谢异常	
半乳糖激酶缺乏	新生儿期无症状，因品状体半乳糖沉积而发生白内障后才被确诊。测定半乳糖激酶有助诊断
1-磷酸半乳糖尿苷转移酶缺乏	病儿喂奶类食品数天后，可出现呕吐、腹泻、黄疸、溶血、肝大、智力障碍和生长停滞等表现。检测该酶缺乏帮助诊断
果糖代谢异常	
实质性果糖尿	果糖激酶缺乏。一次服用 50g 果糖，患者 2h 后血中果糖仍在较高浓度，并出现果糖尿。但患者无低血糖表现，主要是因为葡萄糖代谢正常
果糖不耐受症	多数患者在断奶后给予蔗糖饮食时才发病，患者有低血糖和肝衰竭，重症可致死。由于 1-磷酸果糖醛缩酶缺陷所引起
1.6-二磷酸果糖酶缺乏症	多在婴儿期发病。病儿表现为肌无力、呕吐、嗜睡，生长停滞和肝肿大等，感染可诱发急性发作。若不治疗在婴儿期就可死亡。生化检验可见空腹低血糖、酮血症、乳酸血症
葡萄糖分解代谢异常	
磷酸果糖激酶缺陷	患者常出现高热症状
丙酮酸激酶缺乏症	成熟红细胞缺乏 ATP，进而发生溶血
丙酮酸脱氢酶复合体缺乏症	脑组织不能有效地利用葡萄糖供能，进而影响大脑的发育和功能，严重者可导致死亡
糖原累积病	因糖原代谢酶的缺陷导致糖原分解或合成障碍，糖原过多累积，包括至少 10 种类型。患儿表现肝大。可伴有低血糖、高血脂、血清乳酸增高、心脏扩大、运动系统障碍，智力低下，多在婴儿期发病儿童期死亡

第二节　糖代谢紊乱指标的测定与评价

一、体液葡萄糖的测定与评价

（一）空腹血糖测定

空腹血糖的测定方法很多，主要分为氧化还原法、芳香胺缩合法及酶法三大类，IFCC 推荐的参考方法是己糖激酶（hexokinase, HK）法。我国推荐的常规方法是葡萄糖氧化酶（glucose oxidase, GOD）法。尿糖试纸法定性检测尿糖，快速、廉价和无创伤性，已广泛用于 DM 的初步筛查，适用于大规模样本的筛选。床旁即时检测（point of care testing, POCT）主要采用便携式血糖仪和尿糖试纸法检测，主要用于住院患者的床旁即时检测和在家患者的自我检测。

1. 葡萄糖氧化酶法

（1）测定原理：GOD 催化葡萄糖氧化成葡萄糖酸内酯，并释放出过氧化氢，后者在过氧化物酶（POD）的催化下，与色原性氧受体 4-氨基安替比林偶联酚缩合为红色醌亚类化合物，后一步反应即

Trinder 反应，此化合物的生成量与葡萄糖含量成正比，其反应式如下：

葡萄糖 + O_2 + H_2O $\xrightarrow{GOD}$ 葡萄糖酸内酯 + H_2O_2

$2 H_2O_2$ + 4 氨基安替比林 + 酚 $\xrightarrow{POD}$ 红色醌类化合物

（2）方法评价：GOD 只能高特异性催化 β-D-葡萄糖，而 α 和 β 构型葡萄糖各占 36% 和 64%。要使葡萄糖完全反应，必须使 α-葡萄糖变旋为 β-构型。某些商品试剂中含有变旋酶，可加速变旋过程，也可延长孵育时间，通过自发性变旋来转化，因此新配制的葡萄糖参考物需放置 2 h 后才能应用。该法测定存在两方面问题：一方面 GOD 催化第一步反应生成的 H_2O_2 是一种强氧化物，如标本中存在尿酸、维生素 C、胆红素、四环素和谷胱甘肽等还原性物质，会消耗 H_2O_2，使测定结果偏低。另一方面，POD 是一种非特异性酶，在催化 H_2O_2 同时也催化其他过氧化物，可使测定结果偏高。解决方法是采用双试剂法测定，试剂 2 只含 GOD，试剂 1 中除含 POD、4-氨基安替匹林和酚外，还加入尿酸、维生素 C、胆红素等相应的氧化酶，当标本加入试剂 1 孵育 5 min 后既可消除还原性物质竞争过氧化氢，又可将其他过氧化物先反应掉，以提高测定的特异性。GOD 法线性范围可达 22.24 mmol/L，回收率 94%～105%，批内 cV 为 0.7%～2.0%，批间 cV 为 2% 左右，日间 cV 为 2%～3%。该方法准确度和精密度均达到临床要求，操作简便，被推荐为血糖测定的常规检验。

GOD 法也适于测定脑脊液葡萄糖浓度，不能直接用于尿标本葡萄糖测定，因为尿中含较高浓度还原性物质如尿酸的干扰，使测定值出现负偏差。

2. 己糖激酶法

（1）测定原理：葡萄糖在 HK 和 Mg^{2+} 存在下，与 ATP 反应生成葡萄糖-6-磷酸和 ADP，生成的葡萄糖-6-磷酸在葡萄糖-6-磷酸脱氢酶（G-6-PD）催化下使 $NADP^+$ 还原成为 NADPH。在 340 nm 处测定 NADPH 的生成量，NADPH 的生成量与标本中葡萄糖含量成正比。反应式如下：

葡萄糖-6-磷酸 + ATP $\xrightarrow{HK}$ 葡萄糖-6-磷酸 + ADP

葡萄糖-6-磷酸 + $NADP^+$ $\xrightarrow{G-6-PD}$ 葡萄糖-6-磷酸内酯 + NADPH + H^+

（2）方法评价：HK 特异性虽没有 GOD 高，但其偶联的 G-6-PD 特异性非常高，只作用于 G-6-P，因此该法测定的准确度和精密度都很高，是葡萄糖测定的参考方法。该法的线性范围最高可达 40.8 mmol/L，回收率为 99.40%～101.6%，日内 cV 为 0.6%～1.0%，日间 cV 为 1.3% 左右。轻度溶血、脂血、黄疸、氟化钠、肝素、EDTA 和草酸盐等无干扰。严重溶血致使红细胞内有机磷酸酯及一些酶类释放，干扰本法测定。HK 法也用于尿糖定量。

（二）口服葡萄糖耐量试验

口服葡萄糖耐量试验（oral glucose tolerance test，OGTT），是口服一定量葡萄糖后，做系列血浆葡萄糖浓度测定，以评价机体对血糖调节能力的标准方法 OGTT 诊断 IGT、DM 较 FPG 灵敏，但重复性稍差。

1. 实验方法　WHO 推荐的方法是：葡萄糖负荷量为 75 g，对于小孩，按 1.75 g/kg 体重计算，总量不超过 75 g。清晨空腹坐位取血后，用葡萄糖溶于 250～300 mL 水在 5 min 内饮完，之后每隔 30 min 取血 1 次，共 4 次，历时 2 h 试验前三天每日食物中糖含量应不低于 150 g，维持正常活动，影响试验的药物应在三天前停用，试验前应禁食 8～14 h。整个试验期间不可吸烟、喝咖啡、喝茶或进食。临床上常用的方法是：清晨空腹抽血后，开始饮葡萄糖水后 30 min、60 min、120 min 和 180 min 分别测定静脉血浆葡萄糖。

2. 葡萄糖耐量曲线　将空腹和服糖后 30 min、60 min、120 min 和 180 min 静脉血浆葡萄糖，绘制成糖耐量曲线图，见图 7-6。

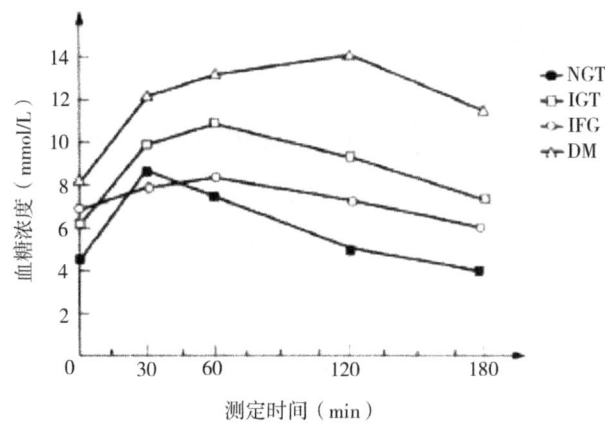

图 7-6 口服葡萄糖耐量曲线

对不能承受大剂量口服葡萄糖、胃切除后及其他可致口服葡萄糖吸收不良的患者，为排除影响葡萄糖吸收的因素，应进行静脉葡萄糖耐量试验（intravenous glucose tolerance test，IGTT）。IGTT 的适应证与 OGTT 相同。当受试者血糖大于 14 mmol/L 时，口服 75 g 葡萄糖所致的高糖毒性不仅造成胰岛细胞的损伤，同时有诱发酮症的风险。临床上为避免这种情况发生，常改用馒头餐试验，即在 15 min 内进食 100 g（相当于 75 g 葡萄糖）面粉制作的馒头取代葡萄糖粉。

二、糖化蛋白测定与评价

（一）糖化血红蛋白

1. 方法概述　测定 HbA1c 常用方法有比色法、电泳法、离子交换层析法、亲和层析法和免疫化学法。离子交换层析和亲和层析法都可采用高效液相层析技术（HPLC），目前均已有专用仪器，分析速度快，有恒温控制，结果准确，是目前最理想的测定方法。

2. 糖化血红蛋白测定

（1）亲和层析法：原理是硼酸与 HbA1 分子上葡萄糖的顺位二醇基反应，形成可逆的五环化合物，使样本中的 HbA1 选择性地结合于间氨基苯硼酸的琼脂糖珠柱上，而非 HbA1 则被洗脱。然后用山梨醇解离五环化合物以洗脱 HbA1，洗脱液在 410 nm 处测定吸光度，计算 HbA1 的百分比。

（2）高效液相离子交换层析法：采用弱酸性阳离子交换树脂，在一定离子强度及 pH 条件的洗脱液下，由于 Hb 中各组分蛋白所带电荷不同而分离，按流出时间快慢分别为 $HbA1a_1$、$HbA1a_2$、2、HbA1b、HbA1c 和 HbA。HbA1 几乎不带正电荷，依次先被洗脱；HbA 带正电荷，最后被洗脱。得到相应的 Hb 层析谱，其横坐标是时间，纵坐标是百分比，HbA1c 值以百分率来表示。

（3）免疫化学法：通常采用免疫比浊法，原理是：鼠抗人 HbA1c 单克隆抗体与结合了 HbA1c 的颗粒结合，羊抗鼠 IgG 多克隆抗体再与鼠抗人 HbA_{1c} 单克隆抗体发生结合反应而产生的浊度，在一定波长处检测吸光度大小，与 HbA1c 结合的颗粒，样品中的 HbA1c 百分含量成正比。该类方法通常无须额外检测总血红蛋白，适合自动生化分析仪测定；但其精密度和特异性还有待于进一步证明。

（二）糖化血清蛋白

1. 方法概述　硝基四氮唑盐（NBT）还原法（又称果糖胺法）和酶法是目前适用于自动化分析的常规方法，但由于 NBT 法易受 pH、反应温度和还原性物质的影响，目前已少用。酶法特异性较高、干扰少、线性宽，是理想的 GSP 测定方法。

2. 酶法测定糖化血清蛋白　首先使用蛋白酶将 GSP 水解为 GSP 片段，然后利用特异的酮胺氧化酶（KAO）作用于葡萄糖与氨基酸残基间的酮胺键，使两者裂解，并有 H_2O_2 生成，最后通过过氧化物酶指示系统生成有色物质，色原的生成量与 GSP 含量呈正比，通过测量 550 nm 左右吸光度值，从而求出 GSP 浓度。反应式如下：

糖化血清蛋白 $\xrightarrow{蛋白酶K}$ 糖化蛋白片段

糖化蛋白片段 $\xrightarrow{酮氨氧化酶}$ 氨基酸 + 葡萄糖 + H_2O_2

色原 + H_2O_2 $\xrightarrow{POD}$ 显色物 + H_2O

三、血糖调节物的测定与评价

1. 胰岛素和C-肽测定　胰岛素和C肽测定的方法常有放射免疫分析法（radioimmunoassay，RIA）、酶联免疫吸附法（enzyme-linked immunosorbent assay，ELISA）、化学发光免疫分析法（chemiluminescenceImmunoassay，CLIA）和电化学发光免疫分析法（electrochemiluminescence immunoassay，ECLIA）等免疫化学方法。

2. 其他激素测定　胰岛素原的测定方法有 RIA、EUSA 等免疫化学方法。胰高血糖素的测定也多用免疫化学方法。

四、糖尿病并发症相关指标的测定与评价

（一）酮体测定

常用酶法测定血清中 β-羟丁酸，原理是在有 NAD^+ 存在时，β-羟丁酸在 β-羟丁酸脱氢酶（β-HBDH）的催化下，生成乙酰乙酸和 NADH，在波长 340 nm 处，测定 NADH 的吸光度，NADH 与血 β-羟丁酸含量成正比。

β-羟丁酸 + NAD^+ $\xrightarrow{β-羟丁酸脱氢酶}$ 乙酰乙酸 + NADH + H^+

健康人血 β-羟丁酸约为 0.03 ~ 0.30 mmol/L。此法灵敏度高，速度快，标本不需处理可直接测定，适用于各型生化分析仪。酮体检查片法（Acetest）和尿酮体试纸法（Ketone test）都适于对尿酮体的测定。在 DKA 时，检测血中酮体的半定量比检测尿酮体更为准确，尽管血酮体浓度与尿酮体浓度不成比例，但尿酮体检测方便，临床常用于 DM 病情监测。

（二）乳酸和丙酮酸测定

1. 乳酸测定　常用乳酸脱氢酶法测定，原理是碱性条件下乳酸在乳酸脱氢酶（LD）催化下脱氢生成丙酮酸，NAD^+ 转变成 NADH。于 340 nm 波长测定 NADH 的吸光度，NADH 与血乳酸含量成正比。

乳酸 + NDA $\xrightarrow{LD}$ 丙酮酸 + NADH + H^+

本法操作简单，特异性高。采血时，患者应空腹和静息 2 h 以上，避免干扰，使血中乳酸处于稳态。采血后应立即将全血加入到偏磷酸沉淀蛋白液中，使标本中乳酸稳定。本法线性范围为 5.6 mmol/L，回收率 10% ~ 104%，CV < 5%。

2. 丙酮酸测定　利用乳酸测定的逆反应，原理是在 pH7.5 的溶液中，丙酮酸在 LD 和 NADH 作用下，生成乳酸和 NAD^+，从 NADH 吸光度的变化值来定量样品中的丙酮酸。血中丙酮酸极不稳定，血液抽出后 1 min 就见减低。采血后应立即加入到偏磷酸沉淀蛋白液中。丙酮酸标准应用液必须每日新鲜配制，因其中丙酮酸会发生聚合，其聚合体的酶促反应速率与非聚合体不同。本法特异性较高，回收率为 97% ~ 104%，适用于各种自动分析仪；除 α-酮丁酸产生正干扰外，大多类似物质均无干扰。

五、胰岛自身抗体的测定与评价

胰岛自身抗体包括血清胰岛细胞抗体（islet cell cytoplasmic antibodies，ICA）、胰岛素自身抗体（insulin autoantibodies，IAA）、谷氨酸脱羧酶自身抗体（glutamate decarboxylase au-toantibodies，GAD-Ab）等。大多用免疫化学方法检测，目前常用的方法有：

1. 葡萄糖胰岛素钳夹技术　葡萄糖胰岛素钳夹技术（glucose insulin clamp technique，CLMP）是目前国际公认的评价 IR 的金标准。该方法复杂、价格昂贵、费时，设备特殊，限制了在临床上的推广和使用。

2. 胰岛素敏感指数　胰岛素敏感指数（insulin sensitivity index，ISI）计算法 ISI=1/（空腹血糖 × 空腹胰岛素），ISI 低说明存在 IR。

3. 胰岛素抵抗指数　胰岛素抵抗指数（immune reactive insulin，IRI）采用稳态模型（homeostasis

assessment model，HOMA Model）公式计算。HOMA-IRI =（空腹血糖 × 空腹胰岛素）/22.5，IRI 高说明存在 IR。

第三节 糖代谢紊乱指标测定的临床应用

糖代谢紊乱指标有很多，围绕糖代谢全过程中任何一个环节发生改变，或任何一种物质发生变化，都会导致糖代谢紊乱。临床常用的糖代谢紊乱指标主要有血糖、糖基化蛋白类、激素类、代谢产物类、自身抗体类等。新型指标仍在不断出现，基因诊断日新月异，HLA 基因、胰岛素基因、受体基因等测定也逐渐应用于临床。

一、糖尿病诊断标准

（一）糖尿病诊断标准

目前国际上通用 1999 年 WHO 糖尿病专家委员会提出的诊断标准，见表 7-3，目前我国采用此标准。

表 7-3 成人和儿童糖尿病的诊断标准

项目	诊断标准
随机血浆葡萄糖	≥ 11.1 mmol/L（200 mg/dl）+ 糖尿病症状（如多食、多饮、多尿、体重减轻）
空腹血浆葡萄糖	FPC ≥ 7.0 mmol/L（126 mg/dl）
口服葡萄糖耐量试验	2 h 血浆葡萄糖 ≥ 11.1 mmol/L（200 mg/dL）

注：其中任何一种出现阳性结果，需用上述方法中的任意一种进行复查，予以证实，诊断才能成立。mmol/L 转换 mg/dL 为乘以换算系数 18。

美国糖尿病协会（ADA），在 2014 年糖尿病诊疗标准执行纲要中提出满足表 7-4 中任意一条即可诊断为糖尿病。

表 7-4 糖尿病的诊断标准

项目	诊断标准	说明
HbA1c	≥ 6.5%	试验应该用美国糖化血红蛋白标准化计划组织（NGSP）认证的方法进行，并与糖尿病控制和并发症研究（DCCT）的检测进行标化
FPG	≥ 7.0 mmol/L	空腹的定义是至少 8 h 无热量摄入
OGTT	2 h ≥ 11.1 mmol/L	试验应按世界卫生组织（WHO）的标准进行，用相当于 75g 无水葡萄糖溶于水作为糖负荷
随机血糖	≥ 11.1 mmol/L，并有高血糖典型症状或高血糖危象	无明确的高血糖，结果应重复检测确认

（二）妊娠期糖尿病诊断标准

在 ADA 2014 年糖尿病诊疗标准执行纲要中，妊娠期糖尿病的筛查和诊断标准：①在有危险因素的个体，首次产前就诊时用标准的诊断方法筛查未诊断的 2 型糖尿病。②在无糖尿病史的孕妇，妊娠 24～28 周筛查 GDM。③妊娠糖尿病的妇女在产后 6～12 周用 OGTT 及非妊娠糖尿病诊断标准筛查永久性糖尿病。④有 GDM 病史的妇女应至少每 3 年筛查是否发展为糖尿病或糖尿病前期。⑤有 GDM 病史的糖尿病前期妇女，应接受生活方式干预或二甲双胍治疗以预防糖尿病。

GDM 指妊娠期发生的糖代谢异常，妊娠期首次发现且血糖升高已经达到糖尿病标准，应将其诊断为 PGDM 而非 GDM。

GDM 诊断方法和标准如下：①推荐医疗机构对所有尚未被诊断为 PGDM 或 GDM 的孕妇，在妊娠 24～28 周以及 28 周后首次就诊时行 OGTT。②孕妇具有 GDM 高危因素或者医疗资源缺乏地区，建议妊娠 24～28 周首先检查 FPG。FPG ≥ 5.1 mmol/L，可以直接诊断 GDM，不必行 OGTT；FPG < 4.4 mmol/L

（80 mg/dL），发生 GDM 可能性极小，可以暂时不行 OGTT。FPG ≥ 4.4 ~ 5.1 mmol/L 时，应尽早行 OGTT。③孕妇具有 GDM 高危因素，首次 OGTT 结果正常，必要时可在妊娠晚期重复 OGTT。④妊娠早、中期随孕周增加 FPG 水平逐渐下降，尤以妊娠早期下降明显，因而妊娠早期 FPG 水平不能作为 GDM 的诊断依据。⑤未定期检查者，如果首次就诊时间在妊娠 28 周以后，建议首次就诊时或就诊后尽早行 OGTT 或 FPG 检查。

（三）空腹血糖受损和糖耐量减低诊断标准

IFG 和 IGT 的诊断标准见表 7-5。

表 7-5　空腹血糖受损和糖耐量减低诊断标准（mmol/L）

项目	IFG	IGT
空腹血糖（FPG）	5.6 ~ 6.9（110 mg/dL ~ 126 mg/dL）	< 7.0（126 mg/dL）
服糖后 2 h 血糖（2 hPG）	< 7.8（140 mg/dL）	7.8（140 mg/dL）~ 11.0（199 mg/dL）

二、常用糖代谢紊乱指标的临床应用

（一）空腹血糖

空腹血糖（fasting plasma glucose，FPG）是指 8 ~ 10 h 内无任何热量摄入时测定的静脉血浆葡萄糖浓度。为糖尿病最常用的检测项目如 FPG 浓度不止一次高于 7.0 mmol/L 可诊断为糖尿病。但是 T2DM，高血糖出现的较晚，仅用 FPG 这个诊断标准将延误诊断，并对 DM 人群的流行情况估计过低，因此对于下述人群建议进行 OGTT 或者 FPG 筛查：所有已年满 45 周岁的正常人，每 3 年重复一次；对较年轻的人群，如有以下情况，应进行筛查：①肥胖个体，体重为 120% 标准体重或者 BMI ≥ 27 kg/m^2（亚太地区 BMI ≥ 25 kg/m^2 定为肥胖）[BMI 为体重指数 = 体重（kg）/ 身高（m^2）]。② 2 型糖尿病一级亲属。③ DM 发病的高危种族（如非裔、亚裔、土著美国人、西班牙裔和太平洋岛屿居民）。④已确诊过 GDM 或有巨大胎儿（体重 > 4.5 kg）生育史。⑤高血压病患者。⑥ HDL 胆固醇 ≤ 0.90 mmol/L 或 TG ≥ 2.82 mmol/L。⑦曾经有 IGT 及（或）IFG 的个体。

（二）口服葡萄糖耐量试验

OGTT 主要用于下列情况：①诊断 GDM。②诊断 IGT。③人群筛查，以获取流行病学数据。④有无法解释的肾病、神经病变或视网膜病变，其随机血糖小于 7.8 mmol/L，可用 OGTT 评价，即使 OGTT 结果异常，并不代表有肯定因果关系，还应该排除其他疾病。

（三）糖化蛋白

1. 糖化血红蛋白

（1）由于 GHb 的形成与消失均需要数周时间，所以 GHb 的水平不能反映近期的血糖水平，不能提供近期的治疗效果，但可作为糖尿病长期监控的良好指标，控制的理想目标是小于 6.5%。2002 年起 ADA 将 GHb 作为 DM 患者血糖控制的金标准，提出所有 DM 者每年均应至少常规测定 GHb 两次，无论用什么方法来反映血糖的变化，最后都要 GHb 的变化作为最终评价一种药物或一种治疗方案，在血糖控制上是否有效的一个指标。HbA1c 用于糖尿病诊断和糖尿病慢性并发症的发生和发展的指标见表 7-6。

表 7-6　HbA1c 用于糖尿病诊断和糖尿病慢性并发症的发生和发展的指标

	诊断		糖尿病慢性并发症明显增高	
	糖尿病	亚糖尿病状态	视网膜病变	糖尿病肾病
HbA1c	≥ 6.5%	≥ 6.0%，< 6.5%	> 6.2% 或 7.0%	> 8%

（2）在有溶血性疾病或其他原因引起红细胞寿命缩短时，GHb 明显减少；同样，如果近期有大量失血，新生红细胞大量产生，会使 GHb 结果偏低。但 GHb 仍可用于监测上述患者，其测定值必须与自身以前测定值做比较而不是与参考值进行比较。

（3）用胰岛素治疗的 DM 患者，应将 GHb 作常规检测指标，至少每 3 个月一次。在某些临床状态下如 GDM 或调整治疗时，每 4 周测定一次，可及时提供有价值的信息。2014 年 ADA 修订了糖尿病诊断相关的临床建议，提倡用糖化血红蛋白（HbA1c）这一快捷简便的检查指标来诊断糖尿病，这样有可能减少未确诊患者数量并且更好地分辨糖尿病前期的患者。糖化血清蛋白是观察了解血糖控制水平有价值的指标，但其临床应用仍需得到更多的大规模临床应用证实。

2. 糖化血清蛋白　GSP 的生成量也与血糖的平均浓度有关，由于清蛋白是血清蛋白最主要的成分，半衰期约为 19 d，所以 GSP 能反映近 2～3 周的平均血糖水平，在反映血糖控制效果上比 GHb 敏感，对 GDM 或治疗方法改变者更为适用，被认为是糖尿病短期监测的最有用方法。

3. GSP 应与 GHb 联合应用　当患者有 Hb 变异时，会使红细胞寿命下降，此时 GHb 的测定意义不大，而 GSP 则很有价值。当清蛋白浓度和半衰期发生明显变化时，会对 GSP 产生很大影响，故对于肝硬化、肾病综合征、异常蛋白血症或急性时相反应之后的患者，GSP 结果不可靠。

（四）酮体监测

酮体是由乙酰乙酸、β-羟丁酸和丙酮组成。其中小部分乙酰乙酸自发性脱羧生成丙酮，而大部分则转变为 β-羟丁酸。在健康人，β-羟丁酸与乙酰乙酸比值约 2∶1，二者基本构成血清中所有酮体，丙酮是次要成分。在严重 DM，由于机体有大量 NADH 存在，促进了 β-羟丁酸的生成，β-羟丁酸/乙酰乙酸的比率可增加，因而此时最好测定血液 β-羟丁酸浓度。酮体形成过多会导致其在血中浓度增加，形成酮血症，尿中的排泄量也会增加，形成酮尿，见于饥饿或频繁呕吐等糖来源减少，或 DM 等糖利用率不良的疾病。

（五）乳酸和丙酮酸监测

正常人乳酸和丙酮酸比值为 10∶1，处于平衡状态。乳酸/丙酮酸比例增高及乳酸增加，标志着有氧氧化减少，提示细胞内缺氧。乳酸/丙酮酸比率＜25 还提示糖异生缺陷。

（六）尿清蛋白排泄试验

尿清蛋白排泄率（urinary albumin excretion rate，UAER）可提示清蛋白经毛细血管漏出的程度，UAER 增高是微血管病变的标志，可监测肾脏损害的程度。对 DM 患者，UAER 是 DM 肾病早期诊断及临床分期的重要指标，UAER 持续提示糖尿病患者已存在早期糖尿病肾病；UAER 持续 ≥ 200μg/min，提示已进入临床糖尿病肾病；T2DM 被诊断时，常有 UAER 的增加，提示 DM 已经存在一段时间。一旦糖尿病性肾病发生，此时临床治疗可延缓疾病进程，但不能终止和逆转肾损害 UAEK 增加可同时提示眼底等器官的微血管存在损害。UAER 参考范围见表 7-7。

表 7-7　尿清蛋白排泄率参考范围

	μg/min	mg/d	校正值（mg/g 尿肌酐）
正常	＜20	＜30	＜30
UAE 增加（微量清蛋白尿）	20～200	30～300	30～300
临床清蛋白尿	＞200	＞300	＞300

（七）血清胰岛素和 C 肽

1. 胰岛素　健康人在葡萄糖的刺激下，胰岛素呈二时相脉冲式分泌，静脉注射葡萄糖后的 1～2 min 内是第一时相，10 min 内结束，这一时相呈尖而高的分泌峰，代表贮存胰岛素的快速释放。第二时相紧接第一时相，持续 60～120 min，直到血糖水平恢复正常，代表了胰岛素的合成和持续释放能力。DM 患者随着 β 细胞功能进行性损害，胰岛素对葡萄糖反应的第一时相将消失，而其他的刺激物如氨基酸或胰高血糖素仍能刺激其产生，所以在大多数 T2DM 患者仍保留第二时相的反应，而 T1DM 患者几乎没有任何反应。葡萄糖刺激胰岛素分泌的反应状态见图 7-7。

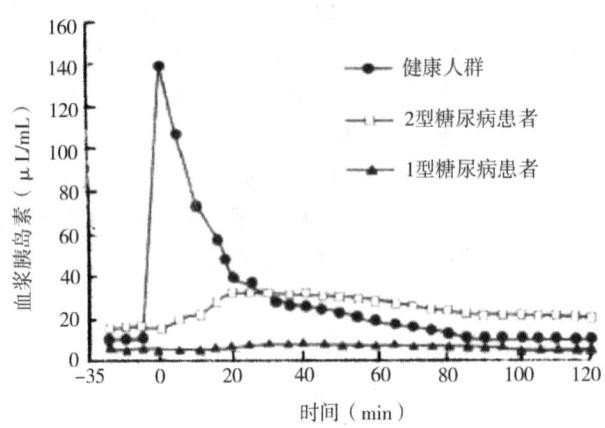

图 7-7 葡萄糖刺激胰岛素分泌曲线

血清胰岛素测定的主要目的：①空腹低血糖评估。② DM 分型。③ β 细胞功能评估，确认患者是否需要胰岛素治疗。④预测 DM 易感人群，预测 DM 患者病情发展。⑤ IR 机制研究。胰岛素释放试验（insulin release test，IRT）的方法与 OGTT 方法相同：空腹和服糖后 30 min、60 min、120 min 和 180 min 分别采血测定胰岛素，了解胰岛 β 细胞的储备功能。健康人服糖后 30~60 min 上升为空腹胰岛素 5~10 倍，3 h 后恢复至空腹水平；IGT 或 DM 患者早期空腹胰岛素水平可略高或正常，晚期则往往减低，服糖后胰岛素分泌高峰多延迟在 2~3 h 出现，1 型糖尿病无明显反应。

2. C 肽　胰岛素和 C 肽以等摩尔数分泌进入血循环，但由于 C 肽的半衰期比胰岛素长，大约 35 min，在禁食后 C 肽浓度比胰岛素高 5~10 倍；C 肽主要在肾脏降解，部分以原形从尿中排泄；C 肽不受外源性胰岛素干扰，不与胰岛素抗体反应。所以与血清胰岛素浓度相比，C 肽水平可更好地反映 β 细胞功能。

血清 C 肽测定的主要目的：①评估空腹低血糖。②评估 β 细胞功能。③ DM 分型。④监测胰腺手术效果当需要连续评估细胞功能或不能频繁采血时，可测定尿中 C 肽。24 h 尿中 C 肽（非肾衰者，因肾衰可使 C 肽浓度上升）与空腹血清 C 肽浓度相关性很好，并与葡萄糖负荷后，连续取血标本的 C 肽浓度相关性也很好。由于尿 C 肽个体差异大，限制了作为评价 β 细胞分泌能力的价值。

C 肽释放试验（C-peptide release test，CRT）方法与 OGTT 相同：空腹和服糖后 30 min、60 min、120 min 和 180 min 分别采血测定 C 肽。服糖后 30~60 min 为峰值，为空腹的 5~7 倍；试验意义与胰岛素释放试验相同。

（八）血清胰岛素原

PI 半衰期比胰岛素长 2~3 倍，主要在肝脏降解，在禁食后血清的 PI 水平增高，可达血清胰岛素水平的 10%~15%。PI 测定主要应用于：①评估 IR 和胰岛细胞功能。②评估胰岛 β 细胞肿瘤。③家族性高 PI 血症，极少见，原因不明，与 PI 转化为胰岛素的功能障碍有关。④慢性肾功能不全、肝硬化和甲状腺功能亢进等患者可见 PI 增加。

（九）血清胰岛自身抗体

胰岛自身抗体对 T1DM 的鉴别诊断有重要价值，在 T1DM 发生数年前就可检出：胰岛细胞胞浆抗体（ICA）、胰岛素自身抗体（IAA）、谷氨酸脱羧酶自身抗体（GADA）和酪氨酸磷酸酶抗体/胰岛抗原 2 抗体（IA-2A）检出率分别为 30%~60%、70%~90%、约 50% 和约 50%。使用异源性胰岛素治疗的 DM 患者绝大部分产生胰岛素自身抗体，但由于滴度低，通常不会产生胰岛素抵抗作用。但也有少数的 DM 患者，多见于 T2DM，抗体滴度较高，抗体与胰岛素结合，降低胰岛素的生物学作用，导致 IR。测定胰岛素抗体可提供胰岛素治疗的指导。测定胰岛自身抗体可提供胰岛素治疗的指导。对成人 1 型糖尿病应动态监测 IAA、ICA 和 GAD-Ab，特别是后者，对诊断和治疗有非常重要的意义，应强调定期检测。对高危儿童随访监测：如 ICA 和 GAD-AB 阳性，提示发生 1 型糖尿病的可能性是 67%；而两者均为阴性时，则不可能发生 1 型糖尿病，据称可靠性达 99.89%。以上自身抗体的监测重点应放在 1 型糖尿病一级亲属和糖尿病患者人群，并应根据具体情况，如家族史、发病年龄、治疗情况以及其他检查结果等，联合监测、综合分析。

（十）胰高血糖素

血液中胰高血糖素升高多见于胰岛 α 细胞瘤患者，常伴有体重减轻、高血糖等症状。胰高血糖素浓度降低见于慢性胰腺炎和长期使用磺脲类药物的患者。

第八章

血脂和脂蛋白的测定

第一节 血脂和脂蛋白的测定与评价

临床对血脂、脂蛋白和其他脂类物质测定时，要特别重视试剂的合理选择和应用，并且应使测定结果符合一定要求，达到所规定的技术目标。此外，还要注意基质效应（matrix effect）对测定结果的影响。

一、脂质的测定与评价

（一）总胆固醇

1. 方法概述　血清 TC 测定一般可分为化学法和酶法两大类。化学法一般包括抽提、皂化、毛地黄皂苷沉淀纯化和显色比色 4 个阶段，其中省去毛地黄皂苷沉淀纯化步骤的化学抽提法 –ALBK 法为目前国际上通用的参考方法。国内由卫生部北京老年医学研究所生化室建立的高效液相层析法也推荐作为我国 TC 测定的参考方法。化学法曾在很长一段时间在临床常规使用，但由于操作复杂，干扰因素多，现多已不用，而由酶法代替。

目前建议酶法如胆固醇氧化酶 – 过氧化物酶 –4– 氨基安替比林和酚法（CHOD-PAP 法）作为临床实验室测定血清 TC 的常规方法。此法快速准确，标本用量小，适合在自动生化分析仪上做批量测定。

2. 测定原理（CHOD-PAP 法）

$CE + H_2O \xrightarrow{CHER} FC + FFA$

$FC + O_2 \xrightarrow{CHOD} \triangle - 胆甾烯酮 + H_2O_2$

$H_2O_2 + 4\text{-}AAP + 酚 \xrightarrow{POD} 醌亚胺 + H_2O$

上述反应式中 CHER、CHOD 和 POD 分别为胆固醇酯酶（cholesterol esterase，CHER）、胆固醇氧化酶（cholesterol oxidase，CHOD）和过氧化物酶（peroxidase，POD）。

3. 方法学评价　对于 TC 测定，建议不精密度 ≤ 3%，-3% ≤ 不准确度 ≤ 3%，总误差 ≤ 9%。酶法测定血清 TC 时血红蛋白（hemoglobin，Hb）高于 2g/L 会引起正干扰，胆红素大于 100μmol/L 时有明显负干扰。血中抗坏血酸与甲基多巴浓度高于治疗水平时也使结果偏低。

（二）三酰甘油

1. 方法概述　血清中的 TG 含量测定，从方法学上大致可分为化学法和酶法两类，目前尚无公认的 TG 测定的参考方法，三氯甲烷 – 硅酸 – 变色酸法（Van Handel-Caslson 法）是美国疾病预防与控制中心（CDC）测定 TG 采用的参考方法。方法是用三氯甲烷抽提 TG，同时以硅酸处理去除 PL、游离甘油、甘油一酯和部分甘油二酯，然后经过皂化、氧化、变色酸显色等步骤测定。此法测定值与游离甘油之和可能与决定性方法的总甘油相近。酶法测定血清 TG 的主要优点是操作简便，适合自动分析，线性范围较宽，并且灵敏、精密、相对特异性亦较好，因而目前几乎所有临床实验室均采用此法作为 TG 测定的常规方法。

目前建议甘油磷酸氧化酶 – 过氧化物酶 –4– 氨基安替比林和酚法（GPO-PAP 法）作为临床实验室测定血清 TG 的常规方法。

2. 测定原理（GPO-PAP法）

$TG + H_2O \xrightarrow{LPL}$ 甘油 + 脂肪酸

甘油 + ATP $\xrightarrow{GK + Mg^{2+}}$ 3-磷酸甘油 + ADP

3-磷酸甘油 + $H_2O + O_2 \xrightarrow{GPO}$ 磷酸二羟丙酮 + H_2O_2

H_2O_2 + 4-AAP + 酚 $\xrightarrow{POD}$ 醌亚胺（红色）3-磷酸甘油

最后一步反应是Trinder反应，生成的红色化合物在500 nm波长处有吸收峰，由于吸收峰较平坦，波长在480～520 nm范围均可测定。

式中GK、GPO分别为甘油激酶（glycerol kinase，GK）和甘油磷酸氧化酶（glycerol phosphate oxidase，GPO）缩写。

3. 方法学评价　本法为一步GPO-PAP法，缺点是结果中包括游离甘油（FG）。为去除FG的干扰，可用外空白法（同时用不含LPL的酶试剂测定FG作空白）和内空白法（双试剂法－将LPL和4-AAP组成试剂2，其余部分为试剂1）。一般临床实验室可采用一步GPO-PAP法，有条件的实验室应考虑开展游离甘油的测定或采用两步酶法。

对于TG测定，建议不精密度≤5%，－5%≤不准确度≤5%，总误差≤15%。酶法测定血清TG线性至少应达11.3 mmol/L；LPL除能水解TG外，还能水解甘油一酯和甘油二酯（血清中后两者约占TG的3%），亦被计算在TG中，实际上测定的是总甘油酯；干扰因素与TC测定类同，胆红素大于100μmol/L或抗坏血酸大于170μmol/L时出现负干扰。血红蛋白的干扰是复杂的，它本身的红色会引起正干扰。溶血后，红细胞中的磷酸酶可水解磷酸甘油产生负干扰。当Hb＜1 g/L时反映为负干扰；Hb＞1 g/L时反映出正干扰，但Hb≤2 g/L时干扰不显著，明显溶血标本不宜作为TG测定。血中抗坏血酸与甲基多巴浓度高于治疗水平时也使结果偏低。

（三）磷脂

PL并非单一的化合物，而是含有磷酸基和多种脂质的一类物质的总称。血清中磷脂包括：①卵磷脂（60%）和溶血卵磷脂（2%～10%）。②磷脂酰乙醇胺等（2%）。③鞘磷脂（20%）。PL是脂肪代谢的中间产物，在血液中并非独立存在，而是与其他脂质一起参与脂蛋白的形成和代谢。另外，PL也是构成和维持细胞膜成分和功能的重要物质。

1. 方法概述　血清PL定量方法包括测定无机磷化学法和酶法两大类。化学测定法包括：①抽提分离。②灰化。③显色后比色三个阶段。酶法可分别利用磷脂酶A、B、C、D等4种酶作用[多用磷脂酶D（PLD）]，加水分解，测定其产物，对PL进行定量。目前建议酶法如胆碱氧化酶（COD）－过氧化物酶－4－氨基安替比林和酚法（COD-PAP法）作为临床实验室测定血清PL的常规方法。此法快速准确，标本用量小，适合在自动生化分析仪上做批量测定。

2. 测定原理（COD-PAP法）　PLD因特异性不高，可作用于含有卵磷脂、溶血卵磷脂和鞘磷脂以及胆碱的磷脂（这三种磷脂约占血清总磷脂的95%），释放出胆碱和磷脂酸，胆碱在COD作用下生成甜菜碱和H_2O_2，在POD作用下，H_2O_2、4-AAP、酚发生反应生成红色醌亚胺化合物，其颜色深浅与血清中PL的含量成正比。

3. 方法学评价　推荐采用液体双试剂，高特异性酶促反应，反应能迅速达终点，使用简便，可直接用于自动生化分析仪。以早晨空腹12 h采血为宜，在4℃分离血清（浆）尽快测定。如不能及时进行测定可放置4℃三天，－20℃半年。技术要求：具有较好准确度和精密度，批内CV＜5%、批间CV＜10%；线性范围应达12.8 mmol/L；稳定性好，基本不受高胆红素、抗坏血酸、Hb、葡萄糖、尿酸及各类抗凝剂的干扰。

（四）游离脂肪酸

临床上将C10以上的脂肪酸称为FFA或NEFA。正常血清中含有油酸（C18：1）占54%，软脂酸（C16：1）占34%，硬脂酸（C18：1）占6%，是其主要的FFA。另外还有月桂酸（C12：0）、肉豆蔻酸（C14：0）和花生四烯酸（C20：1）等含量很少的脂肪酸。与其他脂质比较，FFA在血中浓度很低，其含量极易受脂代谢、糖代谢和内分泌功能等因素影响，血中FFA半衰期为1～2 min，极短。

血清中的 FFA 是与清蛋白结合进行运输，属于一种极简单的脂蛋白。

1. 方法概述　测定血清 FFA 法有滴定法、比色法、原子吸收分光光度法、高效液相层析法和酶法等。前四种方法为非酶法测定，其中前三种方法准确性差，高效液相层析法仪器太昂贵，不便于批量操作。现一般多以液体双试剂酶法测定（主要用脂肪酶测定），可分别测定产物乙酰 CoA、AMP 或辅酶 A（CoA），酶法测定简便快速，结果准确可靠，可直接用于自动生化分析仪，易于批量检测。

2. 测定原理（酶法）

FFA + ATP + CoA $\xrightarrow{\text{乙酰 CoA 合成酶}}$ 乙酰 CoA + AMP + PPi

乙酰 CoA + O_2 $\xrightarrow{\text{乙酰 CoA 合成酶}}$ 2,3-过-烯醇酰 CoA + H_2O_2

H_2O_2 + 4-AAP + TOOS $\xrightarrow{POD}$ 显色

注：TOOS 为 N-乙酰-N-（2-羟-3-硫代丙酰）-3-甲苯胺的缩写。

3. 方法学评价　FFA 测定必须注意各种影响因素，以早晨空腹安静状态下采血为宜，在 4℃ 分离血清尽快测定。贮存的标本仅限于 24 h 内，若保存 3 d，其值约升高 30%，使结果不准确。此时标本应冷冻保存。肝素可使 FFA 升高，故不可在肝素治疗时（后）采血，也不可用肝素抗凝血做 FFA 测定。技术要求：批内 CV < 5%、批间 CV < 10%；线性范围至少应达 3.0 mmol/L；稳定性好，基本不受高胆红素、Hb、TG 等干扰物质影响。

二、脂蛋白的测定与评价

（一）高密度脂蛋白胆固醇

1. 方法概述　超速离心结合 ALBK 法为 HDL-C 测定的参考方法。硫酸葡聚糖-镁沉淀法（dextran sulfate method，DS 法）结合 ALBK 法被美国胆固醇参考方法实验室网络（The Cholesterol Reference Method Laboratory Network，CRMLN）作为指定的比较方法（designated comparison method，DCM 法）。1995 年中华医学会检验分会曾在国内推荐磷钨酸镁沉淀法（PTA-Mg^{2+} 法），但此法的主要缺点是标本需预先离心处理，结果易受温度、pH 和高 TG 影响。

目前建议用双试剂的直接匀相测定法（homogeneous method）作为临床实验室测定血清 HDL-C 的常规方法。可供选择的方法主要有：清除法（clearance method）包括反应促进剂-过氧化物酶清除法（SPD 法）和过氧化氢酶清除法（CAT 法），PEG 修饰酶法（PEGME 法），选择性抑制法（PPD 法）。免疫分离法（IS 法）包括 PEG/抗体包裹法（IRC 法）和抗体免疫分离法（AB 法）。

2. 测定原理（SPD 法）　利用脂蛋白与表面活性剂的亲和性差异进行 HDL-C 测定。加入试剂 Ⅰ，在反应促进剂（合成的多聚物/表面活性剂）的作用下，血清中 CM、VLDL 及 LDL 形成可溶性复合物，它们表层的 FC 在 CHOD 的催化下发生反应生成 H_2O_2，在 POD 的作用下，H_2O_2 被清除。加入试剂 Ⅱ，在一种特殊的选择性表面活性剂作用下，只有 HDL 颗粒成为可溶，所释放的 CH 与 CHER 和 CHOD 反应，生成 H_2O_2，并作用于 4-AAP 色原体产生颜色反应。反应式如下：

（1）CM、VLDL、LDL + 反应促进剂 → CM、VLDL、LDL 的可溶性复合物

此可溶性复合物表层 FC $\xrightarrow{CHOD}$ H_2O_2；H_2O_2 $\xrightarrow{POD}$ H_2O + O_2

（2）HDL + 选择性表面活性剂 $\xrightarrow{CHER + CHOD}$ Δ^4-胆甾烯酮 + H_2O_2

（3）H_2O_2 + 4-AAP + DSBmT $\xrightarrow{POD}$ 显色

注：DSBmT 为 N,N-双（4-磺丁基）-间甲苯胺二钠盐的缩写

3. 方法学评价　对于 HDL-C 测定，建议不精密度 ≤ 4%，-5% ≤ 不准确度 ≤ 5%，总误差 ≤ 13%。最小检测水平至少为 0.01 mmol/L，线性至少应达 2.59 mmol/L，回收率应为 90%~110%，基本不受其他脂蛋白和干扰物质的干扰。

（二）低密度脂蛋白胆固醇

1. 方法概述　超速离心结合 ALBK 法为 LDL-C 测定的参考方法。国外 LDL-C 测定常采用 Friedewald 公式计算，即 LDL-C = TC-HDL-C-TG/2.2（以 mmol/L 计）。当血清中存在 CM；血清 TG 水平大于 4.52 mmol/L 时；血清中存在异常 β 脂蛋白时不应采用公式计算。1995 年中华医学会检验学会

曾在国内推荐聚乙烯硫酸沉淀法（PVS法）作为LDL-C测定的常规方法，但此法的主要缺点是标本需预先离心处理，结果易受高TG影响。

目前建议用匀相测定法作为临床实验室测定血清LDL-C的常规方法。可供选择的方法主要有：表面活性剂清除法（SUR法）、过氧化氢酶清除法（CAT法）、可溶性反应法（SOL法）、保护性试剂法（PRO法）和环芳烃法（CAL法）。

2. 测定原理（SUR法） 试剂1中的表面活性剂1能改变LDL以外的脂蛋白（HDL、CM和VLDL等）结构并解离，所释放出来的微粒化胆固醇分子与胆固醇酶试剂反应，产生的H_2O_2在缺乏偶联剂时被消耗而不显色，此时LDL颗粒仍是完整的。加试剂2（含表面活性剂2和偶联剂DSBmT），它可使LDL颗粒解离释放胆固醇，参与Trinder反应而显色，因其他脂蛋白的胆固醇分子已除去，色泽深浅与LDL-C量呈比例。反应式如下：

（1）HDL，VLDL，CM + 表面活性剂1 → 微粒化胆固醇 $\xrightarrow{CHER + CHOD}$ H_2O_2

（2）H_2O_2 + 4-AAP + $\xrightarrow{POD}$ 不显色

（3）LDL + 表面活性剂2 → 微粒化胆固醇 $\xrightarrow{CHER + CHOD}$ H_2O_2

（4）H_2O_2 + 4-AAP + DSBmT $\xrightarrow{POD}$ 显色

3. 方法学评价 对于LDL-C测定，建议不精密度≤4%，-4%≤不准确度≤4%，总误差≤12%。最小检测水平至少为0.01 mmol/L，线性至少应达7.77 mmol/L，基本不受其他脂蛋白和干扰物质的干扰。

三、载脂蛋白的测定与评价

（一）载脂蛋白AI与载脂蛋白B

1. 方法概述 尚无公认的血清ApoⅠ和ApoB测定的参考方法。临床实验室早期多采用火箭电泳法测定血清中ApoⅠ/ApoB的含量，以后相继出现酶联免疫吸附试验（enzymelinked immunoadsordent assay，ELISA）及免疫浊度法包括免疫透射比浊法（immunoturbidimetry，ITA）和免疫散射比浊法（immunonephelometry，INA）。目前建议免疫浊度法作为临床实验室测定血清ApoⅠ、ApoB的常规方法，首选ITA法，其次为INA法。

2. 测定原理（ITA法） 血清ApoⅠ/ApoB与试剂中的特异性抗人ApoⅠ/ApoB抗体相结合，形成不溶性免疫复合物，使反应液产生混浊，在波长340 nm测出吸光度，代表混浊程度，以浊度的高低代表血清标本中ApoⅠ/ApoB的含量。采用符合国际标准（WHO-IFCC）的校准血清多点定标（5~7点），用log-logit多元回归方程所作的剂量-响应曲线计算血清样本中ApoⅠ/ApoB含量。

3. 方法学评价 对于ApoⅠ、ApoB测定，建议不精密度应≤3%，-5%≤不准确度应≤5%。检测下限至少为0.5 g/L，上限不低于2.0 g/L，基本不受其他脂蛋白和干扰物质的干扰。与Lp（a）相似，可根据自动分析仪反应进程曲线确定读取终点时间，一般以8~10 min为宜。

（二）脂蛋白（a）

1. 方法概述 Lp（a）测定比较复杂，主要原因是Apo（a）分子有很大的不均一性。Apo（a）分子的Kringle 4结构域T2结构的拷贝数在3~40之间变化，导致Apo（a）分子量不等。目前尚无公认的血清Lp（a）测定的参考方法。早期检测血浆Lp（a）多采用电泳法，由于方法灵敏度差，主要用于定性检测。Lp（a）定量方法很多，临床实验室主要用ELISA法和免疫浊度法。目前建议免疫浊度法作为临床实验室测定血清Lp（a）的常规方法。试剂所用抗体应为多克隆抗体或混合数株识别Apo（a）上不同抗原位点的单克隆抗体。首选ITA法，其次为INA法。

2. 测定原理（ITA法） 血清（血浆）中的Lp（a）与鼠抗人Lp（a）[Apo（a）]单克隆抗体引起抗原抗体反应，产生浊度。根据其浊度求出Lp（a）的浓度。采用多点定标（5~7点），用log-logit多元回归方程所作的剂量-响应曲线计算血清样本中Lp（a）含量。

3. 方法学评价 ITA法灵敏度高，便于自动化批量检测。此外，测定血浆LP（a）中CH[Lp（a）-C]的方法,可避免或减少因为Apo（a）多态性不同所造成的Lp（a）定量的不准确性。测定方法有超速离心法、麦胚血凝素法和琼脂糖凝胶电泳法，后两种方法在临床应用较广。虽然WHO-IFCC以nmol/L作为血清

LP（a）的质量单位，但目前商品试剂盒仍以 Lp（a）mg/L 表示。

对于 Lp（a）测定，建议不精密度应≤4%，-10%≤不准确度应≤10%。检测下限至少为 5 mg/L，上限至少应达 800 mg/L，基本不受其他脂蛋白和干扰物质的干扰。根据自动分析仪反应进程曲线确定读取终点时间，一般以 8～10 min 为宜。

四、其他脂类物质的测定与评价

（一）脂蛋白相关磷脂酶 A2

1. 方法概述　脂蛋白相关磷脂酶 A2（lipoprotein-associated phospholipase，Lp-PLA2）是一种在血液和动脉粥样斑块中发现的非钙依赖丝氨酸酯酶，是水解磷脂类的酶家族（超家族）中的重要一员。LP-PLA2 进入血管壁后通过水解氧化卵磷脂参与 LDL 的氧化修饰，产生溶血卵磷脂和氧化 FFA 而触发炎性反应，促进动脉粥样硬化斑块的形成。可通过测定血清（浆）Lp-PLA2 活性及质量两种方式反映 LP-PLA2 水平，临床上推荐测定血清 LP-PLA2 质量，目前已有可供临床检测使用的商品化试剂盒。主要采用有发光免疫测定和 ELISA，分别以上转发光免疫分析和 PLAC 法为代表。

2. 测定原理（PLAC 法）　采用双抗体夹心 ELISA 法测定血清 Lp-PLA2 水平，包被抗体为鼠抗人 LP-PLA2（2C10）抗体，酶标抗体为结合有 HRP 的抗人 LP-PLA2（4B4）抗体。

3. 方法学评价　Lp-PLA2 受生理变异很小，基本不受体位改变和日常活动的影响，故标本采集时无需固定体位和时间，但测定前 2 h 应避免剧烈运动。Lp-PLA2 检测样本可采用 EDTA-K2、肝素抗凝血浆、枸橼酸钠抗凝血浆及血清均可。抽血后尽快分离出血浆（清）并及时进行测定，标本 2～8℃可保存 1 周，-20℃可贮存 3 个月。技术指标为：具有较好准确度，批内 CV＜5%、批间 CV＜10%；分析灵敏度达 1.3 μg/L；检测范围为 90～897 μg/L；基本不受高胆红素、Hb、TG 等干扰物质影响。

（二）残粒样脂蛋白胆固醇

1. 方法概述　残粒样脂蛋白胆固醇（remnant lipoprotein cholesterol，RLP-C）亦称残粒样颗粒胆固醇（remnant-like particles cholesterol，RLP-C），以往常用超速离心法、琼脂糖凝胶电泳或 3% 聚丙烯酰胺凝胶电泳（polyacrylamide gelelectrophoresis，PAGE）或 2%～16% 梯度 PAGE 分离 TRL/RLP 进行分析。目前临床上多用免疫分离法即按 Apo 免疫特性分离和测定 RLP-C，可以快速简便地用于评价脂蛋白残粒的水平。目前已有可供临床检测使用的商品化试剂盒。

2. 测定原理（免疫分离法）　将 ApoB100 单抗（J1-H 抗体，不与 APoB48 反应）（识别除富含 ApoE 颗粒外所有含 ApoB100 的脂蛋白）和 ApoA I 单抗（可以识别所有的 HDL 和新合成的含 ApoAI 的 CM）结合到琼脂糖珠上，当与血浆混合时，所有 LDL、HDL、新生的 CM 和大部分 VLDL 结合到琼脂糖珠上，上清液中仅为富含 ApoE 的 VLDL（VLDL-R）和 CM-R，用高灵敏度的胆固醇或 TG 测定方法可分别测得 RLP-C 与 RLP-TG 含量。已有在此基础上用高灵敏度的酶循环法测定 RLP-C 含量方法报道，并且反应过程可在自动生化分析仪上完成，方法快速简便，适用于临床实验室常规测定。

3. 方法学评价　最好用空腹 12 h 静脉血分离血清或血浆（EDTA-K_2 抗凝），6 h 内完成测定。如不能及时测定可放置 4℃三天，-20℃半年，避免反复冻融。技术指标主要为：具有较好准确度，批内 CV＜5%、批间 CV＜10%；检测线性达 2.44 mmol/L，分析灵敏度达 0.05 mmol/L，与超速离心法具有良好的相关性，基本不受其他脂蛋白和干扰物质影响。

五、血脂测定的标准化

血脂测定标准化并非要求各实验室统一测定方法，而是要求对同一批标本的血脂测定值取得基本一致，要求测定值在可允许的不精密度（用变异系数 CV 表示）及不准确度（用偏差表示）范围内，以达到血脂测定的标准化要求。

（一）影响血脂准确测定的因素

（1）生物学因素，如个体间、性别、年龄和种族等。

（2）行为因素，如饮食、肥胖、吸烟、紧张、饮酒、饮咖啡和锻炼等。

（3）临床因素，如①疾病继发（内分泌或代谢性疾病、肾脏疾病、肝胆疾病及其他）。②药物诱导（抗高血压药、免疫抑制剂及雌激素等）。

（4）标本收集与处理，如禁食状态、血液浓缩、抗凝剂与防腐剂、毛细血管与静脉血、标本贮存等。需要注意的是，虽然有人认为TC测定可不用禁食，但应注意饱餐后TC会有所下降；对于TG和其他脂蛋白检测则需至少禁食12 h采血，推荐采用血清标本且应及时测定，如24 h内不能完成测定，可密封置于4℃保存1周，-20℃可保存数月，-70℃至少可保存半年；应避免标本反复冻融。此外，抽血前最好停用影响血脂的药物数天或数周，否则应记录用药情况。妊娠后期各项血脂都会增高，应在产后或终止哺乳后3个月查血才能反映其基本血脂水平。急性冠状事件发生后，应在24 h内抽血检查，否则因脂蛋白的结构或浓度改变而影响结果的准确性。

（二）血脂测定的标准化

血脂测定的标准化的核心是量值溯源，即在建立一个可靠的参考系统作为准确性基础的情况下，通过标准化计划将准确性转移到常规测定中去，使常规测定结果可溯源到参考系统所提供的准确性基础上来。

1. 血脂测定的参考系统　目前美国已建立较完整的TC、TG测定的参考系统，HDL-C、LDL-C目前暂没有决定性方法和一级参考物质，只有参考方法和二级参考物质。ApoA Ⅰ、ApoB和LP（a）测定的标准化问题非常复杂，目前尚无公认的决定性方法与参考方法，仅CDC建立了一个ApoA Ⅰ测定的HPLC-MS候选决定性方法，及SP1-01（冻干血清）、SP3-07（冰冻血清）及PRM-SRM 2B三个二级参考物质。

2. 血脂测定的标准化计划　主要有应用参考物质和应用参考方法两种方式，各有其优缺点。前一方式相对简便，是目前最常用的方式，如CDC-国家心肺血液研究所（NHLBI）血脂标准化计划和室间质评（EQA）计划等。但受参考物质的影响大，如基质效应、参考物质性质（如浓度、成分）等。应用参考方法，即用参考方法和常规方法同时分析有代表性的、足够数量的、分别取自不同个体的新鲜样品，是最有效的标准化方式，如CRMLN血脂标准化计划。但此方式比较复杂，受有无参考方法的限制。ApoA Ⅰ、ApoB的标准化计划与Lp（a）标准化计划类似，所进行的工作主要是一系列的分析系统校准程序（分为3个阶段），主要面向试剂或分析系统生产厂家和血脂参考实验室。

第二节　血脂和脂蛋白测定的临床应用

血脂、脂蛋白和载脂蛋白测定是临床生物化学检验的常规测定项目，其临床意义主要在于早期发现与诊断高脂血症，进行AS疾患（如冠心病等）的危险评估等。特别需要注意的是，血脂异常指标可用于冠心病的危险评估及防治，但不是冠心病的诊断指标。

一、异常脂蛋白血症与血脂和脂蛋白测定的关系

高脂血症（hyperlipidemia）是指血浆中CH和/或TG水平升高。由于血脂在血中以脂蛋白形式运输，实际上高脂血症也可认为是高脂蛋白血症（hyperlipoproteinemia，HLP）。近年来，已逐渐认识到血浆中HDL-C降低也是一种血脂代谢紊乱。因而，有人认为采用异常脂蛋白血症（dyslipoproteinemia）能全面准确反映血脂代谢紊乱状态。由于高脂血症使用时间长且简明通俗，所以仍然广泛沿用。

（一）高脂蛋白血症

高脂蛋白血症是一类较常见疾病，临床表现主要是脂质在真皮内沉积所引起的黄色瘤，以及脂质在血管内皮沉积所引起的AS等。目前有关高脂蛋白血症的分型方法有多种，临床常用的有下述4种。

1. 基于是否继发于全身系统性疾病分型　可分为继发性高脂血症和原发性高脂血症两种。前者是指由于全身系统性疾病所引起的血脂异常，主要有糖尿病、肾病综合征、甲状腺功能减退症，其他疾病有肾功能衰竭、肝脏疾病、系统性红斑狼疮等。此外，某些药物如利尿剂、β-受体阻滞剂、糖皮质激素等也可能引起继发性血脂升高。在排除了继发性高脂血症后，即可诊断为原发性高脂血症。已知部分原发性高脂血症是由于先天性基因缺陷所致，例如LDL受体基因缺陷引起家族性高胆固醇血症等。

2. WHO 分型　1967 年 Fredrickson 等用改进的纸电泳法分离血浆脂蛋白，将高脂血症分为 5 型，即 Ⅰ、Ⅱ、Ⅲ、Ⅳ和 Ⅴ型。1970 年世界卫生组织（WHO）以临床表型为基础分为 6 型，将原来的 Ⅱ 型又分为 Ⅱa 和 Ⅱb 两型，如表 8-1 所示。血浆静置实验也有助于分型判断，即将血浆在试管内放置 4℃冰箱 16～24 h 后，观察血清混浊程度等情况，再确定分型。若出现奶油上层，即 CM 增加；若下层为混浊，即 VLDL 增加；如果 LDL 增加，血浆仍呈透明状态。

表 8-1　高脂蛋白血症的 WHO 分型及特征

型别*	增加的脂蛋白	血浆脂质	血浆载脂蛋白	血浆外观	电泳	原因
Ⅰ型	CM	TC 正常或↑ TG↑↑↑	B48↑A↑C↓↑	奶油上层下层透明	原点深染	LPL 活性降低 ApoCⅡ缺乏
Ⅱa型	LDL	TC↑ TG 正常	B100↑	透明或轻度混浊	深β带	LDL 受体缺陷或活性降低；LDL 异化障碍
Ⅱb型	LDL，VLDL	TC↑↑ TG↑	B↑CⅡ↑CⅢ↑	少有混浊	深β带 深前β带	VLDL 合成旺盛 VLDL→LDL 转换亢进
Ⅲ型	LDL	TC↑↑ TG↑↑	CⅡ↑CⅢ↑E↑	奶油上层下层混浊	宽β带	LDL 异化速度降低
Ⅳ型	VLDL	TC 正常或↑ TG↑↑	CⅡ↑CⅢ↑	混浊	深前β带	VLDL 合成亢进 VLDL 处理速率变慢
Ⅴ型	CM VLDL	TC↑ TG↑↑	CⅡ↑↑CⅢ↑↑ E↑↑	奶油上层下层混浊	原点及前β带深染	LPL 活性低下 VLDLCM 处理速率低下

*注：除Ⅰ和Ⅴ型易发胰腺炎外，其余各型均易发冠心病

3. 简易临床分型　WHO 的分型方法对指导临床上诊断和治疗高脂血症有很大的帮助，但也存在不足之处，其最明显的缺点是所需检测的项目较多、过于繁杂。从实用角度出发，血脂异常可简易分为高胆固醇血症、高三酰甘油血症、混合型高脂血症（TC、TG 均升高）及低高密度脂蛋白血症四型。

4. 基因分型法　随着分子生物学的发展，人们对高脂血症的认识已逐步深入到基因水平。已发现有相当一部分高脂血症患者存在单一或多个遗传基因的缺陷，如参与脂蛋白代谢的关键酶如 LPL、LCAT 和 CETP，Apo 如 ApoAⅠ、B、CⅡ、E 以及脂蛋白受体如 LDL 受体等基因缺陷。由于基因缺陷所致的高脂血症多具有家族聚积性，有明显的遗传倾向，故临床上通常称为家族性高脂血症。

（二）低脂蛋白血症

血清 TC 在 3.3 mmol/L 以下，或 TG 在 0.45 mmol/L 以下，或 LDL-C 在 2.1 mmol/L 以下者，属于低脂蛋白血症。脂质如 TC 和 TG 同时降低者多见，脂蛋白中多见 HDL、LDL 和 VLDL 降低。低脂蛋白血症分原发性和继发性两种，前者如 ApoAⅠ缺乏或变异、LCAT 缺乏症、无脂蛋白血症（Tangier 病）、无 β-脂蛋白血症、低 β-脂蛋白血症等。后者多见于内分泌疾患（甲状腺功能亢进、Addison 病等）、重症肝病、各种低营养、吸收障碍、恶性肿瘤等疾患。

二、血脂检查的重点对象

1. 已有冠心病、脑血管病或周围 AS 病者。
2. 有高血压、糖尿病、肥胖、吸烟者。
3. 有冠心病或 AS 病家族史者，尤其是直系亲属中有早发冠心病或其他 AS 性疾病者。
4. 有皮肤黄色瘤者。
5. 有家族性高脂血症者。此外，40 岁以上男性和绝经期后女性也建议每年进行血脂检查。

三、血脂水平的划分

近 20 年以来国内外主张以显著增高冠心病危险的水平作为血脂水平异常划分标准，同时也根据危

险水平进行干预及制定治疗目标。2007年原卫生部心血管病防治研究中心组织专家共同起草《中国成人血脂异常防治指南》（2016年修订版），建议采用其中的血脂分层切点（见表8-2）。

表8-2 血脂水平分层标准

分层	血脂项目 mmol/L（mg/dL）			
	TC	LDL-C	HDL-C	TG
合适范围	<5.18（200）	<3.37（130）	≥1.04（40）	<1.70（150）
边缘升高	5.18~6.19（200~239）	3.37~4.12（130~159）	≥1.55（60）	1.70~2.25（150~199）
升高	≥6.22（240）	≥4.14（160）		≥2.26（200）
降低			<1.04（40）	

由于国内临床实验室生化检验项目繁多，且习惯将许多项目的检验结果集中于同一张检验报告单上，将上表的划分标准全部列入不太实际。建议有条件的单位，最好能将血脂测定结果单独列出，采用上述标准进行报告。目前已有单位进行检验报告单的改革，利用实验室信息系统将血脂指标如LDL-C水平分层报告。如果暂时有困难，则可采用表8-3的建议，在报告单中列出合适范围。

表8-3 对检验报告单上血脂"参考区间"的建议 *

项目	法定单位	原用单位	单位换算（原用单位→法定单位）
TC	3.11~5.18（或6.22）mmol/L	120~200（或240）mg/dl	mg/dl×0.0259→mmol/L
TG	0.56~1.70 mmol/L	50~150 mg/dl	mg/dl×0.0113→mmol/L
HDL-C	1.04~1.55 mmol/L	40~60 mg/dl	mg/dl×0.0259→mmol/L
LDL-C	2.07~3.37 mmol/l	80~130 mg/d	mg/dl×0.0259→mmol/L
ApoAI	1.2~1.6 g/L	120~160 mg/dl	mg/dl×0.01→g/L
ApoB	0.8~1.2 g/L	80~120 mg/dl	mg/dl×0.01→g/L
Lp（a）	0~300 mg/L	0~30 mg/dl	mg/dl×10→mg/L

*注：不用"参考值"，可用"期望值""临界范围"。

四、血脂测定项目的合理选择与应用

目前，国内外均要求临床常规血脂测定中应至少测定TC、TG、HDL-C及LDL-C这四项，有条件的实验室可测定ApoA I、ApoB及LP（a）。近年来，随着可供临床使用的商品化PL、FFA、Lp-PLA2、RLP-C测定试剂盒的使用，临床可供选择的血脂项目也越来越多。值得一提的是，血浆静置实验、脂蛋白电泳是粗略判定血中脂蛋白是否异常增加的简易方法，可作为高脂血症的一种初筛实验。

（1）高胆固醇血症和AS的发生有密切关系，是AS的重要危险因素之一。TC升高可见于各种高脂蛋白血症、梗阻性黄疸、肾病综合征、甲状腺功能低下、慢性肾功能衰竭、糖尿病等。TC降低可见于各种脂蛋白缺陷状态、肝硬化、恶性肿瘤、营养不良、巨细胞性贫血等。前瞻性研究分析显示高TG也是冠心病的独立危险因素。虽然继发性或遗传性因素可升高TG水平，但临床中大部分血清TG升高见于代谢综合征，TG降低可见于慢性阻塞性肺疾患、脑梗死、甲状腺功能亢进、甲状旁腺功能亢进、营养不良、吸收不良综合征、先天性α-β脂蛋白血症等。还可见于过度饥饿、运动等。

（2）HDL-C水平和AS、冠心病的发生发展成负相关。HDL-C降低还可见于急性感染、糖尿病、慢性肾功能衰竭、肾病综合征等。HDL-C水平过高（如超过2.6 mmol/L），也属于病理状态，常被定义为高HDL血症。LDL-C是AS、冠心病的主要危险因素之一。LDL-C升高还可见于家族性高胆固醇血症、家族性ApoB缺陷症、混合性高脂血症、糖尿病、甲状腺功能低下、肾病综合征等。LDL-C降低可见于家族性无β或低β-脂蛋白血症、营养不良、甲状腺功能亢进、消化吸收不良、肝硬化、慢性消耗性疾病、恶性肿瘤等。

（3）ApoA I降低主要见于I、IIa型高脂血症、冠心病、脑血管病、感染、慢性肾炎、吸烟、糖尿病、胆汁淤积、慢性肝炎等。一般情况下，血清ApoA I可以代表HDL水平，与HDL-C呈明显正相关。但HDL是一系列颗粒大小与组成不均一的脂蛋白，病理状态下HDL亚类与组成往往发生变化，则

ApoA I 的含量不一定与 HDL-C 成比例，同时测定 ApoA I 与 HDL-C 对病理发生状态的分析更有帮助。如家族性高 TG 血症患者 HDL-C 往往偏低，但 ApoA I 不一定低。此外，ApoA I 缺乏症（如 Tangier 病）、家族性低 α 脂蛋白血症、鱼眼病等血清中 ApoA I 与 HDL-C 极低。ApoA I 升高主要见于妊娠、雌激素疗法、锻炼、饮酒。

（4）ApoB 升高主要见于冠心病、Ⅱa、Ⅱb 型高脂血症、脑血管病、糖尿病、妊娠、胆汁淤积、脂肪肝、吸烟、肾病综合征、慢性肾炎等。一般情况下，血清 ApoB 主要代表 LDL 水平，它与 LDL-C 呈显著正相关。但当高 TG 血症时（VLDL 极高），sLDL 增高，与大而轻 LDL 相比，则 ApoB 含量较多而 CH 较少，故可出现 LDL-C 虽然不高，但血清 ApoB 增高的所谓"高 ApoB 脂蛋白血症"，它反映 sLDL 增多。所以 ApoB 与 LDL-C 同时测定有利于临床判断。ApoB 降低主要见于 I 型高脂血症、雌激素疗法、肝病、锻炼及感染等。

（5）Lp(a) 是 AS 的独立危险因素。LP(a) 升高见于急性时相反应如急性心肌梗死、外科手术、急性风湿性关节炎、妊娠等。在排除各种应激性升高的情况下，Lp(a) 被认为是 AS 性心脑血管病及周围动脉硬化的一项独立的危险因素。高 Lp(a) 伴 LDL-C 增加的冠心病患者心肌梗死发生危险性显著高于 LDL-C 正常者。冠状动脉搭桥手术或冠脉介入治疗后，高 Lp(a) 易引起血管再狭窄。此外，Lp(a) 增高还可见于终末期肾病、肾病综合征、1 型糖尿病、糖尿病肾病、妊娠和服用生长激素等，此外接受血透析、腹腔透析、肾移植等时 Lp(a) 都有可能升高。

（6）正常人 CH/PL 比值平均为 0.94，高胆固醇血症时也常有高磷脂血症，但 PL 的增高可能落后于 CH；TG 增高时 PL 也会增高。血清 PL 增高常见于胆汁淤积（可能与 Lp-X 增高有关）、高脂血症、LCAT 缺乏症、甲状腺功能减退、脂肪肝、肾病综合征等。急性感染、甲状腺功能亢进、营养障碍等时血清 PL 会下降。另外，PL 及其主要成分的检测，对未成熟儿（胎儿）继发性呼吸窘迫症出现的诊断有重要意义正常人血清 FFA 含量低，易受各种因素（如饥饿、运动及情绪激动等）的影响而变动。FFA 增高主要见于：糖尿病（未治疗）、甲状腺功能亢进、肢端肥大症、库欣病、肥胖、重症肝疾患、褐色细胞瘤、急性胰腺炎等。FFA 降低主要见于：甲状腺功能减低、垂体功能减低、胰岛瘤、艾迪生病等。

（7）Lp-PLA2 是冠心病发生的独立危险因素且具有预测作用，在 AS 高危人群中，Lp-PLA2 对鉴别 LDL-C 低于 3.37 mmol/L（130 mg/dL）的冠心病患者具有显著作用。Lp-PLA2 水平的升高预示着有斑块形成和破裂、罹患冠心病的危险性增加。Lp-PLA2 和 hs-CRP 互为补充，联合使用可提高预测罹患冠状动脉疾病的能力。同时，血浆 LP-PLA2 可用于卒中的筛查与诊断及预测，与传统的危险因素无相关性，同时高 hs-CRP 水平和高 LP-PLA2 水平提示缺血性卒中的危险性更高。

（8）研究显示，RLP 与早期 AS 有关，是 AS 性心血管事件的独立危险因素。美国 FDA 最初批准 RLP-C 仅用于Ⅲ型高脂血症的临床诊断，即 1 mol RLP-C 与总 TG 之比 > 0.23（用 mg/dL 表示时为 > 0.1）可以进行诊断，现已批准用于冠心病危险性的评估。RLP-C 水平升高见于家族性高脂血症、冠状动脉疾病、糖尿病、晚期肾病、脂肪肝、颈动脉狭窄、心肌梗死等。近来 Framingham 研究表明，RLP-C 是女性冠心病的独立危险因素，其意义甚至比 TG 更大。RLP-C 也是衡量脂蛋白残粒代谢的指标，特别适合那些代谢异常的患者如肥胖、代谢综合征、2 型糖尿病和晚期肾病等的治疗监测。

（9）非高密度脂蛋白胆固醇（Non-high density lipoprotein-cholesterol，非 HDL-C）也日益受到临床重视，其指除 HDL 以外其他脂蛋白中含有 CH 的总和（非 HDL-C = TC-HDL-C）。通常情况下，由于血浆中 IdL、Lp(a) 等脂蛋白中 CH 含量较少，故非 HDL-C 主要包括 LDL-C 和 VLDL-C（即非 HDL-C = LDL-C + VLDL-C），其中 LDL-C 占 70% 以上。非 HDL-C 可作为冠心病及其高危人群调脂治疗的次要靶标，适用于 TG 水平轻中度升高，特别是 VLDL-C 增高、HDL-C 偏低而 LDL-C 不高或已达治疗目标的个体。

（10）一些特殊检查项目，如其他 Apo（AⅡ、CⅠ、CⅡ、CⅢ和 E）、CETP、LPL、LCAT 测定等，多用于科研或临床特殊病例研究。近年来，sLDL、ox-LDL 等测定已引起国内外学者的广泛关注，但因缺乏可供常规使用的商品化试剂盒而限制了其临床应用。各种 Apo[如 ApoE、ApoB、Apo(a)]、脂蛋白受体（如 LDL 受体、VLDL 受体）和 LTP 和酶（如 CETP、LPL）基因多态性在冠心病中的应用也是目前国内外的研究热点之一，主要关注与冠心病易感性、临床表型和预后及治疗效果等3个方面的联系，为临床冠心病的个体化治疗提供依据。

2011年欧洲心脏病学会（ESC）/欧洲动脉粥样硬化学会（EAS）血脂异常管理指南也同样强调LDL-C作为最主要治疗靶点的地位，同时也推荐了非-HDL-C与ApoB可作为次要治疗靶点。推荐非-HDL-C与ApoB对于极高危者治疗靶目标值分别小于2.59 mmol/L（100 mg/dL）、小于0.80 g/L（80 mg/dL）。此外，血脂异常的治疗过程中要按要求定期复查血脂水平，药物治疗开始后还要定期监测心肌酶及肝酶（AST、ALT和CK），以便观察疗效及调整治疗方案。TLC和降脂药物治疗必须长期坚持，才能获得临床益处。对心血管病的高危患者，应采取更积极的降脂治疗策略。

第九章 蛋白质与核酸代谢相关检验

蛋白质是生物体的基本组成成分，也是生命活动的物质基础。因此，蛋白质是与生命及与各种形式的生命活动紧密联系在一起的物质。在许多疾病状态下可出现蛋白质代谢紊乱，导致血浆蛋白质的种类与含量的变化，监测这些指标有利于疾病的诊断、病情的监测和治疗。氨基酸是蛋白质的基本组成成分，氨基酸代谢紊乱则以遗传性为主，其发病率虽然很低，但种类较多，常见的为苯丙氨酸代谢紊乱、酪氨酸代谢紊乱和含硫氨基酸代谢紊乱。目前主要依靠血液等体液的氨基酸分析确诊。核酸也是生物体的一类非常重要的生物大分子，其代谢紊乱主要表现为核苷酸代谢异常。临床相关检测项目主要是尿酸及某些酶缺陷。

第一节 血浆蛋白质及其代谢

一、血浆蛋白质种类和功能

（一）血浆蛋白质的种类

血浆蛋白质是血浆固体成分中含量最多的物质，其种类有 1 000 种以上。不同的蛋白质的空间结构不同，承担着不同的生理功能。

1. **血浆蛋白质的电泳分类** 目前临床上主要采用乙酸纤维素膜电泳或琼脂糖凝胶电泳进行分类，可将血浆蛋白质分为清蛋白、α_1-球蛋白、α_2-球蛋白、β-球蛋白和 γ-球蛋白，每个区带中还包括多种蛋白质（见表9-1）。

表9-1 血浆蛋白质的电泳分类及蛋白质的性质和功能

电泳区带	蛋白质种类	生理功能	参考区间（g/L）	等电点	分子量（kD）	半衰期
前清蛋白	前清蛋白	营养指标：载体蛋白	0.2 ~ 0.4	4.7	55	1.9d
清蛋白	清蛋白	营养、运载、维持血浆胶体渗透压	35 ~ 55	4 ~ 5.8	66.2	15 ~ 19d
α_1-球蛋白	α_1-抗胰蛋白酶	蛋白酶抑制剂	0.9 ~ 2.0	4.8	51.8	4d
	α_1-酸性糖蛋白	免疫应答修饰剂	0.5 ~ 1.2	2.7 ~ 4	40	5d
	甲胎蛋白	胎儿期蛋白	3×10^{-5}		69	
α_2-球蛋白	触珠蛋白	结合血红蛋白	0.5 ~ 1.5	4.1	85 ~ 100	2d
	α_2-巨球蛋白	蛋白酶抑制剂	1.3 ~ 3.0	5.4	720	5d
	铜蓝蛋白	铁氧化酶	0.2 ~ 0.6	4.4	132	4.5d

续表

电泳区带	蛋白质种类	生理功能	参考区间（g/L）	等电点	分子量（kD）	半衰期
β_1-球蛋白	转铁蛋白	转运铁至细胞内	2.0～3.6	5.7	79.6	7d
	C_4	补体成分	0.1～0.4		206	
β_2-球蛋白	C_3	补体成分	0.7～1.5		185	
	β_2-微球蛋白	检测肾小管功能时有价值	0.001～0.002		11.8	
γ-球蛋白	IgG	免疫球蛋白	7.0～16.0	6～7.3	144～150	24d
	IgA	免疫球蛋白	0.7～4.0		～160	6d
	IgM	免疫球蛋白	0.4～2.3		970	5d
	C反应蛋白	炎症介质	<0.008	6.2	～115	

2. 血浆蛋白质的功能分类 血浆蛋白质按功能进行分类时，可分为运输载体、蛋白酶抑制物、凝血因子、蛋白类激素、免疫球蛋白和补体蛋白等。

（1）运输载体类：运输、营养等。①前清蛋白：运输维甲酸类（如维生素A）、T_3和T_4。②清蛋白：维持胶体渗透压；运输血浆的无机离子、游离脂肪酸、某些激素、胆红素、多种药物或毒性物质等。③甲状腺素结合球蛋白：特异高亲和力结合T_3和T_4。④视黄醇结合蛋白：结合视黄醇。⑤皮质类固醇结合蛋白：特异高亲和力结合皮质醇。⑥性激素结合球蛋白：特异高亲和力结合睾酮、雌二醇。⑦运铁蛋白：运输铁。⑧触珠蛋白：结合血红蛋白。⑨血色素结合蛋白：结合血红素。⑩铜蓝蛋白：结合铜。⑪血浆脂蛋白：包括CM、VLDL、LDL、HDL等，运输胆固醇、三酰甘油、磷脂及脂肪酸。

（2）蛋白酶抑制物：抑制蛋白酶作用。包括α_1-抗胰蛋白酶、α_2-抗糜蛋白酶、抗凝血酶、α_2-巨球蛋白等6种蛋白以上。

（3）凝血因子：血液凝固作用。包括除Ⅳ因子（Ca^{2+}）外的13种凝血因子。

（4）蛋白类激素：多种代谢调节作用。包括胰岛素、胰高血糖素、生长激素等。

（5）免疫球蛋白：排除外来抗原。包括IgG、IgA、IgM、IgD、IgE。

（6）补体蛋白类：参与集体的防御效应和自身稳定。包括C_{1q}、C_{1r}、C_{1s}、C_2、C_3、C_4、C_5、C_6、C_7、C_8、C_9、B因子、D因子、备解素等。

（7）血清酶类：①血浆功能酶：如LCAT和胆碱酯酶等，在血浆中发挥催化作用。②组织细胞少量释放的细胞内酶：在血浆中无生理作用。③由于细胞破裂而进入血液循环的细胞内酶：在血浆中无生理作用。

（二）血浆蛋白质的功能

血浆蛋白质功能复杂，简要可概括为：维持胶体渗透压；营养和组织修补；作为激素、维生素、脂类、无机离子、代谢产物、药物等的运载蛋白；抑制组织蛋白酶；血液pH缓冲系统的组成成分；一部分酶在血浆中起催化作用；参与凝血和纤维蛋白溶解；作为免疫球蛋白与补体等免疫分子，组成体液免疫防御系统。不同的血浆蛋白具有不同的功能，但营养修补、运输载体、维持胶体渗透压和pH缓冲系统成分是许多血浆蛋白质均具有的功能。

二、主要血浆蛋白质及病理变化

1. 前清蛋白（Prealbumin，PA）

（1）性质：前清蛋白相对分子量55 kD，由肝实质细胞合成，电泳时迁移出现在清蛋白前方，其半衰期为1.9 d。

（2）生理功能：PA的生理功能是作为组织修补材料和运载蛋白，可结合大约10%的T_3和T_4，对T_3的亲和力更大；脂溶性维生素A以视黄醇形式存在于血浆中，先与视黄醇结合蛋白（retinol binding protein，RBP）形成复合物，再与PA以非共价键形成视黄醇-RBP-PA复合物。该复合物既可防止视黄醇的氧化，又可防止小分子的视黄醇-RBP复合物从肾丢失。

（3）临床意义：①作为肝功能不全的指标，清蛋白和转铁蛋白也可以反映营养不良和肝功能的指标，但PA半衰期更短，因而更敏感。②作为营养不良的指标，评价标准为：200～400 mg/L正常，100～150 mg/L轻度缺乏，50～100 mg/L为中度缺乏，小于50 mg/L则为严重缺乏。③作为急性时相反应（ARP）蛋白，在炎症、创伤、恶性肿瘤等急需合成蛋白质的情况下，血清PA迅速下降，为负性急性时相反应蛋白。

（4）检测方法：目前血清前清蛋白的检测主要采用免疫透射比浊法。

2. 清蛋白

（1）性质：清蛋白（albumin，Alb）是血浆中含量最多的蛋白质，占血浆总蛋白质的57%～68%，由肝实质细胞合成，在血浆中的半衰期为19 d。Alb由585个氨基酸组成，相对分子量为66.2 kD，含17个二硫键。在pH 7.4的体液环境下，每个Alb分子可带200多个负电荷。

（2）生理功能：①血浆中主要的载体蛋白：Alb分子具有结合多个配体分子的能力，许多水溶性差的物质可以通过与Alb的结合而被运输，包括胆红素、非酯化长链脂肪酸、胆汁酸盐、前列腺素、类固醇激素、金属离子、多种药物等。②维持酸碱平衡作用：蛋白质是两性电解质，当血液pH升高时，可解离出带负电荷的基团；当血液pH降低时，可解离出带正电荷的基团缓冲酸碱物质，维持酸碱平衡。③维持血浆胶体渗透压：由于Alb分子量小且在血浆中含量高，血浆胶体渗透压的75%～80%由Alb维持。当某种原因引起血浆清蛋白丢失或浓度过低时，可引起水肿、腹腔积液等症状。④营养作用：Alb可以运输至不同的组织中被细胞内吞而摄取，其氨基酸可以用于组织修补。

（3）临床意义：①血浆Alb增高：绝对量增高通常不会发生，多为假性高清蛋白血症，多在严重失水等导致血液浓缩时发生，对监测血液浓缩有一定的意义。②低清蛋白血症：包括病理因素，也可由妊娠等生理因素引起。导致血浆蛋白质浓度减低的病理因素如下。

① Alb合成降低：常见于急性或慢性肝疾病，但由于Alb半衰期较长，因此在部分急性肝病患者，其浓度降低可不明显；蛋白质营养不良或吸收不良。

② Alb分布异常：门静脉高压时大量蛋白质尤其是Alb从血管内渗漏入腹腔积液。典型的肝硬化患者，由于肝合成Alb减少和大量漏入腹腔积液的双重原因，使血浆Alb显著下降。

③ Alb丢失：肾病综合征、慢性肾小球肾炎、糖尿病、系统性红斑狼疮等，Alb经尿丢失达5 g/d以上，超过肝的代偿能力；肠道炎症性疾病时，可因黏膜炎症坏死等使胃肠蛋白质丢失，从而引起血浆Alb下降；烧伤及渗出性皮炎等，可从皮肤丢失大量蛋白。

④ Alb分解代谢增加：组织损伤（外科手术或创伤）或炎症（感染性疾病等）可使组织分解增加，需血浆中的Alb大量补充，导致血浆清蛋白下降。

⑤ 无清蛋白血症：是一种罕见的遗传性缺陷疾病，属于先天性Alb合成缺陷，血浆Alb含量常低于1.0g/L，可能无水肿症状出现，部分原因是血浆中球蛋白含量代偿性升高所致。

（4）检测方法：最常用的检测方法是染料结合法。

3. α_1-抗胰蛋白酶

（1）性质：α_1-抗胰蛋白酶（α_1-antitrypsin，α_1-AT或AAT）是具有蛋白酶抑制作用的一种急性时相反应蛋白，相对分子量为51 kD，pI为4.8，含糖10%～12%；在乙酸纤维素膜电泳中位于α_1区带，是这一区带的主要组分，约占90%；该区带α_1-酸性糖蛋白含糖量特别高，故染色很浅。

（2）生理功能：AAT是血浆中主要的丝氨酸蛋白酶抑制物，含量虽比另一种蛋白酶抑制物α_2-巨球蛋白低，但可抑制血浆中该类蛋白酶活力的90%左右。AAT可与丝氨酸蛋白酶如弹性蛋白酶、糜蛋白酶、胰蛋白酶和凝血酶形成不可逆的复合物。AAT抑制作用有明显的pH依赖性，最大活力处于中性和弱碱性，当pH4.5时基本丧失活性。多形核白细胞起吞噬作用时，释放溶酶体蛋白水解酶，AAT也是这些酶的抑制物。由于AAT相对分子量较小，可透过毛细血管进入组织液，与蛋白水解酶结合后再回到血管内，蛋白酶复合物有可能转移至α_2-巨球蛋白分子上，经血液循环在单核吞噬细胞系统中降解。

AAT基因为常染色体共显性遗传，具有多种遗传表型，已知至少有75种，其表达的蛋白质有M型、Z型和S型，M型与S型之间的仅有一个氨基酸差异。人群中最多见的是PiMM型（为M型蛋白抑制物的纯合子体），占95%以上，其他还有PiZZ、PiSS、PiSZ、PiMZ和PiMS型；对蛋白酶的抑制作用主要依赖于M型蛋白的浓度。

（3）临床意义：① AAT 缺乏：PiZZ 型、PiSS 型甚至 PiMS 型常伴有早年（20～30 岁）出现的肺气肿。当吸入尘埃和细菌引起肺部多形核白细胞的吞噬活跃时，溶酶体弹性蛋白酶释放；如果 M 型蛋白缺乏，溶酶体弹性蛋白酶可水解肺泡壁的弹性纤维而导致肺气肿的发生。低血浆 AAT 还见于胎儿呼吸窘迫综合征。ZZ 蛋白聚集在肝细胞，可导致肝硬化。PiZZ 表型的新生儿中 10%～20% 在出生数周后易患肝炎，最后因活动性肝硬化致死；但 PiZZ 表型的新生儿中有相当多的人无肝损害，表明还有其他共同作用。② AAT 增加：作为急性时相反应蛋白，AAT 在炎症、感染、肿瘤、肝病时均显著增加，且与炎症程度相关；雌激素增加（妊娠或服用避孕药）时，血浆 AAT 亦升高。

（4）检测方法：AAT 检测方法有免疫透射比浊法、免疫散射比浊法、血清蛋白质电泳和单向免疫扩散。

4. α_1- 酸性糖蛋白

（1）性质：α_1- 酸性糖蛋白（α_1-acid glycoprotein，AAG）由 181 个氨基酸组成，相对分子量约 40 kD，又称黏蛋白，为血浆中含糖最高、酸性最强的糖蛋白，含糖约为 45%，包括等分子的己糖、己糖胺和唾液酸，pI 为 2.7～4.0。

（2）生理功能：AAG 为典型的急性时相反应蛋白，在急性炎症时增高，与免疫防御功能有关。AAG 也可结合许多药物，包括普萘洛尔、奎尼丁、氯丙嗪、可卡因和苯。当 AAG 的含量增加时，上述药物结合状态增加而游离药物减少，从而降低药物的效应。AAG 主要由肝合成，某些肿瘤组织也可产生。

（3）临床意义：① AAG 目前主要作为 APR 指标，在风湿病、恶性肿瘤及心肌梗死等炎症或组织坏死时浓度增高；AAG 也是反映溃疡性结肠炎活动性最可靠的指标之一。② AAG 增高：糖皮质激素增加可引起血浆 AAG 升高，包括库欣综合征和外源性泼尼松、地塞米松等药物治疗时。③ AAG 降低：营养不良、严重的肝病、肾病综合征以及胃肠道疾病导致蛋白严重丢失等情况下，AAG 降低。雌激素（妊娠或口服避孕药）可使 AAG 降低。

（4）检测方法：目前主要采用免疫比浊法或免疫扩散法来测定，也可以经过氯酸和磷钨酸分级沉淀 AAG 后，再测定蛋白质或含糖量来计算。

5. 触珠蛋白

（1）性质：触珠蛋白（haptoglobin，Hp）又称结合珠蛋白，主要在肝内合成，是一种急性时相反应蛋白和转运蛋白。在乙酸纤维素膜电泳及琼脂糖凝胶电泳中位于 α_2 区带。分子由 α 与 β 链形成 $\alpha_2\beta_2$ 四聚体，α 链有 $\alpha 1$ 和 α_2 2 种，$\alpha 1$ 又有 α^{1F} 和 α^{1s} 2 种遗传变异体；F 表示电泳迁移率相对为快（fast），S 表示慢（slow），2 种变异体的多肽链中只有一个氨基酸残基不同。由于 α^{1F}、α^{1s} 和 α_2 3 种等位基因编码形成 $\alpha\beta$ 聚合物，因此个体之间可有多种 Hp 遗传表型。

Hap1-1：亚单位的结构：$(\alpha^{1F})_2\beta_2$，$\alpha^{1F}\alpha^{1s}\beta_2$，$(\alpha^{1s})_2\beta_2$；性质：分子量约为 90 000，$\alpha$ 链含 83 个氨基酸残基，β 链含有 245 个氨基酸残基。

Hap2-1：亚单位的结构：$(\alpha^{1s}\alpha_2\beta_2)n$，$(\alpha^{1F}\alpha_2\beta_2)n$；性质：相对分子量为 120 000～200 000 的聚合体，由于 n 的不同，可以电泳中出现多条区带。

Hap2-2：亚单位的结构：$(\alpha_2\beta)_n$（n = 3～8）；性质：分子量为 160 000～400 000，由于 n 的不同，可以电泳中出现多条区带。

（2）生理功能：Hp 的主要功能是与红细胞释放出来的游离血红蛋白（hemoglobin，Hb）结合，每分子 Hp 可结合 2 分子 Hb，结合后的 Hb-Hp 复合物在几分钟内便被运输至网状内皮系统进行降解，其中氨基酸和铁可被机体再利用。Hp 这种功能可以防止 Hb 从肾丢失而为机体保留铁，并避免 Hb 对肾的损害；同时，Hb-Hp 复合物也是局部炎症的重要调控因子，具有潜在的过氧化氢酶作用，能水解多形核白细胞吞噬作用中释放的过氧化氢。Hp 不能被重复利用，故溶血后其含量急剧降低，血浆浓度多在 1 周内由再生而恢复至原有水平。

（3）临床意义

① Hp 增高：a. Hp 属于急性时相反应蛋白，当烧伤和肾病综合征引起大量 Alb 丢失的情况时，血浆 Hp 浓度常明显升高。b. 皮质类固醇激素和非甾体抗炎药可使 Hp 水平升高。c. 选择性蛋白丢失综合征可使 Hp 水平升高，如肾病综合征。

②Hp下降：a. 溶血性疾病，如溶血性贫血、输血反应、疟疾，此时Hp因大量结合Hb并被降解，浓度明显下降。b. 严重肝病时，Hp合成减少。c. 雌激素使Hp减少，多数急慢性肝病包括急性病毒性肝炎和伴黄疸的肝硬化患者，由于雌激素分解代谢减少，血浆Hp可降低。

（4）检测方法：主要通过免疫透射比浊法和放射免疫扩散法，Hp亚型采用等电聚集（isoelectricfocusing，IEF）电泳和聚丙酰胺凝胶电泳。

6. α_2-巨球蛋白

（1）性质：α_2-巨球蛋白（α_2-macroglobulin，α_2-M或AMG）主要由肝实质细胞合成，也可由单核细胞和星形细胞合成，占血浆总蛋白的8%～10%，由4个相同的亚基组成，相对分子量约720kD，因分子量大，较少从血浆渗透到细胞外。

（2）生理功能：α_2-M属于硫酯键血浆蛋白质家族，含有内环硫酯键，能与多种离子和分子结合，特别是与蛋白水解酶如纤维蛋白溶酶、胃蛋白酶、糜蛋白酶、胰蛋白酶及组织蛋白酶D等结合，并影响这些酶的活性。α_2-M与酶结合成复合物时，酶虽然没有失活，但能导致酶不能发挥催化作用；当底物属于小分子量的蛋白时，则能被α_2-M蛋白酶复合物所催化水解。

（3）临床意义：α_2-M减低常见于严重的急性胰腺炎和进展型前列腺癌治疗前。α_2-M不属于急性时相反应蛋白。当血浆清蛋白减低或低清蛋白血症时，尤其是肾病综合征时，α_2-M显著增高，可能是保持血浆胶体渗透压的代偿反应。

（4）检测方法：目前主要采用免疫比浊法和放射免疫扩散法检测。

7. 铜蓝蛋白

（1）性质：铜蓝蛋白（ceruloplasmin，Cp）由肝实质细胞合成，是一种含铜的α_2-球蛋白，包含1 046个氨基酸残基，含糖8%～9.5%，相对分子量约132 kD，每分子Cp含6～8个铜原子。血清铜95%存在于Cp中，5%呈扩散状态，在血循环中Cp可视为铜的无毒性代谢库。

（2）生理功能：Cp主要参与氧化还原反应，具有铁氧化酶作用，将Fe^{2+}氧化为Fe^{3+}，Fe^{3+}再结合到运铁蛋白上，使铁不具有毒性，从而调节铁的运输、利用；Cp还具有抗氧化作用，可保护膜脂质免受金属离子的过氧化作用。

（3）临床意义：①Cp属于急性时相反应蛋白，炎症、感染、创伤、妊娠时血浆中浓度增加；在严重肝病、肾病综合征和营养不良时，Cp水平下降。②Cp主要用于Wilson病的辅助诊断指标。Wilson病是常染色体隐性遗传病，由于Cp减少，血浆游离的铜离子增加，铜沉积在肝可引起肝硬化，沉积在脑基底节的豆状核则导致豆状核变性，因而该病又称为肝豆状核变性，大部分患者可有肝功能损害并伴神经系统症状。此病如不及时治疗，可危及生命，因此宜尽早诊断，并可用青霉胺、二巯丙醇、锌剂等驱铜方法进行治疗。

（4）检测方法：主要采用免疫比浊法测定，也可采用放射免疫扩散法、散射免疫比浊法测定。

8. 转铁蛋白

（1）性质：转铁蛋白（transferrin，TRF）由肝实质细胞合成，相对分子量为796kD，单链糖蛋白，含糖量约6%，pI为5.5～5.9。

（2）生理功能：TRF能与多种阳离子可逆的结合，如铁、铜、锌、钴等。每一分子TRF可结合2个三价铁离子。从小肠进入血液的Fe^{2+}被铜蓝蛋白氧化为Fe^{3+}，再被TRF结合。每种细胞表面都有TRF受体，此受体对TRF-Fe^{3+}复合物比对游离TRF亲和力更高，TRF-Fe^{3+}复合物易被摄入细胞。TRF可将大部分Fe^{3+}运输至骨髓，用于合成Hb，小部分运输至组织细胞，合成铁蛋白、肌红蛋白、细胞色素等。血浆TRF水平受食物铁供应影响，缺铁时TRF迅速上升，经铁剂治疗后恢复至正常水平。

（3）临床意义：①贫血的鉴别诊断：缺铁性低色素性贫血中，TRF代偿性合成增加，但因血浆铁含量低，结合铁的TRF少，所以铁饱和度很低（30%～38%）。再生障碍性贫血时，血浆中TRF正常或低下，由于红细胞对铁的利用障碍，使铁饱和度增高。在铁负荷过量时，TRF水平正常，而铁饱和度可超过50%，甚至达90%。②营养状态指标：营养不良及慢性肝疾病时，TRF下降。与Alb相比，TRF含量少，半衰期短，更能及时反映脏器蛋白的急剧变化。高蛋白膳食治疗时，血浆中TRF水平增高，是判断治疗效果的良好指标。③急性时相反应蛋白：在炎症、创伤、肿瘤等急性时相反应，与Alb、PA

同时下降。④妊娠和应用雌激素时，TRF水平升高。

（4）检测方法：目前多采用免疫比浊法检测。

9. 补体 C_3

（1）性质：C_3 是由 α 和 β 2 条肽链通过二硫键连接组成，为 $β_1$-球蛋白，分子量 180 kD，含糖量约 2.2%，是血清中含量最多的补体成分，占总补体含量的 1/3 以上。C_3 主要在肝实质细胞合成分泌，少量由巨噬细胞和单核细胞合成。

（2）生理功能：生理情况下，体液或组织炎症部位存在的蛋白水解酶，极为缓慢裂解 C_3，持续产生的少量 C_{3b} 和 C3 转化酶（C_{3b}Bb），一般可被 I 因子、H 因子迅速灭活，故并不激活补体系统，一旦 C_3 被激活物质（脂多糖等）激活时，C_{3b} 又可在 B 因子、D 因子作用下合成新的 C_{3b}Bb 并进一步使 C_3 激活、裂解、释放许多生物学活性片段，可表现为增强机体的防御能力，亦可出现引起疾病的免疫病理作用。

（3）临床意义：C_3 的增多与减少基本与总补体活性相似，但更为敏感。在机体组织损伤和急性炎症时，常增高或正常，如菌血症、肺炎、扁桃体炎、结核、伤寒、麻疹、流脑等；肿瘤患者，尤以肝癌，血清 C_3 含量升高更为显著，但胰腺癌晚期与隐性淋巴细胞白血病则呈降低。C_3 含量降低可见于以下原因：①补体成分消耗增加。②补体大量丢失。③补体合成不足。

（4）检测方法：目前主要采用免疫透射比浊，也可采用放射免疫扩散法等免疫测定方法。

10. $β_2$ 微球蛋白

（1）生物性质与功能：$β_2$ 微球蛋白（$β_2$-microglobulin，$β_2$-M）是一种低分子量蛋白质（分子量仅为 11.8 kD），存在于除红细胞和胎盘滋养层细胞以外的所有有核细胞表面，特别是淋巴细胞和肿瘤细胞，在免疫应答中起重要作用。

$β_2$-M 是细胞表面人类淋巴细胞抗原（human leukocyte antigen，HLA）的 β 链（轻链）。尿液中 $β_2$-M 排出量取决于肾小管的重吸收能力和血中 $β_2$-M 浓度，正常情况下仅有微量 $β_2$-M 从尿中排出，因此健康人群中血清浓度相对稳定。但在淋巴细胞增多疾病或肿瘤时，$β_2$-M 会大量释放到血浆中。

（2）临床意义：主要的临床应用在监测肾小管功能。特别用于肾移植后，如有急、慢性排斥反应影响肾小管功能时，可出现尿中 $β_2$-M 排出量增加，因此监测 $β_2$-M 浓度是一项很好的指标。此外，高血压糖尿病等引起肾损伤亦可使血清 $β_2$-M 增高，具有早期诊断意义。一些恶性肿瘤或病毒感染时，血清 $β_2$-M 可增高。在自身免疫疾病时，尤其是系统性红斑狼疮（SLE）活动期，血清 $β_2$-M 往往也会升高。

11. C 反应蛋白

（1）生物性质与功能：C 反应蛋白（C-reactive protein，CRP）是一种能与肺炎球菌 C 多糖结合的急性时相反应蛋白，由肝细胞合成。含 5 个相同的 23 kD 亚单位，以非共价键聚集形成的环状五聚体蛋白形式存在，分子量为 115 kD，半衰期为 19 h。电泳分布在慢 γ 区带，有时可以延伸到 β 区带。CRP 是急性时相反应蛋白之一，在机体感染发生后 6～8 h 开始升高，24～48 h 达高峰，高峰时其浓度比正常值高几百倍甚至上千倍。

（2）临床意义：①CRP 作为急性时相蛋白，在各种急性炎症（如急性胰腺炎）、组织损伤、心肌梗死、手术创伤、放射性损伤等疾病发作数小时后迅速升高，并有成倍增长之势。病变好转时，又迅速降至正常，其升高幅度与感染的程度呈正相关。②CRP 与其他炎症因子的相关性：CRP 与其他炎症因子如白细胞总数、红细胞沉降率和多形核白细胞等密切相关，与白细胞总数存在正相关，在患者疾病发作时 CRP 还可早于白细胞总数出现增高，恢复正常也较快。故具有极高的敏感性。③CRP 可用于细菌和病毒感染的鉴别诊断：一旦发生炎症，CRP 水平即升高；而病毒性感染 CRP 大都正常。CRP 可快速有效地检测细菌性脑膜炎，其阳性率达 99%。④可作为恶性肿瘤辅助诊断指标：如 CRP 与 AFP 的联合检测，可用于肝癌与肝良性疾病的鉴别诊断。CRP 测定对于肿瘤的治疗和预后也有积极意义。

三、血清蛋白质的电泳分析

1. 正常血清蛋白电泳分析　正常血清蛋白质在乙酸纤维素膜电泳或琼脂糖凝胶电泳后，按泳动的快慢依次分为清蛋白（albumin，Alb）、α_1-球蛋白、α_2-球蛋白、β-球蛋白、γ-球蛋白五条区带。有时 β-球蛋白区带可分出 β_1 和 β_2 区带，β_1 中主要是转铁蛋白，β_2 中主要是补体 C_3。各区带中多个蛋白质组分可有重叠、覆盖，区带之间也可有少量蛋白质组分。血清蛋白质电泳各组分含量通常采用各区带的百分比（%）表示，也可将各区带百分浓度与血清总蛋白浓度相乘后，以绝对浓度表示（g/L）。用醋酸纤维素薄膜电泳测得血清各区带蛋白质的参考区间为清蛋白（Alb）57%～68%，α_1 球蛋白 1.0%～5.7%，α_2 球蛋白 4.9%～11.2%，β 球蛋白 7%～13%，γ 球蛋白 9.8%～18.2%。若用 g/L 表示，则 Alb、α_1、α_2、γ 球蛋白分别为 35～52g/L、1.0～4.0g/L、4.0～8.0g/L、5.0～10.0g/L 和 6.0～13.0g/L。

2. **异常血清蛋白电泳图谱分型** 在疾病情况下血清蛋白质可以出现多种变化。根据它们在电泳图谱上的异常特征将其进行分型，有助于临床疾病的判断，参见表 9-2。

表 9-2 异常血清蛋白质电泳图谱的分型及其特征

图谱类型	TP	Alb	α_1	α_2	β	γ
低蛋白血症型	↓↓	↓↓	N↑	N	↓	N↑
弥漫宽 γ 球蛋白血症型	↑	↓N				↑↑
肾病型	↓↓	↓↓	N↑	↑↑	↑	↓N↑
肝硬化型	N↓↑	↓↓	N↑	N↓	β-γ↑	（融合）
弥漫性肝损害型	N↓	↓↓	↑↓			↑
M 蛋白血症型			在 α～γ 区带中出现 M 蛋白质区			
慢性炎症型			↑	↑		↑
急性时相反应型	N	N	↑	↑		N
高 α_2（β）球蛋白血症型				↑↑	↑	
妊娠型	↓N	↓N	↑		↑	N
蛋白质缺陷型			个别区间出现特征性缺乏			

3. **浆细胞病与 M 蛋白** 正常血清蛋白电泳时，γ 区带主要成分是免疫球蛋白（immunoglobulin，Ig），Ig 由 B 淋巴细胞系浆细胞产生，发生浆细胞病（plasma cell dyscrasia）时，异常浆细胞克隆增殖，产生大量单克隆免疫球蛋白或其轻链或重链片段，患者血清或尿液中可出现结构单一的 M 蛋白（monoclonal protein），在蛋白电泳时呈一深染的窄 M 区带，此区带较多出现在 γ 或 β 区，偶见于 α 区。M 蛋白有 3 种类型：免疫球蛋白型、轻链型和重链型。

第二节 体液蛋白质的检测

体液中的蛋白质来源于与其密切接触组织或者细胞的分泌或渗漏。体液蛋白质组成及含量的变化能反映这些组织的生理或病理改变。

一、血浆总蛋白的检测

临床生化检验中血浆总蛋白的定量测定有多种方法，如凯氏定氮法、双缩脲法、酚试剂法、紫外分光光度法、染料结合法、比浊法等，以上方法各有优缺点，凯氏定氮法是经典测定方法，双缩脲法目前在临床上应用广泛，在实际应用中可以根据标本的类型选择合适的测定方法。其他体液蛋白质的含量测定也可参照此类方法。

1. **凯氏定氮法**

（1）原理：根据蛋白质平均含氮量 16%，通过测定样品中的含氮量来计算蛋白浓度，称为凯氏定氮法（Kjeldahl method）。

（2）方法学评价：是蛋白质测定公认参考方法。结果准确性好，精密度高，灵敏度高，适用于一切形态的样品，目前用于标准蛋白质的定值和校正其他方法等。但该法操作费时且复杂，不适合体液总蛋白常规测定,而且样品中各种蛋白质含氮量有一定的差异,不适合临床应用。特别值得注意的是,某些非蛋白含氮物可能会对此法的测定结果产生影响。

2. 双缩脲法

(1)原理:蛋白质的肽键(-CO-NH-)在碱性溶液中能与2价铜离子作用生成稳定的紫红色络合物,此反应和2个尿素分子缩合后生成的双缩脲($H_2n-OC-NH-CO-NH_2$)在碱性溶液中与铜离子作用形成紫红色的反应相似,故称之为双缩脲反应。这种紫红色络合物在540 mm处有明显吸收峰,吸光度在一定范围内与血清蛋白含量呈正比关系,经与同样处理的蛋白质标准液比较,即可得蛋白质含量。

(2)方法学评价:该法是WHO和IFCC推荐的蛋白质定量方法。操作简便,准确性和特异性好,显色稳定性好,试剂单一且易获得,灵敏度虽不高,但对血清总蛋白定量较为适用。对蛋白质含量很低的体液如脑脊液、尿液等,不是合适的定量方法。缺点是试剂具有强腐蚀性。

3. 酚试剂法

(1)原理:蛋白质中酪氨酸和色氨酸残基可将磷钨酸-磷钼酸试剂还原,生成蓝色钼蓝。此法称酚试剂法(phenol reagent method)。Lowry对此法进行了改良,在酚试剂中加入碱性铜离子。

(2)方法学评价:改良法(Lowry法)集中了双缩脲法和酚试剂法的优点。由于蛋白质中酪氨酸含量不同,生色强度不同,所以使用同种蛋白质作标准,灵敏度比双缩脲反应高100倍。此法灵敏度虽高,但受许多还原物质的干扰,如糖类、酚类等,限制了它在临床上的应用。

4. 染料结合法

(1)原理:在酸性条件下,蛋白质分子可解离出带有正电荷的NH_3^+,可与染料阴离子结合而产生颜色改变,在一定蛋白质浓度范围内,蛋白质和染料结合符合比尔定律,因此可以通过测定染料在特定波长的吸光度的增加得到与其结合的蛋白质量,此法称染料结合法(dye-binding method)。常用的染料有氨基黑、丽春红、邻苯三酚红钼、考马斯亮蓝。

(2)方法学评价:该法简单、迅速、干扰物质少、灵敏度高,缺点是特异性不高,不同的蛋白质与染料的结合力不一致,标准物不易确定,且比色杯对染料有吸附作用。

二、血浆清蛋白的检测

目前对血浆清蛋白(albumin,Alb)进行定量的主要方法为电泳法、染料结合法及干化学法等。染料结合法是清蛋白检测最常用的方法,Alb与阴离子染料溴甲酚绿(bromcresol green,BCG)或溴甲酚紫(bromcresol purple,BCP)结合,而球蛋白几乎都不与这些染料结合。BCP法虽然有受球蛋白和其他血浆蛋白干扰小的优点,但是检测灵敏度较低、与非人源性Alb的亲和力相当弱,使其应用受限。BCG法灵敏度高、操作简便、重复性好,能自动化,自动化分析仪的普遍使用使比色能在反应10~30 s后立即进行(去除非特异性反应),因而该法很实用。BCG法是WHO的推荐方法。目前市售Alb测定试剂盒也多采用BCG法。

三、血浆特种蛋白质的检测

血浆特种蛋白质是指用免疫学或其他特种手段测定的血清蛋白质成分。主要包括:AAT、AAG、Hp、AMG、Cp、TRF、β_2-微球蛋白、IgG、IgA、IgM、C反应蛋白和补体C_3、C_4等。目前特种蛋白质的检测主要以免疫分析技术为主,即利用已制备好的特异性抗原或抗体作为试剂,检测标本中的相应的抗体和抗原。其具体方法有免疫沉淀试验、免疫电泳、免疫比浊、放射免疫技术、酶免技术、荧光免疫分析技术、化学发光免疫技术和电化学发光免疫技术。目前最常用的是透射比浊法和散射比浊法。

四、蛋白质电泳检测技术

1. **血清蛋白电泳** 目前临床实验室多采用自动电泳仪进行血清蛋白电泳的分析,电泳条带清晰、分离效果好,操作相对简单,时间短,适合临床标本的检测。通常采用乙酸纤维素薄膜或琼脂糖凝胶作为电泳介质,分离后的蛋白质区带采用丽春红S或氨基黑进行染色,再由光密度扫描计对区带进行吸光度检测。

琼脂糖是具有较高的凝胶强度的电泳介质，透明度好，扩散速度快，不吸收紫外光。其最大的优点是对蛋白质的亲和力低，干燥后透明度高，便于密度检测。

2. 尿或脑脊液蛋白电泳　尿蛋白电泳分离后，可用光密度扫描仪结合总蛋白定量，计算出各区带蛋白的含量。

琼脂糖凝胶电泳可以用来鉴别肾小球、肾小管性蛋白尿，此方法对于区分生理性、肾小管性或混合性蛋白尿比其他方法都好，但是电泳前要将尿液浓缩或采用高灵敏度的染色方法如银染色或金染色。

十二烷基硫酸钠-聚丙烯酰胺凝胶电泳（SDS-PAGE）是目前国内部分肾病实验室应用于临床的常规检测方法。此法将尿蛋白按分子量大小进行分离，从而判断肾小球性蛋白尿、肾小管性、溢出性、混合性蛋白尿等。

脑脊液标本蛋白经琼脂糖凝胶电泳后，可以分为6个区带，分别为PA、Alb、α_1、α_2、β、γ。为增加灵敏度可以采用浓缩标本或是高灵敏度的染色方法。

3. 免疫固定电泳　免疫固定电泳技术（immunofixation electrophoresis，IFE）是一种包括琼脂糖凝胶蛋白电泳和免疫沉淀两个过程的操作。检测标本可以是血清、尿液、脑脊液或其他体液。免疫球蛋白或轻链与其相应抗体发生结合反应，产生不溶解的抗原抗体反应物沉淀，未反应的蛋白随后被清洗掉，而抗原抗体反应物（在暗色背景下为白色云状条带）经染色后，形成可见条带，通过比较普通电泳条带与免疫固定后的沉淀带，可对结果做出某种单克隆蛋白的定性解释。IFE可用于鉴别单克隆丙种球蛋白血症和多克隆丙种球蛋白血症，也是目前最广泛地用于鉴别M蛋白的方法之一。

第三节　氨基酸代谢及其紊乱

氨基酸（amino acid，AA）具有重要的生理功能，主要是作为合成蛋白质的原料，还可以合成多肽及其他含氮的生理活性物质。人体内的氨基酸主要分为两大类，体内不能合成而必须由食物供应的氨基酸，称为营养必需氨基酸。另一类不一定需要食物供应，体内可以自己合成的称为非必需氨基酸。人体内的氨基酸主要来自食物蛋白质的消化吸收。外源性和内源性氨基酸共同构成"氨基酸代谢库"，参与体内代谢。不同氨基酸结构不同，其代谢途径也各有特点。

氨基酸代谢紊乱主要分为两类：一类是遗传性氨基酸代谢紊乱，由于参与氨基酸代谢的酶或其他蛋白质因子缺乏或相关基因突变而引起；另一类是继发性氨基酸代谢紊乱，由于和氨基酸代谢有关的器官如肝、肾出现严重病变而引起氨基酸代谢紊乱。遗传性氨基酸代谢紊乱至今已经发现70余种，多数由于缺乏某种酶引起，造成相应代谢产物在体内堆积，血中的浓度增加到一定水平就会从尿中排出。此外，氨基酸正常的代谢途径受阻，可通过另外的途径代偿，使该途径的产物在血、尿中出现。小肠黏膜上皮细胞和肾近曲小管上皮细胞上都有相应的氨基酸转运蛋白。当载体缺乏时，尿中相应氨基酸排出增加，血中该氨基酸则降低。表9-3中列举了遗传性氨基酸代谢紊乱的血浆和尿检查结果。

表9-3　主要遗传性氨基酸代谢紊乱症的血浆和尿检测结果

疾病名称	缺乏的酶	血浆中增高的成分	尿中增高的成分
苯丙酮尿症	苯丙氨酸羟化酶	苯丙氨酸、苯丙酮酸	苯丙氨酸、苯丙酮酸
尿黑酸尿症	尿黑酸氧化酶	尿黑酸（轻度）	尿黑酸
同型胱氨酸尿症	胱硫醚合成酶	甲硫氨酸、同型胱氨酸	同型胱氨酸
支链酮酸尿症	支链酮酸氧化酶	缬氨酸、丙氨酸	异亮氨酸、相应的酮酸
胱硫醚尿症	胱硫醚酶	胱硫醚	胱硫醚
精氨酸琥珀酸尿症	精氨酸琥珀酸酶	谷氨酰胺、脯氨酸、甘氨酸等	精氨酸琥珀酸、胱氨酸、精氨酸、赖氨酸、鸟氨酸

续 表

疾病名称	缺乏的酶	血浆中增高的成分	尿中增高的成分
	（肾小管碱性氨基酸载体）		谷氨酸、天冬氨酸
胱氨酸尿症	（肾小管酸性氨基酸载体）		脯氨酸、羟脯氨酸、甘氨酸
二羧基氨基酸尿症	（肾小管亚氨酸载体）		酪氨酸、对-羟苯丙酮酸等
亚氨基甘氨酸尿症	延胡索酰乙酰乙酸水解酶		咪唑、丙酮酸及其他组氨酸代谢物
Ⅰ型酪氨酸血症	组氨酸酶	酪氨酸、甲硫氨酸	甘氨酸
组氨酸血症	甘氨酸氧化酶	组氨酸、丙酮酸	脯氨酸、羟脯氨酸
甘氨酸血症	脯氨酸氧化酶	甘氨酸	精氨酸、胱氨酸
Ⅰ型高脯氨酸血症	精氨酸酶	脯氨酸	
精氨酸血症		精氨酸	

一、苯丙氨酸代谢

1. 苯丙氨酸的正常代谢　正常情况下，苯丙氨酸的代谢主要是在苯丙氨酸羟化酶（phenylalanine hydroxylase，PHA）的作用下生成酪氨酸。苯丙氨酸羟化酶是一种单加氧酶，其辅酶是四氢生物蝶呤，催化的反应是不可逆反应。

2. 苯丙氨酸的代谢紊乱

（1）苯丙酮尿症（phenylketonuria，PKU）：苯丙酮尿症主要是由于苯丙氨酸羟化酶缺乏引起的常染色体隐性遗传病，患者尿中有大量苯丙酮酸。其发病率因种族而异，为1/25 000～1/6 000，我国发病率约为1/16 500。多数由于苯丙氨酸羟化酶缺乏或不足，体内苯丙氨酸不能转变成酪氨酸，而是通过转氨基作用生成苯丙酮酸，后者进一步转变成苯乙酸等代谢产物。少数是由于苯丙氨酸羟化酶的辅酶四氢生物蝶呤生成不足，同样导致体内苯丙氨酸不能转变成酪氨酸（见图9-1）。PKU患者血中苯丙氨酸极度升高，可以超过1.2 mmol/L（正常0.12 mmol/L以下），苯丙酮酸浓度可达0.1～0.5 mmol/L。

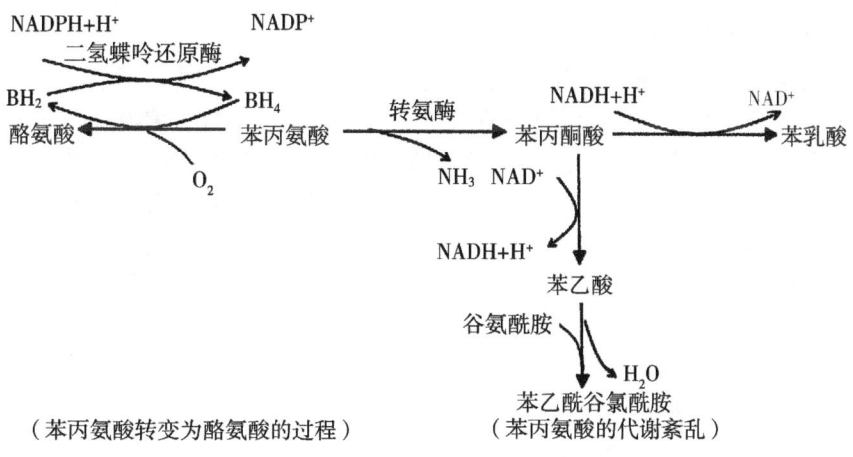

图9-1 苯丙氨酸的代谢

（2）苯丙酮酸尿症临床表现及治疗：苯丙酮酸的堆积对中枢神经系统有毒性，故PKU患儿的智力发育障碍，其严重程度和血苯丙氨酸的升高程度和持续时间有关。可能是因为苯丙氨酸与其他氨基酸竞争载体，干扰了其他氨基酸通过血-脑屏障，导致脑内氨基酸不平衡而影响脑功能及其发育。PKU患者因为生成酪氨酸障碍，而且苯丙氨酸竞争性抑制了酪氨酸酶活性，使黑色素生成减少，故PKU患者表现有毛发和皮肤色素较正常人略浅。此外，患儿还有霉臭体味，尿有鼠尿样气味，容易流唾液及出汗，有反复发作的惊厥、肌张力增高等症状。

患儿在出生后3个月内就需采用低苯丙氨酸膳食（如低苯丙氨酸奶粉），控制血苯丙氨酸浓度可以改善症状，防止痴呆发生。这种治疗至少坚持到10岁，甚至终身。

（3）新生儿苯丙酮尿症的生物化学检验：PKU 的早期诊断对于防止 PKU 严重后果的发生很有必要。目前国际上进行新生儿 PKU 筛查的常用方法有 Guthrie 试验、荧光光度法、苯丙氨酸脱氢酶法。其中 Guthrie 试验是由 Guthrie 建立的一种细菌抑制法，是最早的 PKU 筛查试验。评估检测中还应该包括对尿中生物蝶呤和新蝶呤的测定。新生儿 PKU 的诊断试验主要通过色谱法、荧光分光光度法和 $FeCl_3$ 法等检测尿中的苯丙酮酸。

此外，随着分子生物学的迅速发展，还可以采用 DNA 分析技术鉴定出导致 PKU 的基因突变。

二、酪氨酸代谢

1. 酪氨酸的正常分解代谢及转变　酪氨酸是合成蛋白质的基本成分，而且是某些神经递质、激素和黑色素等的前体。

（1）主要代谢途径：酪氨酸在酪氨酸转氨酶的催化下生成对羟苯丙酮酸，后者在氯化酶作用下生成尿黑酸，进一步氧化生成苹果酰乙酰乙酸、延胡索酰乙酰乙酸，后者在延胡索酰乙酰乙酸水解酶的作用下生成延胡索酸和乙酰乙酸，分别进入糖和脂肪酸代谢途径。

（2）合成儿茶酚胺和黑色素：酪氨酸在酪氨酸羟化酶的作用下生成 3，4- 二羟苯丙氨酸，后者在多巴脱羧酶的作用下生成多巴胺。多巴胺是脑中的一种神经递质。在肾上腺髓质中多巴胺侧链的 B 碳原子可再被羟化生成去甲肾上腺素，后者经 N- 甲基转移酶催化，活性甲硫氨酸提供甲基，生成肾上腺素。此外，酪氨酸在皮肤黑色素细胞中酪氨酸羟化酶的催化下，酪氨酸羟化生成多巴，后者经氧化、脱羧等反应转变成吲哚 -5，6- 醌。黑色素由多巴醌、吲哚 -5，6- 醌、2，3- 羧酸以 3∶2∶1 比例聚合而成。

2. 酪氨酸代谢紊乱

（1）酪氨酸血症：常见的有Ⅰ型及Ⅱ型酪氨酸血症。Ⅰ型酪氨酸血症（tyrosinemia Ⅰ）是由于酪氨酸分解途径中延胡索酰乙酰乙酸酶、对 - 羟苯丙酮酸氧化酶活性降低，延胡索酸乙酰乙酸则还原成琥珀酰乙酰乙酸，后者脱羧生成琥珀酰丙酮。琥珀酰丙酮可损害肝和肾的功能，而且能抑制甲硫氨酸腺苷转移酶活性而造成血中甲硫氨酸浓度升高。患者血、尿中酪氨酸水平升高；血甲硫氨酸浓度升高；尿中出现大量多巴登其他酪氨酸代谢产物。

Ⅰ型酪氨酸血症又称肝肾型酪氨酸血症，分为急性和慢性酪氨酸血症。急性酪氨酸血症患者肝延胡索酰乙酰乙酸酶只有正常人的 6%，临床表现有腹泻、呕吐。若未治疗，常在 1 岁前死于肝衰竭。慢性酪氨酸血症患者肝延胡索酰乙酰乙酸酶约是正常人的 20%，症状较轻，常在 10 岁前死亡。Ⅰ型酪氨酸血症发病率约为 $1/10^5$，用低酪氨酸、甲硫氨酸和苯丙氨酸膳食可减轻症状。

Ⅱ型酪氨酸血症（tyrosinemia Ⅱ）较罕见，肝细胞中酪氨酸转氨酶缺乏导致血和尿中酪氨酸水平升高，因为患者延胡索酰乙酰乙酸酶正常，血中甲硫氨酸并不升高。该症患者临床表现有流泪、畏光、角膜浑浊、皮肤过度老化、智力发育不全等症状。

酪氨酸血症的生物化学检验可采用离子交换层析，是检测血清酪氨酸升高的参考方法，分光光度法和酶学方法亦可用于该症的诊断。

（2）白化病（albinism）：白化病是由于人体缺乏酪氨酸酶，黑色素合成障碍所致，发病率约为 1/13 000。黑色素具有防止阳光照射产生皮炎、慢性皮肤损伤以及防止皮肤癌等作用，因此，患者尽可能避免日光照射。

三、含硫氨基酸代谢

1. 含硫氨基酸的正常代谢　含硫氨基酸包括甲硫氨酸（methionine，Met）、半胱氨酸（cysteine，Cys）和胱氨酸（cystine）。其中，Met 可以转变成 Cys，胱氨酸是 2 个 Cys 巯基缩合的产物，但 Cys 和胱氨酸不能变成 Met。同型半胱氨酸（homocysteine，HCY）比 Cys 多 1 个次甲基（$-CH_2$），是 Met 代谢的中间产物。HCY 很不稳定，容易氧化成同型胱氨酸或 HCY-Cys 二硫化合物，只有少量以还原型 HCY 存在于血浆中。这些含硫氨基酸在血浆中大部分和蛋白质结合存在，通常所指的 HCY 包括结合和游离的 HCY 化合物。

同型半胱氨酸可与丝氨酸在胱硫醚-p-合成酶（cystathionine-p-synthase，CBS）的作用下缩合生成胱硫醚，后者进一步生成 Cys 和 a- 酮丁酸。

2. 同型半胱氨酸的代谢紊乱

（1）同型胱氨酸尿症：是含硫氨基酸代谢紊乱中最常见的类型，体内 HCY 转化受阻，导致血液 HCY 升高，常与 HCY 尿症相伴行。HCY 水平升高与遗传和营养因素有关。HCY 代谢途径上的酶如甲硫氨酸合成酶、胱硫醚-β-合成酶的基因突变可导致 HCY 转化受阻，产生高 HCY 血症。此外，微量营养素如维生素 B6、B12 和叶酸的水平越高，HCY 的水平就越高。

①胱硫醚-β-合成酶缺乏：为 HCY 尿症最常见的原因，发病率约为 1/20，约有 50% 患者的肝、脑、白细胞和培养的成纤维细胞中测不出该酶，其余患者的酶活性也只有正常人的 1%～5%。该酶的缺乏导致血浆 HCY 及其前体积聚，HCY 达到可检测水平，Met 水平升高。正常人 Met 参考区间约 30μmol/L，该症可达到 2 mmol/L。尿中也含有 Met、HCY 和其他含硫氨基酸。胱硫醚-β-合成酶完全缺失可用低 Met 饮食补充胱氨酸治疗。胱硫醚-β-合成酶缺乏在新生儿不会出现症状，但随着年龄的增长多数患者会出现眼晶状体脱位、骨骼畸形、动脉粥样硬化等临床表现。

②甲硫氨酸合成酶缺乏：甲硫氨酸合成酶即 N^5- 甲基四氢叶酸转甲基酶。患者血浆和尿中 HCY 和胱硫醚升高，但是血浆甲硫氨酸降低，借此可与胱硫醚-β-合成酶缺乏所致的同型胱氨酸尿症鉴别。

③食物营养素缺乏：维生素 B_6 是胱硫醚-β-合成酶的辅酶，维生素 B_{12} 是甲硫氨酸合成酶的辅酶，N^5- 甲基四氢叶酸是体内甲基的间接供体，因此这三者缺乏同样会导致 HCY 尿症。

（2）同型胱氨酸尿症的生物化学检验：新生儿筛选只适用于胱硫醚-β-合成酶缺失所致的 HCY 尿症，可采用检测血浆 Met 升高的 Guthrie 试验，但阳性结果的解释要排除其他原因，如暂时的或肝损害、酪氨酸代谢病或肝 S- 腺苷甲硫氨酸合成酶缺乏所致。如果未进行新生儿筛选，该病需待症状出现或尿液检测时才能被发现。HCY 和胱氨酸可用硝基氢氰试验进行检测。银硝普盐改良试验可以用来区别 HCY 和胱氨酸。HCY 的正常血浆浓度约为 10μmol/L，受性别和年龄等影响，男性比女性高，但绝经后妇女有明显上升趋势。

（3）同型胱氨酸与心血管疾病：血浆 HCY 增加时，心血管疾病的危险性也增加，目前国内外逐渐将血浆 HCY 水平检测作为心脑血管病临床常规检查指标。特别是对于血脂正常、胆固醇不高的人群；有严重动脉粥样硬化性心脏病和家族史人群；早年（小于 50 岁）冠心病、脑血管或外周血管疾病的人群。此外，一些药物如甲氨蝶呤、氨茶碱等可能会出现 HCY 升高，有引发心血管疾病的可能。HCY 增加导致心血管疾病危险性增加的原因可能是：① HCY 浓度增加可自发形成硫基内酯化合物。② HCY 自发氧化，形成超氧化物和过氧化氢，导致内皮细胞损伤、低密度脂蛋白氧化、血管平滑肌持续性收缩。

正常情况下过量的 HCY 会很快被清除，在维生素（如 B_6、B_{12}、叶酸等）的协助下转变成年人体内所需的氨基酸降解排泄。控制 HCY 的简单方法是保持均衡饮食，多吃绿叶蔬菜、橘类水果、豆类、鱼类等。

HCY 测定方法有高效液相色谱法（HPLC）、放射免疫分析法、荧光偏振免疫分析（FPIA）等。一般在禁食 12～14 h 后抽取静脉血，用 EDTA（或肝素）抗凝，立即置于 4℃冰箱，在离心分离血浆。若不能冷藏应在 1 h 内分离血浆进行测定。空腹血浆 HCY 参考区间为 5～15μmol/L，高于上限称高 HCY 血症，高 HCY 血症分为 3 型即轻度（16～30μmol/L）、中度（31～100 mol/L）、重度（大于 100μmol/L）。重度高 HCY 血症很少见，但轻度高 HCY 血症发病率占正常人群的 5%～7%。

四、继发性氨基酸代谢紊乱

氨基酸的正常代谢是生命活动的一个重要基础，肝、肾、肌等是氨基酸代谢的重要组织器官。继发性氨基酸代谢紊乱主要由于肝、肾、蛋白质-能量营养紊乱以及烧伤等原因引起。

1. 肝疾病和氨基酸代谢紊乱　多数氨基酸如芳香族氨基酸（aromatic amino acids，AAA）、丙氨酸主要在肝内分解，支链氨基酸（branched chain amino acids，BCAA）主要在肌组织、肾、脑中分解。肌组织中氨基酸代谢产生的氨以丙氨酸的形式运送至肝生成尿素以解氨毒。

肝衰竭时有明显的氨基酸代谢紊乱，AAA 在肝中的分解减少，引起血浆 AAA 浓度升高。胰岛素在肝中的降解也减少，血浆中胰岛素含量增多，促进BCAA在肌肉等组织中的降解增多，最终导致血浆BCAA浓度降低。正常情况下，BCAA/AAA为3.0～3.5，慢性肝病可降至2.0左右，若降至1.0左右常发生肝性脑病，肝性脑病时可降至0.71～0.77。临床上给肝性脑病患者以高BCAA的膳食或输液，提高BCAA/AAA比值来缓解症状。

肝性脑病与氨基酸代谢异常关系密切，现已提出了多种假说来阐明肝性脑病机制。

（1）氨中毒学说：体内产生的主要氨通过肝合成尿素，肝功能障碍时导致血氨升高，从而干扰大脑能量代谢，最终导致脑功能失常。

（2）假神经递质学说：严重肝病时体内产生的大量芳香胺类物质干扰了脑组织正常的神经递质——儿茶酚胺类物质代谢，导致神经系统功能紊乱。此外还有血浆胰岛素–氨基酸失衡学说、γ–氨基丁酸假说等。

2. 肾疾病与氨基酸代谢紊乱　肾衰竭患者血浆和骨骼肌中多数存在氨基酸浓度异常，某些必需氨基酸，尤其是BCAA浓度降低。

继发性肾性氨基酸尿一般是由于肾小管损害、肾近曲小管功能障碍引起，如肾中毒、急性肾小管坏死等。氨基酸尿可以是仅因为肾小管重吸收氨基酸障碍而导致，也可以是由于肾近曲小管所有吸收功能障碍而导致。

五、氨基酸的生物化学检验

以下是几种常用的AA分析检测方法。

1. HPLC自动分析法　目前全自动分析仪已在临床医学中应用，可对血浆、血清、尿液、脑脊液、羊水甚至细胞内液等各种体液进行检测。样本用量只需数十至数百微升，2～4 h即可测出各种AA含量。

2. 化学分析法

（1）尿液总氨基酸测定：可用磷酸铜试剂法进行。本法对多种AA均有反应，但色氨酸、亮氨酸、异亮氨酸反应不佳，因为它们在尿液中的含量较少，故可忽略不计。

（2）色氨酸测定：色氨酸与甲醛缩合并被$FeCl_3$氧化，形成具有荧光的去甲哈尔曼，通过测定其荧光进行测定。

（3）尿羟脯氨酸测定：先用盐酸加热使结合型羟脯氨酸水解成游离型羟脯氨酸，再用氯胺T氧化使其形成吡咯类化合物，后者和对二甲氨基苯甲醛作用生成红色化合物。

3. 酶法测定　苯丙氨酸、酪氨酸、支链氨基酸、谷氨酰胺等均可采用酶法测定。

4. 纸层析和薄层色谱　纸层析灵敏度低、分辨率差、费时，近年来已经逐渐被速度快、分辨率和灵敏度高的薄层色谱所代替。

第四节　核酸代谢及其紊乱

核酸（nucleic acid）是生物体在生命活动过程中起着极重要作用的一类生物大分子。核苷酸是组成核酸的基本结构单位，由碱基（嘌呤或嘧啶）、磷酸及核糖（或脱氧核糖）所组成。核苷酸具有多种重要的生理功能，其中最主要的是作为合成核酸分子的原料。此外，还参与能量代谢、代谢调节等过程。

嘌呤核苷酸合成和代谢中最常见的代谢紊乱是高尿酸血症（hyperuricemia），并由此导致痛风（gout）。嘧啶核苷酸从头合成途径中的酶缺陷可引起乳清酸尿症（orotic aciduria）。

一、嘌呤核苷酸的代谢

1. 嘌呤核苷酸的正常代谢　嘌呤核苷酸（purine nucleotide）包括腺苷酸（adenosine monophosphate，AMP）和鸟苷酸（guanosine monophosphate，GMP）。机体嘌呤核苷酸合成有2条途径：一是利用核糖–5–磷酸、氨基酸、一碳单位及CO_2等简单小分子物质为原料，经过一系列酶促反应合成嘌呤核苷酸，称为从头合成途径（de novo pathway）；二是利用体内游离的嘌呤或嘌呤核苷，经过简单的反应过程，合成嘌呤核苷酸，称为补救合成途径（salvage pathway）或重新利用途径。一般情况下前者为主。

嘌呤核苷酸的分解代谢先在核苷酸酶的催化水解成核苷和磷酸。核苷脱氨酶将腺苷脱氨生成次黄苷，次黄苷和鸟苷经核苷磷酸化酶水解成核糖-1-磷酸和次黄嘌呤和鸟嘌呤。次黄嘌呤再经黄嘌呤氧化酶氧化成黄嘌呤，在同一酶催化下氧化成终产物尿酸（uric acid）。嘌呤核苷酸合成和分解代谢途径过程见图9-2。

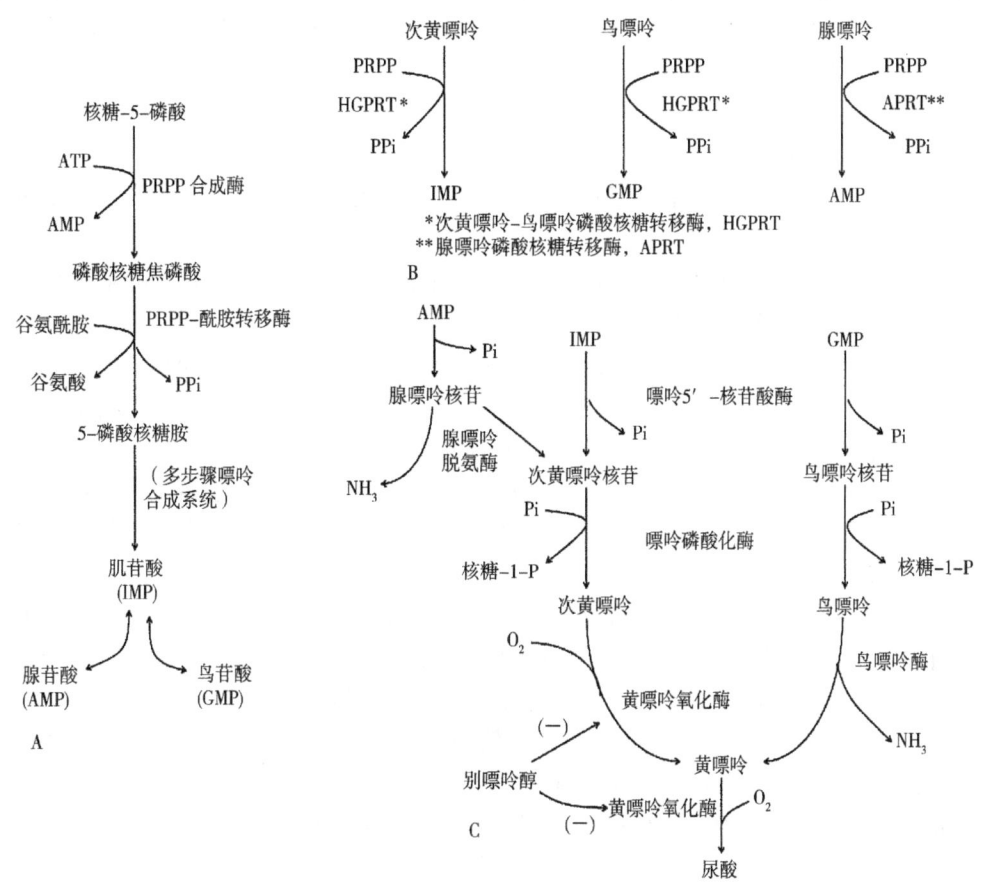

图9-2 嘌呤核苷酸合成代谢途径

2. 嘌呤核苷酸的代谢紊乱

（1）高尿酸血症：高尿酸血症是指细胞外液的尿酸盐呈过饱和状态，一般认为血尿酸盐≥417μmol/L时应考虑高尿酸血症。高尿酸血症由尿酸排泄障碍或嘌呤代谢紊乱引起。因人和猿类体内缺乏尿酸酶，无法将尿酸分解成NH_3、CO_2和H_2O，直接经肾排出体外。体液尿酸浓度的高低取决于体内嘌呤合成量、食入量和尿酸排出量之间的平衡状态。

①尿酸排泄减少：体内合成的尿酸20%～30%经肠道排泄，70%～80%经肾排泄。生理情况下，尿酸通过肾小球滤过、肾小管重吸收和分泌，最终随尿排出的尿酸只占滤过量的6%～10%。当肾小球滤过率下降，或近端肾小管对尿酸的重吸收增加和（或）分泌功能减退时，便导致高尿酸血症。原发性高尿酸血症中尿酸排泄减少，大部分是由机制不明的多基因性遗传缺陷引起。继发性高尿酸血症则由导致肾小球滤过率下降或肾小管排泌尿酸减少的疾病引起。

②尿酸生成过多：嘌呤合成代谢紊乱，体内80%尿酸来源于生物合成的嘌呤，嘌呤合成代谢紊乱可致高尿酸血症。其中大多数由多基因遗传缺陷引起，机制不明。少数由特异酶缺陷引起，包括：a. 次黄嘌呤-鸟嘌呤磷酸核苷转移酶（hypoxanthine-guanine phosphoribosyl transferase，HGPRT）完全或部分缺乏，HGPRT全部缺乏引起自毁容貌综合征（Lesch-Nyhan syndrome），也称幼年性痛风合并脑损害、幼年性高尿酸血症，可表现为嘌呤产生过多和尿酸增多，为X连锁隐性遗传；而HGPRT部分缺乏

症又称青春期原发性痛风，亦属 X 连锁遗传，患者表现痛风较严重。b. 磷酸核糖焦磷酸（phosphoribosyl pyrophosphate，PRPP）合成酶活性增强：该酶加速嘌呤合成，会导致尿酸生成过多。c. 葡萄糖 –6– 磷酸酶（G6pase）缺乏：引起葡萄糖 –6– 磷酸增多，沿磷酸戊糖代谢途径转化成较多的 PRPP，使嘌呤合成增多，可引起 I 型糖原积累病（Von Gierke 病），呈常染色体隐性遗传，患者伴明显的高尿酸血症及痛风。d. 腺嘌呤磷酸核糖转移酶（adenine phosphoribosyl transferase，APRT）缺乏：属常染色体隐性遗传，腺嘌呤不能经补救途径合成腺苷酸而堆积，不能转变为尿酸而出现无高尿酸血症及痛风症，但腺嘌呤的代谢产物 2，8 二羟腺嘌呤由尿排出增加，可产生肾结石，因此临床上常误认为尿酸结石。有研究表明因体内谷胱甘肽还原酶（glutathion reductase，GR）、谷胺酰胺磷酸核糖焦磷酸胺转移酶（glutamine phos–phoribosyl pyrophosphate amine transferase，GPR–PPAT）、黄嘌呤氧化酶（xanthine oxidase，XO）数量增多和活性增高也会导致高尿酸血症。

嘌呤吸收增多：体内 20% 尿酸来源于食物中的嘌呤，摄入富含嘌呤食物过多可诱发痛风发作，但不是发生高尿酸血症的原因。

嘌呤分解过多：在骨髓增殖性疾病如各类白血病、红细胞增多症等，因旺盛的细胞合成与分解，出现核酸分解亢进，嘌呤和尿酸生成增多。

（2）痛风：痛风是一组疾病，由于遗传性和（或）获得性的尿酸排泄减少和（或）嘌呤代谢障碍，导致高尿酸血症及尿酸盐沉积和结晶形成，从而引起特征性急性关节炎、痛风石、间质性肾炎，严重者呈关节畸形及形成障碍；常伴尿酸性尿路结石。高尿酸血症只有 10% ~ 20% 发生痛风。有研究发现原发性痛风常与肥胖、血脂紊乱、II 型糖尿病及原发性高血压等并发，痛风患者约有 1/4 并发糖尿病。原发性痛风患病率男、女比为 20 : 1，多数女性患者为绝经后，常在春、秋季节发病。随着经济发展和生活方式的改变，其发病率逐渐上升。

临床上常用别嘌呤醇（allopurinol）治疗痛风。别嘌呤醇进入体内后首先被黄嘌呤氧化酶氧化为别黄嘌呤，然后牢固地结合在酶的活性部位上使其受抑制，从而抑制次黄嘌呤和黄嘌呤转变为尿酸，使血和尿中尿酸浓度下降。次黄嘌呤和黄嘌呤虽然升高，但溶解度较大，易被肾廓清。同时，别嘌呤醇在体内经代谢转变，与 PRPP 生成别嘌呤核苷酸，不仅消耗了 PRPP，使其含量下降，而且还能反馈抑制 PRPP 酰胺转移酶，抑制嘌呤核苷酸的从头合成。

（3）尿酸的生物化学检验：血、尿中尿酸的测定方法有尿酸酶紫外法、尿酸酶 – 过氧化物酶偶联法、磷钨酸还原法、HPLC 法和干化学方法等。其中尿酸酶紫外法是参考方法。

血尿酸增高主要见于痛风，还可见于白血病及其他恶性肿瘤、多发性骨髓瘤、真性红细胞增多症等疾病在细胞增殖周期快、核酸分解代谢增加时，肾疾病导致肾功能减退时，氯仿中毒、四氯化碳中毒、铅中毒及食用富含核酸的食物等。血尿酸降低见于恶性贫血、范科尼综合征等。

二、嘧啶核苷酸的代谢

1. 嘧啶核苷酸的正常代谢　与嘌呤核苷酸一样，体内嘧啶核苷酸（pyrimidine nucleotide）合成途径也有 2 条途径，即从头合成与补救合成。合成的原料来自谷氨酰胺、CO_2 和天冬氨酸，其合成过程见图 9-3，与嘌呤核苷酸合成不同，嘧啶核苷酸的合成是先合成嘧啶环，然后再与磷酸核糖相连而成。

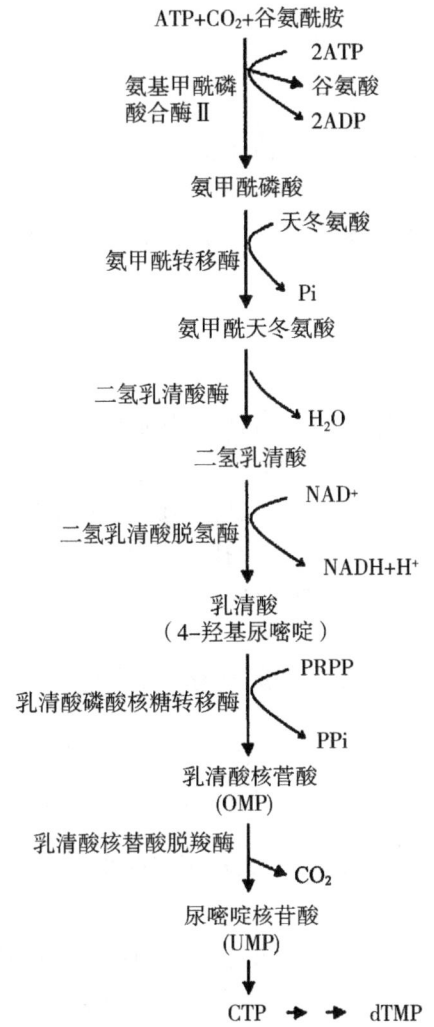

图 9-3 嘧啶核苷酸合成代谢途径

2. 嘧啶核苷酸的代谢紊乱　当乳清酸磷酸核糖转移酶（orotate phosphoribosyl transferase）和乳清酸核苷酸脱羧酶缺陷时，乳清酸不能转化为尿嘧啶核苷酸，在血中堆积，并且随尿排出增多，称为乳清酸尿症（orotic aciduria），它是一种罕见的嘧啶核苷酸代谢紊乱。因乳清酸在尿中溶解度较低，患者尿液中可见无色针状乳清酸结晶。

乳清酸尿症是一种常染色体隐性遗传性疾病，是由于催化嘧啶核苷酸从头合成反应的酶缺陷所致，主要表现为尿中排出大量乳清酸、生长迟缓和重度贫血。如在尿液中发现有针状乳清酸结晶，即可诊断该症。临床上纯合子型极少见，其酶缺乏较严重，酶活性仅为正常人的 1%～5%，杂合子型患者酶缺陷较轻，尿中乳清酸量仅轻度增加，临床无明显血液学及其他症状。

临床用乌拉地尔或胞嘧啶治疗该病，但用叶酸或维生素 B_{12} 治疗无效。乌拉地尔经磷酸化可生成尿嘧啶核苷酸，抑制氨基甲酰磷酸合成酶Ⅱ的活性，从而抑制嘧啶核苷酸的从头合成和乳清酸的生成。

第十章

常用抗原抗体检测技术

抗原抗体检测技术是基于抗原抗体反应原理进行的。抗原抗体反应是指抗原与相应抗体之间所发生的特异性结合反应,它可发生于体内,也可发生于体外。在体内可介导吞噬、溶菌、杀菌、中和毒素等作用;在体外则根据抗原的物理性状、抗体的类型及参与反应介质(如电解质、补体、固相载体等)的不同,分为凝集反应技术、沉淀反应技术、补体参与的反应技术、中和反应技术等类型。因抗体主要存在于血清中,在检测抗原抗体时多采用血清做试验,所以体外抗原抗体反应也叫血清学反应。

第一节 抗原抗体反应

抗原与抗体特异性结合是建立在抗原决定簇(表位)与抗体超变区的结构互补性与亲和性基础上的,这种特性是由抗原、抗体分子的空间构型决定的。它们之间的结合是抗原与抗体表面沟槽的互补结合。

一、抗原抗体反应的基本原理

(一)抗原抗体的结合力

1. 静电引力 静电引力是抗原抗体分子带有相反电荷的氨基和羧基基团之间的相互吸引力,又称为库伦引力。例如,一方分子上带有碱性氨基酸(如赖氨酸)游离氨基($-NH_3^+$)或酸性氨基酸(如天门冬氨酸)游离羧基($-COO^-$),则可与另一方分子上带相反电荷的对应基团相互吸引,使两者结合。这种引力的大小和两电荷间的距离的平方成反比。

2. 范登华引力 范登华引力是原子与原子、分子与分子互相接近时发生的一种吸引力,实际上也是电荷引起的引力。由于抗原与抗体两个不同大分子外层轨道上电子之间的相互作用,使得两者电子云中的偶极摆动而产生吸引力,促使抗原抗体相互结合。这种引力的能量小于静电引力。

3. 氢键结合力 氢键结合力是供氢体上的氢原子与受氢体原子间的引力。如分子中的氢原子和电负性大的氮、氧等原子的相互吸引力。当具有亲水基团(如 -OH,$-NH_2$ 及 -COOH)的抗体与相应的抗原接近时,相互间即可形成氢键,使抗原与抗体相互结合,并更具有特异性。氢键结合力较范登华引力的结合力强。

4. 疏水作用力 在水溶液中,两个疏水基团相互接触,由于对水分子排斥趋向聚集而产生的力称为疏水作用力。当抗原表位与抗体超变区靠近时,相互间正、负极性消失,由静电引力形成的亲水层也立即失去,排斥了两者之间的水分子,从而促进抗原与抗体间的相互吸引而结合。疏水作用力是抗原抗体结合力中最强的。

(二)抗原抗体的亲和性与亲和力

抗原抗体亲和性是指抗体分子上一个抗原结合点与对应的抗原表位之间相适性而存在着的引力,它是抗原抗体之间固有的结合力。

抗体的亲和力是指抗体结合部位与抗原表位之间结合的强度,与抗体结合价直接相关,也与抗原表位的数目有关。如 IgG 为 2 价,亲和力为单价的 10^3 倍,IgM 为 5～10 价,亲和力为单价的 10^7 倍。

(三)亲水胶体转化为疏水胶体

大多数抗原为蛋白质，抗体是球蛋白，在通常的血清学试验中，溶液的 pH 往往高于其等电点，因此两者均带负电荷，其周围出现极化的水分子和阳离子，这样就形成了水化层，成为亲水胶体，避免了蛋白质分子间靠拢、凝集和沉淀。当抗原抗体的结合后，使水化层表面电荷减少或消失，水化层变薄，抗原抗体复合物由亲水胶体转化为疏水胶体，此时再加入电解质如 0.85% NaCl 溶液，则进一步使疏水胶体物相互靠拢聚集，形成可见的抗原抗体复合物。

二、抗原抗体反应的特点

1. 特异性　抗原抗体的特异性是指抗原分子上的抗原决定簇和抗体分子超变区结合的特异性，是由这两个分子之间空间结构的互补性决定的。抗原抗体的结合部位由抗体分子 VH 区和 VL 区上各自具有的三个高变区共同组成，该部位形成一个与抗原决定簇互补的槽沟，决定了抗体的特异性。不同的抗体超变区氨基酸残基的沟槽形状千变万化，只有与其结构互补的抗原决定簇才能如楔状嵌入，所以抗原与抗体的结合具有高度的特异性。

2. 可逆性　抗原与抗体结合形成复合物后，在一定条件下，又可以解离为游离的抗原与抗体，这种特性称为抗原抗体反应的可逆性。抗原抗体的结合是分子表面的非共价键结合，形成的复合物是不牢固的，在一定条件下可以解离，因此抗原抗体反应形成复合物的过程是一个动态平衡。

抗原抗体复合物解离取决于两方面的因素：一是抗体对应抗原的亲和力，二是环境因素。高亲和力抗体的抗原结合部与抗原表位在空间构型上非常适合，两者结合牢固，不容易解离。反之，低亲和力抗体与抗原形成的复合物较易解离。环境 pH 过高或过低均可破坏离子间静电引力，降低抗原抗体的结合力，促使其解离。免疫技术中的亲和层析法，常通过改变环境 pH 和离子强度促使抗原抗体复合物解离，从而纯化抗原或抗体。

3. 比例性　抗原抗体特异性反应时，生成复合物的量与反应物浓度之间存在着一定量比关系，只有当二者浓度比例适当时，才出现可见的反应，称为抗原抗体反应的比例性。例如沉淀反应，若向一排试管中加入一定量的抗体，然后依次向各管中加入递增浓度的相应可溶性抗原，结果随着抗原浓度的增加，沉淀很快大量出现，但超过一定范围后，沉淀速度和沉淀物的量随抗原浓度的增加反而降低，直至最后不出现沉淀物。根据所形成的沉淀物及抗原抗体的比例关系可绘制出反应曲线（见图 10-1）。从图中可见，曲线的高峰部分是抗原抗体分子比例合适的范围，称为抗原抗体反应的等价带。在此范围内，抗原抗体充分结合，沉淀物形成快而多。其中有一管沉淀物形成最多，上清液清晰，几乎无游离抗原或抗体存在，表明抗原与抗体浓度的比例最为合适，称为最适比。在等价带前后，由于抗体或抗原过量，上清液中可测出游离的抗体或抗原，形成的沉淀物少，这种现象称为带现象。当抗体过量时称为前带，抗原过剩时称为后带。

4. 阶段性　抗原抗体反应一般分为两个阶段，第一阶段为抗原与抗体发生特异性结合的阶段，此阶段反应快，仅需数秒至数分钟，但一般不为肉眼所见；第二阶段为可见反应阶段，抗原抗体复合物在环境因素（如电解质、pH、温度、补体）的影响下，进一步交联和聚集，表现出凝集、沉淀、补体结合等肉眼可见的反应。此阶段反应慢，往往需要数分钟至数小时。实际上这两个阶段难以严格区分，所需时间亦受多种因素和反应条件的影响，如反应开始时抗原抗体浓度较高，且两者比例恰当，则很快能形成可见反应。

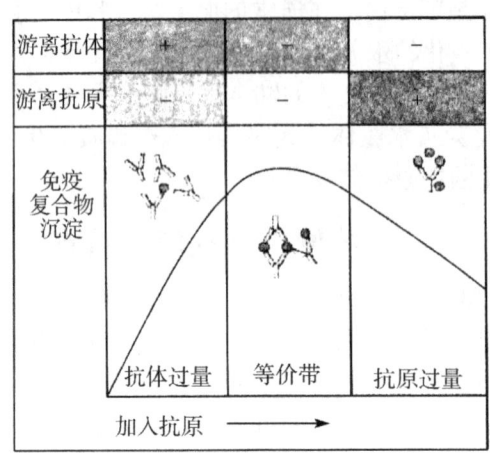

图 10-1　沉淀反应中沉淀量与抗原抗体的比例关系

三、影响抗原抗体反应的因素

影响抗原抗体反应的因素很多，归纳起来主要有两个方面：一方面是抗原抗体本身的因素，另一方面是环境因素。

（一）反应物自身因素

在抗原抗体反应中，抗原和抗体是主体，所以它们的特性直接影响反应的结果。

1. 抗原　抗原的理化性状、表面抗原决定簇的种类和数目等均可影响抗原抗体反应的结果。如颗粒性抗原与相应的抗体反应后出现凝集现象，可溶性抗原与相应的抗体反应后出现沉淀现象，单价抗原与相应的抗体反应后不出现肉眼可见现象。

2. 抗体　抗体对抗原抗体反应的影响主要有以下三个方面。

（1）来源：不同动物来源的免疫血清，其反应性存在差异。家兔等大多数动物的免疫血清，由于具有较宽的等价带，与相应抗原结合易出现可见的抗原抗体复合物；而马和人的免疫血清等价带窄，抗原不足或过剩，均易形成小分子可溶性复合物。

（2）浓度：抗体的浓度是相对于抗原而言的，二者浓度合适时才易出现可见的反应结果，所以在试验前应先进行预试验，滴定抗原抗体最佳反应浓度。

（3）特异性与亲和力：特异性与亲和力是影响抗原抗体反应的关键因素，它们共同影响试验结果的准确度。

（二）环境条件

1. 电解质　抗原与抗体发生结合后，由亲水胶体变为疏水胶体的过程中必须有电解质参与，使抗原抗体复合物表面进一步失去电荷，水化层破坏，复合物相互靠拢聚集，形成大块的凝集或沉淀物。若无电解质存在，则不出现可见反应。常用 0.85% 氯化钠或各种缓冲液作抗原及抗体的稀释液和反应液。电解质的浓度不宜过高，否则会出现盐析现象（假阳性）。

2. 酸碱度　蛋白质具有两性电离性质，因此每种蛋白质都有固定的等电点。抗原抗体反应必须在合适的 pH 环境中进行，pH 过高或过低都将影响抗原与抗体的理化性质。抗原抗体反应一般在 pH 为 6~9 的环境中进行。当 pH 达到或接近颗粒性抗原的等电点时，即使无相应抗体存在，也会引起抗原非特异性的凝集（自凝），造成假阳性结果。

3. 温度　抗原抗体反应必须在合适的温度下进行，一般以 15~40℃ 为宜，最佳反应温度为 37℃。温度升高可加速分子运动，抗原与抗体碰撞机会增多，反应加速。若温度高于 56℃ 时，可导致已结合的抗原抗体复合物解离，甚至变性或破坏。温度越低，结合速度越慢，但结合牢固，更易于观察。某些特殊的抗原抗体反应，对温度有一些特殊的要求，如冷凝集素在 4℃ 左右与红细胞结合最好，20℃ 以上反而解离。

此外，适当振荡和搅拌也能促进抗原抗体分子的接触，加速反应，其作用与反应物粒子大小成正比。

四、抗原抗体反应的对照设置

抗原抗体反应的影响因素较多，因此应十分注意实验条件的选择和稳定性，必须严格设置好试验对照。对照是实验质量控制的手段之一，目的在于消除无关变量对实验结果的影响。按对照的内容和形式的不同，对照实验通常分为以下几种类型。

1. 阳性对照　阳性对照是检验实验有效性的标准，同时也作为结果判断的对照。阳性对照品的基本组成与检测标本的组成一致。

2. 阴性对照　阴性对照品的基本组成除了不含待测物质（抗原或抗体）以外，其余成分应尽量与检测标本的组成相一致，能客观比较和鉴别处理因素之间的差异。阴性对照品须先行检测，确定其中不含待测物质。

3. 空白对照　指仅用稀释液代替检测样本，不做其他任何实验处理的对照组。空白对照能明白地对比和衬托出实验组的变化和结果。

4. 标准品对照　在定量测定的免疫学实验中，标准品的设置是能够定量的基础。实验应含有制作标准曲线用的（参考）标准品，一般包括覆盖可检测范围的四至五个浓度。

五、抗原抗体反应的技术类型

随着免疫学技术的飞速发展，新的免疫学测定方法不断出现，使免疫学实验技术更加特异、敏感和稳定。目前根据抗原和抗体性质的不同、反应条件的不同以及抗原抗体反应的现象、结果的不同，可把抗原抗体检测技术分为五种类型（见表10-1）。

表10-1　抗原抗体反应的技术类型

技术类型	实验技术	检测方法	敏感度
凝集技术	直接凝集技术	用裸眼、放大镜或显微镜观察红细胞或胶乳等颗粒的凝集现象	+
	间接凝集技术	同上	++
	凝集抑制技术	同上	+++
	协同凝集技术	同上	+++
	抗球蛋白凝集技术	同上	+++
沉淀技术	液相沉淀技术	观察沉淀、检测浊度	+++
	凝胶扩散技术	观察扫描沉淀线或环	+
	凝胶电泳技术	观察扫描沉淀峰、弧等	++
补体参与的检测技术	补体溶血技术	以裸眼或光电比色仪观察测定溶血现象	++

第二节　免疫原与免疫血清的制备

抗原和抗体是免疫学检验的两大基本因素，抗原的纯化是制备特异性抗体的先决条件。抗体是生物学及医学领域中应用最广泛的制剂，免疫学检验中尤其需要各式各样的抗体。抗体的质量直接关系到检验结果的特异性和敏感性，因此抗体制备技术是免疫学技术的基础，迄今为止，其发展已经历了三个阶段，第一代抗体为用纯化抗原免疫动物获得的血清多克隆抗体（polyclonal antibody，PcAb），第二代抗体是用B细胞杂交瘤技术制备的单克隆抗体（monoclonal antibody，McAb），第三代抗体为基因工程抗体（genetic engineering antibody，GeAb）。

一、免疫原的制备

免疫原是能激发机体免疫系统产生特异性抗体或致敏淋巴细胞的抗原。免疫原的纯度可直接影响免疫血清的特异性，因此抗体制备的首要步骤是制备并纯化免疫原。天然的免疫原绝大多数是多种成分的混合体，所以必须从复杂的混合体中提取出某种单一成分，经纯化后才可用做免疫原制备相应的抗体。根据免疫原的性质及来源不同，其纯化方法也有所不同。

（一）颗粒性免疫原的制备

天然的颗粒性免疫原主要是指人、动物或寄生虫的细胞以及细菌细胞抗原等，制备方法相对较简单。

1. 绵羊红细胞的制备　绵羊红细胞是制备溶血素的免疫原，制备方法是采集健康绵羊的静脉血，立即注入无菌带有玻璃珠的三角烧瓶内，充分摇动15～20 min，除去纤维蛋白，即得抗凝绵羊全血。免疫动物前，取适量抗凝血于离心管中，以无菌生理盐水洗涤细胞三次（2 000 r/min，每次10 min），然后取压积红细胞，稀释成10^6/mL浓度的细胞悬液即可。

2. 细菌免疫原的制备　选用经鉴定合格的标准菌株，接种于固体或液体培养基，置温箱37℃培养24 h。菌体抗原经100℃水浴2～2.5 h杀菌并破坏鞭毛抗原即可应用。而鞭毛抗原要选用有动力的菌株，菌液用0.3%～0.5%甲醛处理。有些寄生虫卵也可制成抗原悬液供免疫用。

（二）可溶性免疫原的制备

蛋白质、细菌毒素、糖蛋白、脂蛋白、酶类和核酸等均为可溶性抗原，它们大部分来源于组织和细胞，成分复杂，免疫动物前需要进行纯化。其制备过程如下：①选取合适的组织和细胞并将其破碎。②选用适当的方法从组织和细胞匀浆中提取目的蛋白或其他抗原。③采用层析法等将可溶性抗原进一步纯化。④鉴定抗原的纯度。

1. 蛋白质抗原的制备　不同的蛋白质结构不同，它们的溶解度也不相同，大部分蛋白质都可溶于水、稀盐、稀酸或稀碱溶液，少数与脂类结合的蛋白质则溶于乙醇、丙酮、丁醇等有机溶剂。

（1）水溶液提取：由于蛋白质大部分溶于水、稀酸和稀碱溶液，因此提取蛋白质以水溶液为主，其中尤以稀盐液和缓冲液对蛋白质的稳定性好，溶解度高。

（2）有机溶剂提取：一些不溶于水、稀盐、稀酸或稀碱溶液的蛋白质和酶，常用不同比例的有机溶剂来提取，如用70%～80%乙醇提取麸蛋白。

2. 核酸抗原的制备　核酸分为两大类：一类为核糖核酸（RNA），另一类为脱氧核糖核酸（DNA）。核酸是两性化合物，在一定的pH值下溶于水，其水溶液呈酸性，不溶于乙醇等有机溶剂。细胞内的核酸常和蛋白质结合成核蛋白，两种核糖核蛋白的溶解度与溶液电解质的浓度、酸碱度有关，调节电解质溶液的浓度和酸碱度，可使核糖核蛋白和脱氧核糖核蛋白分离开来。

（1）RNA的提取：RNA在细胞中主要有三种类型：mRNA代谢不稳定，提取时要求条件较严格；分离tRNA时，将细胞破碎，用酸处理即可得到沉淀物；rRNA占全部RNA的80%以上，比较稳定，一般提取的大分子RNA主要来源此部分。提取核内rRNA时常先将细胞核分离后再进行，以避免其他细胞组分RNA的干扰。

（2）DNA的提取：DNA主要存在于细胞核中，天然状态的DNA绝大多数是以脱氧核糖核蛋白形式存在。常用的方法是以1 mol/L氯化钠溶液抽提，得到的脱氧核糖核蛋白溶液与含有少量辛酸或戊醇的氯仿一起振荡，除去蛋白质即可。

3. 脂多糖抗原的制备　脂多糖是革兰阴性菌细胞壁中的重要成分，对宿主有毒性，即革兰阴性菌的内毒素。内毒素只有当细菌死亡裂解或用人工方法破坏细菌细胞后才能释放出来。常用苯酚法提取脂多糖。

（三）半抗原免疫原的制备

半抗原是低相对分子质量的化学物质，例如，多肽、多糖、甾族激素、脂肪胺、类脂质、核苷、某些药物（包括抗生素）以及其他化学品等。这些小分子物质无免疫原性，只有把这些半抗原与蛋白质载体或与高分子聚合物结合，才能刺激机体产生特异性抗体或致敏淋巴细胞。半抗原与载体结合的方法有物理法和化学法。物理吸附的载体有淀粉、聚乙烯吡咯烷酮、硫酸葡聚糖和羧甲基纤维素等，其通过电荷和微孔吸附半抗原。化学法则是利用功能基团将半抗原连接到载体上。

1. 载体的选择　载体有蛋白质、多肽聚合物、大分子聚合物和某些颗粒等。蛋白质是一种良好的载体，常用的有人血白蛋白、牛血白蛋白和牛甲状腺球蛋白等，其中牛血白蛋白溶解度大，免疫活性强，又易获得，所以最为常用。

2. 半抗原－载体连接方法　半抗原结合到载体上的数目与免疫原性有关。一般认为应连接20个以上的半抗原，才能有效地产生抗体。根据半抗原的化学结构不同，它们与载体连接的方法亦不同，主要有以下三种形式。

（1）带有游离氨基或游离羧基以及两种基团均有的半抗原，可直接与载体连接，如脑啡肽、胃泌素、胰高血糖素、前列腺素等多肽激素类。羧基可用碳化二亚胺法和混合酸酐法与载体氨基形成稳定的肽键。而带氨基的半抗原则可与载体羧基缩合，还可借助双功能试剂如戊二醛等与载体氨基连接。

（2）带有羟基、醛基、酮基的半抗原，如多糖、醇、酚、核苷以及甾族激素等，不能直接与载体连接，需要用化学方法改造成羧基后才能与载体连接。例如琥珀酸酐法可将带羟基的半抗原改造成带羧基的半抗原琥珀酸衍生物等。

（3）芳香族半抗原，由于其环上带有羧基，它邻位上的氢很活泼，极易取代，因此可先将羧基芳香胺与氨基苯丙酸或对氨基马尿酸等进行重氮化反应，然后用碳化二亚胺法使半抗原上的羧基与载体氨基缩合形成肽键；也可让半抗原的羧基先与载体缩合，再进行重氮化反应。

3. 免疫原的鉴定　纯化抗原的鉴定方法较多，常用的有聚丙烯酰胺凝胶电泳法、结晶法、免疫电泳法、免疫双扩散法等。仅用一种方法无法作纯度鉴定，只有几种方法联合应用才较可靠。蛋白质抗原的定量常用生化分析方法，根据测试抗原量的多少可用双缩脲法或酚试剂法。如果抗原极为宝贵，可用紫外光吸收法。

（四）免疫佐剂

佐剂是指与抗原一起或预先注射于机体，能够增强机体免疫应答或改变免疫应答类型的物质。佐剂本身可以有免疫原性，也可不具备免疫原性。

1. 常用的佐剂　很多物质都可作为佐剂，通常按有无免疫原性分为两类：一种是本身具有免疫原性的佐剂，如细胞因子、微生物及其产物，包括百日咳杆菌、结核分枝杆菌以及细菌脂多糖等；另一种本身无免疫原性，如液状石蜡、羊毛脂、氢氧化铝、表面活性剂等。目前应用最多的是弗氏佐剂。它是由液状石蜡、羊毛脂和卡介苗混合而成。弗氏佐剂又可分为两种：①不完全弗氏佐剂，是由液状石蜡与羊毛脂按（1~5）：1比例混合而成。②完全弗氏佐剂，在不完全佐剂中加入卡介苗（终浓度为2~20 mg/mL），即成为完全弗氏佐剂。在免疫动物时，应先将弗氏佐剂与抗原按1:1体积比混匀，制成"油包水"的乳化液。

2. 佐剂的作用机制　佐剂的作用机制较为复杂，至今尚未完全清楚，归纳起来主要有以下几种：①可以增加抗原的表面积和改变抗原活性基团构型，从而增强抗原的免疫原性。②佐剂与抗原混合可改变抗原的物理性状，易于刺激机体局部引起肉芽肿，延长抗原在局部组织的贮存时间，使抗原缓慢释放。③增强巨噬细胞的吞噬作用，刺激淋巴细胞增生，从而促进体液免疫、细胞免疫和非特异性免疫功能。

二、免疫血清的制备

纯化抗原免疫动物的血清是制备免疫血清的通用选择。由于纯化抗原常带有多个抗原决定簇，免疫动物后可刺激产生针对同一抗原不同决定簇的抗体，所以免疫血清实质上包含了多种质与量均不同的抗体，故称多克隆抗体。其特异性和效价与免疫原的种类、免疫动物的方式有关。

（一）选择免疫动物

1. 动物的种系与个体　一般来说，抗原的来源与免疫动物的亲缘关系越远，免疫原性越强，产生的免疫效果越好。而同种系或亲缘关系较近者，免疫效果差，甚至不产生抗体。如鸡与鸭、兔与大鼠之间不适于作免疫动物。动物的年龄与健康状况可影响所产生抗体的效价，年龄太小者容易产生免疫耐受，而年老体衰者，免疫应答能力低下，不易产生高效价抗体。所以选择的动物必须是适龄、健壮、体重符合要求的正常动物，最好为雄性。

2. 抗原的性质　对于不同性质的免疫原，适用的动物亦有所不同。蛋白质抗原适用于大部分动物，但有些动物体内因为有类似物质或其他原因，对某些蛋白质免疫反应极差，如家兔对胰岛素、绵羊对

IgE、山羊对多种酶类均不易产生抗体。因此，酶类抗原宜选用豚鼠，甾体激素宜选用家兔作为免疫动物。

3. 抗血清的要求　对免疫血清需求量大时，应选用马、驴或绵羊等大型动物，若需求量少则可选用家兔、豚鼠或鸡等小型动物。另外，按免疫动物的不同，所获得的抗体有 R 型（rabbit）和 H 型（horse）之分。R 型是用家兔等小型动物免疫后产生的抗体，具有较宽的抗原抗体反应等价带，适用于作诊断试剂；H 型是用马等大型动物免疫后获得的抗体，抗原抗体反应等价带较窄，一般用作免疫治疗（抗毒素血清）。

（二）确定免疫方案

1. 免疫原的剂量　免疫原的接种剂量根据抗原本身免疫原性的强弱、动物的个体状态和免疫时间来确定。一般认为，免疫原的剂量适当加大，时间间隔适当延长，可获得高效价的抗体，但免疫原剂量过大或过小都容易引起免疫耐受。第一次免疫时免疫剂量不宜过大，以免接种过量的免疫原，导致免疫麻痹；加强免疫时可增大抗原剂量。大型动物抗原剂量（以蛋白抗原为准）0.5～1 mg/只，小型动物0.1～0.6 mg/只。

2. 免疫途径　抗原进入机体的途径与抗原的吸收、代谢速度有很大的关系。常用的免疫部位有静脉、肌肉、皮下、皮内、腹腔、淋巴结、脾脏等。皮内或皮下接种时一般采用多点法注射，如足掌、背部两侧、耳后和腋窝淋巴结周围等处。若抗原稀少，可采取淋巴结内微量接种法。静脉或腹腔注射法多用于颗粒性抗原或加强免疫接种。

3. 免疫间隔时间　免疫间隔时间是影响抗体产生的重要因素，尤其是首次免疫与第二次免疫接种的间隔时间。首次免疫接种后，因机体正处于识别抗原和进行 B 细胞活化增殖阶段，如果很快进行第二次抗原刺激极易造成免疫抑制。一般蛋白质抗原以间隔 10～20 d 为优，第二次后间隔 7～10 d 加强免疫一次。若间隔时间太长，则刺激变弱，抗体效价不高。而半抗原的接种间隔要求长一些。

（三）采血

在采集免疫血清之前，要预先进行抗体效价测定。若抗体效价达到要求，应在末次免疫后一周内及时采血，否则效价将会下降。因故未及时取血，则应补充免疫一次（肌肉、腹腔或静脉内注射，不加佐剂），5～7 d 后取血。常用的动物采血法有以下几种。

1. 颈动脉放血　这是最常用的方法，对家兔、山羊等动物皆可采用。于动物颈外侧做皮肤切口，分离出颈总动脉，用丝线将远心端结扎，近心端用止血钳夹住，剪断血管，用固定止血钳将断端放入无菌瓶口，慢慢打开止血钳，动脉血立即喷射入瓶。此方法放血的速度快，动物死亡也快，取血量略少于其他放血法。放血量至动物血总量的一半时，暂时将动脉夹住片刻，再继续放血，获得的血量可以增加。

2. 心脏采血　将动物固定于仰卧位，在其胸壁探明心脏搏动最明显处，用 16 号针头与胸壁呈 45°角穿刺。本法常用于家兔、豚鼠和鸡等小型动物，但操作不当，容易引起动物中途死亡。

3. 静脉采血　可选用家兔的耳中央静脉和山羊的颈静脉采血。这种放血法可隔日一次，因此采集血液量多。如用耳静脉切开法，一只家兔可采百余毫升血液。用颈静脉采集绵羊血，一次可采集 300 mL，放血后立即回输等量 10% 葡萄糖盐水，三天后仍可重复采血。动物休息 1 周，再加强免疫一次，又可再次采血，一只羊可获 1 500～2 000 mL 血液。小鼠取血往往采取断尾或摘除眼球法，每只小鼠可获得的血液一般不超过 2 mL。

（四）分离、鉴定和保存免疫血清

1. 免疫血清的分离　采集血液后，应立即分离出血清。分离免疫血清通常采用室温自然凝固，再置于 37℃温箱 1 h，然后 4℃冰箱过夜，待血块收缩后分离血清。

2. 免疫血清的鉴定　抗血清的纯化过程会造成抗体绝对含量和活性的损失，因此，血清在应用或贮存之前还应该进行抗体效价的测定以及抗体特异性、纯度和亲和力等的鉴定。

3. 免疫血清的保存　保存抗血清的方法主要有三种：①4℃保存：抗血清在鉴定纯化前可保存在 4℃冰箱内，为防止细菌污染可将血清过滤除菌或加入防腐剂，保存的期限为三个月或半年。②冷冻保存：是常用的抗血清保存方法，将抗血清分装保存于 −70℃～−20℃，可保存 2～3 年且抗体效价无明显下降，但要避免反复冻融。③真空干燥保存：抗血清分装后，用真空干燥机进行干燥，制成干粉（水分不大于

0.2%），密封后在普通冰箱内保存 4～5 年抗体效价无明显变化。

（五）免疫血清中抗体的纯化

单价特异性是指血清只与其特异性抗原发生反应。有时免疫原不纯，含有微量的杂抗原（性质相近的），制得的抗血清中出现 2～3 种杂抗体。即使用纯抗原，也会出现抗血清的不纯，因此使用前必须进行纯化。

1. 单价特异性抗体的纯化　可以用亲和层析法将交叉杂抗原交联到琼脂糖珠 4B 上，装柱后，将预吸收的抗体通过亲和层析柱，杂抗体吸附在柱上，流出液则是单价特异性抗体。也可用吸附剂法，用不含免疫动物抗原的其他杂抗原液做成固相吸附剂，直接加到抗血清中（约 1/10），杂抗原则与杂抗体结合，上清液则为无杂抗体的单价特异性抗体。有时杂抗原较少，其他蛋白也少，加入戊二醛后不形成胶冻状，此时可加入无关蛋白进行交联，如牛血清蛋白、兔血清、马血清、卵白蛋白等。加入量以达到总蛋白的 2%～3% 为宜。

2. IgG 类抗体的纯化　特异性 IgG 的制备方法有粗提法、离子交换层析法、亲和层析法、酶解法等。粗提法大多用硫酸铵盐析法或硫酸钠盐析法。硫酸铵盐析法需经过多次沉淀，IgG 组分中还含其他杂蛋白，会产生干扰，因此盐析法粗提的 γ 球蛋白只能用于一般的实验，或者是抗体效价较高的抗血清。离子交换层析法提取 IgG 简便，不损坏抗体，既可小量提取，也可大量制备。最为常用的离子交换剂是 QAE 纤维素。亲和层析法是将纯化抗原或粗制抗原（如是单价特异性则对抗原要求不高）交联 Sepharose4B 制成亲和层析柱，将抗血清经层析柱过滤洗去未结合的杂蛋白，再用硫氰酸钾洗脱，流出的是纯化的特异性 IgG 抗体。

三、人工制备的抗体

（一）单克隆抗体

McAb 是由只识别单一抗原决定簇的 B 细胞克隆产生的同源抗体，简称单抗。其理化性状高度均一、效价高、只与一种抗原决定簇发生反应、生物活性单一，具有高度特异性又易于大量制备。

（1）单克隆抗体制备的基本原理：杂交瘤技术是在细胞融合技术的基础上，将具有分泌特异性抗体能力的致敏 B 细胞和具有无限繁殖能力的骨髓瘤细胞融合为杂交瘤细胞。这种杂交瘤细胞具有两种亲本细胞的特性，既能够分泌抗体又能在体外长期繁殖，经过克隆化后成为单个细胞克隆，分泌的抗体即为单克隆抗体。

①细胞的选择与融合：a. 致敏 B 细胞：首先用抗原免疫的 BALB/C 健康小鼠，使小鼠脾细胞被激活成为具有分泌抗体能力的浆细胞。b. 选择骨髓瘤细胞：骨髓瘤细胞为 B 细胞系恶性肿瘤，能在体外长期增殖并容易与 B 细胞融合。c. 细胞融合：细胞融合是制备单克隆抗体的中心环节。有多种方法可使细胞融合，包括物理方法（如电场诱导）、化学方法和生物学方法（如仙台病毒）等，化学法最常用的助融剂是相对分子质量为 1 000～2 000D（道尔顿）的 PEG，使用浓度在 30%～50% 之间。

②选择性培养基的应用：致敏 B 细胞与骨髓瘤细胞的融合是随机的，经过融合过程后将有几种形式的细胞出现：融合的瘤细胞与 B 细胞、融合的 B 细胞与 B 细胞、融合的瘤细胞与瘤细胞、未融合的瘤细胞、未融合的 B 细胞和细胞的多聚体形式等。这些细胞中，细胞的多聚体形式容易死亡，未融合的 B 细胞在体外仅存活 5～7d，故无须特别筛选。而未融合的瘤细胞能在体外生长繁殖，可影响杂交瘤细胞的生长，因此需要筛选去除，只留下 B 细胞杂交瘤。利用 HAT 选择培养基可以达到此目的，其作用方式是根据细胞内核苷酸的生物合成途径而设计的。

③有限稀释与抗原特异性选择：在动物免疫中，应选用高纯度抗原。一种抗原往往有多个表位，一个动物体在受到抗原刺激后产生的体液免疫应答，实质是众多 B 细胞群的抗体分泌。而针对目标抗原表位的 B 细胞只占极少部分。由于细胞融合是一个随机的过程，在已经融合的细胞中，有相当比例的无关细胞的融合体，需筛选去除。

（2）单克隆抗体制备技术流程（见图 10-2）。

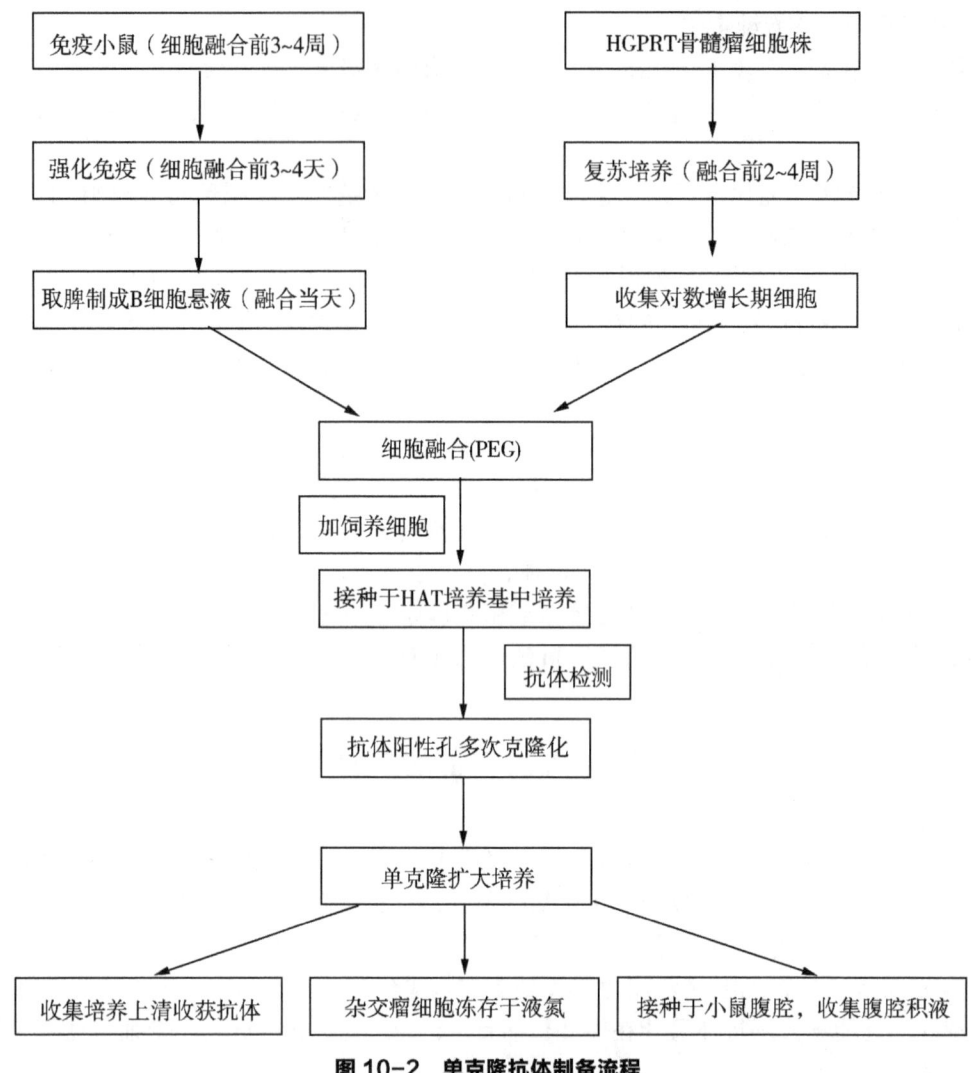

图10-2 单克隆抗体制备流程

（3）单克隆抗体在医学中的应用：单克隆抗体一问世便在生物学等医学研究领域中显示了其极大的应用价值，特别是在诊断和防治疾病、判断预后以及研究疾病发病机制等方面发挥了巨大的促进作用。目前单克隆抗体作为医学检验诊断试剂主要应用于：

①诊断各类病原体：这是单克隆抗体应用最广泛的领域，已有大量的商品诊断试剂供选择。如用于诊断乙肝病毒、疱疹病毒、巨细胞病毒、EB病毒等各种微生物感染的试剂。

②诊断和治疗肿瘤：检测肿瘤特异性抗原和肿瘤相关抗原，可用于肿瘤的诊断；利用单克隆抗体与靶细胞特异性结合，将药物带至病灶部位，为人类恶性肿瘤的免疫治疗开辟了广阔前景。

③检测淋巴细胞的表面标志：用于区分细胞亚群和细胞分化阶段。如检测CD系列标志，有助于了解细胞的分化情况、T细胞亚群的数量和质量变化，对多种疾病诊断具有参考意义。

④机体微量成分的测定：应用单克隆抗体和免疫学技术，可测定机体的多种微量成分，如酶类、激素、维生素、药物等，对受检者健康状态判断、疾病检出、指导诊断和治疗均具有实际意义。

（二）基因工程抗体

基因工程抗体又称重组抗体，是指应用DNA重组技术及蛋白工程技术对编码抗体的基因按不同的需要进行改造和加工，经导入适当的受体细胞后重新表达的抗体。

目前基因工程抗体技术主要包括两部分内容，一是应用DNA重组和蛋白质工程技术对已有的单克隆抗体进行改造，包括人源化抗体、小分子抗体、双价特异性抗体和抗体融合蛋白等的制备；二是用抗体库技术筛选、克隆新型单克隆抗体。

1. 人源化抗体

（1）嵌合抗体：该抗体又称人-鼠嵌合抗体，是从杂交瘤细胞中分离出鼠源单克隆抗体功能性V区基因，经基因重组与人抗体C区基因连接成嵌合基因后，插入适当的表达载体中，再共同转染宿主细胞，即可表达人-鼠嵌合抗体分子。嵌合抗体保留了单克隆抗体对抗原的特异亲和性，又降低了鼠抗体的免疫原性。

（2）改型抗体：该抗体是应用基因工程技术在嵌合抗体基础上用人抗体可变区的骨架区序列取代鼠源单克隆抗体CDR以外的骨架区序列，重新构成既有鼠源单克隆抗体的特异性又保持抗体亲和力的人源化抗体，该抗体对人体几乎无免疫原性。

2. 小分子抗体　小分子抗体指相对分子质量较小但具有抗原结合功能的分子片段。它的优点表现在以下几个方面：①免疫原性低且相对分子质量小，易于穿透血管或组织到达靶细胞部位，可用于免疫治疗。②可在大肠杆菌等原核细胞中表达，降低生产成本。③不含Fc段，不会与带有Fc受体的细胞结合，不良反应小。④半衰期短，有利于中和并及时清除毒素。小分子抗体包括：抗原结合片段（Fab）、可变区片段（Fv）和单链抗体等。

3. 特殊基因工程抗体

（1）双特异性抗体：又称双功能抗体。它不同于天然抗体，其两个抗原结合部位具有不同的特异性，可以同时与两种不同特异性的抗原发生结合。可通过化学交联法或将两种杂交瘤细胞融合而制备，也可采用基因工程技术制备双特异性抗体。

（2）抗体融合蛋白：是将抗体分子片段与其他蛋白融合所得到的产物。这种抗体融合蛋白具有多种生物学功能，如将抗体Fab段或Fv段与其他生物活性蛋白融合，就可将特定的生物学效应导向靶部位；将ScFv与某些细胞膜蛋白融合，则可形成嵌合受体，赋予特定细胞以结合抗原的能力；若将非抗体蛋白与抗体分子的Fc段融合，可改善其药代动力学特性，并可使某些生物学活性与抗体的生物学功能相关联。

（3）抗体库技术：抗体库技术是指用细菌克隆代替B细胞克隆来表达抗体谱。它的出现基于PCR技术的发展、大肠杆菌直接表达抗体分子片段的成功以及噬菌体显示技术的问世。抗体库技术的主要特点为：①方法简单快速，与单克隆抗体制备相比，既免去细胞融合之烦琐，又避免动物免疫之局限。②选择范围广泛，抗体基因库的抗原特异性可高达$10^8 \sim 10^{10}$。③可模拟体内免疫系统亲和力成熟过程来制备高亲和力抗体。④无须人体免疫接种过程即可获得特异性人源化抗体。⑤便于大规模生产。

第三节　凝集技术

颗粒性抗原（如细菌和红细胞等）或表面覆盖了抗原（或抗体）的颗粒状物质（如醛化红细胞、聚苯乙烯胶乳颗粒等）与相应抗体或抗原结合后，可出现肉眼可见的凝集现象，即凝集反应。根据凝集反应的原理进行抗原、抗体检测的技术为凝集技术。

在免疫学检验技术中，凝集技术根据试验方法、使用材料和测定对象的不同，可分为直接凝集技术、间接凝集技术和其他凝集技术三类。

一、直接凝集技术

细菌、螺旋体和红细胞等颗粒抗原，在适当电解质参与下可直接与相应抗体结合出现凝集，称为直接凝集。凝集反应中的抗原称为凝集原，抗体称为凝集素。常用的直接凝集技术有玻片和试管凝集技术。

（一）玻片凝集技术

1. 原理　玻片凝集技术为定性检测技术，是在玻片上进行的直接凝集技术，根据有无凝集现象的出现，可用已知的抗体检测未知的抗原。

2. 试剂与器材

（1）待检样品：OX_{19}变形杆菌，18～24 h琼脂斜面培养物。

（2）OX_{19}变形杆菌诊断血清。

（3）生理盐水。

（4）载玻片、接种环、滴管等。

3. 操作方法

（1）于洁净载玻片一端加诊断血清1滴，另一端加生理盐水1滴做对照。

（2）用接种环挑取OX_{19}变形杆菌培养物分别混于生理盐水和诊断血清中，充分混匀。

（3）将玻片轻轻摇动1～2 min，观察结果并记录报告。

4. 结果判断　对照端不发生凝集，为均匀混浊的乳状液。在诊断血清中，如混悬液由混浊变澄清并出现肉眼可见的凝集小块为阳性结果；如与对照相同，则为阴性结果。

5. 注意事项

（1）载玻片应洁净、干燥、中性，以防止和减少非特异性凝集。

（2）每一待检细菌均须作生理盐水对照，如对照凝集则表示细菌（粗糙型）发生自凝，试验结果无效。

（3）于载玻片两端涂布混合细菌时，应先将细菌与生理盐水混合，然后再将细菌于诊断血清中涂布混匀，以免将血清带入生理盐水中。

（4）试验后的细菌仍有传染性，应将载玻片及时放入消毒缸内。

（5）鉴定ABO血型时，室温若低于10℃，易出现冷凝集而造成假阳性结果。

6. 临床应用　此技术为定性检测技术，操作简便，反应迅速，但敏感性较低，主要用于细菌菌种的鉴定、分型以及ABO血型抗原的鉴定等。

（二）试管凝集技术

1. 原理　试管凝集技术是在试管内进行的直接凝集，是将已知的颗粒性抗原悬液定量地与一系列倍比稀释的待检血清等量混合，静置一段时间后，根据各管的凝集程度，判断待检血清中抗体的有无及其效价。

2. 试剂与器材

（1）待检血清、伤寒沙门菌H、O菌液（10亿/mL）、生理盐水。

（2）37℃水浴箱、试管、1 mL刻度吸管、吸球等。

3. 操作方法

（1）取洁净试管16支，分成两排放于试管架上，依次编号。

（2）另取一支试管作为稀释试管，取待检血清0.1 mL和生理盐水1.9 mL充分混匀，于每排第1管各加0.5 mL；于稀释试管内加生理盐水1 mL充分混匀后吸出1 mL于每排第2管各加0.5 mL；同法依次稀释至第7管。第8管不加血清，各加生理盐水0.5 mL作为对照。至此，第1～7管的血清稀释度为1∶20，1∶40，1∶80，1∶160，1∶320，1∶640，1∶1 280。这种稀释方法称为连续倍比稀释法。

（3）第一排每管加诊断菌液H抗原0.5 mL，第二排每管加诊断菌液O抗原0.5 mL，此时1～7各管内血清稀释度又增加1倍，分别为1∶40，1∶80，1∶160，1∶320，1∶640，1∶1 280，1∶2 560。

4. 结果判断　判断结果时，要有良好的光源和黑暗的背景。先不振摇，观察管底凝集物和上清浊度。然后轻摇或用手指轻弹管壁使凝集物悬浮，观察凝集块的松软、大小、均匀度和悬液浊度。

（1）先观察盐水对照管：对照管应无凝集现象。管底沉积呈圆形、边缘整齐，轻摇则沉积菌分散，均匀混浊。

（2）再观察试验管：伤寒沙门菌O抗原凝集物呈颗粒状，轻摇时不易升起和离散，往往黏附于管底；H抗原凝集物呈棉絮状，沉于管底，轻摇易升起和离散。根据凝集的强弱程度，可将试验结果划分为以下等级：

"＋＋＋＋"：细菌全部凝集，管内液体澄清，可见管底有大片边缘不整的白色凝集物，轻摇时可见明显的颗粒、薄片或絮状物。

"+++"：细菌大部分凝集，液体轻度混浊，管底有边缘不整的白色凝集物，轻摇时可见较明显的颗粒、薄片或絮状物。

"++"：细菌部分凝集，液体较混浊。

"+"：细菌仅少量凝集，液体混浊。

"-"：细菌不凝集，液体混浊度和管底沉积物与对照管相同。

（3）判断待检血清抗体的效价：以出现"++"凝集强度的血清最大稀释度作为待检血清的抗体效价（滴度）。

5. 注意事项

（1）抗原、抗体在比例适当时，才出现肉眼可见的凝集现象。如抗体浓度过高，则无凝集物形成，出现前带现象，此时须加大抗体稀释度重新试验。

（2）判断结果时，应在暗背景下透过强光观察。

（3）注意温度、pH、电解质对试验结果的影响。

（4）抗原、抗体加入后要充分振摇，以增加抗原抗体的接触。

6. 临床应用 该技术是一种经典的半定量检测技术，操作简单，但敏感性不高，主要用于辅助诊断疾病或进行流行病学调查，如诊断伤寒和副伤寒的肥达反应和诊断斑疹伤寒、恙虫病、立克次体感染的外-斐反应等。

二、间接凝集技术

将可溶性抗原（或抗体）吸附于适当大小的颗粒性载体的表面，然后与相应抗体（或抗原）作用，在适宜的电解质存在的条件下，出现特异性凝集现象，称间接凝集或被动凝集。

（一）常用的载体

良好载体应具有以下的基本特点：①在生理盐水或缓冲液中无自凝倾向。②大小均匀。③比重与递质相似，短时间内不能沉淀。④无化学或血清学活性。⑤吸附抗原（或抗体）后，不影响其活性。

载体的种类很多，如聚苯乙烯乳胶、白陶土、活性炭、人和多种动物的红细胞、某些细菌等。目前被广泛应用的是人O型红细胞和绵羊红细胞，尤以后者应用更广，因为其来源方便，且其表面有大量的糖蛋白受体（约1 000个以上），极易吸附某些抗原物质，吸附性能好，且大小均匀一致。

（二）技术类型

（1）根据载体的不同，间接凝集技术可分为间接炭凝集、间接乳胶凝集和间接血凝技术等。

（2）根据用量和器材的不同间接凝集技术又可分为试管法（全量法）、凹板法（半微量法）和反应板法（微量法）。

（3）根据吸附物不同可将其分为正向间接凝集技术（吸附抗原）、反向间接凝集技术（吸附抗体）和间接凝集抑制技术。

①正向间接凝集技术：用抗原致敏载体以检测标本中的相应抗体。

②反向间接凝集技术：用特异性抗体致敏载体以检测标本中的相应抗原。

③间接凝集抑制技术：以抗原致敏的颗粒载体及相应的抗体为诊断试剂，检测标本中是否存在与致敏抗原相同的抗原，称为正向间接凝集抑制技术。检测方法为先将标本与抗体试剂作用，然后再加入致敏的载体，若出现凝集现象，说明标本中不存在相同抗原，抗体试剂未被结合，因此仍与载体上的抗原起作用。同理可用抗体致敏的载体及相应的抗原作为诊断试剂，以检测标本中的抗体，此法称反向间接凝集抑制技术。

（三）间接血球凝集技术（间接血凝技术）

1. 原理 间接血球凝集技术是根据红细胞表面的吸附作用而建立起来的，将可溶性抗原或抗体吸附于红细胞表面，此时红细胞称为"致敏红细胞"。这种致敏的红细胞与相应的抗血清或抗原相遇可产生凝集现象。

2. 试剂与器材

（1）伤寒杆菌O抗原致敏红细胞、伤寒杆菌O_{901}，免疫兔血清、生理盐水。

（2）试管、吸管、吸球等。

（3）37℃水浴箱。

3. 操作方法

（1）小试管9只标记号码后置于试管架上。

（2）于第1管加入生理盐水0.9 mL，其余各管各加入0.5 mL。

（3）吸取已加热灭菌的免疫兔血清0.1 mL加入第1管，吹吸混匀后取0.5 mL注入第2管，同样将第2管的血清与盐水混匀，取0.5 mL注入第3管。如此依次稀释直至第8管。自第8管吸出0.5 mL弃去。第9管不加血清做对照。

（4）于每管加入0.5 mL已经致敏的0.5%绵羊红细胞悬液，混匀后放入37℃水浴中2 h后观察结果。

4. 结果判断 凡红细胞沉积于管底，集中呈一圆点的为不凝集，即"–"。若红细胞凝集，则凝集物分布于管底周围为阳性结果，根据红细胞凝集的程度判断阳性反应的强弱：

"＋＋＋＋"：红细胞形成片层凝集，均匀布满管底，或边缘皱缩如花边状（与肥达反应一致）。

"＋＋＋"：红细胞形成片层凝集，面积略多于"＋＋"情况。

"＋＋"：红细胞形成层凝集，面积较小，边缘较松散。

"＋"：红细胞沉积于管底，周围有散在少量凝集。

通常以出现"＋＋"凝集的血清最高稀释度为判定滴度终点。

5. 注意事项

（1）严重溶血或严重污染的血清样品不宜检测，以免发生非特异性反应。

（2）每次检测，阴性、阳性和稀释液对照只需各做一份。

6. 临床应用 间接凝集技术具有快速、敏感、操作简便、无须特殊的实验设备等优点，因此在临床检验中广为应用。可用于检测病原体的可溶性抗原，也可用于检测各种抗体的蛋白质成分。

（四）胶乳凝集技术

1. 原理 胶乳凝集技术是将可溶性抗原或抗体吸附于胶乳颗粒表面，此时颗粒称为"致敏胶乳颗粒"。这种致敏的胶乳颗粒与相应的抗血清或抗原相遇可产生凝集现象。如用乳胶凝集技术检测类风湿因子（RF）。类风湿关节炎是一种自身免疫性疾病，患者可产生自身抗体，即类风湿因子（一种抗变性IgG的抗体，多为IgM类抗体），将变性IgG包被于聚苯乙烯胶乳颗粒上，此致敏胶乳颗粒与待测血清中的RF相遇时，即可发生肉眼可见的凝集。

2. 试剂与器材

（1）待检血清、阳性对照血清、阴性对照血清。

（2）类风湿乳胶诊断试剂（吸附有变性IgG的聚苯乙烯胶乳颗粒乳胶颗粒，将IgG经63℃ 10 min处理，可获得变性的IgG）。

（3）载玻片、毛细滴管等。

3. 操作方法

（1）取洁净载玻片一张，用标记笔划分为3格，用毛细滴管分别向3格内加1滴待检血清、阳性对照血清、阴性对照血清。

（2）再分别向3格内加致敏乳胶颗粒1滴，用牙签充分混匀后，摇动载玻片2~3 min，观察结果。

4. 结果判断

（1）肉眼观察出现凝集为阳性，不出现凝集为阴性。

（2）玻片法为定性实验，也可以用试管法作定量测定。

5. 注意事项

（1）试剂应保存在4℃，切勿冻存。使用前应平衡试剂接近室温并摇匀。

（2）日光灯光线不利于观察结果。

6. 临床应用　常用于可溶性抗原或抗体的检测。

三、其他凝集技术

（一）抗球蛋白技术

1. 原理　抗球蛋白参与的血凝技术由 Coombs 于 1945 年建立，故又称为 Coombs 试验，是检测抗红细胞不完全抗体的一种方法。所谓不完全抗体，多半是 IgG 类抗体，能与相应的抗原牢固结合，但在一般条件下不出现可见反应。Coombs 利用抗球蛋白抗体作为第二抗体，连接与红细胞表面抗原结合的特异抗体，使红细胞凝集。

2. 技术类型与应用　根据试验原理不同分为直接 Coombs 试验和间接 Coombs 试验。

（1）直接 Coombs 试验：为直接检测红细胞表面有无不完全抗体的试验。患者体内抗红细胞抗原的不完全抗体与红细胞表面抗原结合形成致敏红细胞，但不完全抗体不能使致敏红细胞互相连接而凝集。当加入抗球蛋白血清（完全抗体）时，便与红细胞表面的不完全抗体结合，在致敏红细胞之间搭桥，出现凝集现象。本试验可用玻片法做定性测定，也可用试管做半定量分析，主要用于新生儿溶血症、输血反应、自身免疫溶血性贫血等疾病的检测。

（2）间接 Coombs 试验：即用已知的不完全抗体检测受检红细胞上相应的抗原，或用已知红细胞抗原检测待测血清中相应的不完全抗体。将受检血清与具有相应抗原的红细胞反应，若受检血清中含有相应的不完全抗体，红细胞被致敏，再加入抗球蛋白血清就可出现可见的红细胞凝集。Coombs 试验还可采用专一特异性的抗球蛋白血清，如抗 IgG、抗 IgA 或抗 IgM 以及抗补体血清等，用来分析结合于红细胞上不完全抗体的类别。

本试验是一种极为敏感的检查不完全抗体的方法，也是 Rh 血型物质检出的确证试验。凡酶法或其他方法检测红细胞为 Rh– 时，必须用本法证实，以排除弱阳性。本试验操作烦琐，受条件影响大，如温度、时间、离子强度、离心速度等均会影响试验结果。间接 Coombs 试验多用于检测母体抗 –Rh 抗体，以便及早发现和避免新生儿溶血的发生。此外也可用于检测输血、血制品、器官移植所致的免疫性血型抗体以及交叉配血。

（二）协同凝集技术

金黄色葡萄球菌细胞壁成分中的 A 蛋白能与人及多种哺乳动物（猪、兔、羊、鼠等）血清中的 IgG 类抗体的 Fc 段结合。IgG 的 Fc 段与 SPA 结合后，两个 Fab 段暴露在葡萄球菌表面，仍保持其抗体活性和特异性，当其与特异性抗原相遇时，可出现凝集现象。在此凝集反应中，金黄色葡萄球菌菌体为 IgG 抗体的载体。

第四节　沉淀技术

沉淀反应是指可溶性抗原和抗体特异性结合后，形成的复合物以沉淀物的形式出现。根据沉淀反应的原理进行抗原抗体检测的技术为沉淀技术。根据试验中使用的介质和检测方法不同，可将其分为凝胶内沉淀和液体内沉淀两种技术类型。

一、凝胶内的沉淀技术

凝胶内沉淀技术是以适宜浓度的琼脂（或琼脂糖）凝胶作为介质，可溶性抗原和相应抗体在凝胶中扩散，形成浓度梯度，在抗原与抗体比例适合处出现肉眼可见的沉淀环或沉淀线。琼脂凝胶含水量在 98% 以上，形成凝胶网络，将水分固相化，因此可将凝胶视为一种固相化的液体。可溶性抗原和抗体分子在凝胶内扩散，犹如在液体中自由运动。但抗原与相应抗体结合后，形成的大分子复合物则被网络固定于凝胶内。盐水浸泡后能去除游离的抗原或抗体，将琼脂凝胶干燥后进行染色分析，可长期保存。根据试验时抗原与抗体反应的方式和特性，分为单向免疫扩散技术、双向免疫扩散技术，以及与电泳技术结合的免疫电泳、对流免疫电泳和火箭电泳技术等。

（一）单向琼脂扩散技术

1. 原理　在含有特异抗体的琼脂板中打孔，并在孔中加入定量的抗原，当抗原向周围扩散后与琼脂凝胶中的抗体相结合，即形成白色沉淀环，其直径或面积与抗原浓度呈正相关。同时用标准抗原或国际参考蛋白制成标准曲线，即可用以定量检测未知标本的抗原浓度（g/L 或 U/mL）。

2. 试剂与器材

（1）2% 离子琼脂或生理盐水琼脂凝胶、标准马－抗人 IgG 血清（抗体）、工作标准参考蛋白、稀释的单人份待检血清标本，浓度为 1 : 50 等。

（2）已制备好的含有 1% 马－抗人 IgG 抗体的琼脂凝胶板。

（3）PBS（pH7.2，0.01 m）、打孔器、微量加样器、湿盒。

（4）37℃温箱。

3. 操作方法

（1）标准曲线的制备。

①制备琼脂：按照玻片的大小，制作琼脂板所需要的 1% 琼脂凝胶。

②稀释抗体：用 pH7.2 的 PBS 稀释标准抗－人 IgG 抗体，终浓度为抗体效价的一倍。例如，血清效价为 1 : 140，原血清即应按 1 : 70 稀释。分装试管，其分装量应与 2% 盐水琼脂量相等。

③制备琼脂板：将已稀释的抗－人 IgG 抗体于 56℃水浴中预热约半分钟，再倾注于已溶化并维持在 56～60℃的 2% 盐水琼脂管中，用拇指将管口堵紧。翻转试管 1～2 次，将抗体与琼脂混合均匀（注意：抗体与琼脂混合时切勿产生气泡），马上倾注于载玻片上，凝固后即成为琼脂凝胶板。

④打孔：将琼脂板置于模板上，在同一直线上用打孔器打孔 5 个，孔距 10 mm。

⑤稀释不同浓度的标准参考蛋白（工作标准）：根据说明书进行稀释。

⑥加样：将已稀释的不同浓度的工作标准蛋白依次用微量加样器每孔加入 10 μL。

⑦扩散：将加样的琼脂凝胶板放湿盒中，置 37℃温箱 24 h。

⑧制作标准曲线：用量角规测量并记录沉淀环直径，然后以沉淀环直径为纵坐标，以标准参考蛋白量（U/mL）为横坐标，在半对数坐标纸上绘制成标准曲线。

（2）人血清中 IgG 的测定。

①打孔：将已制备好的抗体琼脂凝胶板置打孔模板上，每一琼脂凝胶板可打孔 4 个（孔径 3 mm，孔距 10 mm）。

②加样：将待测血清用 PBS 作 1 : 50 稀释，用微量加样器取 1 : 50 稀释的单人份血清标本 10 μL 加入孔中，每份标本应各加两孔。

③扩散：做好标记放于湿盒中，置 37℃温箱，24 h 后观察结果。

4. 结果判断　测量各份标本的沉淀环直径并记录结果，然后用标准曲线测出每份标本所含 IgG 的量（U/mL），并换算为单位是 mg/mL 的数值。

5. 注意事项

（1）在制作标准曲线时，为减少误差，至少应做两份以上标准板。

（2）加样时，每吸取一份标本均应更换塑料吸头。

6. 临床应用　本技术可用于检测正常人群或患者血清中的 IgG、IgA 及 IgM 的水平。

（二）双向琼脂扩散技术

1. 原理　双向免疫扩散技术是指可溶性抗原与相应抗体在琼脂介质中相互扩散，彼此相遇后形成一定类型的特异性沉淀线。沉淀线的特征与位置不仅取决于抗原抗体的特异性及两者之间的比例，而且与其分子大小及扩散速度相关。当存在多个抗原、抗体系统时，可呈现多条沉淀线乃至交叉反应。依据沉淀线的形态、条数、清晰度及位置可了解抗原或抗体的浓度、特异性等。

2. 试剂与器材

（1）1% 琼脂（生理盐水配制）管，每管约 4 mL、脐带血清、待测血清、AFP 免疫血清。

（2）打孔器、载玻片、微量加样器、湿盒等。

（3）37℃温箱。

3. 操作方法

（1）制备琼脂：将已溶化的1%盐水琼脂管放入58~60℃水浴箱中平衡温度备用。

（2）制备琼脂板：将载玻片置于水平桌面上，倾注已溶化琼脂4 mL，使之成为厚度约1.5 mm琼脂板。

（3）打孔：待琼脂凝固后，将打孔模板置于琼脂板下，用打孔器在琼脂板上打孔，孔距6 mm，呈梅花形排列，即中间一个孔，周围六个孔，将孔内琼脂用注射器针头挑出。

（4）加样：用微量移液器取10 μL AFP免疫血清准确加入中央孔内，上下孔各加10 μL脐带血清作为阳性对照，其余孔加等量的待测血清。

（5）扩散：将加好样的琼脂板置水平湿盘内，于37℃温箱反应24 h。

4. 结果判断　待测标本如出现沉淀线，且与阳性对照的沉淀线吻合，则为阳性反应；如无沉淀线出现或出现与阳性对照沉淀线交叉的沉淀线则为阴性。

（1）融合性沉淀弧，说明两孔中抗原相同，为同一性反应。

（2）两沉淀线独自形成并交叉，说明两孔中的抗原完全不同，为非同一性反应。

（3）融合性沉淀弧出现支线，说明两孔中抗原有相同成分又有不同成分，此为部分同一性反应。

5. 注意事项

（1）倾注琼脂凝胶速度不要过快，以免琼脂溢出载玻片；倾注过程要连续，以保证琼脂板均匀、平滑。

（2）加样时，注意不要将琼脂划破，以免影响沉淀线的形状。

（3）反应时间要适宜。时间过长，沉淀线可解离造成假阴性；时间过短，则沉淀线不出现。

（4）抗体、阳性血清及待测标本应各用一支加样器，以免混淆，影响实验结果。

6. 临床应用　可用于抗原或抗体的定性、相对分子质量及其性质等的分析。

二、免疫电泳技术

（一）免疫电泳

1. 原理　免疫电泳（immunoelectrophoresis，IEP）是将区带电泳与双向免疫扩散相结合的一种免疫化学分析技术。其基本原理是将蛋白质抗原在琼脂糖凝胶中进行电泳，样品中不同的抗原成分因所带电荷、相对分子质量及构型不同，电泳迁移率各异，而被分离成肉眼不可见的若干区带。停止电泳后，在与电泳方向平行的琼脂槽内加入相应抗体进行双向免疫扩散。分离成区带的各种抗原成分与相应抗体在琼脂中扩散后相遇，在二者比例合适处形成肉眼可见的沉淀线。根据沉淀线的数量、位置和形状，与已知的标准（或正常）抗原、抗体形成的沉淀线比较，即可对样品中所含成分的种类及其性质进行分析、鉴定。

2. 临床应用　免疫电泳为定性试验，目前主要应用于纯化抗原和抗体成分的分析以及正常和异常体液蛋白的识别、鉴定等。

（二）火箭免疫电泳

1. 原理　火箭免疫电泳（rocket immunoelectrophoresis，RIE）是将单向免疫扩散和电泳相结合的一种定量检测技术。其基本原理是电泳时琼脂凝胶中的抗体不发生移动，而样品孔中的抗原在电场的作用下向正极移动，并与琼脂中的抗体发生反应，在二者比例合适时，即形成一个状如火箭的不溶性免疫复合物沉淀峰。峰的高度与样品中的抗原浓度呈正相关。用已知量的标准抗原做对照，绘制标准曲线，根据样品的沉淀峰高度即可计算出待测抗原的含量。反之，当琼脂中抗原浓度固定时，便可测定待检抗体的含量。

2. 临床应用　火箭电泳只能测定μg/mL以上的抗原含量，如低于此水平则难以形成可见的沉淀峰。加入少量^{125}I标记的标准抗原共同电泳，可在含抗体的琼脂中形成放射自显影结果。

（三）对流免疫电泳

1. 原理　对流免疫电泳（counter inmunoelectrophoresis，CIEP）是双向免疫扩散与电泳相结合的定向加速的免疫扩散技术。大部分蛋白质抗原在碱性溶液中带负电荷，电泳时从负极向正极移动，而抗体IgG相对分子质量大，暴露的极性基团较少，在缓冲液中解离的也少，向正极的移动速度较慢，电泳时由电渗引向负极的液流速度超过了IgG向正极的移动，带动抗体向负极移动，这样就使抗原和抗体定向对流并发生结合，出现肉眼可见的沉淀线。由于电场的作用，限制了抗原、抗体的自由扩散，使其定向移动，因而增加了试验的灵敏度，并缩短了试验时间。

2. 临床应用　对流免疫电泳是在琼脂扩散基础上结合电泳技术而建立的一种简便而快速的方法。此方法能在短时间内出现结果，故可用于快速诊断，敏感性比双向扩散技术高10～15倍。该方法用于可溶性抗原、抗体等分子性物质的检测与研究。

三、免疫比浊技术

经典的沉淀技术操作烦琐、敏感度低、时间长、难以自动化。根据抗原与抗体能在液体内快速结合的原理，20世纪70年代出现了微量免疫沉淀测定法，即免疫浊度测定技术，它是将液相内的沉淀技术与现代光学仪器和自动分析技术相结合的一项分析技术。当可溶性抗原与相应的抗体特异结合，在二者比例合适、并有一定浓度的电解质存在时，可以形成不溶性的免疫复合物，使反应液出现浊度。这种浊度可用肉眼观察或仪器检测到，可通过浊度推算出复合物的量，即待测抗原或抗体的量。免疫浊度技术可以测量微量的待测物质，并可在抗原抗体反应的第一阶段测得免疫复合物形成的速率，是目前定量测定微量抗原物质并广泛使用的一种高灵敏度、快速的自动化免疫分析技术。

免疫比浊技术按测量方式可分为透射免疫比浊法和散射免疫比浊法；按测定速度可分为速率比浊法和终点比浊法。

（一）透射比浊技术

1. 基本原理　抗原和抗体的特异性结合形成复合物使溶液浊度增大，当光线通过时，一部分光被免疫复合物粒子吸收，一部分被散射，还有一部分光透过复合物。在一定范围内，透射光被吸收的量与免疫复合物的量呈正相关。当抗体量恒定时，根据所测得的吸光度值即可计算出待测抗原的量。

2. 技术要点　此法要求抗原抗体反应形成的IC达到一定的数量，而且分子颗粒较大（35～100 nm）时才能精确测定，因此需时较长，敏感度相对较低，速度较慢。为了提高复合物形成速度，加入促聚剂，如4%聚乙二醇（MW 6 000～8 000），可使复合物3～10 min形成。

3. 影响因素　一是抗原或抗体量大大过剩时易出现可溶性复合物，造成测定误差。二是要保持反应管中抗体蛋白量始终过剩，使仪器的测定范围在低于生理范围到高于正常范围之间。三是结果受血脂的影响，尤其是低稀释度时，脂蛋白的小颗粒可形成浊度，使测定值假性升高。

4. 临床应用　本法较单向琼脂扩散技术和火箭电泳等一般免疫化学定量方法敏感、快速、简便。临床上广泛应用于免疫功能、肾脏功能、营养状态等的检查，肾脏疾病、心血管疾病、风湿性疾病、凝血及出血性疾病的检查。

（二）散射比浊技术

在透射比浊技术中，于光源光路的一定角度测量散射光的强度时，光电池上的电信号和散射光强度则呈成正比，经微电脑转换成被测抗原含量的方法是散射比浊技术。常用的有以下两种方法。

1. 终点散射比浊技术　抗原和抗体相遇，免疫沉淀反应立即开始，但反应达到平衡通常需10～30 min。免疫浊度测定应在复合物聚合产生絮状沉淀之前进行，否则光散射值降低，影响测定结果。因此，终点散射比浊通常是在免疫反应进行到一定时间时测量其浊度，故也可称为定时散射比浊。

2. 速率散射比浊技术　速率散射比浊技术是一种先进的动力学测定技术，1977年由Sternberg首先用于免疫学测定。所谓速率是指单位时间内抗原与抗体反应的速度。抗原与抗体结合形成免疫复合物的速度，在每个单位时间内是不相同的，在抗体过量的情况下，随着反应时间的延长，免疫复合物的总量逐渐增加，通常在25 s时出现一个反应最快的速率峰，峰值与抗原量呈正相关。

（三）免疫胶乳比浊技术

1. 基本原理　免疫胶乳比浊技术的基本原理与透射比浊技术相似。将抗体吸附到大小适中、均匀一致的胶乳颗粒上，当遇到相应抗原时，胶乳颗粒可以发生凝集。单个胶乳颗粒的大小（直径）在入射光波长之内，光线可透过。当两个以上胶乳颗粒凝聚时，则使透过光减少，吸光度（A 值）与胶乳凝聚程度成正比，并与待测抗原量直接相关。

2. 技术要点　适用于免疫胶乳浊度测定法的胶乳，其大小（直径）应稍小于入射光的波长，目前多用直径为 200 nm 的胶乳颗粒。

3. 影响因素　首先是选择合适的胶乳，用 500 nm 波长者，选择 100 nm 颗粒；用 585 nm 波长者，则选用 100～200 nm 颗粒。其次，为了保证抗原抗体的活性，一般用物理吸附法。

4. 临床应用　由于数个胶乳发生凝集即能引起透光度的改变，因此可大大提高浊度技术的灵敏度，检出限可达 μg/L 或 ng/L 水平。其应用参见透射比浊技术学和生命科学的各个领域。

第五节　酶免疫技术

根据应用目的的不同，酶免疫技术分为酶免疫组织化学技术（enzyme immunohistochemistry technique, EIHCT）和酶免疫测定技术（enzyme immunoassay, EIA）两大类。前者以酶标记抗体作为试剂，用于组织切片或其他标本中抗原的定位检测；后者主要用于体液标本中抗原或抗体的定性或定量检测。根据抗原抗体反应后是否需要分离结合的与游离的酶标记物，EIA 又分为均相法和非均相法两类，在非均相法中采用固相材料吸附抗原或抗体，是最为常用的酶免疫测定技术，称为酶联免疫吸附技术（enzyme linked immunosorbent assay, ELISA）。

一、酶标志物的制备

（一）常用酶及其底物

1. 辣根过氧化物酶（horseradish peroxidase, HRP）及其底物　HRP 是应用最为广泛的标记用酶，自植物辣根中提取，其催化的底物为 H_2O_2 和供氢体。反应过程中 H_2O_2 为受氢体，许多化合物可作为 HRP 的供氢体，在 ELISA 中常用的供氢体为邻苯二胺（OPD）和四甲基联苯胺（TMB）。OPD 作为底物，灵敏度高，比色方便。但是其具有致癌性，稳定性差，需新鲜配制后 1 h 内使用，显色过程要避光。TMB 则更为稳定安全，而且经酶作用后由无色变蓝色，目测对比鲜明，成色反应无须避光，因此 TMB 是 ELISA 中应用最广泛的底物。

2. 碱性磷酸酶（alkaline phosphatase, AP）及其底物　AP 从大肠杆菌中提取，常用底物为对硝基苯磷酸酯（p-nitrophenylphosphate, p-NPP），产物为黄色的对硝基酚。在 ELISA 应用时，其敏感性高于 HRP，空白值也较低。但 AP 较难得到高纯度制剂，稳定性较 HRP 低，价格较 HRP 高，国内在 ELISA 中一般采用 HRP。

（二）酶标记抗体（或抗原）的制备

酶标记的抗原或抗体称为酶结合物或酶标志物。用于制备酶结合物的抗原要求纯度高，特异性强；而抗体则要求特异性强、效价高、亲和力强，易于分离纯化和批量生产。

1. 常用的标记方法

（1）戊二醛交联法：戊二醛是一种双功能交联剂，可以通过两个活性醛基，分别与酶和抗原（或抗体）的氨基结合，从而将两个分子偶联起来。

（2）过碘酸盐氧化法：本法只用于 HRP 的标记。HRP 含 18% 的糖类，过碘酸盐将其分子表面的多糖氧化为醛基，而不影响其酶活性。酶上的醛基很活泼，可与抗原（抗体）结合，形成酶标结合物。

2. 酶标志物的纯化与鉴定　按以上方法制备的结合物，需去除未结合的酶、抗原（或抗体）、酶聚合物以及抗原（抗体）聚合物，以避免游离酶增加非特异性显色反应和游离抗原（或抗体）的竞争作用，需予以纯化。纯化的方法较多，常用的有饱和硫酸铵盐析法和葡聚糖凝胶过滤法。每批制备的酶标记物都要进行免疫活性鉴定和酶标记率测定，前者常用的技术为免疫电泳或双向免疫扩散，后者则采用分光光度计技术。

二、酶联免疫吸附技术

ELISA 于 1971 年由瑞典学者 Engvall 和 Perlmann 最先用于微量 IgG 定量测定，使得酶标抗体技术得以发展成为液体标本中微量物质测定的方法。目前，临床上 ELISA 被广泛应用于各种病原体尤其是病毒的抗原或抗体的检测。

（一）基本原理

将已知抗原或抗体结合到固相载体表面，此过程称为包被，与待测抗原或抗体反应形成固相免疫复合物，再用酶标记物与固相免疫复合物发生特异性反应，加入酶底物及色原后呈色，呈色程度用吸光度值（A）表示，所测 A 值与待测抗原或抗体水平呈相关关系。

（二）固相载体

固相载体在 ELISA 中作为吸附剂和容器，不参与抗原抗体反应。可作为 ELISA 载体的材料很多，最常用的是聚苯乙烯。聚苯乙烯具有较强的吸附蛋白质的性能，抗体或蛋白质抗原吸附其上后仍保留原来的免疫学活性。聚苯乙烯为塑料，可制成各种形式，而且价格低廉，所以被普遍采用。

最常用的 ELISA 载体的形状为微量反应板，称为 ELISA 反应板，国际上标准的微量反应板为 8×12 的 96 孔式或 4×12 的 48 孔式。ELISA 反应板的特点是可以同时进行大量标本的检测，并可用仪器迅速读出结果。良好的 ELISA 板应该有吸附性能好，空白值低，孔底透明度高，各板之间、同一板各孔之间性能相近等特点。

（三）技术类型

ELISA 既可用于可溶性抗原测定又可用于抗体的测定。根据测定原理和步骤不同，分为以下技术类型。

1. 夹心法　夹心法有双抗体夹心法和双抗原夹心法两种。双抗体夹心法是检测含有两个或两个以上抗原决定簇的多价抗原时常用的方法，基本步骤如下。①包被抗体：将已知特异性抗体包被于固相载体上，形成固相抗体，洗涤除去未结合的抗体等杂质。②加待测标本并温育：使待测抗原与固相抗体结合，形成固相抗体-抗原复合物，洗涤除去其他未结合的物质。③加酶标抗体并温育：使固相抗体-抗原上的游离抗原决定簇与酶标抗体结合，形成固相抗体-待测抗原-酶标抗体复合物，洗涤除去未结合的酶标抗体。此时固相载体上带有的酶量与标本中受检物质的量正相关。④加底物显色：固相抗体-抗原-酶标抗体复合物中的酶催化底物成为有色产物。根据显色反应程度对抗原进行定性或定量分析。

同理，将可溶性抗原分别制备固相抗原和酶标抗原结合物，即可用双抗原夹心法测定标本中的抗体。

2. 双位点一步法　双位点一步法是在双抗体夹心法的基础上，应用针对抗原分子上两个不同抗原决定簇的 McAb 分别作为固相抗体和酶标抗体。测定时可同时加入待测抗原和酶标抗体进行反应，两种抗体互不干扰，经一次温育和洗涤后，即可加入底物进行显色测定。

双位点一步法中，当标本中待测抗原浓度过高时，过量的抗原会分别和固相抗体及酶标抗体结合，而不再形成夹心复合物，导致测定结果低于实际含量，称为钩状效应。钩状效应严重时甚至出现假阴性结果，必要时需将标本稀释后重新测定。双位点一步法简化了操作，缩短了反应时间，提高了敏感性与特异性，因此临床上测定大分子抗原物质均采用该技术，如乙型肝炎表面抗原（HBsAg）的测定。

（1）原理：于抗乙型肝炎病毒表面抗原（抗-HBs）包被的微量反应板孔中，加入待测标本和酶标记抗-HBs，若标本中含有 HBsAg，则形成固相抗体-抗原-酶标抗体复合物，加入酶底物显色，可根据显色程度对抗原进行定性和定量分析。

（2）试剂与材料：

① HBsAg 诊断试剂盒（酶联免疫法）。

②待测血清：静脉采血 2 mL，离心分离血清备用。

③37℃水浴、酶标仪等。

（3）操作步骤：

①平衡：取出试剂盒置室温 30 min 以上。

②稀释洗涤液：浓缩洗涤液用蒸馏水或去离子水稀释备用（稀释倍数根据具体试剂盒）。

③设置对照：每板应设阴性对照2孔，阳性对照2孔，空白对照1孔。

④加样：分别在相应孔中加入待测样品、阴、阳性对照50μL后，加酶结合物50μL，空白孔除外。充分混匀，用封板膜封板，置37℃水浴温育30 min。

⑤洗涤：小心将封板揭掉，用稀释洗涤液充分洗涤6次，每次均拍干（或用洗板机洗板）。

⑥显色：每孔加入底物A、B各50μL，轻轻振荡混匀，用封板膜封板后置37℃避光显色10 min，每孔加入50μL终止液，轻轻振荡混匀。

⑦测定A值：设定酶标仪单波长450 nm或双波长450/630 nm，读取各孔A值。

（4）结果判断：

①定性P/N值：（待测样本A值 – 空白对照A值）/（阴性对照A值 – 空白对照A值）。一般以P/N ≥ 2.1为阳性。

②定量：将已知浓度或活性单位的标准抗原或抗体，按适当比例稀释后在实验系统中进行反应，分别测定A值，以抗原或抗体水平为横坐标，以A值为纵坐标绘制标准曲线，根据检样的A值，由标准曲线获得其浓度或单位。

（5）注意事项：

①血清标本应新鲜、无溶血无污染。

②洗涤时各孔要加满洗涤液，勿使孔间交叉污染。

③试剂盒内所有物品及各种废弃物均按传染性物品处理。

④不同批号的试剂组分不得混用。

⑤由于试剂和技术操作上的原因，一次检测结果不能排除假阳性和假阴性的可能。同一份标本在不同实验室或采用不同的试剂盒可能会得出不一致的结果。因此结果有争议时，应进一步采用中和试验确认或进行HBV–DNA测定。

（6）临床意义：HBsAg是HBV感染的特异性标志，阳性见于急性乙型肝炎的潜伏期或急性期、无症状HBsAg携带者，慢性乙型肝炎、HBV相关性肝硬化或肝癌。

3. 间接法　间接法是检测抗体最常用的方法，其原理是利用固相化的特异性抗原将待测抗体固定，然后利用酶标记的抗抗体检测被固定的待测抗体。基本步骤如下：①包被抗原：用特异性抗原包被固相载体，形成固相抗原，洗涤除去未结合的抗原及杂质。②加待检血清：其中的特异抗体与抗原结合，形成固相抗原抗体复合物。洗涤除去未结合的其他免疫球蛋白及血清中的杂质。③加酶标抗抗体：与固相复合物中的特异性抗体结合，形成固相抗原–抗体–酶标抗抗体复合物。④加底物显色：抗原–抗体–酶标抗抗体复合物中的酶催化底物成为有色产物。根据显色反应程度对抗体进行定性或定量分析。目前抗丙型肝炎病毒抗体采用此法检测。

（1）原理：于HCV抗原包被的微量反应板孔中，先后加入待测标本和酶标记抗抗体，若标本中含有抗–HCV，则形成固相抗原–抗体–酶标记抗抗体复合物，加入底物显色，即可根据显色程度对抗体进行定性和定量分析。

（2）试剂与材料：

①抗–HCV诊断试剂盒。

②待测血清：静脉采血2 mL，离心分离血清备用。

③37℃水浴、酶标仪等。

（3）操作步骤：

①平衡：取出试剂盒置室温30 min以上。

②稀释洗涤液：浓缩洗涤液用蒸馏水或去离子水稀释备用（稀释倍数根据具体试剂盒）。

③设置对照：每板应设阴性对照2孔，阳性对照2孔，空白对照1孔。

④加样：于阴性和阳性对照各孔中分别加入100μL阴、阳性对照血清；空白对照孔中加稀释液100μL。其余各孔加入100μL稀释液和10μL待测标本。轻轻振荡封板后，置37℃水浴30 min。

⑤洗涤：拍出孔内液体，用洗涤液注满各孔，静置30 s，扣去洗涤液，重复6次，最后一次在吸水

纸上拍干（或用洗板机洗板）。

⑥加酶标记物：除空白对照孔外，每孔加入 100 μL 酶标志物，轻轻振荡封板后，置 37℃水浴 20 min。

⑦洗涤同步骤⑤。

⑧显色：每孔加底物液 A、B 各 50 μL，轻拍混匀后，置 37℃水浴 10 min。每孔加终止液 50 μL，轻轻混匀。

⑨测定 A 值：设定酶标仪单波长 450 nm 或双波长 450/630 nm，用空白孔校零，再读取各孔 A 值。

⑩计算临界值（CO）：CO = 0.12 + 阴性对照平均 A 值。

（4）结果判断：待测样本 A 值 ≥ CO 为抗 –HCV 阳性；A 值 < CO 为阴性。

注：阴性对照应 A 值 < 0.12，阳性对照应 A 值 ≥ 0.50。

（5）注意事项：注意事项同"ELISA 双位点一步法测定乙型肝炎病毒表面抗原"。

（6）临床意义：抗 –HCV 阳性，常伴有 HCV RNA 的存在，因此抗 –HCV 是判断 HCV 感染的一个重要标志。

4. 竞争法　竞争法一般用于抗原的检测。①包被抗体：用特异抗体包被固相载体，形成固相抗体，洗涤去除杂质。②加样：加受检标本和一定量酶标抗原，使之与固相抗体反应。如受检标本中无抗原，则酶标抗原与固相抗体结合。如受检标本中含有抗原，则酶标抗原与受检标本中的抗原以同样的机会竞争结合固相抗体，洗涤去除杂质。同时设对照。③加底物显色：显色的程度与待测抗原的量呈负相关。

当抗原中的杂质难以去除或抗原的结合特异性不稳定时，可以采用竞争法测定抗体，如乙型肝炎病毒抗 –HBe 的测定。

（1）原理：标本中的待测抗体和一定量的酶标抗体竞争结合固相抗原。标本中抗体含量愈多，结合在固相上的酶标抗体愈少，最后的显色也愈浅。

（2）试剂与材料：

①抗 –HBe：诊断试剂盒。

②待测血清：静脉采血 2 mL，离心分离血清备用。

③ 37℃水浴、酶标仪等。

（3）操作步骤：

①平衡：取出试剂盒置室温 30 min 以上。

②稀释洗涤液：浓缩洗涤液用蒸馏水或去离子水稀释备用（稀释倍数根据具体试剂盒）。

③设置对照：每板应设阴性对照 2 孔，阳性对照 2 孔，空白对照 1 孔。

④加样：于阴性和阳性对照各孔中加入 100 μL 阴、阳性对照血清；空白对照孔中加 100 μL 稀释液，其余各孔加入 100 μL 样本。除空白对照孔外，每孔加 50 μL 中和试剂，轻轻振荡封板后，置 37℃水浴 90 min。

⑤洗涤：拍去孔内液体，用洗涤液注满各孔，静置 30 s，拍去洗涤液，重复 4 次后在吸水纸上拍干（或洗板机洗板）。

⑥加酶标记物：除空白对照孔外，每孔加 100 μL 酶标志物，轻轻振荡封板后，置 37℃水浴 90 min。

⑦洗涤同⑤。

⑧显色：每孔加底物液 A、B 各 50 μL，轻轻振荡封板后，置 37℃水浴 20 min。每孔加终止液 50 μL，轻轻混匀。

⑨测定 A 值：设定酶标仪单波长 450 nm，用空白孔校零后读取各孔 A 值。

⑩计算 CO：CO = 0.3 × 阴性对照平均 A 值。

（4）结果判断：S（样本的 A 值）/CO < 1.0 者为抗 –HBe 阳性（即 S ≤ 临界值）；S/CO > 1.0 者为抗 –HBe 阴性（即 S > 临界值）。

注：阴性对照孔 A 值大于 1.5 时，按 1.5 计算；小于 1.5 时，按实际值计算。

（5）注意事项：注意事项同"ELISA 双位点一步法测定乙型肝炎病毒表面抗原"。

（6）临床意义：抗-HBe 的出现是病情趋向好转的征象，但并不意味着传染性消失，尤其见于 HBeAg 阴性的慢性乙型肝炎患者。

5. 捕获法　又称反向间接法，主要用于急性感染诊断时 IgM 抗体的测定。将抗-人 IgM 抗体吸附于固相载体上，待测标本中的 IgM 类抗体多被固相抗体捕获。加入特异性抗原与被固相抗体捕获的 IgM 类抗体结合，再加入抗原特异的酶标抗体，形成固相抗-人 IgM-IgM-抗原-酶标抗体复合物。最终根据加底物后的显色程度确定待检 IgM 抗体的含量。

三、其他酶标记免疫技术

（一）均相酶免疫测定

均相酶免疫测定的特点是不需要对反应系统中结合与游离的酶标志物进行分离。其原理是酶标志物与相应的抗原或抗体结合后，酶的活性会发生改变。通过测定总酶活性的改变，而推算待测抗原或抗体的含量。均相酶免疫测定主要用于小分子激素和半抗原（如药物）的测定，但由于干扰因素较多、灵敏度较非均相法低等原因，临床应用不多。

（二）非均相液相酶免疫测定

非均相液相酶免疫测定又分为平衡法和非平衡法。前者是将待测抗原、酶标记抗原及特异性抗体同时加入，后者是待测抗原、特异性抗体反应一段时间后再加入酶标记抗原。待反应达平衡后，加分离剂，离心分离结合与游离的酶标记物，沉淀物中酶活性与待测抗原成反比。

（三）固相膜免疫测定

固相膜免疫测定是以微孔滤膜作为固相载体的免疫测定技术，常用的固相膜为硝酸纤维素膜（NC 膜）。

1. 斑点酶联免疫吸附技术（Dot-ELISA）　Dot-ELISA 的原理与常规 ELISA 类似。将少量已知抗原滴加于 NC 膜上，干燥后经过封闭液处理备用。检测时，滴加待检血清和酶标抗抗体（间接法），洗涤后加入底物显色。阳性反应在膜上出现肉眼可见的着色斑点。

Dot-ELISA 的优点是：①特异性强。②敏感性高，比常规 ELISA 高 6~8 倍。③试剂用量少，是常规 ELISA 的 1/10~1/5 倍。④抗原膜保存期长，-20℃可保存半年。⑤检测结果可长期保存。⑥操作简便，不需要酶联检测仪。

Dot-ELISA 广泛应用于各种病毒性疾病、寄生虫病的临床诊断与流行病学调查。

2. 免疫印迹技术　免疫印迹技术（immunoblotting test, IBT）又称为酶联免疫电转移印斑技术（enzyme linked immunoelectrotransfer blot, EITB），是将凝胶电泳和抗原抗体反应结合的一种技术，同时具有凝胶电泳的高分辨力和抗原抗体反应的高特异性。该技术由三部分组成。

（1）SDS-聚丙烯酰胺凝胶电泳（SDS-PAGE）：通过电泳分离蛋白质，所分离的蛋白质条带肉眼不可见。

（2）电转移：选用低电压（100V）和大电流（1~2A），通电 45 min，将在凝胶中已经分离的蛋白质条带转移至 NC 膜上。此阶段所分离的蛋白质条带仍然肉眼不可见。

（3）酶免疫定位：在 NC 膜上依次加入特异性抗体、酶标二抗，再加入底物显色，阳性区带出现。常用的 HRP 底物为 3, 3'-二氨基联苯胺（呈棕色）和 4-氯-1-萘酚（呈蓝紫色）。

本法广泛应用于抗原组分及其免疫活性的分析，临床上艾滋病病毒感染的检测以此法作为确诊试验。

（四）生物素-亲和素标记技术

1. 生物素-亲和素系统（BAS）　生物素（biotin, B）又称维生素 H，存在于多种动植物中，以蛋黄中含量较高。活化的生物素可与多种蛋白质（如抗体、酶等）、荧光素、胶体金、多糖等结合。亲和素（avidin, A）又称抗生物素蛋白，是一种糖蛋白，可由蛋清中提取。亲和素由 4 个亚基组成，每个亚基可结合 1 个生物素分子，一个亲和素分子可结合 4 个生物素分子。另外，临床上较为常用的还有一种从链霉菌中提取的亲和素，称为链霉亲和素（streptavidin, SA）。

2. 生物素-亲和素系统的特点　BAS 的优越性主要表现在以下几个方面。①灵敏度高：生物素易与蛋白质等生物大分子结合，形成生物素衍生物。每个亲和素分子有四个生物素结合点，可同时结合四个生物素化的衍生物，使 BAS 具有多级放大作用。②特异性强：亲和素与生物素间的结合具有高度专一性。③稳定性好：亲和素结合生物素的亲和常数可为抗原-抗体反应的百万倍，呈不可逆反应性；而且酸、碱、蛋白溶解酶等均不影响其结合。④适用性广：生物素和亲和素均可制成多种衍生物，不仅可与各类标记技术结合，用于检测抗原-抗体、激素-受体和核酸系统以及其他多种生物学反应体系，而且也可制成亲和递质，用于分离提纯上述各反应体系中的反应物。

3. 生物素-亲和素标记技术在 ELISA 中的应用　生物素-亲和素标记技术在 ELISA 中的应用有多种形式，主要有标记生物素-亲和素技术在 ELISA 中的应用（BA-ELISA）、桥联亲和素-标记生物素技术在 ELISA 中的应用（BAB-ELISA）以及生物素-亲和素过氧化物酶复合物技术在 ELISA 中的应用（ABC-ELISA）。

第六节　荧光免疫技术

荧光免疫技术是将抗原抗体反应与荧光检测技术相结合的一种免疫标记技术，是免疫标记技术中发展最早的一种，早在 1941 年 Coons 等人就首次用异硫氰酸荧光素标记抗体，并获得成功。

荧光免疫技术分为两大类：一类是荧光抗体技术（fluorescence antibody technique，FAT）。该技术用荧光抗体对细胞、组织切片或其他标本中的抗原进行鉴定和定位检测，荧光可通过荧光显微镜、荧光分光光度计或流式细胞分析仪进行检测。另一类是荧光免疫测定技术（fluorescencelmmunoassay，FIA），主要用于对体液标本中抗原或抗体进行自动化定量检测，如荧光偏振免疫测定、时间分辨荧光免疫测定等。

一、荧光的基本知识

1. 荧光　某些化学物质能从外界吸收能量而进入激发态，当其从激发态再回复到基态时，过剩的能量以电磁辐射的形式释放（即发射荧光）。引起发荧光的能量种类很多，如光能、化学能等，由光激发所引起的发光称为光致荧光。荧光发射的特点是产生荧光的物质在接受激发光能后即刻发光，而一旦停止供能，发光（荧光）现象也随之消失。

2. 荧光效率　荧光物质吸收光能后不会将全部光能都转变成荧光，部分以其他形式释放。荧光分子将吸收的光能转变成荧光的百分率称荧光效率。

荧光效率 = 发射荧光的光量子数（荧光强度）/ 吸收光的光量子数（激发光强度）

3. 荧光淬灭　荧光物质在受到激发光较长时间的照射或在某些理化因素（如紫外线照射、高温、苯胺、碘、硝基苯等）作用后会减弱甚至消退，称为荧光淬灭，因此荧光物质的保存应注意避光（特别是紫外光）和避免与其他化合物的接触。

4. 荧光物质　许多物质都可产生荧光现象，但并非都可用作为荧光色素，只有那些能产生明显荧光的有机化合物才能作为荧光色素。

常用的荧光色素有：异硫氰酸荧光素（FITC，呈黄绿色荧光）、四乙基罗丹明（RB200，呈橘红色荧光）、四甲基异硫氰酸罗丹明（TRITC，呈橙红色荧光）、藻红蛋白（PE，呈红色荧光）。

被某些酶作用后也可产生荧光的物质，如 4-甲基伞酮和对羟基苯乙酸。另外镧系稀土元素铕（Eu^{3+}）、铽（Tb^{3+}）、铈（Ce^{3+}）等的螯合物经激发后也可发射特征性荧光。

二、荧光抗体的制备

（一）荧光素标记抗体的制备

将特异性抗体与荧光素以化学共价键的方式结合，结合后不影响两者的性质。标记方法要求简单、安全、结合物稳定、易于保存。常用的荧光抗体标记方法有搅拌法和透析法。以 FITC 标记为例。

1. 搅拌标记法　将待标记的蛋白质溶液用缓冲液平衡后，在磁力搅拌下逐滴加入 FITC 溶液，然后离心,上清液即为标志物。此法适用于标记体积较大、蛋白含量较高的抗体。特点是标记所需的时间短,荧光素用量少,但易引起非特异性荧光染色。

2. **透析法** 先将待标记的蛋白质溶液装入透析袋中,放入含 FITC 的缓冲液中过夜即可。透析法适用于标记样品量少、蛋白含量低的抗体。特点是标记比较均匀,非特异性荧光染色较低,但荧光素用量较多。

(二) 荧光素标记抗体的纯化

抗体标记完成后,还应对标记抗体进一步纯化,以去除游离的荧光素及其降解产物。常用的方法有透析法和凝胶过滤法。

(三) 荧光抗体的鉴定

荧光抗体在使用前需加以鉴定。鉴定内容包括抗体效价、荧光素与蛋白质的结合比率(F/P)和抗体特异性。抗体效价大于 1∶16 者较为理想。一般用于固定标本的荧光抗体染色以 F/P = 1.5 为宜,用于活细胞染色的以 F/P = 2.4 为宜。

三、荧光免疫显微技术

荧光免疫显微技术是以荧光显微镜为检测工具的荧光免疫抗体技术。

(一) 基本原理

荧光免疫显微技术的基本原理是于待测标本切片上加入特异性荧光抗体,与组织或细胞表面的抗原进行反应,反应结束后洗涤去除游离的荧光抗体等杂质后,用荧光显微镜观察呈现特异性荧光的抗原抗体复合物及其部位。

(二) 技术类型

根据标记物和反应程序的不同,临床上通常把荧光免疫显微技术分为以下几种类型。

1. **直接法** 直接将特异性荧光抗体滴加于待测标本片上,使之与抗原发生特异性结合。本法常用于细菌、病毒等病原体的快速检测以及肾脏、皮肤活检等病理检查。其特点是操作简便,特异性高,非特异性荧光少,但敏感度偏低,且每检查一种抗原需制备相应的特异荧光抗体。

2. **间接法** 间接法比直接法的敏感提高 5～10 倍,制作一种荧光抗抗体即可检测多种抗原抗体系统,但易产生非特异性荧光。

(1) 原理:将特异性抗原固相化,加入待测标本,标本中第一抗体(抗体)与抗原结合,洗涤后加入荧光素标记的第二抗体(抗抗体)与抗原抗体复合物中的第一抗体结合,洗涤后用荧光显微镜观察特异性荧光,以检测未知的抗体。

(2) 试剂与器材:

①0.01 mol/L 磷酸盐缓冲液(pH7.4);抗原片;待测血清、阴、阳对照血清;羊抗-人 IgG 荧光二抗、缓冲甘油(甘油与磷酸盐缓冲液以 9∶1 混合)。

②荧光显微镜及其他用品。

(3) 操作方法:

①将缓冲液滴加于抗原片,10 min 后弃去。

②将用缓冲液稀释的对照血清和待测血清加入抗原标本相应位置,37℃,30 min。

③用缓冲液冲洗,吸干多余水分。

④加入稀释的羊抗人 IgG 荧光二抗,37℃,30 min。

⑤用缓冲液冲洗,冷风吹干。

⑥滴加缓冲甘油封片,用荧光显微镜检查。

(4) 结果判断:荧光强度用"+"号表示。

"+++"为强荧光;"++"为荧光明亮;"+"为荧光较弱,但清楚可见;"-"为无或仅见极微弱荧光。阴性对照应呈"-"或"±"。临床上以特异性荧光强度达"++"以上判定为阳性;根据"++"的血清最高稀释倍数判定特异性抗体效价。

血清稀释度小于 1 : 80 为弱阳性，1 : 80～1 : 320 为中等阳性，大于 1 : 320 为强阳性。

（5）注意事项：

①染色后一般于 1 h 内完成观察，或于 4℃ 保存 4 h，否则荧光减弱。

②操作过程中标本片需保持湿润，避免干燥。

③滴加试剂应完全覆盖标本片。

（6）临床应用：临床上荧光免疫显微技术常用于细菌、病毒和寄生虫等病原生物及自身免疫病的诊断，具有速度快、操作简单、敏感性高等特点。

3. 双标记法　用两种不同的荧光素（如 FITC 及罗丹明 RB200）分别标记不同的特异性抗体，对同一标本进行荧光染色。在有两种抗原存在时，显微镜下可同时观察到两种颜色的荧光（如橙红和黄绿）。该方法常用于同时对两种不同抗原的检测，如同一血片中 T、B 淋巴细胞的检测等。

四、其他荧光免疫技术

（一）荧光免疫测定技术

根据抗原抗体反应后是否需要分离游离的与结合的荧光标记物，将荧光免疫测定技术分为均相荧光免疫测定和非均相荧光免疫测定。均相荧光免疫测定不需要分离，如荧光偏振免疫测定；非均相荧光免疫测定则需要分离，如时间分辨荧光免疫测定。

1. 荧光偏振免疫测定（fluorescence polarization immunoassay，FPIA）　FPIA 是一种定量荧光免疫测定技术，利用的抗原抗体竞争反应的原理。根据荧光素标记抗原与其抗原抗体复合物之间荧光偏振程度的差异，测定体液中药物、激素等小分子物质的含量。反应系统内同时加入待测抗原和一定量用荧光素标记的小分子抗原，使二者与有限量的特异性抗体竞争结合。当待测抗原浓度高时，大部分抗体被其结合，而荧光素标记的抗原多呈游离的小分子状态，在液相中转动速度较快，受偏振光激发后发射出的偏振荧光就较弱。反之，检测到的偏振荧光就越强。故偏振荧光的强弱程度与待测抗原浓度呈反比关系。通过检测反应体系中偏振光的大小，从标准曲线上就可以精确地得知样品中待测抗原的含量。

2. 时间分辨荧光免疫测定（time resolved fluorescencelmmunoassay，TRFIA）　TRFIA 是一种非同位素免疫分析技术，其基本原理是用镧系元素标记抗原或抗体，利用镧系元素螯合物能发出长寿命荧光的特点，延长测量时间，待短寿命的非特异性荧光（各种蛋白、组织成分、试管、仪器组件等在激发光的作用下发出的一定强度的荧光）完全衰退后再行测定，所得信号完全为长寿命镧系螯合物的荧光，从而有效地消除了非特异性荧光的干扰。用时间分辨技术测量荧光，同时检测波长和时间两个参数进行信号分辨，极大地提高了分析的灵敏度和特异性。

（二）免疫芯片技术

免疫芯片是一种特殊的蛋白质芯片，也称抗体芯片。免疫芯片技术是将抗原抗体反应的特异性和电子芯片的高密度集成原理相结合的一种全新的检测技术。其基本原理是将各种蛋白质（抗原或抗体）按一定顺序高密度地排列在固相载体上，形成检测用芯片，与少量的待测样品发生反应，样品中的抗体（或抗原）与固相中的已知抗原（或抗体）同时产生特异性免疫反应，再通过标记物示踪方法即可一次同时完成数十种甚至数万种抗原或抗体的检测。

免疫芯片技术的类型与特点：免疫芯片技术的类型很多，根据标记物的不同，分为荧光免疫芯片、酶标免疫芯片、放射性同位素免疫芯片、金标免疫芯片等。根据实验原理不同，分为双抗体夹心法免疫芯片、竞争法免疫芯片、间接法免疫芯片等。根据载体不同，分为固相芯片（平板芯片）和液体芯片（微球芯片）等。免疫芯片有着信息量大、操作简便、样品用量少、用途广、成本低、自动化程度高等优点。可以用荧光、酶、化学发光等显示结果，通过相应的扫描仪、计算机等仪器进行检测。

临床上免疫芯片主要应用于感染性疾病（病毒性肝炎、结核等）、心血管疾病、自身免疫性疾病、肿瘤等疾病的检测，还可对病程进行监控和疗效评价。除此之外，免疫芯片还可应用于药物学的研究、流行病学研究、环境监测、食品卫生检查等方面。

第七节 其他标记免疫技术

一、放射免疫技术

放射免疫技术是以放射性核素为示踪物质的免疫标记技术。根据其方法学原理，主要可分为两种技术类型。

（一）放射免疫技术

放射免疫技术（radioimmunoassay，RIA）又称为竞争性饱和分析技术，是以放射性核素标记的抗原（Ag*）与反应系统中未标记的抗原（Ag）竞争结合特异性抗体为基本原理测定待检样品中抗原量的一种分析技术。当反应体系中 Ag* 和 Ab 的量恒定，且 Ag* 和 Ag 的总量大于 Ab 有效结合点时，则 Ag*-Ab（B）生成量随着 Ag 量的增加而减少，游离的 Ag*（F）量则随着 Ag 量的增加而增加。即待检 Ag 量与 B 成反比例关系，而与 F 成正比例关系。用已知不同浓度的抗原标准品得到相应的 B 值和 F 值，绘制标准曲线，在标准曲线上即可查找标本中的抗原含量。

（二）免疫放射技术

免疫放射技术（immunoradiometric assay，IRMA）是以放射性核素标记的过量抗体（Ab*）与待测抗原直接结合，采用固相免疫吸附载体分离结合与游离标记抗体的非竞争放射免疫分析技术。反应体系中 Ag-Ab* 复合物的放射性强度和待测抗原的量呈正相关。如以不同量的 Ag 标准品求出与 Ag*-Ab 放射性的量效关系，即可从测得的 Ag*-Ab 放射性求出待测样品的量。

根据抗原反应位点的不同，IRMA 分为：

1. 单位点 IRMA 技术　单位点 IRMA 技术中抗原只有一个反应位点，用过量的标记抗体与待测抗原反应，形成抗原-标记抗体复合物。反应平衡后，采集固相抗原，结合反应液中的游离标记抗体，测定放射性强度，强度与待测抗原的量成正比。该法的灵敏度和特异性均比较低，目前应用较少。

2. 双位点 IRMA 技术　也称作双抗体夹心技术，采用固相抗体与标记抗体同时与待测抗原的两个反应位点结合，形成固相抗体-抗原-标记抗体复合物。待反应完成后，洗涤除去游离的标记抗体，测定固相上的放射性强度，其与待测抗原的量成正比。该技术大大提高了测定的灵敏度。

（三）RIA 与 IRMA 主要特点的比较

RIA 与 IRMA 的主要特点见表 10-2。

表 10-2　RIA 与 IRMA 主要特点的比较

	RIA	IRMA
标记物质	抗原	抗体
标记物用量	限量	过量
反应方式	竞争性结合	直接结合
反应速度	快	慢
灵敏度和特异性	高	低
B、F 分离方法	第二抗体法	固相抗体法

（四）放射免疫技术的应用

放射免疫技术灵敏、特异、简便易行、标本用样量少并且对仪器设备条件要求不高，因此广泛应用于生物医学检验，如激素、维生素、肿瘤标志物、药物等微量物质的检测，但存在放射污染的可能，且无法自动化分析，逐渐被非放射性免疫测定技术所取代。

二、化学发光免疫分析技术

化学发光免疫分析技术（chemiluminescence lmmunoassay，CLIA）　CLIA 是将化学发光分析和免疫反应相结合而建立起来的一种用于检测微量抗原或抗体的新型标记免疫分析技术。根据其标志物及反应原理的不同可分为直接化学发光免疫分析技术、化学发光酶免疫分析技术（luminescence enzyme immunoassay，CLEIA）和电化学发光免疫分析技术（electrochemiluminescence lmmunoassay，ECLIA）三种类型。

（一）化学发光与化学发光剂

1. 发光　分子或原子中的电子吸收能量后，由基态（较低能级）跃迁到激发态（较高能级），然后再回复到基态，并释放光子的过程。

2. 化学发光　是指伴随化学反应过程产生光的发射现象。某些物质（发光剂）在化学反应时，吸收了反应过程中所产生的化学能，使反应的产物分子或反应的中间态分子中的电子跃迁到激发态，当电子从激发态回复到基态时，以发射光子的形式释放出能量，这一现象称为化学发光。

3. 化学发光剂　化学发光剂是指在化学发光反应中参与能量转移并最终以发射光子的形式释放能量的化合物，又称为发光底物。常用的化学发光剂有：

（1）直接化学发光剂：直接化学发光剂在发光免疫分析过程中不需酶的催化作用，直接参与发光反应，它们在化学结构上有产生发光的特有基团，可直接标记抗原或抗体，目前常用的是吖啶酯。

（2）酶促反应发光剂：酶促反应发光剂是利用标记酶的催化作用，使发光剂发光，目前常用的标记酶有HRP和AP，前者催化的发光剂为鲁米诺及其衍生物，后者的为1,2-二氧环己烷衍生物（AMPPD）。

（3）电化学发光剂：指通过在电极表面进行电化学反应而发光的物质。三联吡啶钌是电化学发光剂，它和电子供体三丙胺在阳电极表面可同时失去一个电子而发生氧化反应。

4. 化学发光剂标记物的制备　化学发光剂标记物是指将化学发光剂与抗体或者抗原结合在一起的复合物。它的标记方法很多，大多数是利用交联剂使化学发光剂与被标记物分子结构中的游离的氨基、羧基、硫氢基、羟基等基团形成不可逆的连接。

（二）化学发光免疫分析技术的类型

1. 直接化学发光免疫分析技术

（1）原理：直接化学发光免疫分析技术的基本原理是用化学发光剂（常用吖啶酯）直接标记抗原或抗体与待测的抗体或抗原、磁颗粒性的抗原或抗体反应，通过磁场将化学发光剂标记物的结合状态（B）和游离状态（F）分离出来，然后在结合状态（B）部分中加入发光促进剂进行反应，最后通过测定结合状态（B）的发光强度进行定性或定量分析。

（2）技术要点：直接化学发光免疫分析技术的要点主要包括三个部分。①抗原抗体反应：抗原抗体反应的类型有双抗体夹心法、双抗原夹心法和固相抗原竞争法三种类型，现以双抗体夹心法为例，将包被单克隆抗体的磁性颗粒和待测标本加入反应管中，结合后，加入吖啶酯标记的抗体，经过温育，形成颗粒型抗体-待测抗原-吖啶酯标记抗体复合物。②分离结合状态（B）和游离状态（F）酶标记物：用磁颗粒分离技术，通过2~3次洗涤，快速洗去未结合的抗原和多余的标记抗体，留下颗粒型抗体-待测抗原-吖啶酯标记抗体复合物。③化学发光反应：在洗涤后的磁性颗粒中加入NaOH纠正液使其呈碱性，然后加入H_2O_2，这时吖啶酯在没有催化剂的情况下也能够分解发光，由集光器进行接收，经光电倍增管放大，记录1s内产生的电子能，这部分光的积分与待测抗原的含量呈正相关，根据标准曲线，可计算出待测抗原的含量。

2. 化学发光酶免疫分析技术　属于酶免疫测定的一种，只是最后一步酶反应所用的底物为发光剂，通过光强度的测定而直接进行定量分析。

（1）原理：CLEIA是用参与催化某一化学发光反应的酶如HRP或AP来标记抗体（抗原），在与待测标本中相应的抗原（或抗体）发生免疫反应后，形成固相包被抗体-待测抗原-酶标记抗体复合物，经洗涤后，加入发光剂，酶催化和分解底物发光，由光量子阅读系统接收，光电倍增管将光信号转变为电信号并加以放大，再把它们传送至计算机数据处理系统，计算出测定物的浓度。

（2）技术要点：化学发光酶免疫分析技术的技术要点主要包括三个部分。①抗原抗体反应：抗原抗体反应的类型也有双抗体夹心法、双抗原夹心法和固相抗原竞争法三种类型，现以双抗体夹心法为例，将包被单克隆抗体的磁性颗粒和待测标本加入反应管中，结合后，加入HRP标记的抗体，经过温育，

形成磁性颗粒抗体 – 待测抗原 – 标记抗体复合物。②分离结合状态（B）和游离状态（F）酶标记物：用磁颗粒分离技术，洗涤 2~3 次，去除未结合的抗原和多余的标记抗体，留下颗粒型抗体 – 待测抗原 – HRP 标记抗体复合物。③化学发光反应：在洗涤后的磁性颗粒中加入用 0.1 mol/L 的 pH8.6Tris 缓冲液稀释的鲁米娜、H_2O_2 和发光增强剂（如邻 – 碘酚），用特定仪器测定光强度而进行定量检测。

3. 电化学发光免疫分析技术

（1）原理：ECLIA 是以电化学发光剂三联吡啶钌标记抗体（抗原），以三丙胺（TPA）为电子供体，在电场中因电子转移可发生特异性化学发光反应。

（2）技术要点：ECLIA 的技术要点主要包括三个部分。①抗原抗体反应：抗原抗体反应的类型有双抗体夹心法、双抗原夹心法和固相抗原竞争法三种类型，现以双抗体夹心法为例，三联吡啶钌标记抗体和生物素标记的抗体与待测标本一起加入反应杯中进行孵育，然后加入链霉亲和素包被的磁珠，再次孵育，使生物素通过与亲和素的结合将磁珠、抗体连为一体，形成双抗体夹心物。②结合状态（B）和游离状态（F）的分离：用磁颗粒分离技术，将形成的双抗体夹心物吸进流动测量室，同时，游离的标记抗体被吸出测量室。③电化学发光反应及检测：ECLIA 反应过程中在电极表面周而复始地进行，产生大量光子，利用光电倍增管检测光强度，光强度与三联吡啶钌的浓度呈线性关系，根据标准曲线算出待测抗原的含量。

（三）化学发光免疫分析技术的临床应用

化学发光免疫分析技术无放射性污染、快速、准确、特异，而且实现了自动化，因此日益受到人们的重视，已经成为一种先进的微量生物活性物质的检测技术，如激素、肿瘤与病毒标志物、药物浓度以及贫血因子等的测定。

三、金标记免疫技术

金标记免疫技术是以胶体金作为示踪标记物应用于抗原抗体检测的一种新型免疫标记技术。目前应用最广泛的是斑点金免疫渗滤技术和斑点金免疫层析技术。

（一）胶体金的一般特性

1. 胶体金的结构　胶体金也称金溶胶，是由金盐被还原成金原子后形成的金颗粒悬液。胶体金颗粒由一个基础金核（原子金 Au）及包围在外的双离子层构成，紧连在金核表面的是内层负离子（$AuCl_2^-$），外层离子层 H^+ 则分散在胶体金溶液中，以维持胶体金游离于溶胶间的悬液状态。

2. 胶体金的特性　①微小胶体金颗粒能稳定地、均匀地、呈单一分散状态悬浮在液体中，成为胶体金溶液。②胶体金颗粒的颜色：不同大小的胶体金颗粒呈色有差别，最小的胶体金（2~5 nm）是橙黄色的，中等大小的胶体金（10~20 nm）是酒红色的，较大颗粒的胶体金（30~80 nm）则是紫红色的。③胶体金颗粒的光吸收性：胶体金颗粒在可见光范围内有一个单一光吸收峰，这个光吸收峰的波长（λ_{max}）在 510~550 nm 范围内，且随胶体金颗粒大小而变化，大颗粒胶体金的 λ_{max} 偏向长波长，小颗粒胶体金的 λ_{max} 则偏于短波长。

3. 胶体金的制备　制备胶体金多采用还原法。氯金酸是主要的还原材料，常用的还原剂有枸橼酸钠、鞣酸、硼氢化钠等。根据还原剂类型以及还原作用的强弱，可以制备 0.8~150 nm 不等的胶体金。最常用的制备方法为柠檬酸盐还原法。具体操作方法如下：①将氯金酸先配制成 0.01% 水溶液，取 100 mL 加热至沸。②搅动下准确加入一定量的 1% 柠檬酸三钠水溶液。③继续加热煮沸 15 min，观察到淡黄色的氯金酸水溶液在柠檬酸三钠加入后很快变灰色，继而转成黑色，随后逐渐稳定成红色。④冷却至室温后用蒸馏水恢复至原体积。用此法可制备 16~147 nm 粒径的胶体金，金颗粒的大小取决于制备时加入的柠檬酸三钠的量。

（二）斑点金免疫渗滤技术

1. 原理　斑点金免疫渗滤技术(dot immunogold filtration assay, DIGFA)的基本原理是以 NC 膜为载体，利用微孔滤膜的可滤过性，使抗原抗体反应和洗涤在一特殊的渗滤装置上以液体渗滤过膜的方式迅速完成（见图 10-3）。阳性反应在膜上呈现红色斑点。目前常用双抗体夹心技术检测抗原。

2. 试剂与器材

(1) 成品试剂盒的组成包括：①滴金反应板，由塑料小盒、吸水垫料和点加了抗原或抗体的NC膜片三部分组成。②胶体金标志物和洗涤液。③抗原参照品或抗体阳性对照品。

(2) 待测标本。

3. 操作方法

(1) 将反应板平放于实验台上，于小孔内滴加洗涤液湿润NC，渗滤结束后，再滴加血清标本1~2滴，待完全渗入。

(2) 于小孔内滴加免疫金复合物试剂1~2滴，待完全渗入。

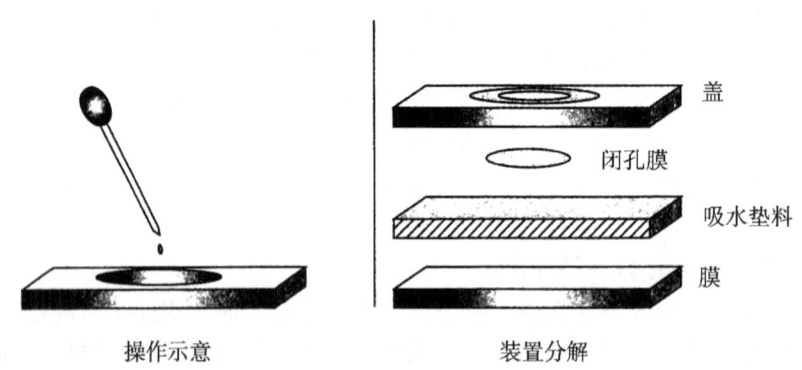

图15-3　DIGFA渗滤装置及操作示意

(3) 于小孔内滴加洗涤液2~3滴，待完全渗入，洗去未结合的胶体金标记抗体。

4. 结果判断　在膜中央有清晰的淡红色斑点显示者判为阳性反应；反之，则为阴性反应。斑点呈色的深浅相应地提示阳性强度。

5. 注意事项

(1) 血清标本应尽可能新鲜，溶血、反复冻融会影响实验结果。

(2) 试剂盒应获国家食品药品监督管理局批准文号并在有效期内使用。

6. 临床应用　斑点金免疫渗滤技术操作简单、无须特殊检测仪器、试剂稳定、检测结果可以长期保存，已逐渐成为"床边检验（point of care test，POCT）"的主要方法之一，但本检测技术的灵敏度不高，只能作为定性或半定量试验。目前主要用于正常体液中不存在的物质（如传染病抗原、抗体以及毒品类药物等）和正常含量极低而在特殊情况下异常升高的物质（如HCG等）的检测。

（三）斑点金免疫层析技术

斑点金免疫层析技术（dot immunogold chromatographic assay，DICA）简称免疫层析技术（immunochromatographic assay，ICA），是将胶体金标记技术和蛋白质层析技术相结合的以NC膜为载体的快速固相膜免疫分析技术。

1. 原理　将各种反应试剂分点固定在试纸条上，试剂条上端（A）和下端（B）分别粘贴吸水材料，免疫金复合物干片粘贴在近下端（C）处，紧贴其上为NC膜条。NC膜条上有两个反应区域，测试区（T）包被有特异抗体，控制区（R）包被有抗-IgG。

将待检标本滴加在试纸条的一端，通过层析作用使样品泳动，样品中的待检物与试纸条中的试剂发生特异性的结合，所形成的复合物被固定在层析条的特定区域，通过标记免疫技术显色。目前常用双抗体夹心技术检测抗原。

2. 试剂与器材　成品试剂盒。

3. 操作方法

(1) 将试纸条标记线一端浸入待测标本中2~5s或在加样处加入一定量的待测标本，平放于桌面上。

（2）5~20 min内观察结果。

4. 结果判断　出现一条棕红色质控条带为阴性，出现两条棕红色条带为阳性，无棕红色质控条带出现则试剂失效。

5. 注意事项　同"斑点金免疫渗滤技术"的注意事项一样。

6. 临床应用　同"斑点金免疫渗滤技术"的临床应用一样。

第十一章

免疫学检验与免疫缺陷疾病

第一节 免疫缺陷病的分类及特点

一、免疫缺陷病的分类

按发病原因不同,免疫缺陷病可分为如下两大类。

(一)原发性免疫缺陷病

原发性免疫缺陷病(primary immunodeficiency disease,PIDD)是由免疫系统的遗传基因异常或先天性免疫系统发育不良造成免疫功能障碍引起的疾病,可伴其他组织器官的发育异常或畸形,也称先天性免疫缺陷病(congenital immunodeficiency disease,CIDD)。据估计,它在人群中的总发病率约为0.01%,病种较多,迄今文献报道多达200余种。按其累及的免疫成分不同,可分为B细胞缺陷(抗体缺陷,占50%),T细胞缺陷(细胞免疫缺陷,占18%),联合免疫缺陷(T、B细胞缺陷,占20%),吞噬细胞缺陷(占10%),补体缺陷(占2%)。PIDD具有人群发病率低,发病年龄早,病情严重且难治,死亡率高的特点。

随着分子生物学技术的发展,目前已对某些PIDD的基因突变或缺陷进行了定位,为阐明其发病机制、临床诊断和治疗奠定了基础,并促进了对免疫应答和调节机制的深入了解。

(二)继发性免疫缺陷病

继发性免疫缺陷病(secondary lmmunodeficiency disease,SIDD)是免疫系统受到后天因素(如营养不良、感染、肿瘤、消耗性疾病、应用免疫抑制剂等)引起免疫功能损伤而导致的疾病,也称获得性免疫缺陷病(acquired immunodeficiency disease,AIDD)。可累及T细胞、B细胞、吞噬细胞和补体等不同免疫成分,导致相应功能受损。SIDD具有人群发病率高,临床表现复杂,通常消除病因后可恢复的特点。

二、免疫缺陷病的特点

免疫缺陷病的临床表现各异,与所缺陷的成分、程度、范围有关,但有如下共同的临床特点。

(一)对感染的易感性增加

表11-1 各类免疫缺陷病感染特点

免疫缺陷病	易感病原体类别	感染类型
体液免疫缺陷	以化脓性球菌感染为主	败血症、化脓性脑膜炎、肺炎、气管炎、中耳炎等
细胞免疫缺陷	细胞内寄生病原体感染为主	重症病毒感染,真菌感染、布氏菌病、结核病等
联合免疫缺陷	化脓菌和胞内寄生病原体	全身重症细菌及病毒感染、顽固性腹泻或脑皮病
吞噬细胞和补体缺陷	化脓菌为主,补体缺陷时也常见奈瑟氏菌属球菌感染	肺炎、化脓性淋巴结炎、脓皮病、全身性肉芽肿

免疫缺陷病患者易出现反复感染,且病情常较严重,难以控制,是造成患者死亡的主要原因。体液

免疫缺陷、吞噬细胞缺陷及补体缺陷导致的感染，以细菌尤其是化脓性细菌感染为主，也可发生肠道病毒感染。T 细胞免疫缺陷导致的感染主要由病毒、真菌、胞内寄生菌和原虫引起。T、B 细胞联合免疫缺陷除对各种病原微生物易感之外，机会感染是其重要特点（见表 11-1）。

（二）易伴发恶性肿瘤

免疫缺陷病患者易发生肿瘤，尤其是 T 细胞缺陷患者，主要为病毒所致肿瘤和淋巴系统肿瘤，其发生率比同龄正常人群高 100～300 倍。

（三）易发自身免疫病

因免疫自稳和免疫调节功能障碍，免疫缺陷病患者易发自身免疫病，发病率可高达 14%，而正常人群的发病率仅 0.001%～0.01%，以 SLE、类风湿关节炎和恶性贫血等多见。

第二节　免疫缺陷病的免疫学检验

免疫缺陷病病种较多，临床表现各异。病因多样，涉及免疫系统的多种成分，因此其检测也应是多方面、综合性的。影像学检查可作为辅助，如胸腺影，侧位 X 线片咽部腺样体。实验室检测是疾病确诊的主要手段，主要采用免疫学方法和分子生物学方法，检测 T 细胞、B 细胞和吞噬细胞数量与功能，以及测定免疫球蛋白、补体、细胞因子等的含量。其他一些常规的和特殊的检测手段，如血液检查、皮肤与黏膜、淋巴结活检等对确诊和明确分型也很重要。

一、B 细胞缺陷病的检测

B 细胞缺陷主要表现为 B 细胞数量减少或缺陷以及功能障碍，由此导致体内 Ig 水平降低或缺陷，以及抗体产生功能障碍，因此，其检测主要包括 B 细胞数量、功能和体内 Ig 水平等。

（一）B 细胞数量的测定

1. B 细胞表面膜免疫球蛋白（SmIg）的检测　SmIg 是 B 细胞最具特征性的表面标志。检测 SmIg 不但可以测算 B 细胞的数量，还可根据 SmIg 的类别判断 B 细胞的成熟及分化阶段。所有体液免疫缺陷患者都有不同程度的 B 细胞数量和成熟比例的异常。采取淋巴结、直肠或小肠黏膜活检，以免疫荧光法和流式细胞分析法进行检测。

2. B 细胞表面 CD 抗原检测　B 细胞表面存在着 CD10、CD19、CD20、CD22 等抗原。CD10 只出现在前 B 细胞，CD19、CD20 从原始至成熟的 B 细胞都存在，而 CD22 只在成熟 B 细胞表达。用免疫组化方法检测这些 B 细胞标志可了解 B 细胞数量、亚型和分化情况，其检测方法主要 Ig 流式细胞术。

（二）血清 Ig 的测定

1. 血清各类 Ig 的测定　B 细胞缺陷患者均存在不同程度的 Ig 水平降低。因 Ig 类别与特性不同，IgG、IgM 和 IgA 主要采用免疫浊度法；IgD 和 IgE 由于含量甚微，可采用 RIA、CLIA 和 ELISA 等技术测定；IgG 亚类可用 ELISA 和免疫电泳法测定。Ig 缺陷有两一种，即所有 Ig 都缺陷和选择性 Ig 缺陷。前者 IgG<2 g/L、IgM<0.1 g/L、IgA<0.05 g/L，IgE 也降低，而 IgD 可正常。后者最常见的是 IgA 选择性缺陷，血清 IgA<0.05 g/L，外分泌液中测不出 sIgA，IgG、IgM 正常或偏高。

判断体液免疫缺陷病时应该注意的是：①血清中 Ig 总量的生理范围较宽，不同测定方法检测的结果差异较大，对于 Ig 水平低于正常值下限者，应在一段时间内反复测定，才能判断其有无体液免疫缺陷。②患者多为婴幼儿，应注意其 Ig 生理水平及变化规律。③还需要注意地区与种族 Ig 差异。

2. 同种血型凝集素的测定　同种血型凝集素，即 ABO 血型抗体（抗 A 抗体和抗 B 抗体），其为出生后对红细胞 A 物质或 B 物质的抗体应答所产生，为 IgM 类，属天然抗体。检测其滴度是判定机体体液免疫功能简便而有效的方法。通常，除婴儿和 AB 血型外，正常机体均有 1∶8（抗 A）或 1∶4（抗 B）或更高滴度，其检测有助于诊断 Bruton 症，SCID，选择性 IgM 缺陷症等。

（三）抗体产生能力的测定

1. 特异性抗体产生能力测定　正常人接种疫苗或菌苗后 5～7 d 可产生特异性抗体（IgM 类），

若再次免疫（或接种）会产生更高滴度的抗体（IgG类）。因此，接种疫苗后检测抗体产生情况可判断机体有无体液免疫缺陷。常用的抗原为伤寒菌苗和白喉类毒素，可在注射后2~4周测定抗体的滴度。接种伤寒菌苗常用直接凝集实验测定效价，接种白喉类毒素常用锡克试验（Schick's test，体内法）检测相应抗体。

2. **噬菌体试验** 人体清除噬菌体的能力被认为是目前观察抗体应答能力的最敏感的指标之一。正常人甚至新生儿，均可在注入噬菌体后5 d内将其全部清除；而抗体产生缺陷者，清除噬菌体的时间则明显延长。

二、T细胞缺陷病的检测

T细胞缺陷病主要表现为T细胞数量减少或缺陷以及功能障碍，由此导致机体细胞免疫功能缺陷，并影响体液免疫功能。因此，其检测主要包括T细胞数量和功能检测。

（一）T细胞数量的检测

1. **T细胞总数的检测** T细胞在外周血中占60%~80%，当T细胞总数低于1.2×10^9/L时，提示可能存在细胞免疫缺陷。通常采用免疫荧光法和流式细胞术检测T细胞标志CD3反映外周血T细胞总数。

2. **T细胞及其亚群检测** T细胞按其功能不同分为许多亚群，如$CD4^+$T、$CD8^+$T细胞，可通过检测CD3/CD4和CD3/CD8对其亚群进行检测，并观察两者比例。正常情况下，外周血$CD4^+$T细胞约占70%，$CD8^+$T细胞约占30%。

（二）T细胞功能的检测

1. **皮肤试验** 皮肤试验可检测体内T细胞迟发型超敏反应（DTH）能力，从而反映受试者的细胞免疫功能。常用的皮试抗原是易于在自然环境中接触而致敏的物质，包括结核菌素、白色念珠菌素、毛发菌素、链激酶—链道酶（SK-SD）和腮腺炎病毒等。为避免个体差异、接触某种抗原的有无或多少、试剂本身质量和操作误差等因素影响，应该用几种抗原同时试验，凡3种以上抗原皮试阳性者为正常，2种或少于2种阳性或在48 h反应直径小于10 mm，则提示免疫缺陷或反应性降低。但2岁以内儿童可能因未曾致敏而出现阴性反应，因此判断时只要有一种抗原皮试阳性，即可说明T细胞功能正常。

2. **T细胞增生试验** 体外检测T细胞功能的常用技术，用非特异性刺激剂或特异性抗原（最常用PHA）刺激淋巴细胞，通过观察淋巴细胞增生和转化能力来反映机体的细胞免疫功能。T细胞缺陷患者会表现出增生应答能力降低，且增生低下程度与免疫缺损程度一致。新生儿出生后不久即可表现出对PHA的反应性，因而出生一周后若出现PHA刺激反应，即可排除严重细胞免疫缺陷的可能。

3. **其他检查** 疑为SCID或T细胞免疫缺陷的患儿有条件时应进行血标本中腺苷脱氨酶（ADA）及嘌呤核苷磷酸化酶（PNP）的定量分析；对于酶正常的SCID或其他严重的T细胞免疫缺陷，如MHC Ⅰ型和（或）Ⅱ型抗原缺陷及Wiskott-Aldrich综合征，可进行适当的细胞表型（MHC Ⅰ型、Ⅱ型抗原）和（或）功能的测定。95%的共济失调毛细血管扩张症的甲胎蛋白增加（40~2 000 mg/L），有助于区别其他神经系统疾患。测定中性粒细胞过氧化酶，红细胞或中性粒细胞红细胞葡萄糖-6-磷酸脱氢酶活性可明确有无这些酶活性下降。染色体检查对诊断共济失调毛细血管扩张症和胸腺发育不良有帮助。

三、吞噬细胞缺陷病的检测

吞噬细胞包括单核细胞、巨噬细胞和中性粒细胞，其缺陷可表现为细胞数量减少和功能缺陷，包括细胞吞噬能力、胞内杀菌能力、趋化运动等减弱或消失。

（一）白细胞计数

外周血中性粒细胞计数，当成人小于1.8×10^9/L，儿童小于1.5×10^9/L，婴儿小于1.0×10^9/L时，可认为是中性粒细胞减少。若能排除其他外因的影响，就应考虑遗传因素的作用。

（二）趋化功能检测

趋化运动是吞噬细胞功能发挥的前提，常采用滤膜渗透法（Boyden小室法），用微孔滤膜将趋化因子和白细胞分开，观察白细胞穿越滤膜的能力，从而判断其趋化功能。对于迟钝白细胞综合征、家族性白细胞趋化缺陷症等有诊断价值。

（三）吞噬和杀伤试验

吞噬和杀伤试验是检测吞噬细胞功能的经典试验，可将白细胞与一定量的细菌悬液混合孵育，取样涂片、染色、镜检，观察白细胞对细菌的吞噬和杀伤情况，用吞噬率和杀伤率表示。慢性肉芽肿病患者由于吞噬细胞缺少过氧化物酶而无法杀菌，故其吞噬率基本正常，但杀菌率显著降低。

（四）NBT还原试验

NBT还原试验是一种检测吞噬细胞还原杀伤能力的定性试验。吞噬细胞杀菌时，能量消耗剧增，耗氧量也随之增加，氢离子的传递使添加的淡黄色NBT被还原成蓝黑色甲䐶颗粒，沉积于胞质中，称为NBT阳性细胞。正常参考值为7%～15%，低于5%表明杀菌能力降低，可用于检测慢性肉芽肿病和严重的6-磷酸葡萄糖脱氢酶缺乏症。

（五）黏附分子检测

用免疫组化或FCM精确测定中性粒细胞表面的黏附分子（如CD18、CD11b、CD11c、CD15、CD62L等），以便了解吞噬细胞黏附功能。另外，也可用ELISA检测血清中游离选择素水平。

四、补体系统缺陷病的检测

补体系统的检测包括总补体活性和单个组分的测定。总补体活性测定可反映补体系统总的活性，单个补体检测C1q、C4、C3、B因子和C1酯酶抑制剂等含量。由于补体缺陷涉及成分多，又有多条激活途径，对补体系统缺陷病的分析较难。原发性补体缺陷的发病率低，注意与自身免疫病相鉴别。测定C1酯酶抑制剂可协助诊断遗传性血管神经性水肿。

五、基因诊断

采用分子生物学手段，对一些原发性免疫缺陷病的染色体DNA进行序列分析，可发现是否存在与缺陷相关的基因突变或缺损的部位，从而为各种原发性免疫缺陷病的诊断、治疗提供了新的途径。常见的原发性免疫缺陷病的基因突变位点见表11-2。

表11-2 原发性免疫缺陷病的基因突变位点

疾病	突变基因
X-SCID	Xq13.1～13.3
XLA	Xq21.3
XLHM	Xq26.3～27.1
ADA缺乏	2.0q13.2～13.11
PNP缺乏	14q13.1
X-CGD	Xp21.1
LAD-1	21q22
DiGeorge综合征	22q11
毛细血管扩张性共济失调综合征	11q22

六、AIDS的检测

用于检测HIV的实验室有初筛实验室和确认实验室。实验室的建立必须经有关部门验收和批准。HIV的实验室检查主要包括检测HIV核酸、血清中的抗HIV抗体、HIV抗原以及淋巴细胞尤其是$CD4^+$ T淋巴细胞的数量。

（一）病原学检测

病原学检测是指直接从HIV感染者体内分离出病毒或检出HIV组分，但病毒分离培养和鉴定需要时间较长，对实验技术和条件要求较高，目前多采用分子生物学技术如核酸杂交、反转录PCR技术检测病毒cDNA或RNA。

（二）免疫学检测

免疫学标志主要是HIV感染后产生的抗原、抗体，也包括T细胞计数及亚群比例。

1. 抗原的检测　感染HIV后，血液中最先出现HIV-p24抗原，持续4～6周后消失。可用ELISA抗原捕获法检测血清中的p24抗原，以确定是否为HIV急性感染。

2. 抗体的检测　HIV感染后2～3月可出现抗体，并可持续终身，是重要的感染标志。HIV抗体测定分为初筛试验和确认试验。初筛试验常用ELISA法，敏感性高，特异性不强。HIV抗体检测试剂必须是HIV-1/2混合型，经卫生部批准或注册，并通过批检鉴定合格，进口试剂还必须提供进口许可证和中国生物制品检定所检定合格证书。确认试验主要用免疫印迹法，敏感性高，特异性强。HIV抗体初筛试验检测通常由取得资格的HIV抗体初筛实验室和（或）确认实验室进行，HIV抗体确认和HIV抗体阳性报告必须由取得资格的确认实验室进行。免疫印迹试验检测结果的判断是根据呈色条带的种类和多少，与试剂盒提供的阳性标准比较，并按照试剂盒说明书的规定综合判断。我国的判定标准为：

（1）抗HIV抗体阳性（+）：有下列任何一项阳性即可确认。

①至少有2条env带（gp41/gp160/gp120）出现。

②至少有1条env带和p24带同时出现。

（2）抗HIV-2抗体阳性（+）：同时符合以下两条标准可判为HIV-2抗体阳性。

①符合WHO阳性判断标准，即出现至少两条env带（gp36/gp140/gp105）。

②符合试剂盒提供的阳性判定标准。

（3）抗HIV抗体阴性（-）：无抗HIV特异条带出现。

（4）抗HIV抗体不确定（±）：出现抗HIV特异条带，但不足以判定阳性。

3. 淋巴细胞的检测　AIDS患者淋巴细胞总数减少，常小于1.5×10^9/L；CD4+T细胞绝对值下降，小于0.5×10^9/L易发生机会感染，小于0.2×10^9/L则发生典型AIDS；CD4/CD8值下降，常小于0.5，比值越低，细胞免疫功能受损越严重。

（三）其他检测

其他检测指不直接针对病原体HIV的检测，但与其感染及AIDS病情进展相关的非特异性检测项目，如其他相关微生物检查、Ig检测、T细胞增生反应、皮肤迟发型超敏反应、红细胞计数、血沉等。

第三节　原发性免疫缺陷病

自1952年Bruton报道首例原发性免疫缺陷病X性联无丙种球蛋白血症以来，目前约有160个免疫缺陷基因被确定，病种达200多。缺陷可发生于免疫系统发育的各个环节，其中常染色体遗传病约占1/3，隐性遗传高于显性遗传；X性联隐性遗传病占1/5，15岁以下PIDD患者多为男性，男女比例为5∶1，成年为1∶1.4。

一、原发性B细胞缺陷病

原发性B细胞免疫缺陷（primary B lymphocytes deficiency）是因B细胞发育或Th细胞辅助功能缺陷引起，其免疫学特点：免疫球蛋白全部缺失或低下，或选择性缺乏某些类别，外周血B细胞数量减少或缺陷，T细胞数量正常。临床表现：①易引起化脓性细菌、肠道病毒感染。②易伴发自身免疫病，尤其是血细胞减少。③治疗以补充免疫球蛋白（选择性IgA缺陷除外）和抗感染治疗为主。

（一）无丙种球蛋白血症

可分两种情况。一为X性联无丙种球蛋白血症（X-linked agammaglobulinemia，XLA），又称Bruton病或Bruton综合征，是第一个被发现的PIDD，也是最典型的原发性B细胞缺陷病。在无丙种球蛋白血症患者中占80%～90%，为X性联隐性遗传。因位于Xq22染色体上的Bruton酪氨酸激酶（Bruton'styrosine kinase，Btk）编码基因突变引起该病，女性为携带者，男性发病。二是由编码μ重链，λ5、Igα和β、B细胞接头分子（BLNK）等常染色体隐性基因突变引起。

Btk、μ 重链、λ5、Igα 和 β、BLNK 均参与 B 细胞发育、成熟，若基因突变都能使 B 细胞发育停滞于前 B 细胞阶段，不能成熟。

两者的临床表现类似。因从母体获得的 IgG 已基本完全降解，患儿大多于出生 6～9 个月时开始发病，临床表现以反复化脓性细菌、肠道病毒感染为特征，患者细胞免疫功能正常，对其他病毒、真菌等胞内感染仍有较强抵抗力。免疫学主要特征为：①血清各类免疫球蛋白缺乏（IgG<2g/L，总 Ig<2.5g/L），②外周 B 细胞、生发中心和浆细胞缺乏。③对抗原刺激无抗体应答。④免疫球蛋白补充治疗效果较好。约 20% 患者伴有自身免疫病。

（二）选择性免疫球蛋白缺陷病

1. 选择性 IgA 缺陷病（selective IgA deficiency） 最常见的一种选择性免疫球蛋白缺陷病，发病率约为 1%。有家族史者多为常染色体显性或隐性遗传。约半数患者无明显症状，或仅发生呼吸道、消化道及泌尿道感染，少数可出现严重感染，患者常伴超敏反应、自身免疫病。免疫学主要特征为：①血清 IgA<50 mg/L，仅为正常人的 1/80～1/40，同时 sIgA 含量极低，其他免疫球蛋白水平正常或略高，细胞免疫功能正常；②不能用免疫球蛋白补充治疗，若补充易发生超敏反应（44% 患者体内有抗 IgA 的抗体，补充治疗可引起严重甚至危及生命的过敏反应）。患者重链 Q 基因和膜表达 IgA 正常，但是，B 细胞不能分化成分泌 IgA 的浆细胞，发病机制尚不清楚。

2. 普通可变性免疫缺陷病 普通可变性免疫缺陷病（common variable immunodeficiency, CVID）是血清免疫球蛋白水平降低（3.0 g/L）的一组异质性免疫缺陷病，是最常见的原发性抗体缺乏病，临床表现多变，任何年龄均可发病。此病对化脓性细菌易感，窦肺感染最常见，几乎所有患者有复发性鼻窦炎、中耳炎，约 2/3 患者有支气管炎、肺炎。慢性及反复感染可导致重症支气管扩张症、肺间质纤维化、肉芽肿浸润和间质性肺炎。也可引起感染性腹泻、炎症性肠道疾病、结节性淋巴组织增生。易并发自身免疫病（如类风湿关节炎、SLE、溶血性贫血、恶性贫血等），易伴发恶性肿瘤（淋巴瘤、白血病、胃癌、胸腺瘤等）。

本病可为常染色体隐性或显性遗传，患者共同的免疫学特征是循环 B 细胞数量正常，但是不能分化成浆细胞。

3. 选择性 IgG 亚类缺陷病（selective IgG subclass deficiencies） 患者血清总 IgG 含量正常，但某一种或几种 IgG 亚类选择性降低。其中最常见的类型是成人 IgG3 亚类缺陷病；IgG2 缺陷与 IgA 缺陷有关，多见于儿童，这类患者大多无临床表现，少数患者可反复发生化脓性细菌感染。本病通常由 B 细胞分化异常引起。

4. 高 IgM 综合征 高 IgM 综合征（hyper-IgM syndrome, HIGMS）是血清 IgM 水平增高或正常，IgG、IgA、IgE 缺乏的一组异质性疾病，因 B 细胞产生抗体不能发生类转换引起，较罕见。发病机制约 70% 为 X 性联隐性遗传所致，其他与常染色体隐性遗传基因 CD40、活化诱导的胞嘧啶核苷脱氨酶（activation-induced cytidine deaminase, AICD）、尿嘧啶-DNA 糖基化酶（uracil-DNA glycosylase, UDG）突变有关。

X 性联隐性遗传性高 IgM 综合征（X-linked high IgM syndrome, XLHM）是由于 T 细胞 X 染色体上 CD40 L 基因突变，使 Th 细胞表达的 CD40 L 结构异常，与 B 细胞 CD40 相互作用受阻，从而导致 B 细胞不能进行抗体类别转换，只分泌 IgM。XHM 患者为男性，临床表现主要为反复胞外细菌感染和某些机会菌感染（如卡氏肺囊虫、隐孢子虫、非洲弓形虫）。X 性联隐性遗传性高 IgM 综合征主要免疫学特征：①血清 IgM 水平增高或正常，IgG、IgA、IgE 缺乏。②抗体功能减弱，细胞免疫功能有一定程度的损伤。③生发中心缺失。④患者常伴发自身免疫病，出现某些血细胞减少症（因血清中含有大量抗中性粒细胞、血小板和红细胞的自身抗体）。⑤成人常发生硬化胆管炎（sclerosing cholangitis）、肝炎、肝癌。⑥B 细胞数量正常，但缺乏表达 mIgG 和 mIgA 的 B 细胞。

高 IgM 综合征患者中 CD40 L 缺陷约占 65%，AICD 缺陷约占 20%，CD40 和 UDG 缺陷各小于 1%，另有约 25% 患者由其他原因引起。

二、原发性T细胞缺陷病

原发性T细胞缺陷病（primary T lymphocytes deficiency）是一类由遗传因素所导致的T细胞发育、分化和功能障碍的免疫缺陷病，常伴有体液免疫及其他免疫功能缺陷。虽然某些患者血清Ig正常，但对抗原刺激并不产生特异性抗体。

主要临床特点：①细胞免疫功能缺陷。②以低毒力机会感染或细胞内微生物感染多见，如真菌、病毒、卡氏肺囊虫等。③减毒活疫苗接种可引起全身感染而导致死亡。④迟发型皮试无反应。⑤肿瘤发生率增高。⑥易发生移植物抗宿主反应。目前尚无有效治疗方法。

（一）先天性胸腺发育不全（congenital thymic hypoplasia，CTH）

本病又称DiGeorge综合征，是典型的T细胞缺陷病。患者因染色体22q11.2区域缺失，导致胚胎早期第Ⅲ、Ⅳ咽囊发育障碍，引起多器官发育不全、功能受损。免疫学特征：外周血T细胞显著减少，细胞免疫功能严重缺损，B细胞数量和功能正常或偏低，但对TD抗原刺激不产生特异性抗体。临床表现如下。①胸腺发育不全，X线胸腺影缺乏。②甲状旁腺先天发育不全：低血钙，出生后24 h内可发生抽搐。③先天性心脏病：主动脉弓中断、中隔缺损。④特征性面容：耳位低、耳轮有切迹，"鱼形"嘴（人中短），眼距宽，颌小畸形，眼反光先天愚型倾斜。⑤食管闭锁、悬雍垂裂为两瓣。胸腺移植可有效治疗T细胞缺陷。

（二）T细胞活化和功能缺陷

T细胞膜分子或细胞内信号转导分子缺陷，可导致T细胞功能缺损，甚至联合免疫缺陷病。例如，CD3转导抗原刺激信号缺陷，CD3δ链缺陷导致血液中T细胞数量非常低或缺如，CD3ε或CD3γ缺陷引起循环T细胞功能失调，而数量正常。于是CD3δ缺陷产生SCID，而CD3ε和CD3γ缺陷常产生轻度CID。ZAP-70缺陷，共刺激分子（如B7）表达缺失，细胞因子受体表达缺失，患者$CD4^+$T细胞数量正常但是功能异常，$CD8^+$T细胞缺失，NK细胞功能正常。这是一组常染色体隐性遗传病。

三、联合免疫缺陷病

联合免疫缺陷病（combined-immunodeficiency disease，CID）通常指T细胞及B细胞均有分化发育障碍或缺乏细胞间相互作用而导致的疾病，患者存在严重的细胞免疫和体液免疫缺陷。其发病机制：患者全身淋巴组织发育不良，淋巴细胞减少；易发生严重和持续性的细菌、病毒和真菌感染，且常为机会性感染；接种某些减毒活疫苗可引起严重的全身感染，甚至死亡。一般免疫治疗很难奏效，骨髓移植治疗有一定疗效，但可导致移植物抗宿主反应。患者多见于新生儿和婴幼儿，一般在1~2岁内死亡。

（一）重症联合免疫缺陷病

重症联合免疫缺陷病（severe combined-immunodeficiency disease，SCID）罕见。有性联隐性遗传和常染色体隐性遗传两种类型。患者T、B细胞免疫功能严重受损；对各种病原、机会菌易感，如不采取治疗措施，一般在出生后6~12个月内死亡。

发病机制主要有以下三个方面。

1. 细胞因子受体信号转导缺陷　如下所述。

（1）细胞因子受体γc链缺陷：细胞因子受体γc链基因突变引起X性联重症联合免疫缺陷病（X-linked SCID，XLSCID），为X-连锁隐性遗传，约占SCID的50%。γc链基因突变，使IL-2R、IL-4R、IL-7R、IL-9R、IL-15R和IL-21R表达和信号转导受阻，T细胞发育停滞于祖T（pro-T）细胞阶段，从而发生SCID。患者成熟T细胞和NK细胞缺乏或严重减少，B细胞数量正常但功能受损。

（2）JAK-3缺陷：JAK-3是细胞因子受体γc链胞质区唯一连接的酪氨酸激酶，JAK-3基因突变，导致γc链信号转导受阻。该病为常染色体隐性遗传，其临床表现与XLSCID相同。

（3）IL-7Ra缺陷：为常染色体隐性遗传，约占SCID的10%。患者IL-7受体α链基因突变，使共同组淋巴细胞（CLP）不能向T细胞发育，导致T细胞缺陷。NK细胞数量和功能正常；B细胞数量正常或增加，但功能受损。

2. 腺苷脱氨酶缺陷症　腺苷脱氨酶（adenosine deaminase，ADA）缺陷为常染色体隐性遗传，约占 SCID 的 15%。发病机制是因位于第 20 对染色体（20q13-ter）的 ADA 编码基因突变或缺失导致 ADA 缺乏。ADA 参与嘌呤分解代谢，能不可逆地使腺苷和脱氧腺苷脱氨基，产生肌苷和脱氧肌苷。ADA 缺失，导致脱氧腺苷及其前体 S-腺苷高半胱氨酸、dATP 蓄积，这些产物有毒性作用，能抑制 DNA 合成，引起细胞凋亡，使 T 细胞、B 细胞和 NK 细胞发育受阻，导致这些细胞缺陷。该病是人类历史上首次进行基因治疗临床实验的一种遗传病。

3. V（D）J 重组缺陷　V（D）J 重组缺陷属于一组常染色体隐性遗传病。Rag（重组激活基因）-1 和 Rag-2 及其他抗原受体重组酶基因编码一组重组酶成分，启动和参与抗原受体 V、D、J 重排。这些基因突变，引起 T、B 淋巴细胞抗原受体不能表达，成熟受阻，患者缺乏成熟 T、B 细胞，导致 SCID。

此外，网状发育不全可能是造血干细胞成熟有缺陷所致，是一种更严重的 SCID，患者 T、B 细胞和粒细胞都缺乏。

（二）MHC 分子表达缺陷

1. MHC I 类分子表达缺陷　为常染色体隐性遗传，由于 TAP 或 tapasin 基因突变引起。TAP 突变使内源性抗原肽不能转运至内质网，未结合抗原肽的 MHC I 类分子很不稳定，不能最终完成组装，会在胞内降解。tapasin 突变不能促进高亲和力抗原肽与 MHC I 类分子结合，也主要影响 MHC I 类分子组装和稳定，导致 MHC I 类分子表达降低，$CD8^+$ T 细胞功能缺陷。TAP 缺陷患者常患有呼吸道细菌感染，而不是病毒感染。tapasin 突变患者易患病毒感染。

2. MHC II 类分子表达缺陷　又称为裸淋巴细胞综合征（bare lymphocyte syndrome），为常染色体隐性遗传，患者 MHC II 类分子表达缺陷。胸腺基质上皮细胞 MHC II 类分子表达缺陷，T 细胞阳性选择受阻，导致 $CD4^+$ T 细胞分化障碍，数量减少；APC 表面 MHC II 类分子表达缺陷，引起递呈抗原功能发生障碍。$CD8^+$ T 细胞发育正常，B 细胞数量正常，临床表现为迟发型超敏反应以及对 TD-Ag 的抗体应答缺陷，对病毒的易感性增高。该病的发生并非由于 MHC II 类基因本身缺陷，而是由于调节 MHC II 类分子表达的转录因子基因发生突变所致。转录因子包括 MHC II 类基因特异性的与启动子区 X 相结合的三个转录因子 RFX5（pro-moter x-box regulatory factor 5）、RFXAP（regulatory factor x-associated protein）和 RFXANK（regulatory factor x-associated ankyrin-containingprotein），及转录调节蛋白 II 类转录活化因子（class II transactiva-tor，C II TA）。C II TA 与 RFX5、RFXAP、RFXANK 结合形成复合物才能启动转录，其中任一基因突变都可导致 MHC II 基因不能转录，发生裸淋巴细胞综合征，引起严重的免疫缺陷病。

（三）伴湿疹血小板减少性免疫缺陷病

伴湿疹血小板减少性免疫缺陷病（Wiskott-Aldrich syndrome，WAS）是一种 X 性联隐性遗传病。其主要临床和免疫特征如下：①临床表现为湿疹、血小板减少和极易化脓性细菌感染三联征。②T 细胞数量减少、功能有缺陷，易发生自身免疫病和肿瘤。③对多糖抗原的抗体应答明显降低，伴 IgM 水平降低，但 IgG 正常，IgA、IgE 增高。发病机制：X 染色体上 WAS 基因编码的蛋白（WASP）存在于所有造血来源的细胞中，在调节细胞骨架重组及活化中起作用；WAS 基因突变或缺陷，导致细胞骨架不能移动，使免疫细胞相互作用受阻。

（四）毛细血管扩张性共济失调综合征

毛细血管扩张性共济失调综合征（ataxia telangiectasia syndrome，ATS）为常染色体隐性遗传，由于第 11 号染色体上 AT 基因突变，引起 DNA 依赖性磷脂酰肌醇-3 激酶（PI3k）缺陷，可能与 T 细胞活化、DNA 修复缺陷有关。病变涉及神经、血管、内分泌和免疫系统。主要临床和免疫特征如下：①进行性小脑共济失调，9 个月至 1 岁发病，也可晚至 4~6 岁。②毛细血管扩张，2 岁前发作，也可延迟至 8~9 岁，主要表现在眼结膜和面部。③IgA 选择性缺陷，反复鼻窦、肺部感染；T 细胞数量和功能降低；B 细胞数量和 NK 活性正常。④对电离辐射异常敏感，易染色体断裂。⑤易发肿瘤，如淋巴瘤、白血病、上皮癌等。

（五）Chediak-Higashi 综合征

Chediak-Higashi 综合征（CHS）为多系统的常染色体隐性遗传疾病，由位于第 1 号染色体上的 CHSI 基因突变引起，可能与高尔基体外侧网络或早期内体向晚期内体转运、细胞器融合和裂殖、颗粒胞吐、微管功能、颗粒蛋白酶（如弹性蛋白酶和组织蛋白酶G）等缺陷有关，导致吞噬细胞、NK 细胞和 CTL 细胞毒作用受损，胞内杀菌功能降低、趋化作用异常。患者临床特征：所有血细胞、黑色素细胞、神经鞘（Schwann）细胞等胞质内有在光学显微镜下可见的巨大颗粒（可能由于内体和溶酶体过度融合所致）；眼和皮肤局部有白化病，畏光；患者对病毒和肠道菌非常易感；肝、脾、淋巴结肿大，贫血，白细胞减少；皮肤溃疡；大脑萎缩。患者多在 5 岁之前因感染而死亡。

四、原发性吞噬细胞缺陷病

吞噬细胞缺陷包括吞噬细胞数量减少和功能异常，患者易患各种化脓性细菌感染，重者可危及生命。

（一）原发性中性粒细胞缺陷

按照中性粒细胞缺陷的程度，临床上常将其分为粒细胞减少症（granulocytopenia）和粒细胞缺乏症（agranulocytosis）。前者外周血中性粒细胞数低于 $1.5 \times 10^9/L$，而后者外周血几乎没有中性粒细胞。其发病机制是由于粒细胞集落刺激因子基因突变导致髓样干细胞分化发育障碍，使粒细胞分化受阻。患者多在生后 1 个月内开始发生各种细菌的反复感染，重者可死于败血症或脑膜炎。

（二）白细胞黏附缺陷病

白细胞黏附缺陷病（leukocyte adhesion deficiency，LAD）为常染色体隐性遗传，可分为如下两种类型。

1. LAD-1 型　该型罕见。因整合素 β_2 亚单位（CD18）基因突变，使 β_2 亚家族 4 个成员 LFA-1、Mac-I/CR3、gp150，95/CR4 和 $\alpha D \beta_2$ 糖蛋白均表达缺陷，导致吞噬细胞的黏附、趋化、活化、吞噬功能障碍，T 细胞和 NK 细胞趋化、激活和细胞毒作用受损。患者主要表现为反复化脓性细菌感染（常 1 周内新生儿发生），可在 1 岁内死亡。

2. LAD-2 型　发生机制为 α_1-3 岩藻糖转移酶基因突变所致，该酶参与 Sialyl-Lewis X（CD15 s）的生成，基因突变导致该配体分子在白细胞表面表达缺陷，使白细胞与 E-选择素和 P-选择素结合功能、趋化作用受损。患者主要表现为反复化脓性细菌感染。

（三）慢性肉芽肿病

慢性肉芽肿病（chronic granulomatous disease，CGD）患者由于编码还原型辅酶Ⅱ（NADPH）氧化酶系统的基因缺陷，使吞噬细胞呼吸爆发受阻，不能产生有氧杀菌物质如超氧离子、过氧化氢及单态氧离子等，使吞噬细胞杀菌功能严重受损。吞入的细菌非但不被杀死，反而使细菌在胞内得以存活、繁殖，并随吞噬细胞游走播散，造成反复的慢性感染。持续的感染使活化的巨噬细胞在炎症部位聚集，对 $CD4^+$ T 细胞持续性刺激导致肉芽肿的形成。CGD 约 2/3 为性联隐性遗传（$gp91^{phox}$），其余为常染色体隐性遗传（$p22^{phox}$、$p47^{phox}$、$p67^{phox}$）。

患者常对过氧化氢酶阳性细菌（如葡萄球菌、黏质沙雷菌、假单胞菌、大肠杆菌、念珠菌、曲霉菌、灵杆菌等）和真菌易感，主要表现为慢性化脓性感染，淋巴结、皮肤、肝、肺、骨髓等有慢性化脓性肉芽肿或伴有瘘管形成。

五、原发性补体系统缺陷病

原发性补体系统缺陷病（primary complement system deficiency）少见，大多数属常染色体隐性遗传，少数为常染色体显性遗传。补体系统的补体固有成分、补体调节蛋白和补体受体都可发生缺陷，其遗传方式和基因定位也已明确。临床主要表现为反复化脓性细菌（尤其奈瑟菌）感染及自身免疫病（如 SLE），但是，有些补体调节蛋白缺陷除有这些临床表现外，还有某些特征性的体征和症状，下面予以介绍。

（一）补体固有成分缺陷

补体激活途径的固有成分均可发生遗传性缺陷。C3 缺陷可致严重的甚至是致命的化脓性细菌感染；

C4、C2缺陷常引发SLE、肾小球肾炎等免疫复合物病，P因子、D因子缺陷易致反复化脓性细菌感染；C5~C9缺陷可引起奈瑟菌属感染。

（二）补体调控蛋白缺陷

1. 遗传性血管神经性水肿（hereditary angioneurotic edema，HAE） 该病为最常见的补体缺陷病，是由C1INH遗传缺陷所致，为常染色体显性遗传。该调节蛋白缺乏可引起C4、C2裂解失控，产生过多的C4a、C2a等介质，使血管通透性增高，患者易反复发生皮下组织（如面部和眼睑）和黏膜（如肠道）水肿，严重的喉头水肿可致窒息死亡。本病可分两型，Ⅰ型是C1INH基因缺损，无转录物，可通过检测C1INH进行诊断；Ⅱ型是C1INH基因点突变，产生缺陷的C1INH分子，其诊断需同时检测C1INH和C4。

2. 阵发性夜间血红蛋白尿（paroxysmal nocturnal hemoglobinuria，PNH） 由多能造血干细胞X染色体上PIG-A（phosphatidylinositol glycan A）基因获得性突变引起，使其编码产物N-乙酰葡糖胺转移酶不能合成磷脂酰肌醇（GPI），导致借助GPI锚定在细胞膜上的补体调节蛋白CD55（衰变加速因子，DAF）、CD59（膜反应性溶解抑制因子，MIRL）缺乏，引起患者红细胞对补体介导的溶解作用敏感。本病常在夜间发生，可能与夜间血液pH生理性偏低、容易导致补体系统替代途径激活有关。临床表现为慢性溶血性贫血、全血细胞减少和静脉血栓形成，晨尿中出现血红蛋白。

（三）补体受体缺陷

补体受体主要存在于红细胞和吞噬细胞膜表面，其表达缺陷可致循环免疫复合物清除障碍，从而发生SLE等自身免疫病。

第四节 继发性免疫缺陷病

继发性免疫缺陷病是继发于其他疾病或由某些理化因素所导致的免疫缺陷病，可涉及免疫系统的各个方面，临床表现和免疫学特征与相应的原发性免疫缺陷病相似。

一、继发性免疫缺陷病的常见病因

诱发免疫缺陷病的因素可分为以下两类。

（一）非感染因素

可诱发免疫缺陷病的非感染因素较多，常见的致病因素有以下几个方面。

1. 营养不良 引起获得性免疫缺陷病最常见的原因。蛋白质-能量、维生素和微量元素摄入严重不足可影响免疫细胞的成熟，并引起淋巴器官萎缩，降低机体抗感染能力。

2. 肿瘤 恶性肿瘤特别是淋巴组织的恶性肿瘤常可进行性地抑制患者的免疫功能。

3. 医源性因素 临床治疗应用免疫抑制剂、抗癌药物，放射治疗，手术、脾或胸腺切除等均可引起获得性免疫缺陷。

4. 消耗性疾病 如糖尿病、尿毒症、肾病综合征、急性和慢性消化道疾病、严重肝病等，可致蛋白质大量丢失、吸收不良或合成不足。

5. 其他因素 如严重创伤、大面积烧伤、中毒、妊娠、衰老等均可引起免疫功能低下。

（二）感染

如人类免疫缺陷病毒（human immunodeficiency virus，HIV）感染引起获得性免疫缺陷综合征（acquired immune deficiency syndrome，AIDS），简称艾滋病。此外，多种病毒（如人类嗜T细胞病毒、麻疹病毒、巨细胞病毒、风疹病毒和EB病毒等）、结核分枝杆菌、麻风杆菌、原虫或蠕虫感染均可导致免疫缺陷。

二、获得性免疫缺陷综合征

（一）AIDS的流行情况

自1981年发现首例AIDS以来，AIDS在世界广泛蔓延。尽管目前流行趋势在下降，但是在撒哈拉以南非洲地区艾滋病已成为最常见的死亡原因，20%是死于艾滋病。根联合国艾滋病规划署于2017年7月20日在巴黎发布了一份新的报告，报告显示首次出现现今接受治疗的艾滋病病毒感染者的超大规模：超过半数的艾滋病病毒感染者中有一半以上（53%）已获得相关治疗并且艾滋病相关死亡人数自2005年以来几乎减半。2016年，3670万艾滋病毒感染者中有1950万人获得治疗且艾滋病相关死亡人数已从2005年的190万下降到2016年的100万。若这样的增长速度持续下去，这一进展可使世界于2020年实现3000万艾滋病病毒感染者接受治疗的全球目标。

AIDS的传染源是HIV的无症状携带者和AIDS患者。HIV存在于血液、精液、阴道分泌物、乳汁、唾液和脑脊液中，主要的传播方式有三种：①性接触。②注射传播。③垂直传播，可经胎盘或产程中的母血或阴道分泌物传播，产后可通过乳汁传播。

（二）病原学

1983年法国病毒学家Montagnier等从AIDS患者体内首次分离出一种RNA逆转录病毒，WHO于1987年将该病毒正式命名为HIV。HIV属于逆转录病毒科慢病毒属，可分为HIV-1和HIV-2两型，目前，世界流行的AIDS主要由HIV-1所致，约占95%；HIV-2主要在西非和印度流行。两者的基因序列有25%以上差异，且对抗体反应也有所不同，但是两者引起疾病的临床症状相似，通常称HIV均指HIV-1。

成熟的病毒颗粒直径为100～120 nm，外有脂质层包膜，病毒内部为20面体对称的核衣壳，核心为圆柱状，含病毒RNA、逆转录酶和核衣壳蛋白，基因组包含两条长度约9.2 kt的RNA链。病毒基因组两侧的LTR（long terminal repeat）调控病毒DNA与宿主细胞基因组的整合、病毒基因表达和复制。Gag（group-specific antigen）序列编码病毒核心结构蛋白。Env（envelope）序列编码病毒包膜糖蛋白gp120和gp41。Pol（polymerase）序列编码病毒复制所需的逆转录酶、整合酶、蛋白酶。除了这些典型的逆转录病毒结构蛋白基因之外，HIV-1还含有6个调节辅助性蛋白基因tat、rev、vif、vpr、vpu和nef，其产物以不同方式调节病毒蛋白合成、病毒复制、促进感染、抑制宿主细胞免疫功能。HIV在体内增殖迅速，每天产生10^9～10^{11}个病毒颗粒。HIV易发生变异（突变率约为3×10^{-5}），从而易逃避免疫作用。

（三）HIV侵入细胞的机制及感染特点

HIV穿过表皮屏障，通过两种方式感染细胞：①游离病毒与$CD4^+$T细胞、巨噬细胞、DC、神经胶质细胞接触，通过CD4和CCR5/CXCR4介导病毒核衣壳穿入细胞（见图11-1）；DC细胞也可通过CD209（DC-SIGN）介导的胞吞作用摄入病毒。②感染细胞通过与未感染细胞接触传播感染。细胞间接触传播感染更迅速、更有效。

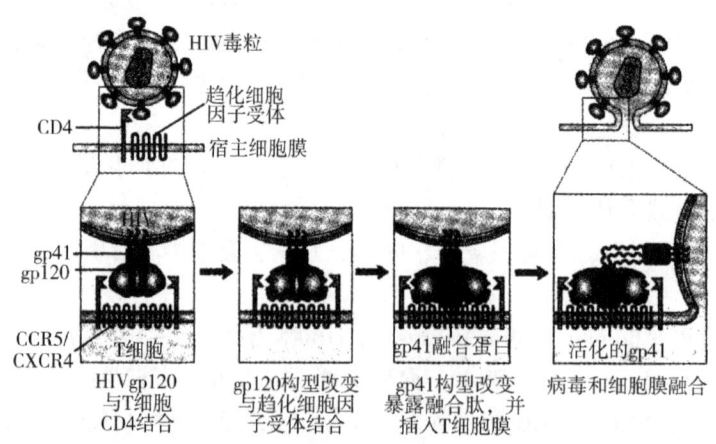

图11-1 HIV进入细胞机制

CD4分子与病毒gp120结合，诱导gp120和gp41构象顺序改变，促使病毒与趋化因子受体结合，活化的gp41介导病毒与宿主细胞膜融合

被感染的DC迁移到局部淋巴结，尤其是黏膜相关的淋巴组织，主要感染$CD4^+CCR5^+$T细胞（主

要是 Tem 细胞），引起病毒大量扩增，细胞大量破坏，并扩散全身引起广泛感染。在 HIV 感染后 1～4 周，许多感染者可出现流感样等症状，如发热、咽喉疼痛、肌肉疼痛、头痛、疲劳、皮疹、口腔溃疡、消瘦、厌食、腹泻或淋巴结肿大。随之机体对 HIV 发生免疫应答，病毒复制被有效抑制，疾病处于潜伏状态，持续 2～15 年，形成 HIV 慢性感染。在此期间，由于肠道免疫系统活化的 $CD4^+T$ 细胞耗竭，微生物产物（如细菌 LPS、DNA 等）通过破坏的肠黏膜进入机体，以及隐伏 HIV 随细胞分裂或并发微生物感染、受丝裂原或细胞因子等刺激能持续诱导病毒复制，于是广泛激活全身固有免疫和适应性免疫，使 $CD4^+T$ 细胞不断被特异性和非特异性活化，并表达 CXCR4，导致 $CD4^+T$ 细胞不断被感染、破坏，最终耗竭、免疫崩溃，发展为 AIDS 甚至死亡（见图 11-2）。

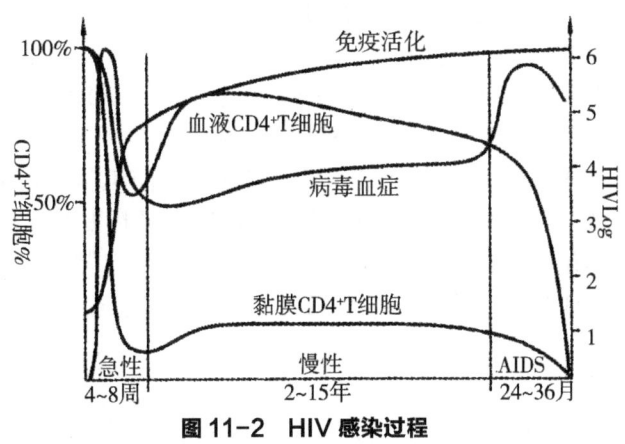

图 11-2 HIV 感染过程

（四）HIV 损伤免疫细胞和逃避免疫攻击的机制

病毒主要侵犯 $CD4^+T$ 细胞、巨噬细胞、DC、B 细胞和脑组织中的小胶质细胞，AIDS 患者表现以细胞免疫功能严重缺损、机会感染、恶性肿瘤和中枢神经系统病变为主要特征。HIV 通过直接和间接方式损伤免疫细胞。

1. 对 $CD4^+T$ 细胞的损伤 活化的 $CD4^+T$ 细胞是病毒感染和破坏的主要靶细胞。HIV 主要感染破坏 $CD4^+CCR5^+/CXCR4^+T$ 细胞。在感染的急性期，主要破坏 $CD4^+Tem$ 细胞，因为初始 $CD4^+T$ 细胞和 Tcm 细胞不表达 CCR5，主要由 $CD4^+Tem$ 细胞表达，且该群细胞主要存在于黏膜免疫系统，故在该系统尤其是在肠道相关的淋巴组织中损失惨重。在慢性感染期，主要破坏活化的 $CD4^+CXCR4^+T$ 细胞，因为活化的 $CD4^+T$ 细胞表达 CXCR4。此外，活化的 $CD4^+T$ 细胞易遭受破坏，也与这些细胞内 APOBEC3G 抗病毒能力减弱有关。成人 T 细胞数量约为 1012，其中 90% 以上存在于淋巴组织中。在慢性 HIV 感染期间，在淋巴组织中的 $CD4^+T$ 细胞高达 10% 被感染，循环中被感染的数量则小于 0.1%，每天被破坏的 $CD4^+T$ 细胞数量约 $2×10^9$（约占全部 $CD4^+T$ 细胞数量的 5%）。

HIV 感染过程分为急性期、慢性期和 AIDS 发作期。HIV 进入机体的最初数天，由于 HIV 在淋巴组织中大量扩增，主要导致 $CD4^+CCR5^+TEM$ 细胞大量破坏，尤其是黏膜系统 TEM 细胞损失达 80%～90%。随后对 HIV 免疫功能建立，HIV 复制降至最低水平，长期稳定维持。慢性 HIV 感染可持续 2～15 年，特点是随 $CD4^+T$ 细胞数量降低，免疫功能不断恶化，最终免疫崩溃，发展为 AIDS

（1）直接破坏作用：①病毒大量复制，毒粒芽生释放，引起细胞膜损伤、通透性增高，胞内 Ca^{2+} 浓度升高，导致 T 细胞渗透性崩解或凋亡。②感染细胞的胞质中积聚大量病毒 DNA、RNA 及蛋白，干扰宿主细胞蛋白质合成，影响细胞功能和生存，导致细胞死亡。③感染细胞表达 gp120，介导与周围 $CD4^+$ 细胞融合，形成多核巨细胞，加速细胞死亡。④此外，HIV 能感染和破坏造血干细胞、双阳性前 T 细胞，导致外周血 $CD4^+T$ 细胞数量降低。

（2）间接破坏作用：① CTL 和 NK 杀伤病毒感染细胞。②可溶性 gp120、感染 DC 表面的 gp120 与 CD4 分子交联使胞内 Ca^{2+} 浓度升高，导致感染和未感染细胞凋亡。③ gp120 与 CD4 分子交联，刺激靶细胞表达 Fas 分子，促进靶细胞凋亡。④病毒 tat 蛋白可促进 $CD4^+T$ 细胞对 Fas-FasL 途径的敏感性。

⑤抗 gp120 抗体通过 ADCC 或激活补体，破坏感染细胞。⑥病毒超抗原引起反应性 CD4$^+$T 细胞死亡。

（3）功能异常：① HIV 抑制细胞磷脂合成，影响细胞膜功能。② HIV LTR 的 U3 区与宿主细胞转录因子 [如 SPI（promoter-specific transcription factor）、NF-KB、AP-1] 结合，抑制 T 细胞增殖和细胞因子分泌。③ CD4$^+$T 细胞大量破坏干扰机体对抗原的特异性免疫应答，导致 B 细胞应答、TCL 增殖及巨噬细胞、NK 细胞活性受抑。

2. 对 B 细胞的影响　gp41 羧基端肽段能激发 B 细胞多克隆活化，导致高免疫球蛋白血症及自身抗体产生；由于 T 细胞辅助功能低下，特异性抗体产生能力受损。

3. 对巨噬细胞、树突状细胞和 NK 细胞的影响　巨噬细胞、FDC 和 DC 等感染 HIV 不引起死亡，而成为病毒的庇护所，可引起感染扩散；但是功能均有不同程度的损伤，例如巨噬细胞趋化、黏附、杀菌、递呈抗原功能受损，FDC 和 DC 正常功能下降、数量减少。此外，DC 通过特异性 CD209，能高亲和力与 gp120 结合，可将毒粒传递给 CD4$^+$细胞，有助于感染扩散。NK 细胞被感染后细胞数量正常，但是分泌 IL-2、IL-12 等细胞因子的能力下降，细胞毒活性下降。

4. HIV 逃避免疫攻击的机制　HIV 感染人体后，可通过不同机制逃避免疫识别和攻击，以利于病毒在机体内长期存活、潜伏、不被根除：① HIV 抗原表位序列可频繁变异，逃避 CTL 杀伤和中和抗体作用。② HIV Nef 蛋白能下调细胞表达 MHC Ⅰ 类分子，抑制 CTL 杀靶，Vpu 能抑制 NK 和 NKT 杀靶。③ Th1 细胞数量降低，抑制细胞免疫功能。④病毒潜伏感染，被感染细胞不表达 HIV 蛋白，逃避免疫识别和攻击。

（五）AIDS 的免疫学特征

HIV 感染患者体内存在特异性体液免疫和细胞免疫应答。感染后 10 天机体产生 HIV 特异性 CTL 应答，感染后 1～3 周产生非中和抗体（如抗 p24 衣壳蛋白抗体），约 8 周出现中和抗体（抗包膜糖蛋白 gp120 和 gp41 抗体）。感染的急性期和慢性期，虽能清除体内大部分病毒，但是不能根除 HIV 感染，且中和抗体对抑制细胞间传递感染也很少有效。AIDS 免疫学表现：CD4$^+$T 细胞数量明显减少，CD4$^+$和 CD8$^+$T 细胞比值倒置；免疫调节功能失调；抗原递呈细胞功能降低；B 细胞功能异常，可被多克隆激活，产生多种自身抗体。

第十二章

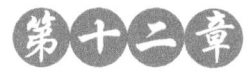

分子生物学检验

第一节 核酸的分离与纯化

核酸(nucleic add)是由核苷酸或脱氧核苷酸通过3',5'-磷酸二酯键连接而成的一类生物大分子。核酸包括核糖核酸(RNA)和脱氧核糖核酸(DNA)两类。核酸在生命活动的过程中作为遗传信息的携带者,直接参与信息的传递与表达。无论对核酸的性质还是功能的研究,首先必须对核酸进行分离与纯化,因此,核酸的分离与纯化技术是生物化学与分子生物学的一项基本技术,核酸样品的制备质量将直接关系到后续实验的成败。随着分子生物学技术广泛应用于生物学、医学及其相关领域,核酸的分离与纯化技术也得到进一步发展。各种新技术以及商品试剂的不断出现,极大地推动了分子生物学的发展。

一、核酸分离与纯化的设计与原则

核酸包括 DNA、RNA,在细胞中都是以与蛋白质结合的状态存在。真核生物的染色体 DNA 为双链线性分子,原核生物的"染色体"、质粒及真核生物细胞器 DNA 为双链环状分子;有些噬菌体 DNA 为单链环状分子,RNA 分子在大多数生物体内均是单链线性分子,不同类型的 RNA 分子可以具有不同的结构特点,如真核 mRNA 分子多数在 3'端带有 poly(A)结构,至于病毒的 DNA、RNA 分子,其存在形式多种多样,有双链环状、单链环状、双链线状及单链线状等。95% 的真核生物 DNA 主要存在于细胞核内,其他 5% 为细胞器 DNA,如线粒体、叶绿体等。RNA 分子则主要存在于细胞质中,约占 75%,另有 10% 在细胞核内,15% 在细胞器中。RNA 分子以 rRNA 的数量最多(80%~85%),tRNA 及核内小分子 RNA 占 10%~15%,而 mRNA 分子大小不一,序列各异。总的来说,DNA 分子的总长度一般随着生物的进化程度而增大,而 RNA 的相对分子质量与生物进化无明显关系。

(一)材料与方法的选择

1. 选择的原则 核酸主要存在于各种动、植物细胞核和微生物中,临床常见的标本有血液、唾液、组织及培养细胞等;核酸分离与纯化的方法非常多,不同的实验研究与应用对核酸的产量、完整性、纯度和浓度可能有不同的要求。但不管采用何种方法,为了保证核酸结构与功能的研究,必须遵循以下原则:一是提取的核酸保持完整的一级结构是最基本的要求;二是尽量排除其他生物分子的污染,保证核酸样品的纯度。至于分离与纯化核酸所需的时间与成本也往往需要考虑;在不影响核酸质量的情况下,应选择安全无毒的试剂与方案。近年来,有关试剂盒的开发与自动化仪器的使用,使核酸样品能批量制备,大大提高了分离与纯化的效率。

2. 保持核酸结构的完整性 为了保证核酸结构的完整性,在实验过程中,应注意以下事项。

(1)尽量简化操作步骤,缩短提取过程,以减少各种有害因素对核酸的破坏。

(2)减少化学因素对核酸的降解,为避免过酸、过碱对核酸链中磷酸二酯键的破坏,操作多在 pH4.0~10.0 的条件下进行。

(3)减少物理因素对核酸的降解,物理降解因素主要是机械剪切力,其次是高温。机械剪切力包括强力高速的溶液振荡、搅拌及 DNA 样本的反复冻融。长时间煮沸,除水沸腾带来的剪切力外,高温本身对核酸分子中的某些化学键也有破坏作用。因此,核酸提取过程一般在低温下进行。

(4)防止核酸的生物降解,细胞内或外来的各种核酸酶能水解核酸中的磷酸二酯键,直接破坏核酸的一级结构,其中 DNA 酶(DNAse)需要 Mg^{2+}、Ca^{2+} 二价金属离子的激活,使用 EDTA、柠檬酸盐等螯合剂,可抑制 DNA 酶活性。RNA 酶(RNase)不但分布广,而且耐高温、耐酸碱、不易失活,造成生物降解是 RNA 提取过程中的主要危害因素。

(二)技术路线设计

核酸提取的基本步骤包括破碎细胞,去除与核酸结合的蛋白质、多糖、脂类以及其他不需要的核酸分子等,再通过沉淀核酸与小分子杂质分离而达到纯化核酸的目的。

1. 核酸的释放　通常情况下,DNA 和 RNA 均位于细胞内,因此,核酸分离与纯化的第一步就是破碎细胞、释放核酸。细胞裂解可通过机械作用、化学作用、酶作用等方法实现。

(1)机械作用:机械作用包括低渗裂解、超声裂解、微波裂解、冻融裂解和颗粒破碎等物理裂解方法。这些方法用机械力使细胞破碎,但机械力也可引起核酸链的断裂,因而不适用于长链核酸的分离。

(2)化学作用:在一定的 pH 值环境中加入表面活性剂(SDS、CTAB、Chelex-100 等)或强离子剂(异硫氰酸胍、盐酸胍、肌酸胍)可使细胞裂解、蛋白质和多糖沉淀,缓冲溶液中的一些金属离子螯合剂(EDTA 等)可螯合对核酸酶活性所必需的金属离子 Mg^{2+}、Ca^{2+},从而抑制核酸酶的活性,保护核酸不被降解。

(3)酶作用:酶作用主要是通过加入溶菌酶或蛋白酶(蛋白酶 K、植物蛋白酶)以使细胞破裂,释放核酸。蛋白酶还能降解与核酸结合的蛋白质,促进核酸的分离。其中溶菌酶能催化细菌细胞壁的蛋白多糖 N-乙酰葡糖胺和 N-乙酰胞壁酸残基间的 β-1,4-键水解。蛋白酶 K 能催化水解多种多肽键,在 65℃ 及有 EDTA、尿素(1~4 mol/L)和表面活性剂(0.5%SDS 或 1%Triton X-100)存在时仍保留酶活性,这有利于提高对高相对分子质量核酸的提取效率。在实际工作中,酶作用、机械作用、化学作用经常联合使用。具体选择哪种或哪几种方法可根据细胞类型、待分离的核酸类型及后续实验目的来确定。

2. 核酸的分离与纯化　细胞裂解物是含核酸分子的复杂混合物。肝糖原、淀粉及黏多糖,由于其物理化学性质与核酸有许多相似之处,常在提取液中残存下来。核酸在细胞内以核蛋白体形式存在,不论采用哪种方法提取核酸,蛋白质都不同程度地存在于体系中。两种类型核酸的制备过程中,DNA 制品中混杂着少量 RNA 或 RNA 制品中混杂着少量 DNA 是经常发生的。这需要我们在对核酸分子有关性质的充分认识的基础上,根据它们理化性质的差异,用选择性沉淀、层析、密度梯度离心等方法将核酸分离、纯化。

3. 核酸质量与提取步骤的关系　一般分离与纯化步骤越多,核酸的纯度也越高,但产率会逐渐下降,完整性难以保证。相反,通过分离与纯化步骤少的实验方案,我们可以得到比较多的完整性较好的核酸分子,但纯度不一定高,这需要结合核酸的用途加以选择。

4. 核酸的浓缩、沉淀与洗涤　随着核酸提取试剂的逐步加入,以及去除污染物过程中核酸分子不可避免的丢失,样品中核酸的浓度会逐渐下降,直至影响到后面的实验操作或不能满足后继研究与应用的需要时,需要对核酸进行浓缩。沉淀是核酸浓缩最常用的方法,其优点在于核酸沉淀后,可以很容易地改变缓冲溶液来调整核酸溶液至所需浓度;另外,核酸沉淀还能去除部分杂质,有一定的纯化作用。加入一定浓度的盐类后,用有机溶剂沉淀核酸,其中常用的盐类有醋酸钠、醋酸钾、醋酸铵、氯化钠、氯化钾及氯化镁等,常用的有机溶剂则有乙醇、异丙醇和聚乙二醇等。核酸沉淀往往含有少量共沉淀的盐,需用 70%~75% 乙醇洗涤去除。对于浓度低并且体积较大的核酸样品,可在有机溶剂沉淀前,采用固体的聚乙二醇或丁醇对其进行浓缩处理。

(三)鉴定与保存

1. 核酸的鉴定

(1)核酸含量测定:核酸含量测定可通过紫外分光光度法与荧光光度法进行。

①紫外分光光度法:核酸分子中的碱基均含有共轭双键,对波长为 260 nm 的紫外线有较强吸收特性,这个物理特性为测定溶液中核酸的浓度奠定了基础。通过测定 260 nm 波长处吸光度的变化值来计算样

品中核酸的含量，即 A_{260} = 1 时双链 DNA 含量为 50μg/mL，单链 DNA 或 RNA 含量为 40μg/mL，单链寡聚核苷酸含量为 33μg/mL。紫外分光光度法只用于测定浓度大于 0.25μg/mL 的核酸溶液。

②荧光光度法：核酸分子本身不产生荧光，荧光染料溴化乙锭（ethidium bromide，EB）可插入核酸分子的两个碱基之间，形成荧光配合物，在 254～365 nm 波长紫外线照射下，呈现橘红色荧光，荧光强度与核酸含量成正比，通过与已知浓度的标准品比较，可计算出待测样品中核酸的浓度，检测灵敏度可达 1～5 ng，但 EB 有较强的致畸作用。目前有多种新型低毒的双链 DNA 荧光染料，如 SYBR Green I、GeneFinder 等与双链 DNA 有较高的亲和力，与双链 DNA 结合后荧光强度大大增加，其检测的灵敏度是 EB 的 25～100 倍，同时对单链 DNA 和 RNA 不会产生明显的荧光信号，对分子生物学中常用的酶（如 Taq 酶、逆转录酶、内切酶、T4 连接酶等）没有抑制作用。

（2）纯度鉴定：不论紫外分光光度法还是荧光光度法，均可用于核酸的纯度鉴定。

①紫外分光光度法：通过测定 A_{260}/A_{280}，用于评估样品的纯度，因为蛋白质的吸收峰是 280 nm。当 $A_{260}/A_{280} \approx 1.8$ 时，说明所提的 DNA 的纯度比较高，所含的 RNA 或蛋白质污染很少。当 $A_{260}/A_{280} > 1.8$ 时，说明有 RNA 污染。当 $A_{260}/A_{280} < 1.8$ 时，说明所提的 DNA 中有蛋白质或者是抽提时用的苯酚未除净。质量较好的 RNA 的 $A_{260}//A_{980}$ 值应在 1.8～2.0 之间。当 $A_{260}/A_{280} < 1.8$ 时，溶液中的蛋白质等有机物的污染比较明显。当 $A_{260}/A_{280} > 2.0$ 时，说明 RNA 可能有异硫氰酸残存或已经被水解成了单核苷酸。另外，鉴定 RNA 纯度所用溶液的 pH 值会影响 A_{260}/A_{280} 的读数。如 RNA 在水溶液中的 A_{260}/A_{280} 就比其在 Tris 缓冲溶液（PH7.5）中的读数低 0.2～0.3。

②荧光光度法：用溴化乙锭等荧光染料示踪的核酸电泳结果可用于判定核酸的纯度。由于 DNA 分子较 RNA 大许多，电泳迁移率低；而 RNA 中以 rRNA 最多，占到 80%～85%，tRNA 及核内小分子 RNA 占 15%～20%，mRNA 占 1%～5%，故总 RNA 电泳后可呈现特征性的三条带。在原核生物为明显可见的 23 s、16 s 的 rRNA 条带及由 5 s 的 rRNA 与 tRNA 组成的相对有些扩散的快迁移条带。在真核生物为 28 s、18 s 的 rRNA 及由 5 s、5.8 s 的 rRNA 和 tRNA 构成的条带。mRNA 因量少且分子大小不一，一般是看不见的。通过分析以溴化乙锭为示踪染料的核酸凝胶电泳结果，可以鉴定 DNA 制品中有无 RNA 的干扰，亦可鉴定在 RNA 制品中有无 DNA 的污染。

（3）完整性鉴定：以溴化乙锭为示踪染料的核酸凝胶电泳结果可用于判定核酸的完整性。基因组 DNA 的相对分子质量很大，在电场中泳动很慢，如果有降解的小分子 DNA 片段，在电泳图上可以显著地表现出来。完整的无降解或降解很少的总 RNA 电泳图，除具特征性的三条带外，三条带的荧光强度积分应为一特定的比值。沉降系数大的核酸条带，相对分子质量大，电泳迁移率低，同时相对分子质量大的核酸嵌入的溴化乙锭多，荧光强度高；反之，相对分子质量小，电泳迁移率高，荧光强度低。一般 28 s（或 23 s）RNA 的荧光强度约为 18 s（或 16 s）RNA 的 2 倍，否则提示有 RNA 的降解。如果在加样槽附近有着色条带，则说明有 DNA 的污染。

2. 核酸的保存　核酸的结构与性质相对稳定，无需每次制备新鲜的核酸样品，且一次性制备的核酸样品往往可以满足多次实验研究的需要，因此有必要探讨核酸的储存环境与条件。与分离和纯化一样，DNA 与 RNA 的保存条件也因性质不同而相异。

（1）DNA 的保存：DNA 样品溶于 PH8.0 的 TE 缓冲溶液，在 -20℃ 可以储存 2 年，在 -70℃ 可以储存数年。一般将 DNA 保存于 PH8 的 TE 缓冲溶液中，可以减少 DNA 的脱氨反应，EDTA 作为二价金属离子的螯合剂，通过螯合 Mg^{2+}、Ca^{2+} 等二价金属离子以抑制 DNA 酶的活性；低温条件则有利于减少 DNA 分子的各种反应；双链 DNA 因结构上的特点而具有很大的惰性，常规 4℃ 亦可保存较长时间；保存样品中可加入少量氯仿，可以有效避免细菌对核酸的污染。

（2）RNA 的保存：对于 RNA 的保存主要是抑制 RNA 酶。一般将 RNA 样品溶于 0.3 mol/L 醋酸钠溶液（pH5.2）或灭菌双蒸水中，-80～-70℃ 保存，以焦碳酸二乙酯（diethylpyrocarbonate，DEPC）水溶解 RNA 或加入氧钒核糖核苷复合物（vanadyl-ribonucleosidecomplex，VRC）可通过抑制 RNA 酶对 RNA 的降解而延长保存时间；另外，RNA 以沉淀形式保存在 70% 乙醇溶液或去离子的甲酰胺溶液中，可在 -20℃ 长期保存。需要注意的是，这些所谓 RNA 酶抑制剂或有机溶剂的加入，只是一种暂时保存的需要，如果它们对后继的实验研究与应用有影响，则必须予以去除。

在实际操作中，由于反复冻融产生的机械剪切力对 DNA 与 RNA 核酸样品均有破坏作用，因此核酸在储存时的小量分装是十分必要的。

二、基因组 DNA 的分离与纯化

不同生物种属的 DNA 在相对分子质量和理化性质上存在差异，来源于同一生物的不同组织器官的 DNA，样品的处理方法也不尽相同。来源于同一生物同一细胞的 DNA，又有染色体 DNA 与细胞器 DNA 之分。由于不同类型与来源的 DNA 有不同的理化性质与细胞定位，其分离与纯化的方法与最适条件是有差异的。如哺乳动物细胞的 DNA 相对分子质量巨大，对机械力敏感，目前已有的方法与技术都很难保证其完整性，而噬菌体 DNA 相对分子质量小，常规方法亦不会造成分子的断裂。

（一）分离与纯化的方法

虽然不同生物的基因组 DNA 的提取方法有所不同，不同种类或同种类的不同组织因其细胞结构及所含的成分不同，分离的方法也有差异，但有关分离与纯化的原则、主要步骤、主要试剂及作用原理基本上是一样的。目前基因组 DNA 分离与纯化常用的方法如下。

1. 酚抽提法　目前使用的酚抽提法是在 Stafford 及其同事于 1976 年提出的方法上改进而来的。首先以含 EDTA、SDS 及 RNA 酶的裂解缓冲溶液裂解细胞，经蛋白酶 K 处理后，用 pH8.0 的 Tris 饱和酚抽提 DNA，重复抽提至一定纯度后，根据不同需要进行透析或沉淀处理，获得所需的 DNA 样品（见图 12-1）。

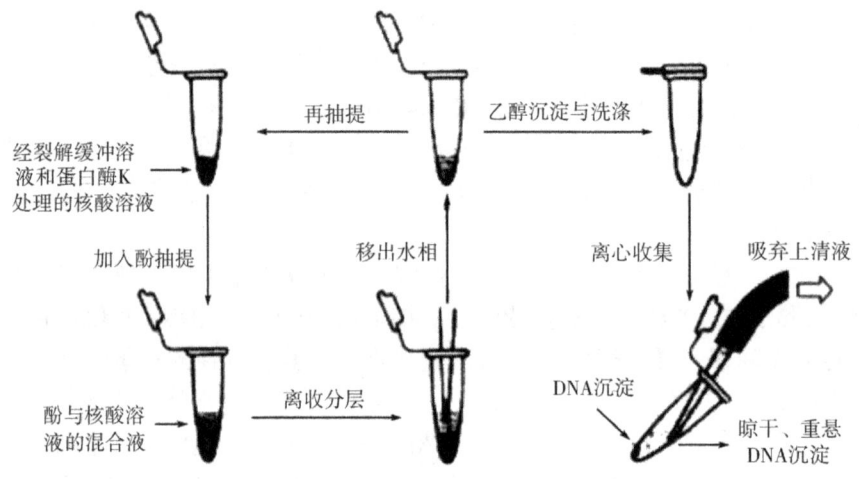

图 12-1　酚抽提法制备 DNA 流程示意图

其中，EDTA 为二价金属离子螯合剂，可以抑制 DNA 酶的活性，同时降低细胞膜的稳定性；SDS 为阴离子表面活性剂，主要作用是降解细胞膜及乳化脂质和蛋白质，使与其结合的物质沉淀，SDS 还能使蛋白质变性、解聚和降解 DNA 酶的作用；RNA 酶可以有效水解 RNA，而避免 DNA 的消化；蛋白酶 K 则有水解各种蛋白质及裂解细胞的作用；酚可以使蛋白质变性沉淀，也抑制 DNA 酶的活性；PH8.0 的 Tris 溶液能保证抽提后 DNA 进入水相，而避免滞留于蛋白质层。

多次抽提可提高 DNA 的纯度。一般在抽提两至三次后，移出含 DNA 的水相，做透析或沉淀处理。透析处理能减少对 DNA 的剪切效应，因此可以得到 200 kb 的高分子质量 DNA。处理沉淀常用醋酸铵，用 2 倍体积的无水乙醇沉淀，并用 70% 乙醇洗涤，最后得到的 DNA 大小在 100~150 kb。

2. 甲酰胺解聚法　该法的细胞裂解与蛋白质水解同酚抽提法相似，但不进行酚的抽提，而是以高浓度的甲酰胺裂解 DNA 与蛋白质的复合物，然后通过透析以除去蛋白酶和有机溶剂。甲酰胺是一种离子化溶剂，既可以裂解蛋白质与 DNA 的复合物，还可使释放的蛋白质变性。但甲酰胺对蛋白酶 K 的活性无显著影响。本法操作步骤少，所得 DNA 相对分子质量一般可以大于 200 kb。

3. 玻璃棒缠绕法　缠绕法适于同时从不同的细胞或组织标本中提取 DNA。与前两个方案不同，它有两个关键步骤：一是基因组 DNA 沉淀于细胞裂解液与乙醇溶液的交界面，二是要将沉淀的 DNA 缠绕于带钩玻璃棒上。通过带钩玻璃棒将高相对分子质量 DNA 沉淀从乙醇溶液中转移到 PH8.0 的 TE 溶液中重溶。小片段的 DNA 与 RNA 不能有效形成凝胶状线卷。该方案以盐酸胍裂解细胞，制备的 DNA 大约 80 kb，不能有效构建基因组 DNA 文库，但用于 Southern 杂交和 PCR 反应可以获得很好的结果。

4. DNA 样品的进一步纯化　纯化的方法包括透析、层析、电泳及选择性沉淀等。其中电泳法简单、快速、易于操作、分辨率高、灵敏度好、易于观察及便于回收，在 DNA 的进一步纯化中占有重要的地位。由于聚丙烯酰胺凝胶与琼脂糖凝胶可以制成各种形状、大小和孔径不一的电泳支持介质，并可以在多种装置中进行电泳，因此，聚丙烯酰胺凝胶电泳（PAGE）与琼脂糖凝胶电泳（AGE）广泛用于核酸的分离、纯化与鉴定。

目前，国内外开发了多种商品化的 DNA 提取纯化试剂盒，其分离原理有的利用核酸的相对分子质量差异，有的利用特异性膜与 DNA 结合达到分离、回收的目的，如离子交换柱、磁珠等。这些试剂盒针对不同的材料来源设计了不同的提取方法，操作简单、高效，DNA 质量较高，但价格昂贵，提取量少。

（二）DNA 片段的回收

通过凝胶电泳，可以对各种大小与来源的 DNA 片段进行分离、纯化与鉴定。琼脂糖凝胶与聚丙烯酰胺凝胶是最常使用的电泳支持介质，电泳分离的 DNA 处于凝胶的三维网状结构中。下面介绍从琼脂糖凝胶与聚丙烯酰胺凝胶中回收 DNA 片段的主要方法。

1. 总的原则与要求　无论采用何种方法从何种支持介质中回收 DNA 片段，都要注意两个原则：一是要提高 DNA 片段的回收率，二是要去除回收的 DNA 样品中的杂质。

回收的 DNA 样品往往受支持介质、回收溶液的污染，应对回收的 DNA 样品进行纯化，以除去污染物。常用的纯化方法包括有机溶剂抽提法与商品化的柱层析法。柱层析法主要是利用带负电荷的 DNA 在低离子强度的缓冲溶液中与阴离子交换树脂结合，洗去杂质，然后用高离子强度的缓冲溶液洗脱下来。上述两种纯化方法以及其他回收 DNA 片段的方法，最终均要在有盐的情况下进行乙醇沉淀，以 70% 的乙醇除去有机分子与共沉淀的盐。

2. 从琼脂糖凝胶中回收 DNA 片段　从琼脂糖凝胶中回收 DNA 片段的方法主要包括 N, N-二乙基乙醇胺（DEAE）纤维素膜插片电泳法、电泳洗脱法、冷冻挤压法及低熔点琼脂糖凝胶挖块回收法等。

（1）DEAE 纤维素膜插片电泳法：DEAE 纤维素是一种阴离子交换纤维素，可以结合带负电荷的 DNA 分子。将 DEAE 纤维素膜插入到经琼脂糖凝胶电泳分离的核酸条带前，继续电泳直至所需回收的 DNA 片段刚好转移到膜上。取出 DEAE 纤维素膜，低盐条件下洗去杂质，高盐条件下洗出 DNA 分子。该法操作比较简单，可同时回收多个 DNA 片段，对 500 bp ~ 5 kb 的 DNA 片段回收率好，纯度高，能满足大多数实验的要求。但分离 DNA 片段大于 5 kb 或为单链 DNA 时，因 DNA 与膜结合力增大而回收率下降。因此，本法不适合于分子质量大于 10 kb 的 DNA 片段的回收，也不能回收单链 DNA。

（2）电泳洗脱法：将待回收的 DNA 片段电泳出凝胶介质，使其进入一个便于回收的溶液（容积较小）中；再通过其他方法分离与纯化出 DNA 片段。按是否使用透析袋可分为透析袋电泳洗脱法与非透析袋电泳洗脱法两大类。其中，透析袋电泳洗脱法需要切下含待回收 DNA 片段的凝胶条，然后放入透析袋内进行电泳，使 DNA 分子迁移出凝胶条进入透析袋的溶液中，最后经抽提纯化回收 DNA 分子。该法操作很不方便，但可有效回收从 200 bp 至大于 50 kb 的 DNA，尤其对大于 5 kb 的 DNA 有良好的回收率。非透析袋电泳洗脱法又分为槽沟电泳洗脱法、"V"形内槽电泳洗脱法和"眼睛"槽电泳洗脱法等，但需要特殊的装置。

（3）低熔点琼脂糖凝胶挖块回收法：该法主要是通过羟乙基对琼脂糖修饰后，使其成为凝固温度低（30℃）、熔点低（65℃）的凝胶。将需回收的 DNA 从低熔点琼脂糖凝胶中切出，利用这类凝胶纯度高、熔点低的特点，对 DNA 片段进行回收。

以上方法各有其特点，各有其适用范围，应根据不同的要求选择不同的方法并对某些步骤做出相应的调整。

3. 从聚丙烯酰胺凝胶中回收 DNA 片段　从聚丙烯酰胺凝胶中回收 DNA 的标准方法是压碎浸泡法。它是将含待回收 DNA 条带的凝胶块切出，用吸头或接种针将其压碎，然后以洗脱缓冲溶液浸泡，使 DNA 洗脱出来。该法能很好地回收小于 1 kb 的单链或者双链 DNA，且纯度很高，无酶抑制剂，也无对转染细胞或微注射细胞有毒的污染物，操作简单，是小片段 DNA 回收的较好方法。但对大于 3 kb 的 DNA 片段，其回收率小于 30%。

实验一　基因组 DNA 的分离与纯化

（一）实验目的

（1）掌握基因组 DNA 分离与纯化技术。

（2）了解基因组 DNA 的制备方法的原理。

（二）实验原理

将分散好的真核生物组织、细胞在含 SDS 和蛋白酶 K 的溶液中消化分解蛋白质。破坏细胞膜、核膜，SDS 可使组织蛋白与 DNA 分子分离，EDTA 能抑制细胞中 DNAse 的活性，使 DNA 分子完整地以可溶形式存在于溶液中，再用酚、氯仿/异戊醇抽提除去蛋白质，（氯仿可除去 DNA 溶液中微量酚的污染，异戊醇还可减少蛋白质变性操作过程中产生的气泡）得到的 DNA 溶液经乙醇沉淀进一步纯化，为获得高纯度 DNA，操作中常加入 RNase 以除去 RNA，此法可获得 100～200 kb 的 DNA 片段，适用于构建真核基因组文库，Southern blot 分析。

（三）器材与试剂

1. 器材　高速冷冻机、恒温水浴箱、离心机、电泳仪及电泳槽等。

2. 试剂

（1）组织细胞裂解液：100～200 μg/mL 蛋白酶 K、10 mmol/L Tris-HCl（pH8.0）、0.1 mol/L EDTA（pH8.0）、0.5%SDS、20 μg/mL RNase A；

（2）平衡酚（用 0.5 mmol/L Tris-HCl 饱和，pH8.0）；

（3）氯仿-异戊醇（24∶1）混合液；

（4）3 mol/L 醋酸钠（pH5.2）；

（5）冷无水乙醇（分析纯）；

（6）70% 乙醇（-20℃静置）；

（7）TE 缓冲溶液（10 mmol/L Tris-HCl、1 mol/L EDTA，pH8.0）；

（8）10 mol/L 醋酸铵；

（9）透析缓冲溶液（50 mmol/L Tris-HCl，10 mmol/L EDTA，pH8.0）。

（四）操作步骤

1. DNA 的提取

（1）根据样品类型，采用以下方法处理样品。

①细胞样品贴壁培养细胞约 10^7 个，用预冷的 Tris 缓冲溶液（TBS）冲洗 2 次，以细胞刮刀收集于 TBS 中。1 500 r/min 离心 10 min，弃上清液。或用胰酶消化后再离心收集，以 TE（pH8.0）重悬细胞离心洗涤 1～2 次，悬浮生长的细胞，于 4℃，1 500 r/min 离心 10 min 收获细胞，以 TBS 重悬细胞离心洗涤 1～2 次。

②组织标本取新鲜或冰冻组织块 0.3～0.5 cm^3，剪碎，加 TE 缓冲溶液 400 进行匀浆，转入 1.5 mL EP 管中，加等体积 2 倍组织细胞裂解液混匀。或从液氮中取出组织于陶瓷研钵中，加少许液氮研碎，将粉末转入 1.5 mL EP 管（液氮操作，应注意保护眼、手，以免冻伤）。

③血液标本新鲜血液与 ACD 抗凝剂按 6∶1 进行混匀，0℃以下可保存数天或 -70℃ 长期冻存、备用。ACD 抗凝剂配方（柠檬酸 0.45 g，柠檬酸钠 1.32 g，右旋葡萄糖 1.47 g），抗凝血 1 500 r/min 离心 10 min，弃上清液（冷藏血液于水浴中融化后用等体积 PBS 稀释，3 500 r/min 离心 15 min，弃上清液）。

（2）加入组织细胞裂解液 400～500 μL，混匀，于 37℃温浴 12～24 h，或于 37℃温浴 1 h 后转 50℃水浴 3 h（裂解细胞、消化蛋白），并经常摇动。

（3）反应液冷却至室温，加 500 μL 平衡酚，缓慢颠倒 10 min，混匀。5 000 r/min 离心 15 min，转上层水相于新 EP 管中（必要时重复用酚抽提一次）。

（4）加氯仿—异戊醇（24∶1）混合液 450 μL，混匀后于 5 000 r/min 离心 10 min。

（5）转上层水相于新 EP 管中，加 1/10 体积 3 mol/L 醋酸钠和 2.5 倍体积无水乙醇，混匀，置 -20℃ 1 h。10 000 r/min 离心 15 min，弃上清液。

（6）以 70% 冷乙醇洗涤 1~2 次，真空抽干或自然吹干，沉淀溶于 50~100 μL 缓冲溶液中，置 -20℃ 保存。

2. DNA 的纯化

（1）DNA 的透析：用于制备 150 000~200 000 bp 的 DNA。将含有 DNA 的上层水相移入透析袋中（透析袋应留出大于样品体积 1.5~2.0 倍的空间），4℃透析 4 次，每次使用透析液 1 L，间隔 6 h 以上透析一次。

（2）DNA 的沉淀：用于制备 100 000~150 000 bp 的 DNA。在酚的三次抽提后，将全部水相移入一洁净离心管中。于室温下，加入 0.2 倍体积的 10 mol/L 醋酸铵、2 倍体积无水乙醇，转动离心管直至溶液充分混匀。DNA 立即形成沉淀，用 U 形玻璃棒将 DNA 沉淀移出，而污染的寡核苷酸仍存留于乙醇溶液中。如果沉底的 DNA 为碎片，则 U 形玻璃棒不适用，此时应于室温下 5 000 r/min 离心 5 min，收集 DNA 沉淀。以 70% 乙醇溶液洗涤 DNA 沉淀两次，5 000 r/mm 离心 5 min，收集 DNA 样品。尽量吸去 70% 乙醇溶液。在室温下，打开离心管盖，待可见的残留乙醇挥发完（不可使 DNA 完全干燥，否则 DNA 极难溶解）。按每 0.1 mL 的起始细胞（5×10^7 个/mL）加入 1 mL 的 TE（pH8.0）缓冲溶液，置离心管于摇床上，4℃轻轻旋动溶液 12~24 h，直至 DNA 完全溶解。然后于 4℃分装保存。

（五）注意事项

（1）标本必须新鲜，提取前细胞应保持完整。所用 EP 管、吸嘴等器物及双蒸馏水、试剂等应高压灭菌，操作尽量在 4℃以下进行。

（2）所配试剂 pH 值要准确，否则会影响结果，酚的 pH 值必须接近 8.0，以防离心后 DNA 滞留于水酚双相的交界面（主要为蛋白质）上。

（3）蛋白酶 K 在正式使用前应作预试验，明确其活性大小。

（4）测定 DNA 样品在 260 nm 和 280 nm 处的吸光度，A_{260}/A_{280} 应大于 1.8，低于此值则表明制备物中残留有蛋白质。

（5）对于细胞裂解中加入较高浓度的胰 RNase A（20 μg/mL）是考虑到 0.5%SDS 的存在，使 RNase 不处于最高活性状态。在细胞裂解时加入 RNase，可省去传统方法中 DNA 抽提后再加 RNase 处理的步骤。

（6）DNA 抽提液中的 EDTA 浓度宜为 0.1 mol/L，可有效抑制 DNA 酶且易与酚分层。

三、质粒 DNA 的提取与纯化

质粒（plasmid）是存在于细菌染色体外的双链闭合环状小分子 DNA，主要在细菌、放线菌和真菌细胞中发现。质粒依赖宿主进行自主复制和转录，它的存在赋予菌体一些特殊的表型，如抗药性、降解复杂有机化合物、合成限制酶等。质粒常被用作克隆载体（cloning vector），是携带外源基因进入宿主细胞中扩增或表达的重要媒介物，因此，质粒 DNA 的分离和提取是最常用、最基本的分子生物学实验技术。

（一）质粒 DNA 的提取与纯化方法

根据实验目的不同，质粒 DNA 的提取的方法也各异。一般分离质粒 DNA 的方法包括三个步骤：培养细菌使质粒扩增，收集和裂解细胞，分离和纯化质粒 DNA。由于菌体裂解方法不同，决定了质粒 DNA 提取方法的差异。目前菌体裂解的方法主要有碱裂解法、煮沸裂解法、SDS 裂解法等。按制备量的不同，质粒 DNA 提取与纯化的方法可分为质粒 DNA 的小量（1~2 mL）制备、质粒 DNA 的中量（20~50 mL）制备及质粒 DNA 的大量（500 mL）制备。

1. 碱裂解法　碱裂解法简单、重复性好而且成本低，是使用最广泛的方法。碱裂解法是在强碱性（pH12.0~12.6）条件下，用 SDS 破坏细胞壁并使菌体蛋白质和染色体 DNA 变性，双链解开，在高盐条件下形成沉淀，而质粒 DNA 保留于上清液中，通过离心将其分离；当 pH 值调至中性时，染色体 DNA 不能复性，而质粒 DNA 则恢复天然构象，通过无水乙醇沉淀质粒 DNA，并用 70% 乙醇洗涤等步骤即可获得质粒 DNA。

碱裂解法是一种适用范围很广的方法，能从所有的大肠杆菌（E. coli）菌株中分离出质粒 DNA，制备量可大可小。

2. 煮沸裂解法　煮沸裂解法是将细菌悬浮于含有 Triton X-100 和溶菌酶的缓冲溶液中，然后加热到 100℃使其裂解。Triton X-100 和溶菌酶能破坏细胞膜，加热裂解细胞的同时可使解开 DNA 链的碱基配对，并使蛋白质和染色体 DNA 变性，但闭环质粒 DNA 因结构紧密不会解链。当温度下降后，质粒 DNA 又重新恢复其超螺旋结构，通过离心除去变性的染色体 DNA 和蛋白质，就可从上清液中回收质粒 DNA。

煮沸裂解法是一种条件比较剧烈的方法，对于大于 15 kb 的质粒又有明显的机械剪切作用，只适合小于 15 kb 的质粒 DNA 的制备，并且适用于大多数的 E. coli 菌株，但不适合那些经变性剂、溶菌酶及加热处理后能释放大量糖类的 E. coli 菌株（如 HB101）。这是因为一方面糖类会抑制限制性内切酶和聚合酶的活性，另一方面糖类在氯化铯-溴化乙锭梯度离心中会使超螺旋质粒 DNA 带变得模糊不清。另外，煮沸不能完全灭活内切核酸酶 A（endonuclease A, end A）的活性，故表达 end A 的菌株亦不适用于本法。

3. SDS 裂解法　SDS 裂解法是将细菌悬浮于蔗糖溶液中，用溶菌酶和 EDTA 破坏细胞壁，破壁细菌再用阴离子表面活性剂 SDS 处理，使菌体染色体 DNA 缠绕附着在细胞壁碎片上，离心时易被沉淀下来，从而释放质粒 DNA。蔗糖可提高溶液的黏度，减轻细菌裂解时 DNA 泄露过快产生的机械剪切力。整个操作条件温和，该法常用于大于 15 kb 质粒 DNA 的提取，但该法在处理过程中，有一部分质粒 DNA 因缠结在细胞碎片上而丢失，故产率不高。

4. 质粒 DNA 的纯化　无论用何种方法提取质粒 DNA，还会有少量染色体 DNA 和大量 RNA 混合在其中，须进一步提高质粒 DNA 的纯度。这种纯化不仅要求去除包括细菌染色体 DNA、RNA 及蛋白质，有时还要选质粒 DNA 的分子构型。目前，关于纯化的方法与方案非常多，都利用了质粒相对较小和共价闭环的结构特点。其中，纯化效果好而且适用范围广的方法主要有氯化铯-溴化乙锭等密度梯度超速离心法（CsCl-EB 法）、聚乙二醇沉淀法和柱层析法。

（1）CsCl-EB 法：CsCl-EB 法是一种沉降平衡离心法，经超速离心，离心介质 CsCl 形成一连续的密度梯度，在过量 EB 存在的条件下，由于质粒 DNA 和染色体 DNA 与溴化乙锭结合量的不同，因而密度下降不一致，通过密度离心则能有效分离。其中蛋白质密度小（$1.3 \sim 1.4 \text{g/cm}^3$）；RNA 密度大（$2.0 \text{g/cm}^3$）；各种 DNA 密度均为 1.7g/cm^3。经过量 EB 处理后，闭环质粒 DNA 为超螺旋结构，EB 不易插入，结合量少，密度下降小，约为 1.59g/cm^3；而染色体 DNA、开环质粒 DNA 插入 EB 多，密度下降较多，约为 1.54g/cm^3，从而能与闭环质粒 DNA 分开。回收的闭环质粒 DNA 含嵌入的 EB，可采用有机溶剂抽提法或离子交换层析法加以去除。经典的 CsCl-EB 法由于其容量大、分辨率高、纯化效果好，是质粒 DNA 纯化的可靠经典方法，但该法费时并需要昂贵的设备与试剂，为此发展了许多替代方法。

（2）聚乙二醇沉淀法：聚乙二醇（polyethylene glycol, PEG）沉淀法是一种分级沉淀法。质粒 DNA 的粗制品首先用氯化锂（LiCl）沉淀大分子 RNA，并用 RNase 消化小分子 RNA；随后在高盐条件下，用 PEG 选择性地沉淀质粒 DNA；沉淀的质粒 DNA 进一步用酚-氯仿混合液抽提，乙醇沉淀。该法简单、经济、适用广，尤其对碱裂解法提取的质粒纯化效果好。但 PEG 法不能有效地分离带切口的环状质粒 DNA 与闭环质粒 DNA。因此，纯化容易带上切口的大质粒 DNA（大于 15 kb）。

（3）柱层析法：柱层析法纯化质粒 DNA 主要是以硅基质作为填充材料，其作用原理是在多盐条件下，利用 DNA 与硅基质的可逆性结合来进行纯化。多盐造成磷酸二酯骨架的脱水，通过暴露的磷酸盐残基，DNA 吸附到硅基质上，以 50% 乙醇溶液洗去 RNA 和糖类等生物大分子，然后加入 TE 或水溶液使 DNA 分子重新水合，并通过离心洗脱出来。DNA 与硅基质的吸附作用与 DNA 的碱基组成和拓扑结构无关，因此，可用于闭环质粒 DNA 和线性 DNA 的纯化。小于 $100 \sim 200$bp 的 DNA 分子由于与硅基质的吸附力很弱，不能用于小分子 DNA 片段的纯化，但在纯化大分子 DNA 时，可有效去除小分子 DNA 的污染。

（二）质粒 DNA 的回收

作为分子克隆的常用载体，常需对质粒 DNA 做各种酶修饰。为获得一定纯度的某一特定修饰的质粒 DNA，常用从琼脂糖凝胶中分离并回收质粒 DNA 的方法。该方法具有简便快捷、成本低和效率高等优点，可直接用于各种分子克隆操作，是一种切实可行的方法。

实验二　大肠杆菌质粒 DNA 的提取与纯化

（一）实验目的

（1）掌握碱变性提取质粒 DNA 的原理及方法，了解各种试剂的作用。

（2）掌握用凝胶电泳进行 DNA 的分离与纯化的实验原理及方法。

（二）实验原理

碱裂解法是一种常用的质粒 DNA 提取法，适于不同量质粒 DNA 的提取。当菌体在 NaOH 和 SDS 溶液（PH12～12.5）中裂解时，蛋白质与 DNA 发生变性，经酸中和后，质粒 DNA 分子能够迅速复性，呈溶解状态，离心时留在上清液中；蛋白质与染色体 DNA 不能复性而呈絮状，离心时可沉淀下来。

分离得到的质粒 DNA 粗制品用 LiCl 沉淀大分子 RNA，再用 RNase 消化小分子 RNA；随后在高盐条件下，用 PEG 选择性地沉淀质粒 DNA；沉淀的质粒 DNA 进一步用酚 – 氯仿混合液抽提，用乙醇沉淀，从而使质粒 DNA 纯化。

（三）材料、仪器与试剂

1. 材料　含质粒大肠杆菌等。

2. 仪器　超净工作台、培养箱、摇床、恒温水浴锅、台式离心机、取液器一套、低温冰箱，冷冻真空干燥机、电泳仪、水平电泳槽、紫外观测仪等。

3. 试剂

（1）提取试剂：试剂Ⅰ（25 mmol/L Tris-HCl pH7.4、10 mmol/L EDTA pH8.0，50 mmol/L 葡萄糖）；试剂Ⅱ（0.2 mol/L NaOH，1%SDS）；试剂Ⅲ（5 mol/L KAc pH4.8）;3 mol/L NaAc pH5.2；异丙醇、溶菌酶（8 mg/mL）、酚 – 氯仿混合液、无水乙醇、70% 乙醇、LB 培养基（蛋白胨 10 g，酵母提取物 5 g，NaCl 10 g，加 800 mL 去离子水溶解，用 5 mol/L NaOH 溶液调 pH 值至 7.0，用去离子水定容至 1L，1.05 kg/cm² 高压蒸汽灭菌 20 min）、电泳试剂等。

（2）纯化试剂：5 mol/L LiCl 溶液、异丙醇、70% 乙醇溶液、无 DNA 酶而含有 RNA 酶 A（10 mg/mL）的 TE 溶液、1.6 mol/LNaCl 溶液（含 13%PEG）、酚 – 氯仿（1：1）混合液、10 mol/L 乙酸铵、无水乙醇等。

（四）操作步骤

1. 质粒 DNA 的提取

（1）挑起单个转化菌落，接种于 10 mL LB（Amp⁺）液体培养基中，37℃，250 r/min 振荡培养过夜。

（2）取 1.5 mL 的过夜培养物于 1.5 mL EP 管中，5 000 r/min，4℃离心 10 min，弃去上清液。

（3）向沉淀中加入 100 μL 预冷的试剂Ⅰ，涡旋振荡混匀，置于冰水浴中 10 min。

（4）加入 200 μL 新配制的试剂Ⅱ，轻轻颠倒混匀，置于冰水浴中 5 min。

（5）加入 150 μL 预冷试剂Ⅲ，轻轻颠倒数次，置于冰水浴 10 min 后，12 000 r/min，4℃离心 10 min，将上清液转移到另一个 1.5 mL EP 管中。

（6）加入无 DNA 酶的 RNase A 至终浓度 10 μg/mL，在 37℃水浴中消化 30～60 min。

（7）依次用等体积酚、酚 – 氯仿（1：1）混合液、氯仿抽提，12 000 r/min，4℃离心 10 min，将上清液转移到另外一个 15 mL EP 管中。

（8）加入 1/10 体积 3 mol/L NaAc 溶液和 2 倍体积的无水乙醇，混匀,4℃放置至少 30 min，12000 r/min，4℃离心 15 min，去上清液，取沉淀。

（9）用 75% 乙醇洗沉淀一次，自然晾干，用 50 μL TE 缓冲溶液溶解，储存于 –20℃，保存备用。

2. 质粒 DNA 的纯化

（1）在 300 μL 含质粒的 TE 液中加入 300 μL 冰预冷的 5 mol/L LiCl 溶液，充分混匀，于 4℃，10 000 r/min

离心 10 min。移上清液至另一个 EP 管中，加入等量的异丙醇，充分混匀，室温下 10 000r/min 离心 10 min，回收核酸沉淀。用 70% 乙醇洗涤沉淀，离心，弃上清液，用滤纸吸净残留液滴，室温下使乙醇挥发 5～10 min。

（2）加 50μL 无 DNA 酶而含有 RNA 酶 A（20μg/mL）的 TE 重新溶解质粒 DNA，混匀，室温消化 RNA 30 min。

（3）加 50μL 含 13% PEG 的 1.6 mol/L NaCl 溶液，充分混匀，于 4℃，10 000 r/min 离心 5 min，弃上清液，用 TE（pH8.0）40μL 溶解沉淀，回收质粒 DNA。

（4）用酚、酚-氯仿（1:1）混合液、氯仿各抽提一次。

（5）将水相转移入另外一个 EP 管中，加 10 mol/L 乙酸铵溶液 10μL，充分混匀，再加 2 倍体积无水乙醇，混匀，室温放置 10 min，于 4℃，10 000 r/min 离心 10 min，弃上清液。以预冷的 70% 乙醇、无水乙醇依次洗涤沉淀，室温下蒸发痕量乙醇。

（6）加入 TE 溶液 50μL 溶解质粒 DNA，于 -20℃ 保存。

（五）注意事项

（1）在本实验中，如果不经过 RNase 处理，在电泳带中，RNA 会呈现极亮的带，所以，建议使用 RNase 处理。

（2）在 DNA 操作中应尽可能轻地操作（尤其是分别加入试剂Ⅱ、试剂Ⅲ轻轻摇），否则质粒容易断裂，从而在观察条带时出现许多杂带。无水乙醇可用于沉淀质粒，如果质粒量比较大的话，一般用异丙醇来沉淀。

（3）大小不同的 DNA 分子所用的 PEG 浓度不同，选择沉淀大分子质粒 DNA 时 PEG 所需浓度低（可至 1%），小分子所需 PEG 可高达 20%。

（4）用乙醇洗涤和沉淀 DNA 后，必须将痕量乙醇洗净。

四、RNA 的分离与纯化

RNA 是基因表达的中间产物，存在于细胞质与核中。对 RNA 进行操作在分子生物学中占有重要地位。获得高纯度和完整的 RNA 是很多分子生物学实验所必需的，如 Northern 杂交、cDNA 合成及体外翻译等实验的成败，在很大程度上取决于 RNA 的质量。由于细胞内的大部分 RNA 是以核蛋白复合体的形式存在的，所以在提取 RNA 时要利用高浓度的蛋白质变性剂，迅速破坏细胞结构，使核蛋白与 RNA 分离，释放出 RNA。再通过酚、氯仿等有机溶剂处理、离心，使 RNA 与其他细胞组分分离，得到纯化的总 RNA。

RNA 中 rRNA 的数量最多，占总量的 80%～85%；tRNA 及核内小分子 RNA 占 15%～20%；mRNA 仅占 1%～5%。目前对 RNA 的分离与纯化主要指总 RNA 与 mRNA 的分离与纯化。

（一）RNA 制备的条件与环境

RNA 提取条件较 DNA 严格，主要是因为临床标本及在实验室环境中，存在大量对 RNA 有强烈降解作用的 RNase。RNase 是一类生物活性非常稳定的酶类，这种酶耐酸、耐碱、耐高温，如煮沸也不能使之完全失活。蛋白质变性剂可使之暂时失活，但变性剂去除后，又可恢复活性。除细胞内 RNase 以外，环境中灰尘、各种实验器皿和试剂、人体的汗液及唾液中均存在 RNase，因此在提取 RNA 时，关键要避免 RNase 对标本的污染及防止 RNase 对提取的 RNA 的降解。RNA 的一切操作过程中，都应戴一次性手套和口罩，所用的玻璃器皿需置于 200℃ 烤箱中烘烤 2 h 以上。

凡是不能高温烘烤的材料可用 0.1% 的焦碳酸二乙酯（diethyl pyrocarbonate，DEPC）水溶液处理。DEPC 能与 RNase 的活性基团组氨酸的咪唑基反应而抑制酶活性。实验所用试剂液可用 DEPC 处理，加入 DEPC 至 0.1%，置于 37℃ 水浴箱过夜，再经高压灭菌以消除残存的 DEPC。

除 DEPC 外，其他 RNase 抑制剂还有钒氧核苷酸复合物、异硫氰酸胍和 RNase 抑制剂（RNasin），它们都能与 RNase 结合使其变性失活。

（二）总 RNA 的分离与纯化

总 RNA 提取法中最常用的是一步法。需要指出的是，目前常用的一步法均以异丙醇沉淀 RNA，由于其选择性地沉淀大分子 rRNA 和 mRNA，故提取的总 RNA 中含有的小相对分子质量 RNA 较少，rRNA 和 mRNA 所占的比例相应增高。当然，目前的研究重点不是小相对分子质量 RNA，而是相对分子质量较高的 mRNA，不必苛求真正的总 RNA。

1. 异硫氰酸胍－酚－氯仿一步法　异硫氰酸胍－酚－氯仿法是经典的一步法。它以含 4 mmol/L 的异硫氰酸胍与 0.1 mmol/L 的 β－巯基乙醇的变性溶液裂解细胞，然后在 pH4.0 的酸性条件下，用酚－氯仿混合液抽提裂解溶液，最后通过异丙醇沉淀与 75% 乙醇洗涤来制备 RNA。本方法由于从一开始样品就置于异硫氰酸胍和 β－巯基乙醇中，使得 RNA 酶处于失活状态，因此没有特殊的要求来保护 RNA 以防降解，这就省去了在常规 RNA 制备法中对许多试剂和器皿要求特殊处理的不便。该法比异硫氰酸胍－CsCl 超速离心法更简便、经济和高效，能同时迅速地处理多个标本，且 RNA 的完整性与纯度均很高。采用本法每毫克组织总 RNA 的产量为 4～7μg，每 10^6 个细胞为 5～10μg。

2. 可同时制备 RNA、DNA 与蛋白质的一步法　该法是异硫氰酸胍－酚－氯仿一步法的改进方法。它是以异硫氰酸胍－酚的单相裂解试剂裂解细胞，然后加入氯仿后形成两相。变性的 DNA 与蛋白质位于两相的界面，保留于上层水相的 RNA 在 RNA 沉淀溶液中通过异丙醇沉淀与用 75% 乙醇洗涤进行制备，其中 RNA 沉淀溶液的成分为 1.2 mmol/L NaCl 溶液与 0.8 mmol/L 柠檬酸二钠溶液。由于 RNA 沉淀溶液的使用，该法制备的 RNA 样品极少有多糖与蛋白多糖的污染，可用于 mRNA 的纯化、Northern 杂交、逆转录和 RT-PCR 反应等。处于界面的 DNA 与蛋白质可通过乙醇和异丙醇分别分级沉淀出来。该法制备的 DNA，大小约为 20 kb，可作 PCR 反应的模板，蛋白质样品则主要用于免疫印迹。目前，该法已有多种商品化的单相裂解试剂供选择，是最常用的总 RNA 提取法，其产率与异硫氰酸胍－酚－氯仿一步法相当。

（三）mRNA 的分离与纯化

真核生物的 mRNA 在细胞中含量少、种类多、相对分子质量大小不一。mRNA 分子最显著的结构特征是在其 3'末端带有一个由 20～300 个腺苷酸组成的 poly（A）尾巴。这一结构特征为真核生物 mRNA 的提取，提供了极为方便的选择性标志，以总 RNA 制品为起始材料，利用核酸的碱基配对原理，通过寡聚（dT）－纤维素或 poly（U）－琼脂糖凝胶亲和层析，可以很容易地同时分离不同种类与大小的 mRNA 分子。

1. 寡聚（dT）－纤维素柱层析法　寡聚（dT）－纤维素柱层析法是 mRNA 制备的一个标准方法。它以寡聚（dT）－纤维素填充层析柱，加入待分离的总 RNA 样品，其中 poly（A^+）RNA 在高盐条件下，通过碱基互补，与寡聚（dT）－纤维素形成稳定的 RNA-DNA 杂交体，洗去未结合的其他 RNA，然后在低盐缓冲溶液中洗脱并回收 poly（A^+）RNA。回收的 Poly（A^+）RNA 量可达总 RNA 的 1%～10%，但该法分离速度慢，易阻塞，不适合同时对多个标本的处理，而且很难回收全部的 poly（A^+）RNA，故不适合对少量 RNA 样品的分离。

2. 寡聚（dT）－纤维素液相结合离心法　为适应同时对多个标本进行处理的要求，应选用批量的层析法。寡聚（dT）－纤维素液相结合离心法不经填充柱，而是直接将寡聚（dT）－纤维素加入到一系列的含不同 RNA 样品的微量离心管中，通过离心收集吸附有 poly（A^+）RNA 的寡聚（dT）－纤维素，经漂洗后，用含 70% 乙醇的洗脱液将吸附的 poly（A^+）RNA 从寡聚（dT）－纤维素上洗脱并沉淀出来。该法可同时批量处理多个样品，而且能从少量的 RNA 样品中分离出 poly（A^+）RNA。用本法分离 poly（A^+）RNA 时，应选用等级较高的寡聚（dT）－纤维素，如寡聚（dT）$_{18\sim30}$ 纤维素，而一般的柱层析填充的是寡聚（dT）$_{12\sim18}$ 纤维素。

3. 磁珠分离法　磁珠分离法是基于寡聚（dT）与 poly（A）的互补配对特性、生物素（bio-tin）标记寡聚（dT），通过寡聚（dT）与 mRNA3'端 poly（A^+）形成杂交体，然后通过生物素与链亲和素顺磁性磁珠之间的相互作用捕获这些杂交体，实现对 poly（A^+）RNA 的高效、灵敏、快速分离（见图 12-2），且分离的 poly（A^+）RNA 能用于几乎所有的分子生物学实验，但它对组织或细胞的最大处理量每次不超过 1g，而且磁珠很贵并需要专门的磁性分离架。

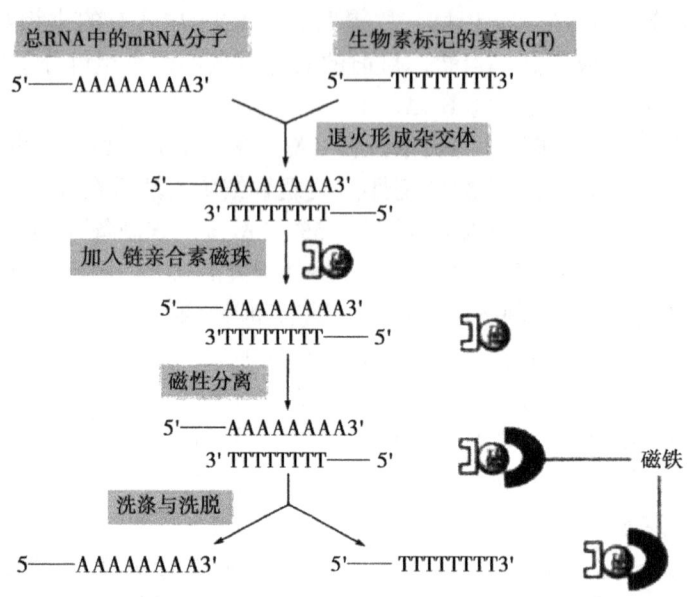

图 12-2 磁珠纯化 mRNA 原理示意图

实验三 细胞总 RNA 的分离与纯化

（一）实验目的

（1）掌握细胞总 RNA 的分离与纯化技术。

（2）了解 RNA 的一些理化性质及其生物学功能。

（二）实验原理

异硫氰酸胍是蛋白质强变性剂，能裂解组织细胞，释放 RNA，抑制 RNA 酶的活性，同时与 RNA 形成可溶性复合物，经过酚－氯仿混合液抽提，使 RNA 与组织中的 DNA 和蛋白质分离开，达到分离提取总 RNA 的目的。

利用 mRNA3'端带有 Poly（A^+）结构而 RNA 则无，用寡聚（dT）－纤维素亲和层析法将 mRNA 与 rRNA、tRNA 分离开来。

（三）材料与试剂

1. 仪器　低温冷冻高速离心机、恒温水浴箱、研磨器、振荡器、混匀器、300℃以上的烤箱、紫外分光光度计、凝胶成像分析系统、低温冰箱、电泳装置、高压蒸汽灭菌装置、刻度吸管、离心管、微量移液管、加样吸头等。

2. 试剂

（1）提取试剂：0.1%DEPC 水、氯仿－异戊醇（49∶1）混合液、无水乙醇、异丙醇、液氮、水饱和酚（PH6.0）、变性裂解液（4 mol/L 异硫氰酸胍、25 mmol/L 醋酸钠、0.1 mol/L β－巯基乙醇、0.5% 十二烷基肌酸钠）、2 mol/L 乙酸钠（pH4.0）等。

（2）纯化试剂：0.1 mol/L 的 NaOH、1× 上样缓冲溶液（20 mmol/L Tris-HCl pH7.6、0.5 mol/L NaCl、1 mmol/L EDTA pH8.0、0.1%SDS）、洗脱缓冲溶液（SDS、3 mol/L NaAcpH5.2、寡聚（dT）－纤维素）。

（四）操作步骤

（1）取组织碎片 100 mg，立即置于盛有液氮的研钵中，用液氮预冷的研磨棒将其研磨成粉末状。将组织转移入聚丙烯匀浆管中，待液氮蒸发，立即加入 3 mL 变性液，匀浆 15～30 s，即得组织细胞的裂解液。

（2）将匀浆液移入 5 mL Eppendorf 管内，加 0.1 mL 2 mol/L 乙酸钠 pH4.0，颠倒混匀，加 1 mL 水饱和酚，彻底混匀，加 0.2 mL49∶1 氯仿－异戊醇混合液，彻底混匀，于 0～4℃培育 15 min。

（3）于 4℃ 10 000 r/min 离心 20 min，移上清液中水相到另一管中。
（4）加 1 mL 异戊醇沉淀 RNA，置 -20℃ 30 min，于 4℃ 10 000 r/min 离心 10 min，弃上清液。
（5）溶解 RNA 沉淀于 0.3 mL 变性液中，移入 1.5 mL 离心管中。
（6）用 0.3 mL 异丙醇沉淀 RNA，置 -20℃ 30 min，10 000 r/min 离心 10 min，弃上清液。
（7）悬 RNA 在 75% 乙醇中，振荡，室温孵育 10～15 mm。
（8）10 000 r/min 离心 10 min，弃上清液，真空干燥 5～10 min。
（9）用 DEPC 水 100～200μL 溶解 RNA 样品，置 -70℃ 或在乙醇中置 -20℃ 保存。

（五）注意事项
（1）操作时必须戴手套。
（2）所用的器皿和试剂均须经 DEPC 水处理或 250～300℃ 烘烤 4 h。
（3）DEPC 有致癌性，应小心操作。
（4）在无 RNase 环境下操作。
（5）比色杯用浓盐酸或甲醇（1∶1）溶解浸泡 1 h，用 DEPC 水反复冲洗。
（6）十二烷基肌酸钠盐在 18℃ 以下溶解度下降会阻碍柱内液体流动。
（7）$A_{260}=1$ 相当于 40μg/mL RNA，10^7 细胞能提取 1～5μg poly（A^+）RNA，相当于上柱 RNA 量的 1%～2%。

第二节 重组 DNA 技术

重组 DNA 技术（recombinant DNA technique）是在体外将目的 DNA 与载体 DNA 结合成具有自我复制功能的重组 DNA 分子（复制子，replicon），然后导入宿主细胞，筛选出含有目的基因的转化子细胞，再进行扩增和表达，从而得到大量的基因产物的过程。这种定向改造细胞或生物的遗传特性所采用的方法和相关的工作称为分子克隆（molecular cloning）或基因工程（genetic engineering）。

一、工具酶

工具酶是重组 DNA 技术中必不可少的工具，在 DNA 的切割、拼接、组合和修饰中发挥着重要作用。常见的工具酶有限制性核酸内切酶、DNA 连接酶、DNA 聚合酶 I、逆转录酶、碱性磷酸酶等。常见的主要工具酶见表 12-1。

表 12-1 重组 DNA 实验中常见的主要工具酶

酶类	功能
限制性核酸内切酶	识别并在特定位点切开 DNA
DNA 连接酶	通过磷酸二酯键把两个或多个 DNA 片段连接成一个 DNA 分子
DNA 聚合酶 I	具有 DNA 聚合酶活性 5'→3' 和 3'→5' 外切酶活性，用于合成双链 DNA 分子；修补缺口；DNA 序列分析
Klenow 片段	DNA 聚合酶 I 大片段，具有 DNA 聚合酶活性和 3'→5' 外切酶活性，无 5'→3' 外切酶活性，用于 3' 末端标记；cDNA 第二链合成；DNA 序列分析
逆转录酶	按照 RNA 分子中的碱基序列，根据碱基互补配对原则合成 cDNA 链
T_4 多核苷酸激酶	催化多聚核苷酸 5'-OH 末端磷酸化（进行末端标记实验或用来进行 DNA 的连接）
末端转移酶	在双链核酸的 3' 末端加上多聚物尾巴；标记探针 5' 末端
DNA 外切酶 Ⅲ	从 DNA 链的 3' 末端逐个切除单核苷酸
λ 噬菌体 DNA 外切酶	从 DNA 链的 5' 末端逐个切除单核营酸
碱性磷酸酶	切除位于多聚核苷酸 5' 末端的磷酸基团

(一)限制性核酸内切酶

限制性核酸内切酶(restriction endonuclease)是一类能够识别双链DNA分子中的特异序列,并在识别位点及其周围切割双链DNA结构的核酸内切酶,在重组DNA技术中有重要地位。

1. 限制性核酸内切酶的分类　根据酶的结构、作用特点不同,可将其分为Ⅰ型、Ⅱ型和Ⅲ型三大类。Ⅰ型和Ⅲ型酶切割位点或识别序列缺乏专一性,因此这两者在重组DNA技术中没有太大的实用价值。而Ⅱ型酶能够在识别序列的固定位点切割双链DNA,识别序列与切割序列一致,而且能产生具有相同末端结构的DNA片段,利于片段的再连接,因此,Ⅱ型限制性核酸内切酶具有较大的实用价值,是重组DNA技术中最重要的工具酶,简称为限制酶。

2. Ⅱ型限制性核酸内切酶的作用特点　Ⅱ型限制性核酸内切酶能识别由4~8个碱基所组成的DNA序列,其序列一般具有双轴对称结构,又称回文对称(palindrome)。Ⅱ型限制性核酸内切酶在该特异位点切割DNA分子,且切口在识别序列内部,切割后产生5'磷酸基和3'-羟基的末端,切口分黏性末端和平末端两类。大多数限制性核酸内切酶产生带有单链突出端的DNA片段,称为黏性末端(cohesive end)。黏性末端又可以分为两类:一类是具有3'末端突起的黏性末端(如PstⅠ),另一类是具有5'末端突起的黏性末端(如EcoRⅠ)。部分限制性核酸内切酶(如HpaⅠ)产生带平端切口的DNA片段,称为平末端(blunt end)。几种常见的限制性核酸内切酶酶切位点及末端类型见表12-2。通常,不同的限制性核酸内切酶识别序列不同,产生的末端类型也不尽相同。

表12-2　限制性核酸内切酶切口类型

限制性核酸内切酶	识别序列和酶切位点		末端类型
EcoRⅠ	↓ 5'…GAATTC…3' 3'…GAATTC…5'	5'…G　　AATTC…3' 5'…CTTAA　　G…5'	5'黏性末端
PstⅠ	↓ 5'…CTTAAC…3' 3'…GACGTC…5' ↑	5'…CTGCA　　G…3' 3'…G　　CGTC…5'	3'黏性末端
HpaⅠ	↓ 5'…CTTAAC…3' 3'…CAATTG…5'	5'…GTT　　AAC…3' 3'…CAA　　TTG…5'	平末端

3. 影响酶切活性的主要因素　DNA纯度和结构、缓冲溶液PH值及离子浓度、酶解温度和时间及限制性核酸内切酶本身都会影响限制性核酸内切酶的活性。

(二)DNA连接酶

DNA连接酶(DNA ligase)是一种能够催化两条双链间磷酸二酯键的形成,将具有相同黏性末端或平末端的DNA连接起来的酶。DNA连接酶也是重组DNA技术重要的工具酶,该连接酶只能作用于双链DNA分子而不能连接两个游离的单链DNA分子,因此双链DNA分子中的某一条链上两个相邻核苷酸之间磷酸二酯键断裂所出现的单链缺口,可以用DNA连接酶来修复。

DNA连接酶主要有两种,T_4DNA连接酶和大肠杆菌DNA连接酶。T_4DNA连接酶可用于双链DNA片段互补黏性末端的连接,也可用于连接两条平滑末端的双链DNA分子。而大肠杆菌DNA连接酶只能催化带有黏性末端的双链DNA分子连接。重组DNA技术中常用T_4DNA连接酶。

(三)DNA聚合酶

DNA聚合酶(DNA polymerase)是指以DNA为模板、脱氧核苷酸为原料,催化合成DNA的一类酶。此类酶作用的共同特点是在模板指导下将脱氧核苷酸连续地加到双链DNA分子引物的3'-OH末端,催化核苷酸发生聚合反应。常见的DNA聚合酶有DNA聚合酶Ⅰ、Klenow片段、耐热Taq DNA聚合酶、T_4DNA聚合酶等。

1. DNA 聚合酶 I 和 Klenow 片段　DNA 聚合酶 I（DNA polymerase I，DNA-pol I）是从大肠杆菌中发现的第一个 DNA 聚合酶。该酶是一个多功能酶，具有三种酶活性：① 5'→3' 聚合酶活性，这是 DNA 聚合酶 I 的主要功能，即聚合脱氧核苷酸，使其逐个接到引物的 3'-OH 末端，合成新的 DNA 分子。② 5'→3' 核酸外切酶活性，能够切除受损伤的 DNA，起修复作用或用于标记 DNA 探针（切口平移法）。③ 3'→5' 外切酶活性，能够消除在聚合作用中掺入的错误的核苷酸，从而具有校正功能。

DNA 聚合酶 I 可被枯草芽孢杆菌蛋白酶或胰蛋白酶降解成为大小两个片段，相对分子质量分别为 76 000 和 36 000。其中含有 C 末端的大片段只有 5'→3' 聚合酶活性及 3'→5' 外切酶活性，而没有 3' 外切酶活性，这个片段称为 Klenow 片段。Klenow 片段的 3'→5' 切酶活性能保证 DNA 复制的准确性，把 DNA 合成过程中错配的核苷酸去除，再把正确的核苷酸接上去。Klenow 片段在分子生物学研究中具有广泛的用途：①随机引物法标记核酸探针。②标记 DNA 片段末端。③用于合成 cDNA 的第二股链。④应用 Sanger 双脱氧法进行 DNA 序列测定等。

2. Taq DNA 聚合酶　Taq DNA 聚合酶是从水生栖热菌中纯化的耐热 DNA 聚合酶，水生栖热菌是一种生长在温泉、蒸汽管道等处的细菌，它体内的 TaqDNA 聚合酶可以耐受 90℃以上的高温而不失活，最适反应温度为 72℃，具有 5'→3' 聚合酶活性和 5'→3' 外切酶活性，而无 3'→5' 外切酶活性，因此缺乏校正功能。由于具有耐高热这一特性，Taq DNA 聚合酶主要用于聚合酶链反应（PCR），也可用于 DNA 测序。

3. T₄DNA 聚合酶　T₄DNA 聚合酶来源于 T4 噬菌体感染的大肠杆菌，与 Klenow 片段活性相似，都具有 5'→3' 的聚合酶活性及 3'→5' 的外切酶活性，但其 3'→5' 的外切酶活性要比 Klenow 片段强 200 倍，而且该酶降解单链 DNA 的速度比降解双链 DNA 的速度快得多。T₄DNA 聚合酶的主要用途是：① 3' 黏性末端和平末端的 DNA 片段标记。②将双链 DNA 的黏性末端转化平末端。③制备 DNA 探针等。各种 DNA 聚合酶的活性比较见表 12-3。

表 12-3　DNA 聚合酶的特性

聚合酶	3'→5' 外切酶活性	5'→3' 外切酶活性	聚合反应速度	持续合成能力
DNA 聚合酶 I	低	有	中速	低
Klenow 片段	低	无	中速	低
逆转录酶	无	无	低速	中
T₄DNA 聚合酶	高	无	中速	低
Taq DNA 聚合酶	无	有	快速	高

（四）其他酶类

其他的工具酶，如碱性磷酸酶等，在基因工程中也发挥着较为重要的作用，在此不予赘述。

实验一　限制性核酸内切酶的酶切实验

（一）实验目的

（1）掌握用限制性核酸内切酶 EcoR I 切割 λDNA 及质粒。

（2）熟悉琼脂糖凝胶电泳及酶切结果观察。

（二）实验原理

λDNA 是大肠杆菌的一种温和菌体 DNA，呈双股线状，分子大小为 48.5 kb。EcoR I 酶可识别 DNA 中 G↓AATTC 核苷酸序列，并在箭头处将其切开。λDNA 含有 5 个 EcoR I 酶识别位点，可将 λDNA 切成 6 个大小不同的片断。pBR322 DNA 为人工构建的质粒 DNA，分子大小为 4.3 kb，含有 1 个 EcoR I 酶切点，切割后由环状 DNA 变为线形 DNA。

（三）材料

（1）λDNA（0.1μg/μL），pBR322 DNA（0.25μg/μL）。

（2）限制性核酸内切酶 EcoR I。

（3）10×EcoR I 限制性核酸内切酶缓冲溶液。

（4）去离子水。
（5）电泳及染色用材料。

（四）操作步骤

1. 取洁净 EP 管 2 支，分别加入以下试剂（见表 12-4）。

表 12-4 实验组分

	1 号管	2 号管
10× 限制性核酸内切酶缓冲溶液	2 μL	2 μL
λ DNA	10 μL	-
pBR322 DNA	-	10 μL
去离子水	7 μL	7 μL
EcoR I	1 μL	1 μL

2. 混匀，置于 37℃水浴 1～2 h。
3. 用 1% 琼脂糖凝胶电泳检测酶切结果（见图 12-3）。

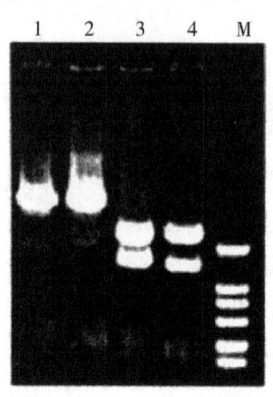

图 12-3 质粒酶切鉴定结果

二、重组 DNA 常用载体

载体（vector）是携带外源基因进入宿主细胞进行扩增表达的 DNA 分子。根据用途不同，载体可分为克隆载体和表达载体两大类。前者主要用于外源基因的扩增，后者主要用于外源基因的表达。

适用于重组 DNA 技术的理想载体必须具备以下条件：①具有自主复制功能，从而保证外源基因在宿主细胞内扩增。②具有多个单一的酶切位点，便于外源基因插入。③具有一个以上的选择性标记，如具有抗生素的抗性基团便于重组子的筛选和鉴定。④相对分子质量较小，便于容纳较大片段的外源基因并获得较高的拷贝数。目前，重组 DNA 技术中常用的载体有质粒、噬菌体、柯斯质粒、病毒和人工染色体等。

（一）质粒

质粒（plasmid）是细菌染色体以外具有自主复制能力的小型环状双链 DNA 分子，它是重组 DNA 技术中最常用的基因克隆载体。

1. 类型　根据其赋予宿主的遗传性状，质粒分为 F 质粒（性质粒）、R 质粒（抗药性质粒）、Col 质粒（产生大肠杆菌素因子）。根据转移性质，又分为接合型质粒及非接合型质粒，前者除可自我复制外，还可以在细菌间转移；而后者为不能自我转移的质粒。根据复制控制类型，又可将质粒分为严密型和松弛型两种，前者每个宿主细胞中质粒拷贝数只能达到 1 个至数个，松弛型质粒每个宿主细胞中质粒拷贝数可达几十到几百个。在重组 DNA 技术中为提高含有目的基因的转化子细胞表达效率，一般选用松弛型复制控制质粒作为载体。

2. 常见的质粒载体　重组 DNA 技术中所用的质粒大多是天然质粒经人工改造拼接而成，pBR322

质粒载体和 pUC 系列载体是最常见的两种克隆载体。

（1）pBR322 质粒载体：pBR322 是最早用人工方法构建成功的一种松弛型复制控制质粒，是目前应用最广泛的载体之一。pBR322 大小为 4363 bp，包括三个组成部分：①DNA 复制起点（ori）。②氨苄青霉素抗性基因（Amp^r）；③四环素抗性基因（Tet^r）。pBR322 的结构如图 12-4 所示。

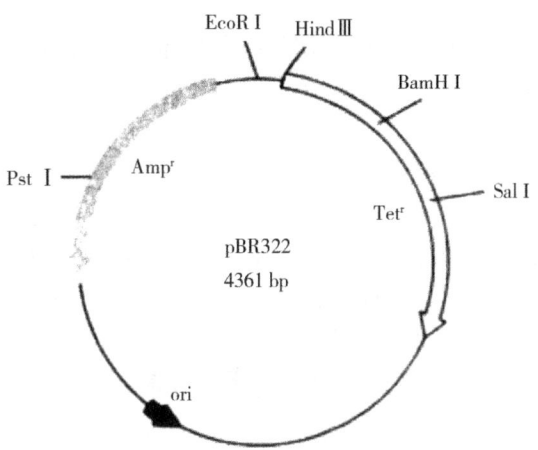

图 12-4 pBR322 质粒结构示意图

pBR322 质粒具有以下特点：①相对分子质量小，因此不仅易于纯化，而且即使携带一段 6~8 kb 的外源 DNA 片段，操作起来也极为便利。②具有一个复制起始位点（ori），能保证该质粒在大肠杆菌中复制。③具有两个抗生素抗性基因（可作为选择标记），一个是 Amp^r、另一个是 Tet^r，其中一个作为插入失活基因，另一个可以作为筛选基因。④pBR322 基因组序列中有多达 24 种限制性内切酶的单一切点，其中有多个克隆位点位于 Amp^r 和 Tet^r 两个抗性基因中，选择适当的位点插入外源性 DNA 片段可导致 Tet^r 基因失活或 Amp^r 失活。⑤具有较高的拷贝数，一般一个细胞中可达到 15 个。而在蛋白质合成抑制剂（如氯霉素）存在条件下，可达到 1 000 ~ 3 000 个拷贝，这为重组 DNA 的制备提供了极大的方便。

（2）pUC 系列载体：pUC 系列是在 pBR322 质粒基础上，插入了一个来自 M13 噬菌体在 5'端带有一段多克隆位点（multiple cloning site, MCS）的 lac Z' 基因，而发展成为具有双重检测特性的新型质粒载体系列，是目前重组 DNA 技术中最常用的大肠杆菌克隆载体。

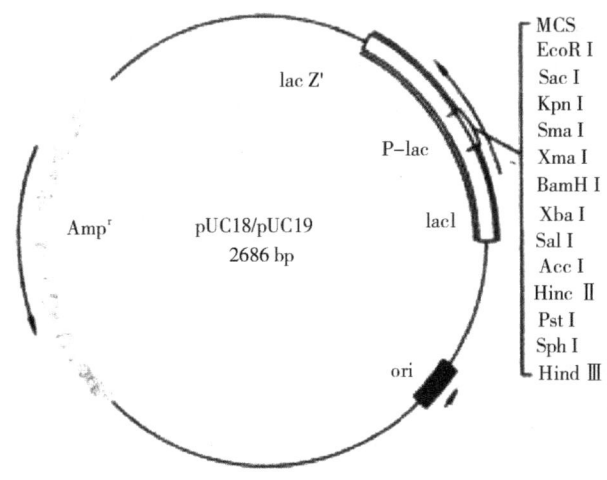

图 12-5 pUC18/pUC19 质粒载体结构图

pUC系列载体主要由如下4个部分组成：①来自pBR332质粒的复制起点（ori）。②含有Amp^r，但其核苷酸序列已经发生了改变，不再含有原来的单一性酶切位点。③具备大肠杆菌β-半乳糖苷酶基因（lac Z）的启动子及其编码α-肽链的DNA序列，这一结构称为lac Z'基因。④位于lac Z'基因中靠近5'端有一段多克隆位点，外源基因插入后并不破坏lac Z'基因的功能。pUC系列载体的结构如图12-5所示。

pUC系列载体具有许多pBR332质粒载体无法比拟的优越性。①具有更小的相对分子质量和更高的拷贝数。其结构中仅保留了pBR322的复制子和Amp^r，其长度仅为2 000～3 000 bp。同时pUC系列载体拷贝数极高，不经氯霉素扩增，平均每个细胞可达500～700个拷贝。②适应于组织化学方法筛选重组子。pUC载体结构中具有lac Z'基因，当培养基中含有诱导物异丙醇-β-D-硫代半乳糖（IPTG）时，lac Z'基因被诱导表达产生的β-半乳糖苷酶N端肽与宿主菌表达的C端肽互补而具有β-半乳糖苷酶活性（质粒和宿主编码的肽段各自都没有酶活性），两者融为一体而具有酶活性，称为α-互补，β-半乳糖苷酶能水解5-溴-4-氯-3-吲哚-β-D-半乳糖（X-gal）使菌落显蓝色（蓝白斑实验），用于鉴定重组DNA分子。③pUC系列的多克隆位点与M13 mp系列对应，因此，可将两种不同黏性末端DNA片段（如EcoR I和BamH I）直接克隆到pUC系列载体上。

（二）噬菌体

噬菌体（bacteriophage）是一类细菌病毒的总称。常用做载体的噬菌体主要有λ噬菌体和M13噬菌体。λ噬菌体是一种大肠杆菌双链DNA噬菌体，属于温和噬菌体，其克隆效率远远高于质粒载体，获得的文库大而完整。λ噬菌体线性双链DNA分子两端各有一条有12个核苷酸构成的彼此完全互补的5'单链突起序列，是天然的黏性末端。λ噬菌体感染细菌后，会迅速通过黏性末端之间的互补作用，形成环形双链DNA分子，这种由黏性末端结合形成的双链区段称为cos位点。

λ噬菌体载体的主要特点是：①增加了容纳外源DNA片段的能力，可以插入10～20 kb的外源DNA片段。②λ噬菌体感染大肠杆菌要比质粒转化细菌的效率高得多，所以λ噬菌体载体常用于构建cDNA文库或基因组文库。③具有多种限制酶的识别序列，便于外源DNA片段的插入和置换。④重组DNA分子的筛选较为方便。

（三）柯斯质粒

噬菌体载体较为有效的克隆范围仅为15 kb左右，而许多真核基因的分子大小可达30～40 kb，甚至更大。因此，进行真核基因的结构和功能研究需要比噬菌体载体具有更大克隆能力的载体。

柯斯质粒，又称为黏粒（cosmid），是1978年由collins和hohn改建的一种含有λ噬菌体DNA黏性末端cos序列和pBR322质粒复制子的质粒载体。它具有较强的克隆能力。

柯斯质粒具有以下特点。①具有λ噬菌体的体外包装、高效感染等特性。②具有质粒载体的易于克隆操作、选择及高拷贝等特性。黏粒载体具有质粒的复制起点，因此能够在宿主细胞内像质粒DNA一样进行复制，并且在氯霉素作用下，可进一步扩增。此外，黏粒载体通常也具有抗生素抗性基因，可用于重组体分子表型选择标记。③具有高容量的克隆能力，其克隆能力最高可达52 kb，可用于克隆大片段的DNA和构建基因组文库。

三、重组DNA技术的基本步骤

重组DNA技术的基本步骤大致包括：①目的基因的制备。②载体的选择与构建。③目的基因与载体的连接。④重组DNA导入宿主细胞。⑤重组DNA的筛选与鉴定。⑥外源基因的表达、分离与纯化等过程。重组DNA技术过程见图12-6。

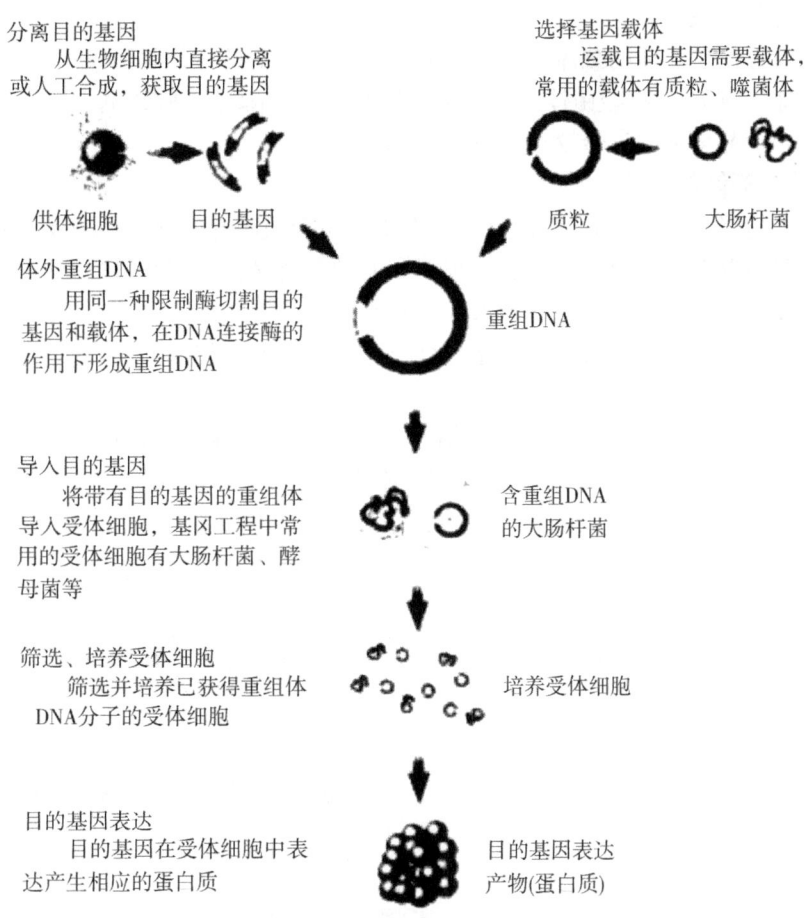

图 12-6　重组 DNA 技术过程示意图

（一）目的基因的制备

目的基因是指被研究的某一基因或 DNA 序列，又称为靶基因（target gene）。获得目的基因的主要方法有：化学合成法、基因组 DNA 文库、cDNA 文库、聚合酶链反应（PCR）。

1. 化学合成法　此法适用于已知目的基因的核苷酸序列，或根据某种基因产物的氨基酸序列推导出的该多肽编码基因的核苷酸序列，可以利用 DNA 合成仪通过化学合成原理直接合成目的基因。该方法具有快速、有效、不需收集基因来源的优点，可以用来合成数十个核苷酸长度的寡核苷酸片段。

2. 基因组 DNA 文库　用机械法或限制性核酸内切酶随机将基因组 DNA 切割成许多片段，每一个片段与适当克隆载体拼接成重组 DNA。将所有的重组 DNA 分子全部导入宿主细胞并进行扩增，得到分子克隆的混合体，这一含有全部基因片段的分子克隆混合体称之为基因组 DNA 文库（genomic library，G 文库）。基因组 DNA 文库构建通常包含以下五个步骤：①载体 DNA 的制备。②染色体 DNA 片段的制备。③体外连接与包装。④重组噬菌体感染大肠杆菌。⑤基因文库的鉴定、扩增与保存。

3. cDNA 文库　逆转录酶能利用 RNA 为模板合成 DNA 片段。将细胞全部 mRNA 经逆转录制备成 cDNA 后建立的基因文库，称为 cDNA 文库（C 文库）。建立 cDNA 文库与基因组 DNA 文库的最大区别是 DNA 的来源不同。基因组 DNA 文库是取现成的基因组 DNA，cDNA 文库是取细胞中全部的 mRNA 经逆转录酶生成 DNA（cDNA），其余构建步骤两者相类似。构建 cDNA 文库的基本步骤有 5 步：①制备 mRNA。②合成 cDNA。③制备载体 DNA（质粒或 λ 噬菌体）。④双链 cDNA 的克隆（cDNA 与载体的重组）。⑤cDNA 文库的鉴定、扩增与保存。

4. 聚合酶链反应（PCR）　对于已知的基因，可通过 PCR 反应直接从染色体 DNA 或 cDNA 上高效、快速地扩增出目的基因片段，是最常用的获取目的基因的方法。

（二）载体的选择与构建

制备的目的基因必须与合适的载体连接，才能进入宿主细胞进行复制和表达，因此，必须根据实验目的选择适宜的载体。例如，λ噬菌体载体和柯斯质粒载体主要用于构建基因组DNA文库；pUC系列载体主要用于构建cDNA文库和克隆较小的DNA分子片段。

（三）目的基因与载体的连接

目的基因与载体的连接，即DNA体外重组，主要依赖于限制性核酸内切酶及DNA连接酶的作用。在进行连接时，应遵循以下几个原则：①实验步骤尽可能简便易行。②在目的基因的两端含有能够被一定的限制酶切割的接点序列，有利于回收插入片段和鉴定。③连接后不改变目的基因的可读框。

根据目的基因末端的性质，以及质粒载体与目的基因限制酶切位点的性质，可选择黏性末端连接、平末端连接、人工接头连接、同聚物加尾连接等方式来进行目的基因片段和载体的连接。

1. **黏性末端连接** 选用一种对载体DNA具有唯一酶切位点的限制酶（如BamH I）进行酶切，形成具有黏性末端的线性DNA分子。再将目的基因也用同一限制酶作同样处理。然后将这两种经过酶切消化的目的基因和载体DNA混合，并加入载体DNA连接酶，由于它们具有同样的黏性末端，因此能够退火形成重组体（见图12-7）。

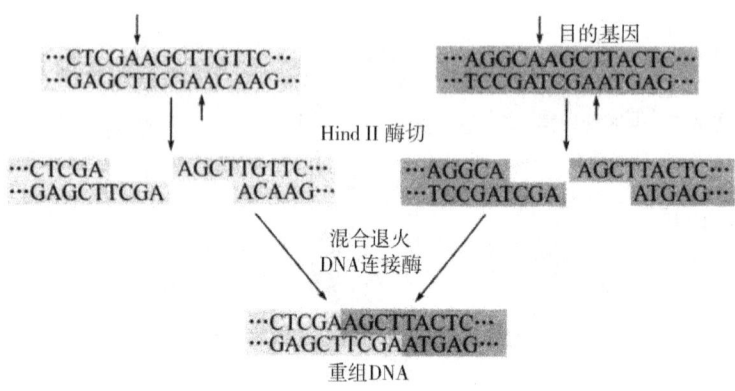

图12-7 黏性末端连接构建DNA重组体

2. **平末端连接** 带有平末端的DNA片段一样可以在DNA连接酶催化下连接（见图12-8）。此外，黏性末端经特殊酶处理，变为平末端，也可进行平末端连接，但是只能用T4DNA连接酶。由于平末端连接属于低效反应，其连接效率比起黏性末端连接低得多。

黏性末端连接和平末端连接的优缺点比较见表12-5。

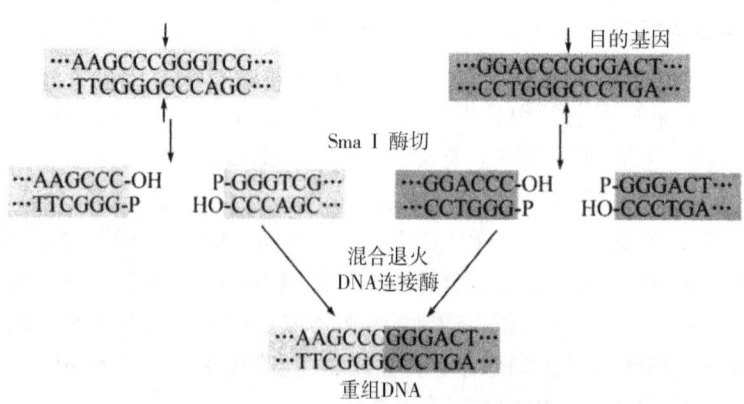

图12-8 平末端连接构建DNA重组体

表 12-5　黏性末端连接和平末端连接的比较

目的基因 DNA 片段末端	重组的要求	优缺点
平末端	要求高浓度的 DNA 和连接酶	（1）非重组体克隆背景较高 （2）质粒与目的基因连接处的限制酶切位点消失 （3）重组质粒可能有目的基因的串联拷贝
不同的突起末端	用两种不同限制酶消失后需纯化质粒载体以提高连接效率	（1）质粒和目的基因连接处的限制酶切位点常可保留 （2）非重组体克隆背景较低 （3）目的基因只以一个方向插入到载体中
相同的突起末端	线性质粒 DNA 常用磷酸酶处理	（1）质粒和目的基因连接处的限制酶切位点，可保留 （2）重组质粒可能带有目的基因的串联拷贝 （3）目的基因可以两个方向插入到载体中

3. 人工接头连接　当载体和目的基因上没有相同的酶切位点时，可将用化学方法合成含有特定限制酶酶切位点的寡核苷酸片段（人工接头，linker）连接到目的基因两端，再在该酶的催化下，获得和载体相同的黏性末端，并进行连接（见图 12-9）。

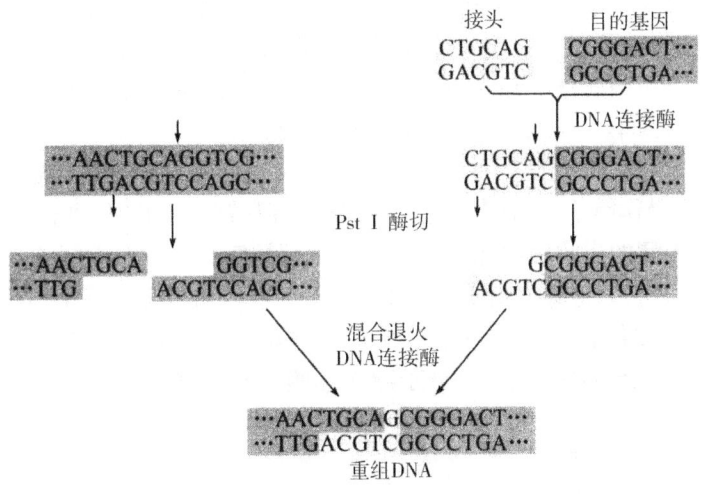

图 12-9　人工接头连接构建 DNA 重组体

4. 同聚物加尾连接　同聚物加尾连接是利用末端脱氧核糖转移酶（TdT 酶）可催化 dNTP 加到单链或双链 DNA 分子 3' 末端的特点，在外源 DNA 片段和载体上加入同聚体（如其中一个 3' 端接上多聚 G，另一个 3' 端接上多聚 C），然后通过互补同聚体之间的氢键相连，在 DNA 连接酶催化下形成重组 DNA 分子（见图 12-10）。

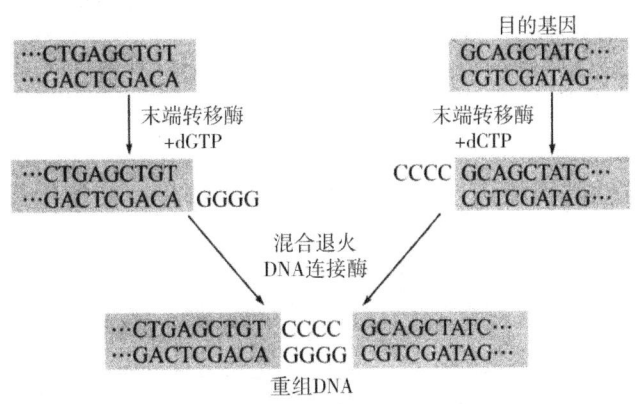

图 12-10　同聚物加尾连接构建 DNA 重组体

(四)重组 DNA 导入宿主细胞

体外构建的重组 DNA 分子必须导入合适的宿主细胞中才能进行复制、扩增和表达。

1. 宿主细胞的选择应遵循的原则　目前,重组 DNA 技术中使用最为成熟的宿主细胞是微生物,如大肠杆菌、枯草杆菌、酵母菌等。作为重组 DNA 技术的宿主细胞应该具备以下特性:①具有接受外源 DNA 的能力,易于转化。②表达载体所含的选择性标志物应与宿主细胞基因型相匹配。③限制修饰系统缺陷,如宿主细胞具有针对外源 DNA 的限制修饰系统,则可使转化的外源基因被降解,而降低转化效率。④遗传稳定性高,易于扩增。⑤内源蛋白水解酶缺乏或含量低,利于目的基因表达产物积累。⑥无致病性,从生物安全角度考虑,宿主细胞不能具有感染寄生性。

2. 导入方法　将重组 DNA 分子导入宿主细胞时,宿主细胞须经过一些特殊处理,使细胞的通透性发生改变,成为能够允许重组体进入的感受态细胞(competent cell)。在一定的条件下,将重组体与经过处理的感受态细胞混合培养,使重组 DNA 进入宿主细胞。导入有转化、转染和转导等多种方式。把带有目的基因的重组质粒 DNA 引入宿主细胞的过程称为转化(transformation)。将重组噬菌体 DNA 直接引入宿主细胞的过程称为转染(transfection)。若重组噬菌体 DNA 被包装到噬菌体头部成为有感染力的噬菌体颗粒,再以此噬菌体为运载体,将头部重组 DNA 导入宿主细胞中,这一过程称为转导(transduction),通常也称为感染。转导的克隆形成效率要比转染高出几个数量级。

(1) $CaCl_2$ 转化法:将处于对数生长期的细菌置于 0℃ 的 $CaCl_2$ 低渗溶液中处理,细胞膨胀成球形,形成感受态细胞,感受态细胞有摄取外源 DNA 的能力,使重组 DNA 进入细胞内。此种方法适用于大多数的大肠杆菌菌株,因其简单、快速、重复性好而被广泛应用。

(2) 电穿孔法:宿主细胞在高压脉冲电流作用下,细胞膜形成暂时性的微孔,可以使重组 DNA 分子进入宿主细胞。该方法操作简单,无需制备感受态细胞,但需要专门的仪器设备。转化效率受电场强度、脉冲频率、脉冲时间等因素的影响,因此,导入前应进行预实验,针对不同的对象,选择最佳条件。

(3) 脂质体介导法:带正电荷的脂质体(liposome)可以通过与重组 DNA 分子上带负电的磷酸基团结合,形成由阳离子脂质包裹 DNA 的颗粒,随后脂质体上剩余的正电荷与细胞膜上的唾液酸残基的负电荷结合,通过两者的融合将重组 DNA 分子导入细胞。脂质体介导法的优点是转染效率高、对细胞生长的影响小。

(五)重组 DNA 的筛选与鉴定

重组 DNA 分子导入宿主细胞后,由于受到载体自连、多拷贝插入 DNA、反向连接及各种可能的突变(如插入 DNA 或载体插入 DNA)等因素的影响,并非能全部按照预先设计的方式进行重组和表达,因此,为了分离出含有目的基因的重组子,必须对重组 DNA 分子进行筛选。

1. 根据遗传表型进行筛选

(1) 利用抗生素抗性基因筛选:抗生素抗性基因筛选是一种使用最为广泛的筛选方法。

大多数的载体都带有抗生素的抗性基因(如 Amp^r 和 Tet^r 等),当编码有这些抗性基因的载体携带目的基因进入无抗性细菌后,被转化的阳性细菌获得抗生素抗性基因而存活,未被转化的宿主细胞不能存活。图 12-11 为利用抗生素抗性基因筛选的示意图。

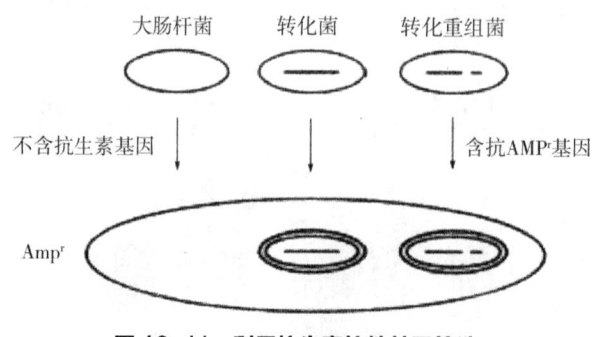

图 12-11　利用抗生素抗性基因筛选

（2）抗性基因插入失活筛选：在含有两个抗性基因的载体中，如果目的基因插入到其中一个基因导致其失活，这样得到的宿主细胞便可以在含另一抗生素的培养基上生长，而不能在两种抗生素都加入的培养基上生长，这样就可以用两个分别含有不同药物的平板对照筛选出含有重组 DNA 分子的菌落。例如，pBR322 质粒载体具有 Amp^r 和 Tet^r 抗生素抗性基因，在这两个基因之间有几个常用的限制酶的酶切位点，便于外源基因插入。如用 BamH I 限制酶切割，则外源基因插入后，会造成 Tet^r 失活。这种重组 DNA 分子导入宿主细胞后，只能在含有氨苄青霉素的培养基上生长，而不能在含有四环素的培养基上生长。而在含有氨苄青霉素和四环素的培养基上都能够生长的细菌只能是未插入目的基因的空载体。图 12-12 为抗生素抗性基因插入失活选择示意图。

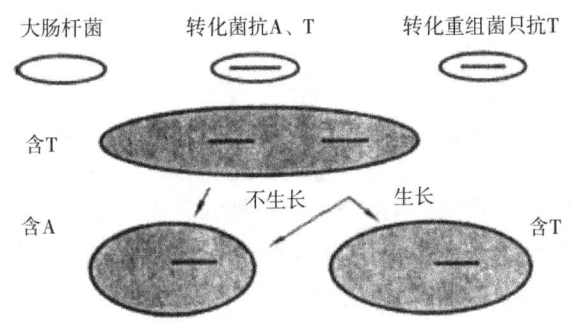

图 12-12 抗性基因插入失活筛选

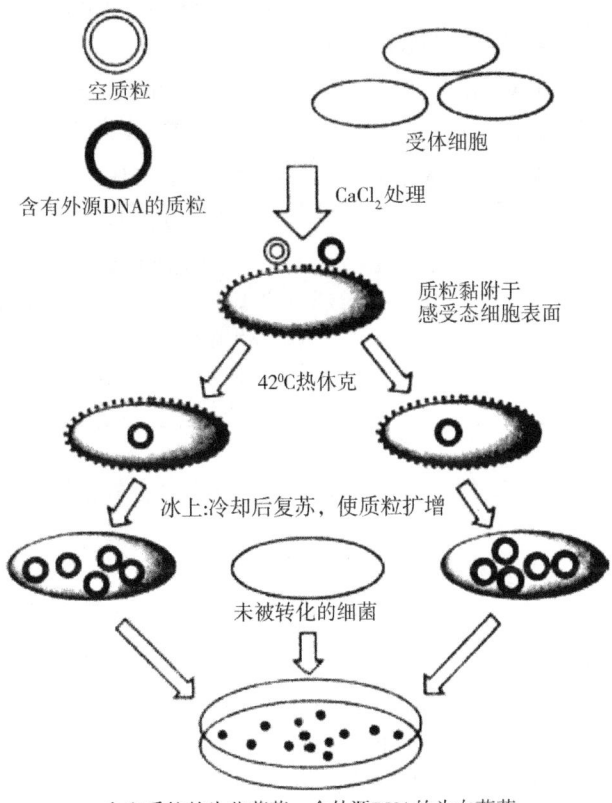

图 12-13 细菌转化和蓝白选择

（3）β-半乳糖苷酶显色反应筛选：β-半乳糖苷酶系统是利用宿主细胞和重组细胞中 β-半乳糖苷酶活性的有无，表现出营养缺陷互补，从而通过直观的显色反应进行重组 DNA 分子的筛选。营养缺陷是指丧失合成一种或一些生长因子的能力。如果宿主细胞属于某一营养缺陷，则在培养这种细胞的培

— 243 —

养基中必须加入该营养物质才能生长。如果进入这种细胞的重组DNA分子中含有一个能表达该营养物质的基因，就能实现营养缺陷互补，使重组细胞具有完整的系列代谢能力，培养基中即使不添加该营养物质也能生长。

例如，pUC系列载体带有一个来自大肠杆菌DNA的β-半乳糖苷酶基因（lac Z基因）的N端编码序列（无活性）。而宿主细胞含有l3-半乳糖苷酶C端编码序列（无活性），两者之间可以互补（成为α互补），产生具有活性的β-半乳糖苷酶，从而使宿主细菌在β-半乳糖苷酶诱导剂IPTG和底物X-gal存在下形成蓝色菌落。如果外源DNA片段插入到pUC载体中，就会破坏N端编码序列，产生无α互补功能的N端片段，也就不会产生α互补，因此产生的菌落是白色的。据此，仅仅通过目测即可轻易地识别和筛选出可能带有重组DNA分子的菌落（见图12-13）。

2. 根据重组DNA的结构特征进行筛选

（1）凝胶电泳检测：从分子质量上看，带有插入片段的重组DNA分子大于空载体，因此可以通过凝胶电泳进行分子质量检测。分子质量小的在电泳时迁移率较大，而重组DNA分子迁移率较小，在凝胶中位于后方。该法操作简单、快速，是分离、鉴定和纯化DNA片段的常用方法。

（2）限制性内切酶图谱鉴定：重组DNA分子由于插入了目的基因，会改变载体DNA的限制性内切酶图谱，因此对初步确定是带有外源性DNA片段的重组体菌落，挑选少量菌落进行小量培养。然后进行快速抽提得到重组DNA，用限制性内切酶进行酶切和凝胶电泳分析，就可以判定是否有目的基因的插入。

（3）PCR鉴定：如果已知目的基因的长度和两端的序列，就可以设计合成一对引物，以小量抽提得到的重组DNA为模板进行扩增，通过PCR产物的电泳分析可以确定是否有目的DNA的插入。此法除具有灵敏、快速的优点外，还可以检测目的基因的完成性。

（4）核酸分子杂交鉴定：利用碱基配对的原理进行核酸分子杂交，是鉴定基因重组体的常用方法。核酸分子杂交的方法有原位杂交、Southern杂交和斑点杂交，常用的核酸分子杂交方法和适用范围见表12-6。

表12-6　常用的核酸分子杂交方法和适用范围

杂交方法	适用范围
菌落印记杂交	检测转移到纤维素膜上的细菌，经裂解释放的DNA
斑点杂交	检测未经凝胶电泳分离的，转移到膜上的DNA或RNA
原位杂交	直接检测细胞或组织中的DNA或RNA
Southern印迹杂交	检测经酶切、凝胶电泳分离后转移到膜上的DNA
Northern印迹杂交	检测经凝胶电泳分离后转移到膜上的RNA

（5）DNA序列分析鉴定：DNA序列分析是最后确定分离的DNA是否是特异的外源性插入DNA的唯一方法，也是最确定的方法。

（六）外源基因的表达、分离与纯化

重组DNA技术的主要目的是使目的基因在某一细胞中得到高效的表达，产生具有生物学活性的多肽或蛋白质。外源基因在受体细胞内的表达，受到复制、转录（转录后加工）、翻译（翻译后加工）等多种因素的制约，还与表达载体的结构和表达体系有关。基因表达体系包括表达载体的构建、受体细胞的建立、表达产物的分离和纯化等，可分为原核表达体系和真核表达体系。

1. 原核表达体系　原核生物基因表达具有以下特点：

（1）原核生物只有一种RNA聚合酶。

（2）其基因表达是以操纵子为单位。

（3）转录和翻译是偶联、连续进行的。

（4）原核基因一般不含内含子，缺乏转录后加工系统。

（5）表达调控主要在转录水平。大肠杆菌表达系统具有培养简单、生长迅速、经济而又适合大规模生产的特点，是当前采用最多的原核表达体系。

2. **真核表达体系** 真核表达体系有酵母、昆虫及哺乳类动物细胞。酵母菌是最理想的真核生物基因表达系统，其主要优点是：

（1）基因表达调控研究比较清楚。

（2）遗传操作相对简单。

（3）具有蛋白质翻译后加工和修饰系统。

（4）可将外源基因表达产物分泌到培养基中。

（5）不含毒素，对人体和环境安全。

四、重组 DNA 技术的应用

随着科学技术的发展，重组 DNA 技术在工业、农业、医学、环境等诸多领域已取得了令人瞩目的成就。在生命科学研究领域，人们借助重组 DNA 技术成功研制了基因工程药物和疫苗并应用于临床；找到了各种疾病的致病基因和发病机制；建立了基因诊断、治疗技术，为疾病诊断和治疗提供了新方法和新技术。

（一）基因工程药物

利用基因工程技术开发新型治疗药物是当前最活跃和发展最快的领域。基因工程药物主要指基因工程活性多肽、基因工程疫苗和 DNA 药物等。1982 年，自美国 Lilly 公司率先生产了世界上第一个基因工程药物重组人胰岛素以来，由于重组 DNA 技术在理论和技术上的重大突破，以及它在医药工业上展示的广阔前景，基因工程新型药物的研制和开发引起了世界各国的高度重视。目前已有数百种基因工程药物和疫苗研制成功，并应用于临床。例如，红细胞生成素（EPO）、人胰岛素（insulin）、人生长因子（HGF）、干扰素（IFN）、粒细胞集落刺激因子（G-CSF）、粒细胞—巨噬细胞集落刺激因子（GM-CSF）等。此外，基因工程单克隆抗体已经成为科研和临床诊断的有力武器。

（二）基因诊断

基因诊断以重组 DNA 技术为工具，直接从基因水平检测致病微生物的存在和种类、人类遗传病的基因缺陷等，并进一步从转录或翻译水平分析基因的功能，从而对疾病做出临床诊断或辅助临床诊断的方法。同传统的诊断方法相比，基因诊断具有早期诊断、高灵敏度、高特异性以及适用性强和诊断范围广等特点。用于基因诊断的技术方法主要有核酸分子杂交、聚合酶链式反应（PCR）、单链构象多态性检测（SSCP）、限制酶酶谱分析、DNA 序列测定、DNA 芯片技术等。目前，基因诊断已广泛应用于感染性疾病、遗传病和肿瘤等疾病的临床诊断。

1. **遗传性疾病** 现在已知的遗传疾病有数千种，但多数遗传疾病属少见病例，有些遗传疾病在不同民族，不同地区的人群中发病率不同，中国较常见的遗传疾病有地中海贫血、甲型血友病、乙型血友病、苯丙酮尿症、杜氏肌营养不良症（DMD）、葡萄糖-6-磷酸脱氢酶（G-6-PD）缺乏症、唐氏综合征（Down syndrome）等。根据不同遗传疾病的分子基础，可采用不同的技术方法进行诊断，尤其用于胎儿的产前检查和携带致病基因者的预防性检查。

2. **感染性疾病** 感染性疾病的病原微生物来源广泛，从原虫、真菌、细菌到病毒，都能引起侵袭性感染的发生。目前，应用基因诊断技术可以通过直接检测致病病原体基因，对微生物感染、带菌（毒）者或潜在性感染做出诊断，还可以对感染性病原体进行分类和耐药性监测。以艾滋病病原体人类免疫缺陷病毒（HIV）检测为例，以前艾滋病的诊断主要采用血清学的方法，虽然可确定是否接触过 HIV 病毒，但不能确定是否存在 HIV 感染。应用 PCR 技术不仅可以从抗体阳性但病毒培养阴性的血标本中检出病毒，还可以从有逆转录酶活性的细胞 DNA 标本中鉴定是否有 HIV 病毒核酸。

3. **肿瘤** 肿瘤主要的遗传学改变是癌基因的激活、抑癌基因的失活以及因易位形成的融合基因产生新的功能蛋白。此外，染色体重排也是肿瘤的重要标志。利用基因诊断技术，不仅可以检测与肿瘤相关的基因存在、结构变异及基因多态性，而且可以检测与肿瘤相关基因的表达异常。如癌基因、抑癌基因及其产物（ras 家族、C-myc、C-erbB$_2$、EGF、TGF-α、P$_{53}$、MTS$_1$ 等）可以作为肿瘤标志物用于肿瘤诊断，检测肿瘤复发与转移，判断疗效和预后以及人群普查等方面，而且可以用于肿瘤发生和发展机理研究。

（三）基因治疗

基因治疗一般是指将正常的外源基因导入生物体靶细胞内，以弥补所缺失的基因、关闭或降低异常表达的基因，以治疗某种疾病的方法。1990年9月，Blaese等人对美国一名患腺苷脱氨酶（ADA）基因缺陷病的4岁女孩进行了人类历史上首次基因治疗并获得成功，标志着人类基因治疗临床应用阶段的开始。

基因治疗主要分为两大类：生殖细胞治疗和体细胞治疗。生殖细胞治疗是指在生殖细胞（精子、卵子或分化的受精卵）中引入正常基因或修复缺陷基因以校正遗传缺陷，如果正常基因能整合到基因组，则引入的外源基因能遗传给后代。体细胞治疗是指把外源基因导入患者的体细胞，以治疗或预防基因接纳者个人的疾病，只有特定的个体受益，不能遗传给后代。

目前基因治疗的主要策略如下。

1. 基因补偿　基因补偿是用正常基因代替或修正缺陷基因。基因补偿首先要选择合适的靶基因，选择原则是哪种基因存在缺陷就补偿其相应的正常基因。如常见的遗传性疾病，通常是因某一基因缺陷所致，只要给予相应的正常基因即可奏效。基因补偿还需要合适的接受和表达靶基因的靶细胞，靶细胞可以是与疾病相关的细胞，如肿瘤细胞（与肿瘤有关）、红细胞（与贫血有关）、淋巴细胞（与免疫疾病有关）、神经细胞（与神经性疾病有关）等，也可以是与疾病无关的中介细胞，如成纤维细胞、成肌细胞等。不论哪种类型的靶细胞必须能比较容易地让靶基因转移进入，而且能使靶基因表达。基因补偿治疗单基因病往往很有效。

2. 反义技术　反义技术（antisense）就是针对致病基因或疾病易感基因，阻断或调控它们遗传信息表达的多个环节，从而避免疾病表型的出现，或使疾病表型向正常表型逆转。反义技术包括反义寡核苷酸技术、反义RNA技术和核酶（ribozyme）技术。反义寡核苷酸与反义RNA技术作用原理相似，都是按照碱基互补配对原则与相应的mRNA或基因结合，封阻其表达的。

3. RNA干扰技术　RNA干扰技术（RNA interference，RNAi）是通过人为地引入与内源靶基因具有同源序列的双链RNA，诱导内源靶基因的mRNA降解，达到抑制基因表达的目的。该技术具有序列特异性、高效性、高稳定性的特点。RNAi现象的发现及其分子生物学机制和功能的深入研究，为成功地应用RNAi研究与治疗遗传性疾病、病毒感染、免疫缺陷疾病和肿瘤等重大疾病提供了理论基础。

第十三章

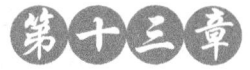

真菌检验

第一节　真菌的基本特性

真菌是真核细胞型微生物，属于真菌界。它具有典型细胞核，不含叶绿素，不分根、茎、叶，以寄生或腐生方式生存，由单细胞或多细胞组成，细胞壁含几丁质和（或）纤维素，能进行有性生殖和（或）无性生殖。

真菌在自然界分布广泛，种类繁多，数量极大。其中绝大多数对人类有益，如食用真菌及能产生抗生素的真菌等，而能引起人类和动物疾病的真菌仅150余种。

一、真菌的分类

真菌分为黏菌、真菌两个门。其中与医学有关的真菌主要属于接合菌亚门、子囊菌亚门、担子菌亚门和半知菌亚门，鞭毛菌门中仅腐霉属在医学上有重要性。绝大部分致病性真菌属于半知菌亚门，但由于真菌分类学上优先考虑的是有性孢子的特征，半知菌成员常因发现有性型而改属有关类群，因而半知菌亚门是一种暂时的分类类群。

二、生物学性状

（一）真菌的基本形态

真菌的形态有单细胞和多细胞两种。单细胞真菌呈圆形或椭圆形，常见的有酵母菌或类酵母菌，以出芽方式繁殖，类酵母菌有假菌丝，如白假丝酵母、隐球菌。多细胞真菌由菌丝和孢子组成，菌丝伸长分支，分枝交织成丝状体，称为丝状菌，又称霉菌，如皮肤癣菌等。另外有一类真菌，因寄生环境或培养条件不同，可出现两种形态，称为二相性真菌。在体内或体外含动物蛋白的培养基上37℃培养为酵母型真菌，而在体外普通培养基上25℃培养是霉菌型真菌，如球孢子菌、组织胞质菌、芽生菌和孢子丝菌、副球孢子菌等。

（二）真菌的结构

真菌的基本结构为菌丝和孢子两大部分。

1. 菌丝　真菌在适宜的环境中，由孢子生出芽管逐渐延长或呈丝状，称为菌丝。菌丝继续生长并向两侧分枝，交织成团，称为丝状体。通常把伸入到培养基内的菌丝称为营养菌丝，露出培养基表面的称为气中菌丝；还有一部分气中菌丝可产生有性或无性孢子的称为生殖菌丝。不同的真菌可生成不同形状的菌丝，有助于真菌的鉴别。

（1）单纯菌丝：分枝或不分枝，有隔或无隔，有色或无色的管状组织。菌丝有隔，称为隔菌丝，无横隔的称无隔菌丝。

（2）球拍状菌丝：菌丝一端粗大如球拍，多见于小孢子菌属的奥杜盎小孢子菌、铁锈色小孢子菌。

（3）破梳状菌丝：菌丝侧端长短突出，形如破梳，多见于石膏样癣菌、黄癣菌、紫色癣菌、叠瓦癣菌及羊毛状小孢子菌。

(4) 鹿角状菌丝：形如鹿角，仅见于黄癣菌。
(5) 结节状菌丝：菌丝缠绕成结节状，多见于石膏样小孢子菌及石膏样癣菌。
(6) 螺旋状菌丝：呈螺旋状，多见于石膏样癣菌。
(7) 关节状菌丝：由关节孢子组成，多见于粗球孢子菌及地丝菌。
(8) 假菌丝：由孢子延长后形成，形如菌丝，但不是真正的菌丝，它与真菌丝的主要区别为它的壁两边有时交叉，而真菌丝侧壁两边永远是平行的。多见于假丝酵母菌及隐球菌。

2. 孢子

(1) 有性孢子：有性孢子是由同一个菌体或不同菌体上的两个细胞融合形成。有性孢子有卵孢子、接合孢子、子囊孢子和担孢子4种类型。

(2) 无性孢子：无性孢子是由菌丝直接生成，并不发生细胞融合。无性孢子分为叶状孢子、分生孢子和孢子囊孢子等类型。致病性真菌多为无性孢子。

①叶状孢子：由菌丝细胞直接形成的生殖孢子，根据其形状又分为以下3种：a. 芽生孢子：由细胞出芽生成，如酵母菌、隐球菌及假丝酵母菌可产生芽生孢子；若芽伸长又不与母细胞脱离，则形成假菌丝。b. 厚膜孢子：由菌丝内细胞质浓缩和细胞壁增厚而成，在菌丝顶端、侧方或中间均可形成。c. 关节孢子：由菌丝细胞分化成长方形的几个节段而呈链状排列，胞壁也稍增厚。

②分生孢子：分生孢子由生殖菌丝的末端分裂或收缩形成，产生分生孢子的菌丝称分生孢子柄。分生孢子又分为大分生孢子（多细胞性的）和小分生孢子（单细胞性的）两种。

③孢子囊孢子：在生殖菌丝末端形成膨大的孢子囊，囊内含有大量孢子囊孢子，多见于接合菌纲的真菌。

（三）真菌的培养与繁殖

大多数真菌不需要复杂的营养就能生长，最常用的为沙保弱培养基。最适生长温度为22～28℃，某些深部病原性真菌在37℃生长良好，最适pH 5.0～6.0。真菌生长时需要较高的湿度和氧气。单细胞真菌中虽有少数酵母菌可以二分裂繁殖，但多数真菌是以出芽、形成菌丝、产生孢子以及菌丝分枝与断裂等方式进行繁殖。真菌的繁殖力极强，但生长速度较慢，如皮肤丝状菌，约经2周才能形成典型菌落。有的也能在1～2d内长出菌落，如类酵母菌。真菌菌落有3种类型：

1. 酵母型菌落 类似一般细菌菌落，菌落光滑、湿润、柔软、致密，显微镜检查可见圆形或椭圆形生芽细胞，酵母菌及隐球菌多为此种菌落。

2. 酵母样菌落 外观性状同酵母型菌落，但在菌落表面除有芽生细胞外，还有假菌丝伸入培养基中，如白假丝酵母菌。

3. 丝状菌落 菌落疏松，呈棉絮状、绒毛状或粉末状，菌落正面和背面可显示各种不同的颜色，如白色、黄色、红色、紫色或灰色等，常作为鉴定菌种的参考。毛霉菌和皮肤丝状菌等多细胞真菌产生此型菌落。

（四）真菌抵抗力

真菌对热的抵抗力不强，一般60℃苯酚1 h即被杀死。对干燥、日光、紫外线及多数化学药品的耐受性较强；对1%～3%苯酚、2.5%碘酊、0.1%升汞及10%甲醛比较敏感，用甲醛熏蒸被真菌污染的物品，可达到消毒的目的。对常用抗生素如四环素、青霉素、链霉素等均不敏感，灰黄霉素、制霉菌素、两性霉素等对某些真菌有抑制作用。

三、致病性

真菌可引起人类真菌性感染、真菌性变态反应和真菌毒素中毒等。

不同真菌可以通过不同形式致病，引起的疾病有致病性真菌感染、条件致病性真菌感染、真菌过敏、真菌中毒和真菌毒素致癌等。

1. 致病性真菌感染 主要是一些外源性真菌感染，可引起皮肤、皮下及全身性真菌感染。

2. 条件致病真菌感染 主要是一些内源性真菌引起的，如假丝酵母菌、曲霉菌、毛霉菌等。这些真菌的致病性不强，只有在机体免疫力降低时发生。

3. 真菌变态反应性疾病　在临床变态反应性疾病中有一部分是由真菌引起的。常见的变态反应性疾病有荨麻疹、接触性皮炎、哮喘等。

4. 真菌性中毒　有些真菌在粮食和饲料上生长，人、畜食用后可导致急性或慢性中毒，引起中毒的可以是真菌本身，也可以是真菌产生的毒素。

5. 真菌毒素与肿瘤的关系　近年来不断发现有些真菌产物与肿瘤有关，例如，黄曲霉毒素有较强致癌作用，摄入一定量的黄曲霉毒素可导致肝癌。

第二节　真菌的基本微生物检验方法

真菌检查方法，常用直接检查、培养检查。通过上述两法检查，一般即可确定致病真菌的种类，必要时可采用生化反应、皮肤试验、免疫学检查、核酸检查以辅助诊断。

一、真菌的直接检测法

（一）不染色标本的直接检查

将少量标本置于载玻片上，加适量生理盐水，如为毛发、皮屑，须加10%~20%氢氧化钾，盖上盖玻片，并加热使标本组织溶解透明，用低倍镜和高倍镜检查，观察时有酵母型细胞、菌丝、菌丝体和孢子。

（二）染色标本检查

取少量标本涂片，涂片固定后用革兰染色或乳酸酚棉兰染色、镜检，观察有无酵母型细胞、菌丝、菌丝体和孢子。

1. 革兰染色　适用于酵母菌和类酵母菌的染色，酵母型细胞和菌丝、孢子被染为革兰阳性（深紫色）。
2. 墨汁负染色　适用于隐球菌的检查，可见新型隐球菌具有宽厚荚膜。
3. 乳酸酚棉兰染色　适用于各种真菌的检查，酵母型细胞，菌丝和孢子被染为蓝色。
4. 瑞氏染色　适用于检测骨髓和外周血中的荚膜组织胞质菌。

（三）直接检测抗原

可以用乳胶凝集试验、ELISA检测血清和脑脊液标本中的隐球菌抗原，也可以用胶乳聚集试验检测标本中白假丝酵母菌抗原。

二、真菌的培养检查法

（一）常用真菌培养基

分离培养成败的重要因素之一是培养基，一般可选用沙保弱培养基。培养基中常常加入一些选择性抑制剂，有利于选择培养。无菌区标本，如血液、腹腔液、心包液、脑脊液、关节液等，一般采用自动化血培养系统进行培养。大部分真菌在25~28℃生长良好，有些需要37℃培养，所有分离标本应孵育至少4周。观察菌落生长情况是鉴别真菌的主要方法之一。

1. 沙保弱培养基　广泛用于深浅部真菌的常规培养。
2. 皮肤真菌试验培养基　用于分离皮肤真菌。
3. 左旋多巴-枸橼酸铁和咖啡酸培养基　用于分离新生隐球菌。
4. 酵母浸膏磷酸盐琼脂　用于分离荚膜组织胞质菌和皮炎芽生菌。
5. 马铃薯葡萄糖琼脂　观察真菌落色素，用于鉴别真菌。
6. 脑心葡萄糖血琼脂　用于培养深部真菌，使二相性真菌呈酵母型。
7. 尿素琼脂　用于鉴别酵母菌和类酵母菌，石膏样毛癣菌和红色毛癣菌。
8. 玉米粉聚山梨酯-80琼脂　用于培养白假丝酵母菌，以观察其形成的厚膜孢子和假菌丝。

（二）培养方法

1. 试管培养　试管培养是真菌分离培养、传代和保存菌种最常用的方法。将标本接种在琼脂斜面上，每个标本接种两支琼脂斜面，一支放于37℃，另一支放于22～28℃，需氧培养。

2. 玻片小培养　该方法主要用于在显微镜下观察真菌的自然形态和结构及生长发育的全过程，可用于真菌菌种的鉴定。

3. 平皿培养　表面较大可使标本散布，便于观察菌落形态，但水分易蒸发，只能培养生长繁殖较快的真菌。

（三）鉴定

真菌的鉴定主要依靠菌落特点、菌丝和孢子的形态特点，菌丝体上有无特殊的结构。

三、真菌的生化反应

常用的有糖类发酵试验、同化碳源试验等。

四、真菌毒素的检测

方法多样，如生物学法、薄层层析法、高效液相色谱法、间接竞争ELISA法等。

五、药敏试验

抗真菌药物敏感试验分为定性试验和定量试验。在定量试验中，可以观察到能抑制真菌生长的最低药物浓度，即最小抑菌浓度。而在定性试验中，如琼脂扩散法，只可以将受试菌对药物的敏感性分为敏感、中度敏感及耐药。临床上常用的抗真菌药物体外敏感试验方法根据培养基不同主要分为液基法和固基法。

抗菌药物敏感性试验的设计原则为：①提供两种以上有相当活性的抗真菌药物的可信测量方法。②和体内的活性具有相关性，可预测治疗的效果。③可用来监控敏感群体菌株的耐药性发生。④可预期研究新药的潜在治疗效能。

抗真菌药物敏感性试验包括：培养基、药物原液配制、接种菌液配制、药液稀释、常量稀释法、结果判断和质量控制。

第三节　病原性真菌

病原性真菌按其侵犯部位分为浅部感染真菌和深部感染真菌。浅部感染真菌又包括表面感染真菌、皮肤癣真菌和皮下组织感染真菌。深部感染真菌是指能侵袭深部组织和内脏及全身的真菌，主要有假丝酵母菌、隐球菌、曲霉、毛霉、组织胞质菌和卡氏肺孢菌等。

一、假丝酵母菌（俗称念珠菌）

（一）生物学性状

菌体圆形或卵圆形，革兰染色阳性，着色不均匀。以出芽繁殖，称芽生孢子。孢子伸长成芽管，不与母菌体脱离，形成较长的假菌丝。假丝酵母菌在普通琼脂、血琼脂与沙保弱培养基上均生长良好。需氧、室温或37℃孵育1～3 d，菌落呈灰白色或奶油色，表面光滑。

（二）微生物检验

1. 直接镜检　一般用于浅部假丝酵母菌病检查，也可用于血液、尿液、脑脊液、活检组织等标本的检查。显微镜下观察，假丝酵母菌呈圆形或椭圆形的芽生孢子，假菌丝和菌丝。革兰染色阳性，但着色不均。

2. 分离培养及鉴定　可接种多种培养基进行假丝酵母菌培养，如沙保弱、血平板等，如果是全身性感染，怀疑假丝酵母菌血症时，可每隔12～24 h采血进行培养，为了提高检出率最好进行2～3次。

常用的白假丝酵母菌的鉴定方法有：

（1）芽管形成试验：将假丝酵母菌接种于 0.2～0.5 mL 人或动物血清中，37℃孵育 3 h（一般不超过 4 h），取一接种环血清在显微镜下观察酵母细胞是否形成了芽管。假丝酵母菌属内的大多数白假丝酵母菌可形成芽管，但也不尽然，同时也会有假阳性。试验最好有阴性和阳性对照。

（2）糖同化或发酵试验：一般可使用商品化试剂盒，严格按操作说明进行。

（3）厚壁孢子形成试验：在玉米粉琼脂上，25～28℃孵育 24～48 h，假丝酵母菌属中仅白假丝酵母菌产生厚壁孢子。

（4）商品化产色培养基可用于快速鉴定。

（三）临床意义

假丝酵母菌中对人类有致病性的主要有：白假丝酵母菌、热带假丝酵母菌、克柔假丝酵母菌、光滑假丝酵母菌等，其中以白假丝酵母菌的感染最为常见。它们大多是人体正常菌群，感染既可以是内源性，也可以是外源性的。

假丝酵母菌可引起浅部和全身性感染。浅部假丝酵母菌病包括鹅口疮、阴道炎、角膜炎、甲沟炎等。口腔假丝酵母菌病与艾滋病关系密切。全身性感染依其侵犯部位及患者状态而表现不同临床症状。有支气管和肺假丝酵母菌病、假丝酵母菌性肠炎、假丝酵母菌性膀胱炎或肾盂肾炎、假丝酵母菌性心内膜炎等。

（四）治疗原则

对浅部感染者，可外用药物和口服药物联合治疗。如口服唑类抗真菌药物等。对深部感染者，可选用口服或注射抗真菌药物治疗，如酮康唑、氟康唑及伊曲康唑等。但大多患者有免疫缺陷，故应同时考虑如何纠正免疫缺陷。不同系统的感染治疗又各有特点。

二、隐球菌

隐球菌属中新型隐球菌为主要的人类病原菌，浅白隐球菌和罗伦隐球菌也发现有致病性。

（一）生物学性状

新型隐球菌为圆形的酵母型菌，外周有荚膜，折光性强。一般染色法不着色，难以发现。用印度墨汁作负染色镜检，在黑色的背景中可见圆形的透明菌体，为双壁细胞，外包有一层透明的荚膜。组织中的菌体大，培养后变小。菌体常见有出芽现象。新型隐球菌在沙保弱和血琼脂上，25℃和 37℃均可生长，而非致病的隐球菌在 37℃则不生长。新型隐球菌荚膜由多糖构成，根据其抗原可分为 A、B、C、D 4 个血清型。

（二）微生物检验

1. 直接检查　标本中菌体较大，呈较大的球形，菌体周围有肥厚的荚膜，取一滴标本（如脑脊液）加等量印度墨汁在玻片上混匀，加盖玻片镜检。

2. 分离培养及鉴定　在沙保弱培养基上，25℃和 37℃均可生长，菌落白色或奶油色，黏稠，不透明。利用以下试验进行鉴定。

（1）尿素酶试验：新型隐球菌可产生尿素酶，而白假丝酵母菌为阴性。

（2）糖同化及发酵试验：新型隐球菌，浅白隐球菌等可同化纤维二糖、肌醇等，但均不能发酵糖类。

（3）酚氧化酶试验：接种左旋多巴-枸橼酸铁和咖啡酸培养基，经 2～5 d，新型隐球菌呈棕黑色菌落。

3. 直接检测抗原　可以用乳胶凝集试验、ELISA 检测血清和脑脊液标本中的隐球菌荚膜多糖特异性抗原。

（三）临床意义

新型隐球菌广泛分布于自然界，也可存在于人体体表、口腔和肠道中，其感染属外源性感染。可经呼吸道侵入人体，由血流播散至脑及脑膜，也可侵犯皮肤、骨和关节。隐球菌病好发于免疫功能低下者，特别是隐球菌性脑膜炎常在系统性红斑狼疮、白血病、淋巴瘤、艾滋病等疾病患者中发生。新型隐球菌的致病物质是荚膜。

（四）治疗原则

可选择的抗真菌药物包括：两性霉素 B、氟胞嘧啶、氟康唑、伊曲康唑等，对于神经系统隐球菌感染，一般主张分期治疗。初期可应用两性霉素 B 和氟胞嘧啶联合治疗，尽快使脑脊液转阴；后期可口服咪唑类抗真菌药物，维持 3～4 个月，以防复发。

三、曲霉菌

（一）形态特征

菌丝体由具横隔的分枝菌丝组成。分生孢子产生在由菌丝分化出来的分生孢子梗顶部。曲霉菌的分生孢子梗多不分枝，有或无横隔，其顶端膨大形成顶囊，顶囊表面直接产生瓶梗，为单层，或者先产生梗基，再由梗基上生出瓶梗，即为双层，瓶梗顶端生成分生孢子。根据形态及培养特点不同，将曲霉菌分为不同的群。

（二）分离鉴定

在沙保弱培养基上形成丝状菌落，开始为白色，随着分生孢子的产生而呈现各种颜色。鉴定曲霉菌常用察氏琼脂，菌落气生部分（分生孢子头等）和基内菌丝体以及培养基的颜色是鉴定菌种的依据之一。由于培养条件不同，即便是同一菌株的菌落特征也会有很大差异，因而鉴定时应采用一定的培养基，在一定的条件下培养才可互相比较。

（三）血清学诊断

可用 ELISA、RIA 等方法检测患者血清中的抗体。也可用 ELISA 等方法检测患者血清、尿液或其他体液中的抗原。

（四）皮肤试验

对过敏性支气管肺炎患者可用曲霉菌抗原提取液作皮试。

（五）临床意义

曲霉菌是条件致病菌，只在人体免疫功能降低时才致病。曲霉菌可侵犯机体许多部位，尤其是呼吸系统和全身性曲霉病。呼吸系统曲霉病引起支气管哮喘或肺部感染，主要有三种：过敏型、曲霉球（又称继发性非侵袭性肺曲霉病）和肺炎型。全身性曲霉病原发病灶主要是肺，可随血播散至脑、心肌和肾等。有些曲霉菌能产生毒素引起机体食物中毒，黄曲霉毒、杂色霉素有致癌作用，如黄曲霉毒素与恶性肿瘤，尤其是与肝癌的发生密切相关。

四、毛霉目真菌

常引起毛霉病的有：根霉属、犁头霉属、毛霉属、根毛霉属，其中以根霉属最为常见。毛霉病是一种发病急、进展快、病死率极高的系统性条件致病性真菌感染。免疫功能低下者易感。临床上常见眼眶及中枢神经系统的毛霉病。该病起初多发于鼻黏膜或鼻窦，继而扩散。

标本直接镜检可见折光性强的粗大菌丝，无隔或少数分隔，偶见孢子囊及孢子囊梗。在培养基上生长较快，初起菌落表面呈棉花样、白色，渐变为灰褐色或其他颜色，顶端有黑色小点。依据菌落及镜检特征进行鉴定。

五、组织胞质菌

该菌为双相性真菌，主要侵犯网状内皮系统，有时也可由血行播散而侵犯全身各脏器。引起三种不同临床表现：原发急性型组织胞质菌病、慢性空洞型、严重播散型。标本涂片吉姆萨染色可见在巨噬细胞内卵圆形较小的一端有出芽，为可疑标本。

六、卡氏肺孢菌

广泛分布于自然界，可寄生于多种动物和人体。主要是空气传播，在健康人体内多为无症状的隐性感染。当宿主免疫力下降时，潜伏的卡氏肺孢菌在患者肺内大量繁殖扩散，导致间质性浆细胞肺炎，又称卡氏肺孢菌肺炎（PCP）。卡氏肺孢菌病是 AIDS 最常见、最严重的机会感染性疾病。

卡氏肺孢菌生活史有包囊和滋养体两种形态。包囊为感染型，滋养体为繁殖型。痰液涂片吉姆萨染色检查包囊。利用单抗查血清中的卡氏肺孢菌抗原，也可检测核酸。

七、浅部感染真菌

1. 毛癣菌属　毛癣菌属易侵犯人体皮肤、指（趾）甲、毛发的角蛋白组织并生长繁殖。毛癣感染的皮屑等经 10% KOH 溶液消化后镜检，可见有菌丝，其病发内、外可见菌丝或孢子。

采集皮屑前先用 70% 乙醇消毒，取边缘皮屑。皮肤癣菌对伊曲康唑等药物敏感。

2. 表皮癣菌属　对人致病的只有絮状表皮癣菌。
3. 小孢子菌属　小孢子菌属感染皮肤和毛发，很少感染指（趾）甲。
4. 其他浅部真菌　糠秕马拉色菌引起皮肤表面真菌感染，着色真菌和孢子丝菌可引起皮下组织真菌感染。

八、马尔尼菲青霉

马尔尼菲青霉，其特征是双相真菌，在自然界中以菌丝形式存在，在组织中则可形成小网形至椭圆形细胞。

马尔尼菲青霉可引起马尔尼菲青霉病（感染），引起广泛性、播散性感染，最初通过吸入而致肺部感染，随后进入血流引起菌血症，并随血流播散引起其他部位感染。患者本身基础性疾病或应用免疫抑制剂等可能是重要的易感因素。

涂片染色镜检，可见到典型圆形或卵圆形有明显横隔的孢子，常在巨噬细胞内。

对米卡芬净、两性霉素 B 及伊曲康唑等敏感。

九、镰刀菌

镰刀菌生态适应性强，广泛分布于自然界土壤、植物的地上及地下部分。

标本直接检验，可见分支、分隔的透明菌丝，偶见镰刀状大分生孢子。大多数镰刀菌可产生大量分生孢子和分生孢子梗，其形态接近于自然条件下所见的形态，表型变异小。

大分生孢子是镰刀菌的特征，有无小分生孢子是镰刀菌分类的主要特征，有无厚壁孢子也是镰刀菌分类的主要特征。

参考文献

[1] 侯振江. 血液学检验技术[M]. 郑州：郑州大学出版社，2013.
[2] 刘萍，温洁，刘洋. 临床血液学检验[M]. 武汉：华中科技出版社，2014.
[3] 王长奇. 临床检验与输血诊疗手册[M]. 长沙：中南大学出版社，2010.
[4] 胡丽华. 临床输血学检验（第三版）[M]. 北京：人民卫生出版社，2012.
[5] 张淑贞，李雪宏，欧丽丽. 尿液有形成分分析仪的红细胞研究参数及信息对血尿来源诊断的应用[J]. 检验医学与临床，2012（12）：1417—1419.
[6] 刘成玉. 临床检验与基础[M]. 北京：中国医药科技出版社，2010.
[7] 苟建军，秦东春，郭小兵. 实用临床检验技术[M]. 郑州：郑州大学出版社，2010.
[8] 陈江，逯心敏，胡伟等. 羊水细胞处理方法对ABO血型基因鉴定的影响[J]. 国际检验医学杂志，2014（04）：146—147 + 151.
[9] 段满乐. 生物化学检验[M]. 北京：人民卫生出版社，2010.
[10] 徐克前，李艳. 生物化学检验[M]. 武汉：华中科技大学出版社，2014.
[11] 汪晓静. 免疫学检验技术[M]. 郑州：郑州大学出版社，2013.
[12] 张晓红. 免疫检验技术[M]. 北京：中国中医药出版社，2013.
[13] 乔中东. 分子生物学[M]. 北京：军事医学科学出版社，2012.
[14] 刘运德，楼永良. 临床微生物学检验技术[M]. 北京：人民卫生出版社，2015.
[15] 倪语星，尚红. 临床微生物学检验（第五版）[M]. 北京：人民卫生出版社，2012.